AF474525

RECHERCHES

D'ANATOMIE, DE PHYSIOLOGIE ET D'ORGANOGÉNIE

POUR LA DÉTERMINATION DES

LOIS DE LA GENÈSE ET DE L'ÉVOLUTION

DES ESPÈCES ANIMALES

PREMIER MÉMOIRE

PARIS. — IMPRIMERIE SIMON RAÇON ET COMPAGNIE, RUE D'ERFURTH, 1.

RECHERCHES

D'ANATOMIE, DE PHYSIOLOGIE ET D'ORGANOGÉNIE

POUR LA DÉTERMINATION DES

LOIS DE LA GENÈSE ET DE L'ÉVOLUTION

DES ESPÈCES ANIMALES

PREMIER MÉMOIRE

Physiologie de la respiration chez les oiseaux
Anatomie de l'appareil pneumatique-pulmonaire, des faux-diaphragmes, des séreuses et de l'intestin chez le poulet

PHOTOGRAPHIES DIRECTES DE 45 PRÉPARATIONS ORIGINALES, 49 BOIS INTERCALÉS
ET PLUSIEURS TABLEAUX

PAR

LE Dr CAMPANA

PARIS
G. MASSON, ÉDITEUR
LIBRAIRE DE L'ACADÉMIE DE MÉDECINE
PLACE DE L'ÉCOLE-DE-MÉDECINE

M DCCC LXXV

PRÉFACE ANALYTIQUE

L'anatomie et l'embryologie comparatives sont à peine ébauchées, et déjà les grands problèmes de philosophie naturelle qui en dépendent ont été audacieusement posés et résolus... conformément aux croyances et aux aspirations du moment. Ainsi, parmi ces naturalistes si pressés de donner le dernier mot de la science, certains ont admis la fixité, plus ou moins rigoureuse, des espèces zoologiques, et nié qu'il fût possible d'établir entre elles aucun lien ancestral; certains, au contraire, ont prétendu que toutes les espèces, sans exception, dérivaient les unes des autres, grâce à une prétendue faculté, inhérente à chacune, de *varier indéfiniment pour s'adapter*, grâce aussi à la *sélection par voie générative*, et conformément aux idées malthusiennes, des variétés les mieux adaptées.

Entre ces deux solutions opposées, ou plutôt entre ces deux hypothèses également dénuées de preuve, tout homme de science est évidemment libre de choisir et de défendre celle qui lui agréera davantage. Mais, à les apprécier exclusivement comme anatomiste, j'avouerai que leur valeur me semble douteuse, et que je suis peu disposé à me laisser diriger par elles. D'un autre côté, puisqu'on ne peut se passer d'hypothèses en science objective, j'ai dû en imaginer une pour mon usage, mieux appropriée que les deux précédentes à mes procédés habituels d'investigation et d'interprétation des dispositions organiques animales. Ce n'est point ici le lieu, ni l'instant convenable pour la développer. Les services que je la suppose capable de me rendre, dans la suite de ces études, permettront seuls de l'apprécier et de la juger. Présentement, il suffira de dire, pour l'information des savants qui voudront bien s'intéresser à mes recherches, que cette hypothèse fait consister toute Existence animale, *particulière* ou *collective*, en une évolution régulière, assujettie, sous peine de trouble, de maladie, d'amoindrissement et de destruction anticipée de cette Existence même, à ne pas s'écarter de lois *propres*, et néanmoins comprises dans les lois générales de l'évolution cosmique. Qu'on veuille bien le remarquer : en supposant des lois propres, c'est-à-dire *indépendantes des milieux*, au développement des espèces animales, et en essayant même de les déterminer par voie anatomique, j'entreprends une œuvre distincte, et, sous plus d'un rapport essentiel, antagoniste de l'œuvre des Lamark et des Darwin.

Je n'insisterai pas davantage sur ce côté, purement subjectif, de l'ouvrage dont je publie aujourd'hui une première partie. Je vais indiquer maintenant, le plus brièvement possible, les résultats généraux, positifs, des recherches consignées dans ce mémoire. Pour les détails, les preuves, et tout le progrès d'ordre descriptif que j'ai pu réaliser, il faudra nécessairement recourir à la lecture attentive du mémoire même. Mais le petit groupe de savants, à qui mon livre s'adresse, ont de si légitimes raisons d'économiser strictement leur temps, qu'ils me sauront gré de les mettre au courant, en peu de mots, de ce que je pense avoir découvert. Ils trouveront, en outre, à la fin du mémoire, un résumé très-complet des notions nouvelles qu'il est destiné à répandre. J'ai même eu soin de les condenser finalement en un petit nombre de formules, que la disposition typographique signale clairement. En notes, au bas des pages, sont consignés les principaux documents historiques des questions que j'ai traitées. Qui voudra les parcourir sera vite informé de l'état où mes devanciers avaient laissé les problèmes que j'espère avoir résolus.

Un atlas de photographies accompagne ce mémoire. Clichés et épreuves, sans retouches aucunes, ont été exécutés par moi. Les clichés étant la reproduction directe de préparations originales, les épreuves possèdent l'authenticité, et presque l'efficacité instructive des pièces anatomiques dont elles proviennent. Elles peuvent, jusqu'à un certain point, servir à des investigations différentes de celles qui m'ont occupé. Elles permettront au moins de contrôler mes assertions. A ces avantages correspondent cependant quelques inconvénients. Les photographies, de même que les pièces anatomiques, sont toujours plus compliquées, plus surchargées de détails, et moins faciles à *débrouiller*, que les imitations graphiques des artistes, qualifiées de *dessins d'après nature*. Mais ceux-ci ne sont jamais, en réalité, qu'une *interprétation* de la nature. Ils sont dès lors entachés de tous les défauts de cette interprétation. De plus, au point de vue de l'authenticité, ils n'ont pas de *valeur intrinsèque*. Ne voulant pas d'ailleurs renoncer tout à fait aux avantages inhérents aux dessins graphiques, j'ai décalqué sur les photographies les contours correspondant à mes descriptions, et je les ai intercalés dans le texte, avec leur légende explicative. On bénéficiera ainsi des avantages des photographies et de quelques-uns des avantages des dessins imitatifs.

Dans le grand nombre disponible des espèces ornithologiques, il m'en fallait d'abord choisir une, qu'il fût à la fois utile et commode d'étudier dans ses plus minutieux détails d'organisation, et qui servirait, plus tard, de prototype auquel je rapporterais les autres espèces. Au point de vue anatomique exclusif, le poulet n'était certes pas l'espèce préférable ; mais elle était la seule possible, si je voulais étudier la genèse des organes en même temps que leur anatomie. Désormais le poulet sera donc, pour moi, l'espèce typique principale de la classe des oiseaux. Ainsi le mémoire que je publie aujourd'hui contient, dans la partie anatomique, la description complète des organes respiratoires, tels qu'ils existent chez cette espèce. J'ai dû traiter, en même temps, des plèvres, du péritoine et du diaphragme : sujets qui se rattachent étroitement, chez les oiseaux, à celui de l'appareil si compliqué de la respiration. C'est encore d'après le poulet que j'ai décrit toutes ces parties. Telles sont les explications que je puis fournir sur les dispositions de ce premier mémoire. Voici maintenant le programme des résultats que j'ai obtenus.

I. — RÉSULTATS ANATOMIQUES

1. — Aucun os, même chez les oiseaux, n'est absolument privé de moelle.

Dans les discussions relatives à la physiologie de la moelle des os, on avance qu'il n'existe pas de moelle dans les os pneumatisés des oiseaux. C'est une erreur, suivant moi. Les cavités des os les mieux pneumatisés contiennent toujours des traces, au moins, de tissu médullaire; et il y a même des os dont la cavité contient moins d'air que de moelle.

2. — Les os médullaires ne sauraient se transformer accidentellement en os pneumatiques.

On a prétendu que des os médullaires pouvaient se pneumatiser, chez des oiseaux livrés à de longs jeûnes. Les savants qui ont émis cette assertion me paraissent ignorer ce qu'est un os pneumatique. Un os pneumatique est nécessairement garni de pertuis déterminés, qui laissent un prolongement de réceptacle s'introduire dans sa cavité. Que peut-il y avoir de commun entre ces dispositions organiques et le régime de l'animal?

3. — L'appareil respiratoire des oiseaux n'est pas anatomiquement homologue de celui des autres animaux.

Au point de vue de la constitution anatomique, l'appareil respiratoire des oiseaux n'est en rien l'*homologue* de l'appareil respiratoire des mammifères, ou de l'appareil respiratoire de toute autre classe d'animaux. Entre le premier appareil et les autres, il y a seulement *analogie fonctionnelle*, comme, par exemple, entre les ailes d'une chauve-souris et les ailes d'un insecte. Aussi les assimilations *verbales* qu'il peut être nécessaire d'établir entre les parties correspondantes des deux appareils respiratoires simplement analogues, lorsqu'on procède à leur description parallélique, n'impliquent-elles, au cours de notre travail, aucune identification véritable des parties respiratoires semblablement dénommées.

4. — Le *poumon* des oiseaux ne représente pas la totalité du poumon des mammifères.

En établissant le parallèle des parties respiratoires, entre oiseaux et mammifères, j'ai reconnu que le poumon des oiseaux ne correspond qu'à une partie du poumon des mammifères, c'est-à-dire à la partie hématosante ou parenchymateuse. Au contraire, la trachée et ses deux branches de bifurcation ; un petit appareil cartilagineux-vestibulaire, situé au niveau du hile et au sein du tissu pulmonaire ; l'ensemble des réceptacles pneumatiques, y compris leurs canaux de communication avec les poumons, et leurs prolongements dans les cavités centrales des os, représentent l'arbre trachéo-bronchique des mammifères.

5. — Structure intime différentielle du poumon des oiseaux.

Sous le rapport de la structure intime, le parenchyme respirateur diffère essentiellement chez les oiseaux et chez les mammifères. Chez les premiers, on ne trouve rien de comparable à cette multitude d'*infundibula*, à parois aréolées, appendus aux radicules d'un arbre bronchique. A la place des infundibula, on remarque une multitude de petits prismes hexagonaux, minces et longs, se touchant mutuellement, et dont l'axe creux simule une bronche. Le trajet de cet axe est spiral ; et, qu'on le suive dans un sens ou dans l'autre, toujours il aboutit à la bronche primaire. Il en résulte que tous les prismes constituent, avec la bronche primaire comme complément, un ensemble de *circuits spiriformes*. Les prismes parenchymateux-pulmonaires des oiseaux consistent essentiellement en deux réseaux de vaisseaux capillaires de différente nature. Ces deux réseaux paraissent à peu près identiques, sous le rapport de la forme et des dimensions ; tous deux, quoi qu'on en ait dit, ont une paroi propre; mais l'un charrie du sang, tandis que l'autre charrie de l'air. Ils ont un arrangement réciproque, c'est-à-dire, que tout capillaire sanguin traverse et remplit une maille de capillaires aérifères, et *vice versa*.

6. — Conséquences pour la philosophie naturelle.

Des assertions, aussi contraires que les précédentes aux doctrines reçues, provoqueront certainement beaucoup d'incrédulité. Mais je ne doute pas que, tôt ou tard, elles ne soient contrôlées, vérifiées et acceptées. Alors on en tiendra nécessairement compte en philosophie naturelle. Je ne saurais concevoir, en effet, qu'il ait jamais pu exister une espèce zoologique, parmi toutes celles à jamais disparues maintenant, dont l'appareil respiratoire eût une structure intermédiaire à celle des appareils respiratoires des oiseaux et des mammifères. Et, par suite, je me crois autorisé à soutenir, contre l'École transformiste, qu'*il n'a jamais existé d'ancêtre commun aux deux pre-*

mières classes des vertébrés. Ces mêmes faits, que nous objectons aux Darwinistes, peuvent également servir à démontrer que les adversaires de l'*unité du plan de composition*, sans en excepter CUVIER, concédaient encore trop à cette célèbre doctrine, en la tenant pour rigoureusement applicable à tout un embranchement zoologique, et nommément à l'embranchement des vertébrés.

7. — Signification et correspondance de la totalité et des parties de l'appareil pneumatique osséo - réceptaculaire. Canal inter-réceptaculaire.

Je ne veux pas insister sur ces grandes questions d'anatomie philosophique : ce serait prématuré. Je reviens à l'énoncé des nouvelles notions positives publiées dans mon travail. L'appareil pneumatique osséo-réceptaculaire n'est pas, comme on le dit, une addition à l'appareil respiratoire : il en est, au contraire, partie intégrante essentielle, et si bien qu'il *correspond* aux bronches des mammifères. L'étage supérieur et l'étage moyen des réceptacles pneumatiques équivalent chacun, suivant moi, à un système bronchique distinct ; et l'étage inférieur constitue, en outre, un appareil bronchique auxiliaire et de régulation. Chacun des deux appareils bronchiques principaux communique avec les poumons par six endroits différents, et tous les deux ont sensiblement la même capacité. Elle vaut le double à peu près de la capacité pulmonaire. J'ai trouvé qu'il existe entre eux un canal de communication extra-pulmonaire directe. Le rôle fonctionnel de ce canal est très-intéressant, quand on envisage la modalité respiratoire qui répond à la locomotion aérienne.

8. — Prétendus diaphragmes des oiseaux, et leur homologie avec le diaphragme unique de l'homme.

On sait que PERRAULT avait décrit deux diaphragmes chez les oiseaux. G. BARTHOLIN le premier, et de nos jours le professeur SAPPEY, ont soutenu que ces deux diaphragmes étaient homologues : le premier, de la partie costale, le deuxième, de la partie rachidienne (piliers) du diaphragme unique de l'homme. J'ai péremptoirement démontré que cette conception est chimérique. C'est une erreur inspirée par trop de croyance à l'*unité du plan de composition*. Les oiseaux ne possèdent en réalité aucun diaphragme, ni complet, ni rudimentaire. J'ai donné à l'appareil de muscles, habituellement désigné sous le nom de *diaphragme pulmonaire*, une signification anatomo-physiologique différente de celle qui appartient à un vrai diaphragme.

9. — Le tronc des oiseaux ne renferme qu'une seule cavité splanchnique : la cavité abdominale.

L'absence de diaphragme étant admise, de nombreuses questions s'imposaient immédiatement à mon attention. Ainsi, les cavités splanchniques pectorale et abdominale sont-elles confondues ensemble, chez les oiseaux? Si elles sont, au contraire, séparées, comme chez les mammifères, quel est le *septum* qui réalise la séparation? Serait-ce une cloison résultant de l'adossement des séreuses de la poitrine et de l'abdomen, avec ou sans adjonction des membranes des réceptacles pneumatiques? Ou bien, n'existerait-il, chez les oiseaux, qu'une seule grande cavité séro-splanchnique, la cavité abdominale? Les appareils respiratoire et circulatoire-central seraient-ils littéralement *pariétaux*, relativement aux membranes péritonéales? J'ai pu me convaincre que, parmi toutes ces hypothèses, il y en avait une conforme à la vérité, et que c'était la dernière.

10. — Bourses pleurales tenant lieu de plèvres aux oiseaux.

Jusqu'à présent, il avait été impossible d'arriver à s'entendre sur les plèvres des oiseaux. Le professeur Natalis Guillot avait prétendu qu'ils sont munis de plèvres complètes, enveloppant, d'une part, toute la superficie du poumon, revêtant, d'autre part, la surface d'une véritable cavité pectoro-diaphragmatique. Il avait donc attribué aux oiseaux des plèvres et une cavité pectorale de type humain. Le professeur Sappey avait conclu, au contraire, d'une nombreuse série d'observations minutieuses, que les plèvres manquent *absolument* chez les oiseaux. Quelle est la vérité?... Dans l'interstice dorso-pulmonaire, il existe une simple *bourse pleurale;* mais la surface ventrale tout entière du poumon est immédiatement unie, par du tissu cellulaire lâche, à la paroi des réceptacles pneumatiques *supérieur* et *moyen-supérieur*, sans trace de plèvre à ce niveau. Ainsi, on trouve un *interstice* séreux, ou pleural, dorso-pulmonaire, chez les oiseaux; mais ils ne possèdent pas, comme les mammifères, une *cavité* séreuse complète pour chaque moitié de l'appareil respiratoire. D'ailleurs nous savons que le *poumon* des oiseaux ne représente qu'une très-faible partie, comme étendue surtout, du poumon des mammifères.

11. — Grande cavité inter-réceptaculaire. Pariétalisme péritonéal des appareils respiratoire et circulatoire-central.

L'absence de diaphragme, le confinement de plèvres rudimentaires dans un *interstice dorsal*, correspondant à une très-faible étendue seulement de l'appareil respiratoire, me détournaient bien déjà d'admettre une cavité thoracique distincte, chez les oiseaux. D'autres résultats de mes études m'ont obligé d'en rejeter jusqu'à l'existence. Le tronc, en effet, ne renferme, chez eux, qu'une cavité centrale unique, entièrement et exclusivement circonscrite par les membranes péritonéales. Et les parois immédiates de cette cavité, c'est-à-dire les organes revêtus par le *péritoine pariétal*, font justement partie des appareils respiratoire et circulatoire-central. Or ces appareils sont précisément des appareils à confinement *pleural*, chez les animaux pourvus d'une cavité splanchnique pectorale. Chez les oiseaux, les faces centrales des réceptacles pneumatiques sont groupées de telle sorte qu'elles circonscrivent une grande cavité, ouverte seulement en avant et en bas. Cette cavité, décrite pour la première fois dans le mémoire que je publie aujourd'hui, je l'ai nommée *Grande cavité inter-réceptaculaire*. Elle est délimitée par l'ensemble des réceptacles pneumatiques, et se confond presque avec la cavité circonscrite par les membranes péritonéales.

12. — Multiplicité des péritoines chez les oiseaux.

Mes premiers efforts pour déterminer le trajet des membranes péritonéales, chez les oiseaux, ne produisirent de longtemps aucun résultat utile, à ma grande surprise, je l'avoue. Une croyance instinctive, en vertu de laquelle j'admettais obstinément, comme on l'avait toujours admis, qu'il existait un seul péritoine chez les oiseaux, sans en avoir d'autre motif, sinon qu'il existe un seul péritoine chez les mammifères, était la cause de l'insuccès de toutes mes tentatives. Dans l'une des deux classes de vertébrés à sang chaud, le thorax, pourtant, renferme plusieurs séreuses. Dans l'autre classe, chez les oiseaux, il se trouve que l'abdomen, à son tour, contient plusieurs péritoines. Cette multiplicité des péritoines, une fois admise et reconnue, il m'est devenu possible, et presque facile, de décrire exactement la disposition, en certains points très-compliquée, des quatre péritoines du poulet.

II. — RÉSULTATS RELATIFS A L'ÉVOLUTION ORGANIQUE

Jusqu'à présent on avait cherché à expliquer la pneumatisation des os, chez les oiseaux, par des raisons d'ordre finaliste. Soumises à vérification, comme je le dirai plus bas, ces raisons ne m'ont pas semblé recevables. Dans ma pensée, je l'avoue, le crédit accordé à ces vieilles explications téléologiques est plutôt *traditionnel* que légitime. C'est pourquoi je leur ai substitué des explications d'ordre évolutif. Voici comment j'ai essayé d'appliquer ce nouveau système d'interprétation à la pneumatisation des os.

13. — Explication, suivant le système de l'Évolution, du pneumatisme des os.

L'appareil bronchique, chez les oiseaux, ou, plus exactement, l'appareil pneumatique osséo-réceptaculaire, obéit, pendant son développement, à un mouvement de diffusion, en vertu duquel il vient occuper un plus ou moins grand nombre d'espaces *disponibles* du tronc. Ces espaces sont évidemment, en première ligne, les interstices des divers organes. Mais il faut rattacher à ces espaces disponibles, bien que cela soit peu conforme aux apparences et aux doctrines régnantes, les cavités centrales médullaires des os. L'étude de la genèse et de l'évolution du tissu médullaire *vrai* des os montre, en effet, que son existence est plus ou moins transitoire, et que dans la période post-embryonnaire il est presque entièrement remplacé par quelque substance indifférente, ou de remplissage. Celle-ci est le plus souvent de la graisse; mais elle peut, tout aussi bien, être de l'air. Le pneumatisme des os, considéré dans l'ensemble de la série ornithologique, apparaît dès lors comme le résultat d'une simple prolongation, de durée variable suivant les espèces, du processus de formation des réceptacles mêmes.

14. — Loi de répartition de l'air dans les os.

La répartition de l'air dans les diverses régions du squelette, pendant le processus de pneumatisation des os, a lieu dans un ordre déterminé. Je présume, sans toutefois l'affirmer définitivement, à cause du peu d'avancement de mes recherches comparatives, que cet ordre demeure invariable pour toute la classe des oiseaux; ou bien, qu'il ne change que de l'une à l'autre des grandes divisions naturelles de cette classe. La première hypothèse me paraît néanmoins la plus vraisemblable. J'ai montré que l'ordre de pneumatisation pourrait, dans ce cas, recevoir la qualification de *centrifugal-supérieur*. Tous les types de pneumatisation du squelette, présentés par la série des espèces ornithologiques, pourraient se ramener, en conséquence, à la suspension, ou à la prolongation relative typique d'un processus moyen d'ostéo-pneumatisation.

15. — Loi de la *variation* des dispositions ostéo-pneumatiques.

Lorsqu'on examine, comme j'ai dû le faire, un très-grand nombre de squelettes d'oiseaux, appartenant à une même ou à plusieurs espèces animales, on est frappé de la fréquence de *variation* manifestée par les dispositions pneumatiques normales à une espèce donnée. Cette fréquence existe aussi, quoique à un moindre degré, dans l'indépendance ou la coalescence propres à certaines séries de pièces osseuses, chez l'animal adulte. J'ai reconnu, contrairement aux indications des Transformistes, que la variabilité des dispositions ostéo-pneumatiques ne pouvait s'expliquer par la tendance vers une finalité physiologique, telle, par exemple, qu'une amélioration des moyens de lutte pour l'existence. Au contraire, j'expliquais facilement tous les cas de variation que je rencontrais, en admettant qu'ils étaient dus à la prolongation ou à la suspension *régulières*, quoique accidentelles, du processus d'ostéo-pneumatisation, par rapport aux limites normales de ce processus dans l'espèce considérée. En effet, les cas de variation examinés par moi reproduisaient toujours l'état pneumatique normal de quelque espèce voisine, plus avancée, ou plus reculée, dans la progression générale de l'ostéo-pneumatisme, considérée à travers la classe entière des oiseaux.

16. — Doutes sur le nombre des réceptacles pneumatiques levés par l'organogénie.

Le nombre des réceptacles pneumatiques a été très-diversement évalué. Les meilleurs observateurs avaient adopté le nombre 9, donné par Colas. Je crois cependant que le vrai chiffre est de 8. Pour qu'il y ait 9 réceptacles, il faut que le réceptacle supérieur-postérieur, qui se développe toujours par deux vésicules latérales indépendantes, conserve cette duplicité embryonnaire toute la vie. Mais, typiquement, le réceptacle supérieur-postérieur devient unique, à une certaine époque du développement, par suite de coalescence et de communication entre les deux vésicules originelles. Le poulet, et grand nombre d'autres espèces, atteignent ce degré plus élevé du processus formateur, et possèdent ainsi 8 réceptacles pneumatiques seulement.

17. — Arrangement fondamental ou originel de l'intestin, et division de cet organe en parties homologues, chez les mammifères et chez les oiseaux, d'après l'organogénie.

Je n'ai pu éviter de m'occuper subsidiairement de l'anatomie de l'intestin, chez les oiseaux, au cours de mes recherches sur la disposition de leurs péritoines. Le point intéressant, pour moi, était la détermination exacte des parties similaires de l'intestin, dans les deux premières classes de vertébrés. L'organogénie m'a fourni la solution du problème. J'ai d'abord trouvé que, dans les deux classes, il existait un seul et même arrangement fondamental, originel, de l'intestin : et j'ai eu soin de le faire connaître. Relativement à la division en parties naturelles, j'ai restitué la véritable limite inférieure du duodénum, qui est extrêmement long, chez les oiseaux. J'ai montré qu'ils manquent absolument de côlons, et, par suite, de mésocôlons et de grand épiploon. La doctrine de l'évolution rend facilement compte, cette fois encore, de tous les faits. Par rapport aux oiseaux, le processus formateur de l'intestin s'arrête prématurément, chez les mammifères, dans le développement de la portion supérieure de cet organe. Par rapport aux mammifères, c'est, au contraire, l'extrémité intestinale inférieure, qui s'arrête définitivement à l'un des degrés inférieurs du développement embryonnaire, chez les oiseaux.

III. — RÉSULTATS PHYSIOLOGIQUES

18. — Généralités sur la physiologie de la respiration.

Selon moi, tout acte physiologique entraîne une destruction proportionnelle de la substance des organes qui l'exécutent, et du sang qui traverse ces organes. La vie consisterait, par suite, en un processus, dûment équilibré, de destruction et de genèse organiques. L'appareil respiratoire a pour fonction essentielle de fournir la presque totalité de l'oxygène exigé par ces destructions ou combustions de la substance vivante. A leur tour, ces combustions fournissent une quantité de calorique proportionnelle à l'activité fonctionnelle générale. Une partie du calorique se manifeste toujours, et même plus ou moins inutilement en bien des cas, sous forme de chaleur sensible; tandis que l'autre partie subit une *conversion* en un acte fonctionnel quelconque. La prééminence de l'appareil respiratoire chez les oiseaux est facilement explicable d'après ces données. La dépense d'oxygène doit être plus grande pour eux que pour les mammifères, en raison de la différence dans le degré d'activité physiologique. Cette dépense est même si grande, pendant le vol ascendant, que pour y suffire, surtout dans les hautes régions de l'atmosphère, leur appareil respiratoire doit posséder des ressources exceptionnelles, qui font absolument défaut aux mammifères. J'ai dû m'attacher à bien faire connaître ces ressources. D'un autre côté, la physiologie de la respiration, dans ses rapports avec la stature, l'espèce zoologique, l'acclimatement sur les hauteurs, le mal des montagnes et des aérostiers, la locomotion pédestre ou alaire des oiseaux, et surtout le vol hauturier, présentaient certaines difficultés que les recherches les plus récentes n'avaient pas levées. Je pense avoir réussi à les écarter. Quoi qu'il en soit, voici l'énoncé des principaux résultats obtenus de ce chef. Ils sont de deux sortes : critiques et dogmatiques.

19. — Réfutation de l'ancienne physiologie du pneumatisme.

Avant de faire connaître la manière dont je comprends la respiration des oiseaux, j'ai commencé par réfuter, logiquement et expérimentalement, la physiologie actuelle du pneumatisme. Ainsi, j'ai montré que l'appareil des réceptacles pneumatiques ne saurait être assimilé en aucune manière à un appareil aérostatique, ni même être considéré comme favorisant *mécaniquement* le vol. On a représenté le squelette comme l'un des plus lourds appareils de l'économie ; c'est encore une erreur inspirée par le désir d'expliquer téléologiquement le pneumatisme des os. Un résultat assez curieux des vérifications que j'ai entreprises à ce sujet, c'est que le squelette d'un oiseau est, en règle générale, moins lourd que son plumage. Mais il ne faudrait pas que cette assertion confirmât dans l'esprit du lecteur le préjugé si accrédité de la grande légèreté pondérale du squelette des oiseaux par rapport à celui des mammifères. Bien des squelettes de mammifères, au contraire, sont notablement plus légers, toute proportion gardée, que des squelettes d'oiseaux. C'est aussi une erreur de croire que, parmi les squelettes d'oiseaux, les plus pneumatisés soient toujours les plus légers. Je pense avoir prouvé, d'ailleurs, que l'allègement de poids résultant de la pneumatisation des os est tout à fait insignifiant au point de vue mécanique de la locomotion aérienne. Mais je ne crois pas devoir insister davantage sur cette partie de mes recherches, à cause de leur nature purement critique et vérificative.

La physiologie est venue confirmer, d'une manière très-inopinée, la définition des parties pulmonaires des oiseaux, telle que me l'avait déjà fournie la simple investigation anatomique. Ainsi, la capacité des deux prétendus *poumons* du poulet est cinq fois plus petite, proportionnellement, que la capacité des poumons humains. Mais, si on délimite l'appareil respiratoire conformément à ma doctrine, cette capacité, dans l'espèce galline, par exemple, devient un peu plus que double de la capacité pulmonaire de l'homme. Or, il se trouve que la moyenne de six expériences, pratiquées par Regnault et Reiset sur des poules, donne précisément, par heure et par kilogramme, une exhalation d'acide carbonique un peu plus que double de celle assignée à l'homme par les expériences d'Andral et Gavarret. 20. — Détermination physiologique des parties de l'appareil pulmonaire, chez les oiseaux.

Je me suis assuré que le volume des poumons (parenchyme pulmonaire à proprement parler), chez les oiseaux, contrairement à ce qui a lieu chez les mammifères, varie à peine, pour une dépense respiratoire fixe, sous l'influence des mouvements d'inspiration et d'expiration exécutés par l'appareil réceptaculaire. Néanmoins, les poumons éprouvent bien alors des mouvements alternatifs : mais ils sont presque entièrement *superficiels*. D'ailleurs, ces mouvements ayant lieu en sens alternatif opposé, aux surfaces ventrale et dorsale, leur effet sur le volume total du poumon demeure presque nul. 21. — Mouvements respiratoires des organes appelés poumons chez les oiseaux.

Donc le parenchyme pulmonaire n'est pas l'agent locomoteur de l'air à respirer, comme chez les mammifères. On trouve là une confirmation physiologique de mes constatations anatomiques relativement à l'absence de diaphragme, de cavités pleurales proprement dites, et de rétractilité pulmonaire, chez les oiseaux.

22. — Caractères propres à l'hématose chez les oiseaux.

Le poumon (parenchyme) des oiseaux est exclusivement affecté au conflit de l'air et du sang. On se rend un compte exact, quant au résultat final, de la manière dont ce conflit se réalise, en supposant que le poumon est traversé, *d'une manière continue*, par un courant d'air dont la composition chimique, la tension, la température et l'état hygrométrique sont à peu près invariables. La composition chimique de l'air apporté au contact des capillaires se distingue, relativement aux mammifères, par sa valeur hématosante: c'est-à-dire, par sa richesse en oxygène et sa pénurie en acide carbonique. Ces faits expliquent très-clairement la supériorité de l'appareil respiratoire des oiseaux.

23. — Mécaniquement, l'appareil broncho-réceptaculaire des oiseaux équivaut à une pompe respiratoire à effet double continu.

L'appareil broncho-réceptaculaire est plus complexe, même au point de vue physiologique, que le système bronchique des mammifères, dont il est l'*analogue*. Celui-ci étant simple, il doit être réputé double chez les oiseaux. Les réceptacles moyens, dont la capacité équivaut à deux fois la capacité des poumons, représentent un premier système bronchique; les réceptacles supérieurs, à peu près de même capacité que les moyens, en représentent un second. De plus, les réceptacles inférieurs sont de véritables organes de supplémentation et de régulation respiratoires. La pompe respiratoire, simple chez les mammifères, est donc à double effet continu chez les oiseaux. On pourrait, à la vérité, opposer que l'un des corps de pompe, celui qui répond aux réceptacles supérieurs, ne communique avec la trachée que par l'intermédiaire du poumon; qu'il ne peut contenir que de l'air déjà respiré, etc., etc. Ce sont là des objections de peu de valeur. J'ai découvert, en effet, une communication directe, extra-pulmonaire, entre les deux systèmes broncho-réceptaculaires. De plus, presque tous les réceptacles communiquent directement avec la trachée par de gros conduits broncho-vestibulaires. Ces dispositions équivalent à une communication directe du deuxième corps de pompe avec la trachée.

24. — Respiration des oiseaux pendant le vol ordinaire et hauturier. Le prétendu diaphragme pulmonaire se contracte en expiration.

Chez les oiseaux à ailes développées, le plein jeu du second système bronchique (réceptacles supérieurs) n'est possible que pendant le travail alaire. Par suite, les oiseaux de vol, tout comme les mammifères, et malgré la supériorité de leur appareil d'hématose, ne sauraient courir longtemps et rapidement, sans éprouver de la dyspnée. La locomotion par les ailes, même très-rapide et très-prolongée, ne produit, au contraire, aucun essoufflement, et manifeste ainsi un privilége de respiration accordé aux oiseaux, mais dénié à tous les mammifères volants, et nommément aux chiroptères. S'élevant *passivement*, en ballon, dans les hautes régions de l'atmosphère, les oiseaux éprouvent le *mal des aérostiers*, à peu près comme les mammifères; tandis que s'ils s'élèvent *activement*, au moyen de leurs ailes, ils en demeurent exempts. J'ai donné l'explication détaillée de tous ces faits : explication dans laquelle intervient, pour le cas si intéressant du vol hauturier, un fonctionnement spécial du prétendu diaphragme pulmonaire destiné, suivant moi, à soustraire l'air intra-pulmonaire à la dépression barométrique extérieure. J'ai d'ailleurs réussi, en deux expériences consécutives, à constater que la contraction de ce faux diaphragme arrive en expiration. Mais, je le répète, le vol, soit ordinaire, soit hauturier a ses conditions respiratoires, qu'on avait ignorées jusqu'à présent; et ces conditions consistent essentiellement : 1° dans ce que j'ai nommé le *synchronisme respiratoire-alaire;* 2° dans une répartition automatique proportionnelle du travail alaire entre l'appareil du vol et celui de la respiration. — J'ai signalé aussi quelques usages encore ignorés de l'appareil réceptaculaire, relatifs à des fonctions autres que la respiration. Mais leur rôle physiologique étant secondaire, je me borne à les mentionner simplement ici.

Paris, 15 mars 1875.

CAMPANA.

RECHERCHES SPÉCIALES

SUR

LE COQ DOMESTIQUE

(PHASANIUS GALLUS L.)

CHOISI POUR TYPE DE LA CLASSE DES OISEAUX

DANS L'INTÉRÊT DES ÉTUDES EMBRYOLOGIQUES

CHAPITRE PREMIER

DES OS DU TRONC ET, SPÉCIALEMENT, DE LEUR PNEUMATISME

---

§ Ier — DES OS PNEUMATISÉS

SOMMAIRE. — 1. Orientation conventionnelle des os chez l'oiseau. — 2. Nombre des *vertèbres cervicales*. — 3. Prétendue variabilité de ce nombre. — 4. Classement des vertèbres cervicales. — 5. Leurs orifices pneumatiques. — 6. Des *vertèbres dorsales;* nombre, variation. — 7. Dispositions pneumatiques. — 8. Du *bassin;* nombre et nature des pièces composant l'os vertébro-pelvien; variation. — 9. Pneumatisme du bassin. — 10. *Vertèbres coccygiennes*. — 11. Du *sternum;* composition, configuration, variation. — 12. Pneumatisme. — 13. *Côtes vertébrales et sternales;* nombre, variation, pneumatisme. — 14. Des *os coracoïdes*. — 15. De l'*humérus*.

1. Quelle est la meilleure manière d'orienter le squelette des oiseaux, lorsqu'on traite d'anatomie comparée? Vicq-d'Azyr[1] dit que Bélon[2] *s'est servi d'un moyen très-ingénieux pour le comparer avec celui de l'homme; il l'a redressé perpendiculairement sur ses pieds, et cette situation fait mieux sentir ses rapports que tous les raisonnements possibles*. L'exemple donné par le judicieux naturaliste du seizième siècle n'a pas eu d'imitateurs; mais, pour moi, je désire le suivre : il est avantageux qu'un organe, appartenant à un très-

[1] P. 224, n° 24. (Les numéros par lesquels se terminent les indications placées au bas des pages renvoient à l'index bibliographique.)

[2] Voy. les figures insérées aux pages 40 et 41 de l'ouvrage de Bélon, n° 3.

grand nombre d'animaux, soit ramené à la même position chez tous, afin qu'une partie, une extrémité, qualifiée *supérieure* chez l'un, ne soit pas nommée *antérieure* chez l'autre, au grand détriment de la simplicité, de la promptitude et de la netteté des conceptions que les mots sont destinés à provoquer dans l'esprit. Si de plus on remarque combien la direction du tronc est variable chez les oiseaux de genre et, l'on peut dire, de race et de sexe différents, si l'on tient compte de la difficulté de la déterminer rigoureusement et de la fréquence des cas où elle est plus rapprochée de la verticale que de l'horizontale ou, au moins, intermédiaire à ces deux lignes, on pourra excuser l'innovation à laquelle je me suis résolu.

2. *Vertèbres cervicales.* — Nous commençons l'examen de l'appareil des os par la région *supérieure* de l'axe vertébral, et nous trouvons immédiatement une question à poser : Combien le poulet a-t-il de vertèbres cervicales ? Quelques auteurs répondent à cette question, mais non par le même chiffre ; Vicq-d'Azyr[1] a trouvé 14, Cuvier[2] 13 et W.-K. Parker[3] 16. J'élimine incontinent ce dernier chiffre, malgré la grande et légitime compétence de l'auteur ; pouvons-nous admettre ainsi, à la légère, que les oiseaux portent la moitié supérieure du poumon dans le cou?... Stannius[4] et Gurlt[5] comptent 13 cervicales, comme Cuvier, et cette adhésion a d'autant plus de prix qu'elle cesse pour les vertèbres dorsales et qu'on ne peut la soupçonner de dépendance ; néanmoins l'opinion de Cuvier ne peut être défendue ; en l'état présent de nos connaissances, il est conforme à l'analogie que le sommet du poumon atteigne, et dépasse même la première côte; et, de plus, la quatorzième vertèbre et sa côte rudimentaire, bien qu'offrant des caractères de transition, n'en conservent pas moins, dans les cas normaux, le cachet très-évident de la condition cervicale. Reste la détermination de Vicq-d'Azyr ; elle est adoptée par Giebel[6], par Maximilien Smith[7] et par Darwin[8], et c'est la plus acceptable, qu'on examine les vertèbres en elles-mêmes ou dans leurs rapports avec les viscères et les régions. Ainsi nous admettrons 14 vertèbres cervicales, sans prétendre néanmoins avoir rigoureusement démontré ce point de la science; nous n'avons pas encore de règles certaines permettant de fixer, sur un animal quelconque, une région donnée ; il est donc nécessaire de faire des réserves.

[1] P. 258, n° 24. — [2] P. 210, n° 78. — [3] P. 198, n° 128. — [4] P. 275, n° 92. — [5] P. 5, n° 96. — [6] P. 27, n° 125. — [7] P. 12, n° 131. — [8] T. Ier, p. 283, n° 132.

3. La doctrine et les travaux de Darwin ont le grand mérite d'avoir dirigé l'observation et l'expérimentation dans des voies nouvelles, tout au moins dédaignées avant lui, et, *quelle que soit la valeur de la doctrine*, j'espère que ces voies seront suivies, et qu'elles conduiront à plusieurs découvertes. La variation des animaux et des plantes, à travers la suite des générations, peut être acceptée comme un fait-principe capable de servir de point de départ aux travaux de la présente période scientifique; mais si l'on ne veut pas s'imaginer, danger grave, que la loi de cette variation est connue, alors qu'en réalité on l'ignore dans tous ses détails, il faut instituer de minutieuses recherches, y apporter un esprit de rigueur inexorable et préférer mille fois le doute dans la vérité à l'affirmation dans l'erreur. Aussi, dans la question d'anatomie qui nous occupe, Darwin[1] n'a-t-il pas affirmé la variabilité du nombre des vertèbres cervicales, il a dit seulement : « *Lorsque nous voyons que le moineau n'a que neuf vertèbres cervicales, tandis que le cygne en a vingt-trois, il n'y aurait rien d'étonnant à ce que, dans les races gallines, le nombre ne fût variable.* » J'ai spécialement examiné ce point, à la vérité sur un très-petit nombre de squelettes, douze en tout, appartenant aux races Cochinchine, Crèvecœur, Houdan et commune, et j'ai toujours trouvé quatorze vertèbres cervicales; j'ai cru avoir rencontré une exception dans un coq nègre, mais l'exception n'était qu'apparente. La quatorzième cervicale portait un stylet conformé comme la première côte, mais si on le comptait comme côte, l'animal en aurait présenté huit au lieu de sept, c'est-à-dire une de plus que le chiffre normal; en examinant la tige vertébrale, on la trouvait manquant d'une vertèbre, on pouvait donc croire de rechef qu'il y avait perte d'une vertèbre cervicale, et que celle portant un stylet conformé comme la première côte était en réalité la première vertèbre dorsale; mais l'examen attentif de chaque vertèbre en particulier, cette circonstance que l os vertébro-dorsal résultait de la soudure de trois vertèbres au lieu de quatre, et que la dernière côte était attachée à la première vertèbre lombaire, me démontrèrent que la vertèbre manquante était une dorsale, la deuxième, et qu'ainsi le nombre des vertèbres cervicales était demeuré normal, même chez ce coq nègre. Je ne puis m'appesantir davantage sur ce fait, malgré tout son intérêt philosophique; si le lecteur réfléchit combien il aurait été facile de conclure à l'existence de treize vertèbres cervicales, et combien l'erreur était inévitable, si je n'avais possédé et examiné le squelette entier

[1] T. Ier, p. 283, n° 132.

ou, au moins, plus que la région considérée comme anomale, il demeurera convaincu de la nécessité de se mettre en garde contre les apparences, dans l'appréciation de tous les faits analogues à celui que je viens de citer. Quant à la variation du nombre des vertèbres cervicales dans les races gallines, elle demeure une question ouverte, pour la solution de laquelle j'apporte un faible contingent, mais tout entier dans le sens négatif.

4. Le type de la vertèbre n'est pas invariable d'un bout à l'autre de la région cervicale, mais il se modifie graduellement pour ménager une transition insensible au type dorsal; il en résulte la possibilité de former trois groupes des vertèbres cervicales, le supérieur, le moyen et l'inférieur, composés de cinq, six et trois pièces osseuses. On pourrait réduire le groupe supérieur à trois vertèbres, en considérant l'atlas et l'axis comme des vertèbres exceptionnelles dans leur forme; mais il ne faut pas multiplier les divisions, d'autant que l'axis revêt manifestement par sa partie inférieure les caractères communs. Dans le premier groupe (*voy.* II, III, IV, V, dans les *fig.* 1 et 2), le corps représente un prisme triangulaire, avec une arête antérieure saillante, et perdant de sa hauteur en approchant du groupe moyen; il est très-faiblement étranglé à la partie moyenne; les stylets costiformes sont courts, parallèles à l'axe de la vertèbre et dégagés de la masse générale seulement par le sommet. La cinquième vertèbre revêt quelques-uns des caractères du deuxième groupe et fait la transition. Dans le groupe moyen, le corps, allongé, est arrondi et grêle en son milieu; les extrémités supé-

Vertèbres cervicales vues de face, les IIe et IIIe entières, les suivantes sciées de manière à laisser voir le canal rachidien et les pertuis pneumatiques supérieurs et inférieurs.

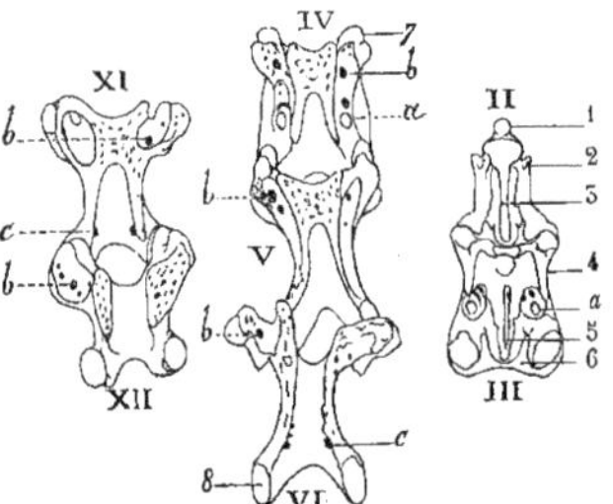

Fig. 1.

II.—1, apophyse odontoïde de l'axis; — 2, échancrure correspondant à la moitié postérieure de l'anneau vertébro-costal, la moitié antérieure manquant, parce que l'axis du poulet est dépourvu de stylet costal; — 3, crête antérieure de l'axis.

III. — 4, stylet costal de la troisième vertèbre cervicale; — 5, crête antérieure, moins haute que celle de l'axis; — 6, échancrure du trou de conjugaison de la quatrième paire.

a, orifice pour le passage d'un faisceau vasculo-nerveux, lequel est entouré d'une gaîne pneumatique fournie par le réceptacle supérieur-postérieur; on voit deux beaux pertuis aérifères *moyens* au-dessus de lui.

IV. — 7, apophyse articulaire supérieure de la quatrième vertèbre cervicale, regardant directement en arrière; — *b*, pertuis pneumatiques *supérieurs* dans la paroi du canal de la veine vertébrale.

VI. — *c*, orifice pneumatique *inférieur* intra-rachidien; — 8, facette articulaire inférieure.

(Dans toutes les figures, la répétition du signe est indiquée par une ligne ponctuée, et l'explication correspondante, déjà donnée une première fois, n'est pas renouvelée.)

rieures sont renflées, à cause du développement des masses latérales; les stylets, toujours parallèles à l'axe de la vertèbre, sont longs, minces et très-détachés; la crête antérieure est devenue une épine bifide, un arc osseux servant d'appui aux artères carotides (*voy.* VII et VIII, *fig.* 2). Ici encore, la dernière vertèbre du groupe moyen, la onzième, prend déjà quelques-uns des caractères du dernier groupe, l'épine antérieure perd sa bifidité et devient simple. Les trois vertèbres inférieures se distinguent par un corps épais et court; leurs stylets se redressent, divergent, ou en d'autres termes

Trois vertèbres cervicales grossies pour mieux voir les orifices pneumatiques; la quatrième et la septième sont vues de côté, après enlèvement d'un stylet costal; la huitième est vue de bas en haut.

IV. — 1, apophyse articulaire supérieure; — 2, stylet costal; on voit qu'il ne se dégage de la masse vertébrale que par son extrémité inférieure; — 3, crête spéciale au groupe supérieur; — 4, échancrure de conjugaison; — 5, apophyse articulaire inférieure.

a, orifices pneumatiques supérieurs, *composés*, c'est-à-dire formés d'une réunion de pertuis, dans le canal de la veine vertébrale; — *b*, deux orifices pneumatiques moyens, percés dans le bord d'un orifice, spécial au groupe supérieur, destiné au passage d'un faisceau vasculo-nerveux.

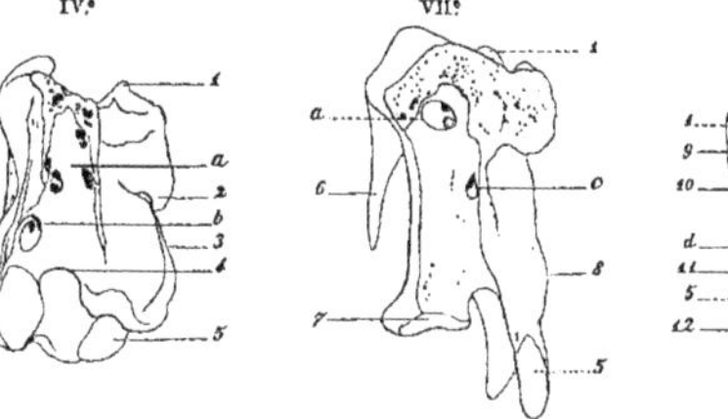

Fig. 2.

VII. — 6, stylet costal avec les caractères du groupe moyen; — 7, facette articulaire inférieure somatique; — 8, saillie surmontant une dépression destinée à l'insertion d'un ligament jaune inter-épineux.

c, orifice pneumatique moyen.

VIII. — 9, canal de la veine vertébrale; — 10, arc osseux carotidien, résultant de la bifidité de l'épine antérieure; — 11, étranglement de la portion moyenne de la vertèbre, l'un des caractères du groupe moyen, ainsi que — 12, le grand développement des masses latérales.

d, orifice pneumatique inférieur, ou intra-rachidien.

tendent à s'orienter comme les côtes proprement dites (*voy.* XII, XIII et XIV dans les *fig.* 1, 5 et 4).

5. Sappey[1] admet que les réservoirs cervicaux (réceptacle supérieur-postérieur) conduisent l'air dans *toutes* les vertèbres du cou; bien plus, il met ces vertèbres au nombre des os constamment aérifères chez tous les oiseaux. On ne peut dire d'aucun des os du tronc, qu'il soit constamment aérifère chez tous les oiseaux; on verra dans la deuxième partie de ce travail, où je m'occuperai de l'*anatomie comparative*, combien sont nombreuses les espèces

[1] P. 36 et 37, n° 94.

dont le squelette est franc de pneumatisation pulmonaire, aussi bien que celui des mammifères. Je me suis assuré, par tous les moyens indiqués au chapitre des *procédés*, que l'atlas n'est pneumatisé ni chez le poulet, ni même chez le canard, qui semble avoir principalement servi aux études de Sappey ; je donnerai, à la place convenable, le nom de beaucoup d'autres oiseaux dont l'atlas est dans la même condition ; mais ici, je dois particulièrement examiner celui du poulet, qui est une sorte d'anneau osseux, presque exclusivement formé de tissu compacte, à quelques traces près de tissu spongieux renfermé dans les portions de l'os les moins amincies ; les pertuis, visibles sur la surface, sont exclusivement vasculaires, et n'admettent que des vaisseaux de très-petit calibre. La pénurie de tissu médullaire et de sang est cause de la blancheur de l'os, bien préparé ; on a eu tort de considérer les os blancs et non infiltrés de graisse comme pneumatisés ; de semblables caractères n'ont qu'une valeur relative. L'axis ne présente non plus aucun pertuis pneumatique et, par suite, il est privé d'air ; il est assez riche en vacuoles médullaires et en vaisseaux ; il semble peu développé chez le poulet, du moins y est-il privé d'élément costoïde, bien que pourvu de deux petites saillies, propres à s'articuler avec lui, et d'une légère échancrure représentant la moitié postérieure du canal de la veine vertébrale (*fig.* 1, 2).

Trois vertèbres cervicales, les onzième, treizième et quatorzième vues de bas en haut.

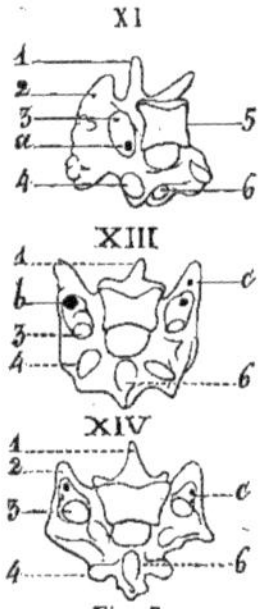

XI. — 1, apophyse épineuse antérieure, simple dans la onzième, comme caractère de transition vers le groupe inférieur ; — 2, stylet costal ; — 3, canal costo-vertébral, ou de la veine vertébrale ; — 4, apophyse articulaire inférieure ; — 5, facette inférieure articulaire du corps vertébral ; — 6, fossette pour l'insertion du ligament jaune inter-épineux.

a, orifice pneumatique moyen.

XIII. — *b*, orifice pneumatique supérieur du stylet costal converti en une sorte de tube ; — *c*, autre disposition plus commune des orifices pneumatiques des stylets costaux.

Fig. 3.

Au-dessous de l'axis, toutes les vertèbres sont pneumatisées, à l'exception des coccygiennes ; le nombre et la disposition des pertuis, qui permettent l'introduction de l'air, varient beaucoup, surtout à la région cervicale ; aux variations dues à la position relative des vertèbres, viennent encore s'ajouter les variations individuelles, assez considérables pour que sur huit colonnes cervicales, présentement sous mes yeux, pas une ne ressemble exactement à l'autre, quant à la distribution et à l'arrangement des orifices pneumatiques. La description de faits compliqués ne saurait être simple qu'aux dépens de la vérité, aussi ne puis-je hésiter à introduire de nombreuses divisions dans mon sujet ; et je distingue, d'après la position, trois sortes de pertuis pour l'air dans les vertèbres : les *supérieurs*, les *moyens* et les *inférieurs*. Les premiers se voient au pourtour du canal de la veine vertébrale, ou dans ce que j'appelle l'anneau costo-vertébral (*b*,*c*, *fig.* 3 ; *a*, *fig.* 4) ; on trouve les seconds à la portion moyenne de la vertèbre (*c*, *fig.* 2) ; et les derniers sont intrarachidiens (*c*, *fig.* 1).

Les orifices supérieurs sont *costaux* ou *somatiques*, c'est-à-dire occupent la racine du stylet costal, ou le corps même de la vertèbre. Les stylets minces et longs sont les moins aérés, étant surtout constitués par du tissu compacte ; les stylets gros et courts, ceux des groupes supérieur et inférieur, sont mieux pneumatisés, et quelquefois convertis en une sorte de tube, à paroi délicate, rempli d'air. Les orifices somatiques se rencontrent sur le plus grand nombre des vertèbres cervicales ; ils sont grands et nombreux dans le groupe supérieur ; ils diminuent de nombre et de diamètre, et même font défaut dans le groupe moyen ; ils deviennent multiples et ont de la tendance à se réunir sur la paroi d'une fossette, dans le groupe inférieur (*b*, XII, *fig.* 1).

Douzième vertèbre cervicale appartenant à un poulet assez jeune (moins d'un an) pour que l'un des stylets ait pu être désarticulé ; *gross.* 2/1.

1, apophyse articulaire supérieure ; — 2, facette articulaire costo-transversaire ; — 3, ligament jaune inter-épineux ; — 4, apophyse articulaire inférieure, ne descendant guère plus bas que le corps de la vertèbre ; — 5, facette articulaire supérieure du corps ; — 6, apophyse épineuse antérieure, simple ; — 7, apophyse costale très-détachée, divergente.

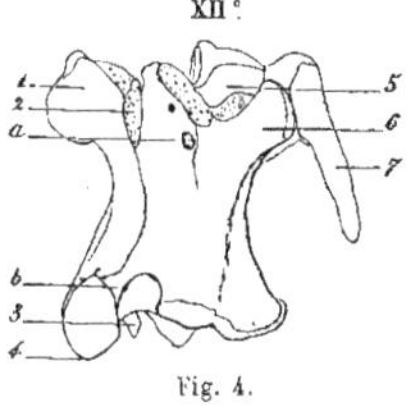

Fig. 4.

a, orifices aérifères supérieurs somatiques ; — *b*, orifice inférieur, intrarachidien.

Les orifices pneumatiques moyens de la colonne cervicale sont percés à mi-hauteur de la vertèbre, près de la limite de son corps et de son canal rachidien ; ils sont généralement simples et symétriquement placés, un sur chaque côté de la vertèbre ; parfois celui de droite ou de gauche avorte, et à la place on voit une petite fossette borgne, indice d'un *processus* formateur demeuré sans résultat utile. Les vertèbres d'élection pour les orifices moyens sont la troisième et la quatrième (*fig.* 1, *a* ; *fig.* 2, *b*), qui sont traversées, d'avant en arrière, d'un trou ou canal spécial, à la marge supérieure duquel s'ouvrent, de haut en bas, les orifices pneumatiques ; on les voit encore sur les vertèbres les plus longues, en d'autres termes à la région moyenne du cou (*fig.* 2, *c*) ; mais les orifices moyens sont des moins répandus, et ils manquent ordinairement sur les dernières cervicales.

Les orifices pneumatiques inférieurs sont placés dans l'intérieur du canal rachidien, sur la paroi postérieure, en bas, près de l'interstice interarticulaire; il y en a seulement deux, sauf de rares exceptions, un de chaque côté de la ligne médiane, et il y en a qui avortent et sont remplacés par des fossettes, ou dépressions, non garnies de pertuis. La grande variabilité de la distribution de ces orifices et de leur nombre total me semble inexplicable par l'âge ou la race, et serait, par suite, très-intéressante à étudier sur une longue suite d'individus; je n'ai analysé qu'un petit nombre de squelettes à ce point de vue, dix seulement, d'âge et de race variés; sur tous, quatre vertèbres, les sixième, septième, huitième et neuvième, ont constamment possédé les orifices intrarachidiens; à celles-là, il s'en est parfois ajouté d'autres, tantôt au-dessus d'elles, tantôt au-dessous, et parmi ces vertèbres additionnelles, la plus élevée a été la cinquième et la moins élevée la douzième; toujours, les vertèbres munies de ces orifices intrarachidiens ont formé une série continue, dont le nombre a varié du simple au double, de quatre à huit.

Si nous voulons résumer en quelques mots ce qui a trait à la distribution des pertuis aérifères de la tige osseuse du cou, nous pouvons dire : L'atlas et l'axis en sont constamment privés; les orifices supérieurs se rencontrent indifféremment à toutes les autres vertèbres; les orifices moyens siégent de préférence sur le groupe supérieur, et s'étendent plus ou moins sur le groupe moyen; celui-ci est le lieu d'élection des orifices intrarachidiens, qui se propagent assez souvent aux vertèbres limitrophes des groupes extrêmes.

6. *Vertèbres dorsales.* — Je serai bref sur le dissentiment des auteurs touchant le nombre des vertèbres dorsales, bien qu'il pût servir à démontrer le désordre qui résulte, en anatomie comparative, de la privation de règles scientifiques propres à faire reconnaître, avec précision, quels organes et quelles régions se correspondent exactement, dans la série des animaux vertébrés; mais je passe. Le chiffre le plus aberrant est celui de Parker[1], aux yeux duquel le poulet a seulement quatre vertèbres dorsales; Cuvier[2] en compte le double, et Vicq-d'Azyr aussi, du moins on peut l'inférer des nombres que ce dernier a donnés pour les vertèbres cervicales et lombo-sacrées. Ajouterai-je que Sappey[3] considère, comme vertèbres lombaires, celles mêmes que tout le monde tient pour dorsales?... La majorité des anatomistes, Stannius[4], Gurlt[5],

[1] P. 198, n° 128. — [2] P. 210, n° 78. — [3] P. 22, n° 94 — [4] P. 276, n° 92. — [5] P. 6 n° 96.

Darwin[1], Giebel[2], Maximilien Schmidt[3], estiment qu'il y a sept vertèbres dorsales chez le coq, et je me rallie à leur avis sans la moindre hésitation, *comme au plus vraisemblable;* au-dessous des quatorze vertèbres cervicales, on en trouve sept autres, munies de côtes d'autant plus longues qu'elles sont plus inférieures ; il est vrai que la septième dorsale fait partie d'une série de vertèbres soudées entre elles et comprises entre les os iliaques, et que ce fait a paru suffisant pour lui faire dénier le caractère dorsal ; mais je puis objecter la longueur relativement exagérée du bassin des oiseaux, laquelle a pour conséquence de le mettre en rapport avec une portion plus élevée de l'épine.

Les six premières vertèbres dorsales, dont quatre soudées en un seul os intermédiaire à la première et à la sixième.

I. — 1, apophyse épineuse postérieure; — 2, apophyse articulaire supérieure ; — 3, facette articulaire supérieure du corps de la vertèbre ;— 4, apophyse épineuse antérieure.

a, orifices pneumatiques supérieurs sous forme d'une fossette avec pertuis.

5, apophyse épineuse postérieure de l'os vertébro-dorsal ; — 6, perforation dans le feuillet osseux étendu entre les apophyses transverses ; elle représente un fonticule inter-transversaire ; — 7, facette pour l'articulation costo-transversaire ; — 8, bord externe du feuillet osseux inter-transversaire ; — 9, demi-fonticule inter-transversaire ; — 10, apophyse articulaire inférieure ; — 11, crête épineuse antérieure de l'os vertébro-dorsal ;— 12, trace de la soudure de la deuxième dorsale avec la troisième ;—13, facette articulaire costo-somatique ; — 14, fonticule de l'apophyse épineuse antérieure ; — 15, première échancrure de la lame épineuse antérieure ; — 16, facette articulaire inférieure du corps de l'os vertébro-dorsal.

b, fossette avec orifice pneumatique supérieur ; — *c*, pertuis pneumatiques supérieurs de la troisième vertèbre dorsale (exceptionnels) ; — *d*, orifice moyen, pneumatisant seul la sixième vertèbre dorsale.

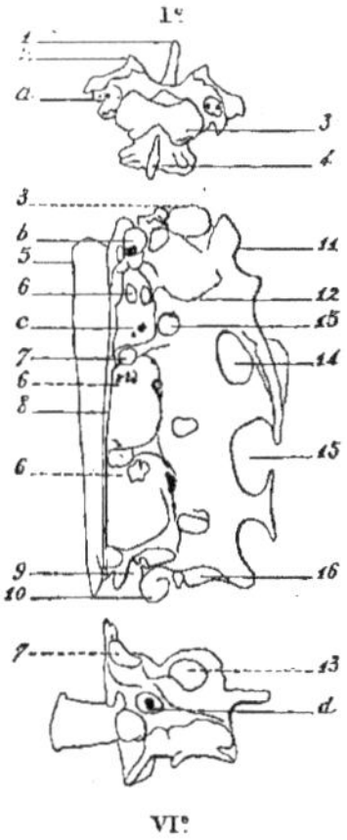

Fig. 5.

Des sept vertèbres dorsales, la première est libre, les quatre suivantes sont soudées en un seul os, la sixième est de nouveau libre (*fig.* 5), et la septième est la tête de l'os interiliaque, c'est-à-dire de l'os formé par la coalescence de toutes les vertèbres pelviennes (*fig.* 6). J'appelle *vertébro-dorsal* l'os résultant de la réunion des quatre vertèbres du dos, et l'on peut appeler de même *vertébro-pelvien* celui qui est produit par soudure des pièces interiliaques. Nous pouvons dès lors exprimer brièvement un fait intéressant : la tige osseuse thoraco-abdominale, en ne tenant pas compte de la première dorsale, se réduit à trois os : le vertébro-dorsal et le vertébro-pelvien, séparés par une seule vertèbre libre, la sixième dorsale.

Les *variations* que Darwin a signalées dans les vertèbres dorsales des races gallines sont relatives à leur état d'indépendance ou d'ankylose, et portent

[1] P. 285, t. Ier, n° 132. — [2] P. 27, n° 125. — [3] P. 12, n° 131.

sur la constitution de l'os vertébro-dorsal; il a trouvé la deuxième dorsale libre, chez un individu de la race sultane, et la cinquième, chez deux individus de race indéterminée; ce dernier cas s'est présenté trois fois à mon observation, sur une poule cochinchinoise et deux communes. J'attache peu d'importance à ces faits; les vertèbres dorsales, et toutes les vertèbres, en général, sont indépendantes chez l'embryon, et la réunion d'un certain nombre d'entre elles est un fait consécutif, résultant d'un processus que bien des causes accidentelles peuvent retarder, suspendre ou supprimer; on voit (*fig.* 5) un exemple d'un retard semblable, portant sur la réunion de la deuxième à la troisième dorsale, et recueilli sur un coq cochinchinois de trois ans, le même dont la figure suivante représente le bassin. On en peut dire autant de l'indépendance de la septième dorsale, constatée par le célèbre physiologiste anglais, sur un coq espagnol, alors même que nous saurions si le temps voulu pour la réunion de cette vertèbre était écoulé; c'est là une fin de non recevoir opposable aux cas où une jonction normale n'a pas eu lieu, mais impuissante pour les cas inverses où l'on constate une jonction anormale, et Darwin[1] *paraît* avoir vu *quelquefois* la sixième dorsale soudée à l'os vertébro-dorsal; ce fait entraîne certaines conséquences physiologiques dont nous parlerons en lieu convenable. par suite il faut regretter le vague des termes dans lesquels il est rapporté; je termine ce paragraphe des variations en rappelant l'absence de la deuxième dorsale sur le coq nègre dont l a été question plus haut.

7. Les vertèbres dorsales, de même que les cervicales, offrent un certain degré de variabilité dans leurs orifices pneumatiques, particulièrement celles qui forment l'os vertébro-dorsal. A la première dorsale, on voit un orifice supérieur dans l'anneau vertébro-costal: il consiste en une fossette à pertuis (*a*, *fig.* 5); il existe assez souvent une trace d'orifice moyen, sous forme d'une petite dépression, non perforée; une seule fois, et seulement du côté gauche, la dépression était garnie de deux pertuis, et l'orifice moyen était réel. L'os vertébro-dorsal tout entier ne doit normalement recevoir de l'air que par un seul orifice, par un orifice supérieur, semblable à celui de la première dorsale, et situé, comme lui, dans l'anneau costo-vertébral de la vertèbre en tête de l'os (*b*, *fig.* 5); c'est du moins la disposition que je trouve sur les trois exem-

[1] P. 283, t. Ier, n° 132.

plaires que je puis consulter en ce moment. Il n'est pas besoin d'autres orifices pour assurer la pneumatisation de l'os, car les surfaces articulaires sont résorbées au moment où la jonction des diverses pièces s'opère, et la continuité des vacuoles osseuses est établie sur toute l'étendue de ces surfaces. Néanmoins il est assez fréquent de rencontrer la deuxième pièce de l'os dorsal munie comme la première d'un orifice supérieur (*b*, *fig.* 5), peut-être parce qu'elles ont de la tendance à demeurer disjointes. La sixième dorsale, étant libre, ne peut recevoir de l'air que par un orifice spécial; c'est par un orifice *moyen*, généralement bien ouvert, parfois double, et situé dans un creux sous l'apophyse transverse (*d*, *fig.* 6). J'ai trouvé exceptionnellement une fossette, aveugle ou perforée, sur la face postérieure de la sixième dorsale, de chaque côté de l'apophyse épineuse postérieure. Je parlerai du pneumatisme de la septième dorsale en même temps que de celui du bassin.

8. *Bassin.* — J'ai déjà dit que toutes les vertèbres comprises entre les os iliaques se convertissent chez l'adulte en une seule pièce osseuse, que je nomme l'os vertébro-pelvien; plusieurs auteurs l'appellent os lombo-sacré, désignation insuffisante, puisqu'elle ne tient pas compte de la première vertèbre qui est dorsale. En 1555, P. Bélon[1], malgré l'acuité de son esprit, n'avait pas su reconnaître de vertèbres dans la portion interiliaque de l'épine osseuse du tronc; aujourd'hui nous sommes plus avancés, et la fusion post-embryonnaire de plusieurs vertèbres en un seul tout n'a rien qui puisse surprendre; mais il est plus difficile de dénombrer exactement ces vertèbres, et de reconnaître à quelles régions elles appartiennent. Vicq-d'Azyr[2], qui s'est occupé de ce problème de concert avec Daubenton, a écrit: *Ce que l'ostéologie de cette région présente de plus difficile, c'est de déterminer : 1° dans quel endroit commencée le sacrum ; 2° s'il y a une portion lombaire de la colonne épinière; 3° supposé qu'elle existe, quelle est son étendue.* Pour répondre à ces questions, il a choisi, comme moyen de solution, l'examen des nerfs émis par les trous conjugués des vertèbres à reconnaître ; il a jugé, d'après leur distribution, que certains de ces nerfs étaient lombaires, et il en a déduit le rang et le nombre des vertèbres lombaires chez différents oiseaux ; par exemple, le coq n'en possède qu'une, et le perroquet point du tout !... Les résultats de Vicq-d'Azyr ne satisfirent point Merrem ; il prétendit que Coiter[3] avait déclaré (cap. xx, *De avium sceletis*) que les oiseaux manquaient de vertèbres

[1] P. 41, n° 3. — [2] P. 270 et suiv. n° 34. — [3] n° 5.

lombaires, et, à son tour, il admit que la tige interiliaque n'était d'un bout à l'autre que le sacrum. Au commencement du siècle Cuvier[1], Wiedeman[2], Blumenbach[3], Tiedemann[4], émirent un avis équivalent à celui de Merrem[5], sauf une restriction purement verbale consistant à dire que les oiseaux n'ont pas de vertèbres lombaires *proprement dites*. Mais, en 1825, Meckel[6] revint aux idées et à la méthode de Vicq-d'Azyr, tout en lui reprochant d'avoir réduit outre mesure l'étendue de la région lombaire ; à la considération des nerfs, il ajouta celle des particularités de la forme vertébrale, et prétendit que les vertèbres lombaires se distinguaient des sacrées par une sorte d'excavation ou de gouttière qui règne à leur face antérieure (18, *fig.* 6) ; aussi ne peut-on s'étonner qu'il ait trouvé les régions lombaire et sacrée de même longueur, à peu de chose près, chez le coq ; je pense même que, par l'application de sa doctrine, on trouverait à cette espèce huit lombaires et six sacrées ; nous voilà bien loin de la détermination de Vicq-d'Azyr ! De 1828 à 1846, Carus, R. Owen, Dalton, Stannius, font un pas en arrière, et, de même que Merrem, ne distinguent plus entre les vertèbres lombaires et sacrées. On pressent, par ce que j'ai dit plus haut, de quelle manière Sappey résolut la question en 1847[7]. Pour lui, comme pour Merrem, les vertèbres interiliaques sont le sacrum ; mais tandis que Merrem nie les vertèbres lombaires, Sappey les admet et regarde comme telles les vertèbres dorsales, en dépit de leurs côtes ; on voit ce qui en résulte : on est contraint de reporter les vertèbres dorsales dans le cou. Peu après, Gurlt[8] admet vaguement qu'il existe de une à deux vertèbres lombaires chez les oiseaux domestiques, et Bernstein les nie chez tous les oiseaux, l'épervier excepté, auquel il en reconnaît une. Un beau travail de Barkow[9] paraît en 1856, et la question est de nouveau soigneusement examinée. A l'exemple de Vicq-d'Azyr, l'anatomiste allemand fonde ses appréciations sur la distribution des nerfs. S'il existe des nerfs lombaires, il doit exister une portion lombaire et de la moelle et de l'épine, tel est son raisonnement ; or nul doute que les oiseaux n'aient un plexus lombaire fournissant les nerfs crural et obturateur, et ce plexus est limité, en haut, par le dernier nerf intercostal, par le plexus ischiatique, en bas ; ces limites fournissent le moyen de compter les vertèbres lombaires, et Barkow en trouve trois chez le coq. Après ce dernier effort pour déterminer avec précision les

[1] P. 172, n° 78. — [2] Ses Archives, p. 122, II° vol., 1re p. ; 1801. — [3] P. 87, n° 54. — [4] P. 199 et 208, n° 56. — [5] P. 126, n° 43. — [6] P. 3 et suiv., n° 64. — [7] P. 22, n° 94. — [8] P. 6, n° 96. — [9] P. 11, n° 102.

analogues de la section pelvienne de l'axe spinal, les anatomistes abandonnent l'entreprise. Parker[1], Eyton[2], Darwin[3], M. Schmidt[4], Giebel[5], confondent ensemble, sous le nom commun de lombo-sacrées, la série des vertèbres comprises entre les dorsales et les coccygiennes. La critique, dont la mission est, non-seulement de contrôler les acquisitions journalières de la science, mais encore de signaler à la sollicitude de tous les points faibles dont l'étude paraît urgente, la critique peut et doit déclarer que, pas plus aujourd'hui qu'au seizième siècle, nous ne connaissons les règles qui convertiraient la *Théorie des analogues* en une science positive, et qui résoudraient définitivement, dans le cas particulier dont nous sommes occupés, le problème des régions vertébrales de l'oiseau. Quant au *principe des connexions*, en sa vague formule actuelle, on peut juger de son efficacité, par la divergence des résultats énumérés dans les pages précédentes.

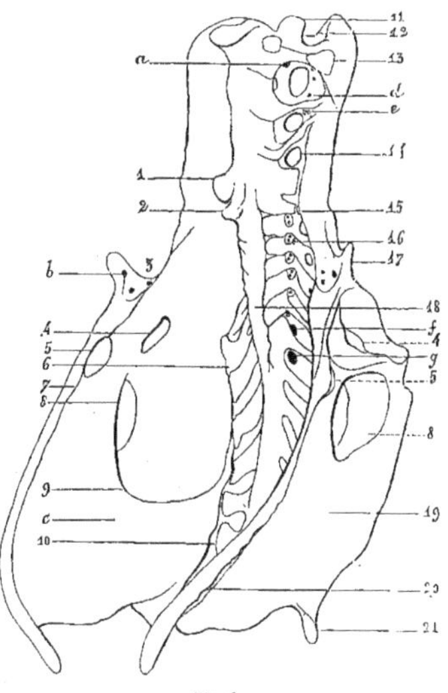

Fig. 6.

Bassin d'un coq âgé de trois ans et de race cochinchinoise.

1, amphiarthrose sacro-iliaque, et limite inférieure de la première fosse pelvienne, fosse cruro-lombaire ; — 2, apophyse costale non constante, appartenant même, dans le cas actuel, à une vertèbre sacrée surnuméraire, et répétant l'apophyse costale ordinaire de la première vertèbre sacrée ; — 3, échancrure iliaque, faisant partie de l'anneau crural ; — 4, perforation cotyloïdienne ; — 5, portion supérieure du trou obturateur ; — 6, limite inférieure de la deuxième fosse pelvienne, fosse ischiatique ; — 7, pubis ; — 8, trou ischiatique ; — 9, iléon et rebord de l'excavation iliaque ; — 10, amphiarthrose iléo-sacrée, se convertissant plus haut en synostose ; — 11, apophyse articulaire supérieure de la septième vertèbre dorsale ; — 12, entrée du canal iléo-lombaire ; — 13, facette costo-transversaire ; la facette costo-somatique, plus en dedans, est très-apparente ; — 14, fonticule lombo-sacré, troisième des fonticules intertransversaires pelviens ; — 15, fonticule intertransversaire sacré, dont une moitié seulement est visible ; — 16, trou de conjugaison, avec la subdivision en deux orifices particulière à cette région ; — 17, épine iliaque ; — 18, gouttière antérieure du sacrum, prétendue gouttière lombaire de Meckel ; — 19, iléon ; — 20, portion inférieure du trou obturateur ; — 21, épine de l'excavation iliaque.

a, orifice pneumatique principal de l'os vertébro-pelvien ; — *b*, orifices pneumatiques ischio-iliaques ; — *c*, portion épaissie et pneumatisée de l'ischion ; — *d*, *e*, très-petits pertuis pneumatiques ; — *f*, *g*, deux grands orifices pneumatiques, qui sont très-exceptionnels chez le coq domestique.

Avant de passer à la description du pneumatisme du bassin, je dois faire

[1] P. 198, n° 128. — [2] P. 33 et suiv., n° 120. — [3] P. 284, t. Ier, n° 132. — [4] P. 12, n° 131. — [5] P. 27, n° 125.

connaître la nomenclature que j'adopte pour les vertèbres interiliaques, c'est-à-dire les déterminer à mon tour, sinon avec certitude, du moins avec vraisemblance. L'os interiliaque se compose : de la septième vertèbre dorsale, de deux vertèbres lombaires, et de douze vertèbres sacrées; celles-ci peuvent être subdivisées en deux groupes, de six vertèbres chacun: groupe sacré supérieur, groupe sacré inférieur. Les quinze vertèbres interiliaques ont toutes subi des modifications plus ou moins profondes, et renferment individuellement un nombre variable de parties élémentaires. Ainsi la première est munie de facettes articulaires, au nombre de quatre, dont deux pour chacune des septièmes côtes; ces facettes au contraire font absolument défaut aux deux vertèbres suivantes, que je considère comme lombaires; leurs apophyses transverses sont aplaties et très-médiocrement développées, et on ne découvre aucun rudiment costal dans la composition de ces deux lombaires. La première sacrée, au contraire, est remarquable par un élément costiforme de belle dimension ; à son niveau, l'os iliaque présente une facette articulaire, qui est l'aboutissant d'une ligne saillante, visible sur la face interne de l'os iliaque, et comparable, il me semble, au détroit supérieur; l'articulation de la facette iliaque et de l'élément costiforme représente donc pour moi, d'une manière plus ou moins complète, l'artiphiarthrose sacro-iliaque des mammifères (1, *fig.* 6); elle est sur la limite des deux fosses, supérieure et moyenne, ou crurale et ischiatique, de Barkow. La fosse ischiatique est constituée par le groupe supérieur des six premières sacrées; elles sont le siége principal d'une excavation antérieure, très-remarquée par Meckel (18, *ibid.*); les traces de leur indépendance embryonnaire sont persistantes; à l'exception de la première, elles manquent toutes d'élément costal, et leur apophyse transverse est peu développée; entre les éléments costal et transversaire de la première sacrée, existe un foramen, analogue des anneaux costo-transversaires de la région cervicale. Le groupe inférieur des six dernières vertèbres sacrées comprend la troisième fosse pelvienne, ou pudendo-hémorrhoïdale (Barkow); toutes semblent avoir un élément costal, distinct, et séparé par un foramen, de l'élément transversaire, aux deux vertèbres supérieures, mais confondu avec lui dans les quatre suivantes ; les deux vertèbres terminales se distinguent de leur côté par une conformation particulière qui les fait ressembler aux vertèbres coccygiennes.

Les apophyses transverses de l'os interiliaque méritent quelques mots à part; celles des sept à huit dernières vertèbres sont réunies entre elles par une mince lame osseuse, postérieure, verticale, formant exactement les espaces intertransversaires, comme nous l'avons déjà vu pour l'os vertébro dorsal; mais les membranes fibreuses, tendues entre les apophyses transverses, s'ossifient à un degré d'autant moindre qu'elles occupent une place plus élevée, et il en résulte une série de fonticules intertransversaires permanents. Ils sont au nombre de six à huit; le plus élevé, situé entre la septième dorsale et la première lombaire, est sensiblement égal à l'espace intertransversaire même, mais les autres décroissent progressivement (14, 15, *fig.* 6), de telle sorte que les derniers, vers le bas du premier groupe sacré, sont parfois à peine perceptibles; ces fonticules sont les plus importants, et on peut les nommer internes; il en existe une autre série, placée en dehors d'eux; mais comme ces fonticules externes, au nombre de quatre à cinq, n'atteignent jamais un diamètre tant soit peu notable, chez le poulet, je me contente de les mentionner pour mémoire.

Dans les pages qu'il a consacrées à l'examen des différences ostéologiques chez les races gallines, Darwin[1] n'a rien dit sur la variation de l'os interiliaque, contrairement à mon attente; ou plutôt il se borne à déclarer qu'il *n'est guère possible de compter les vertèbres lombaires et sacrées*, mais qu'il *est certain que, par la forme et le nombre, elles ne se correspondent pas dans les divers squelettes;* voilà, je pense, un jugement dont il est permis d'appeler. Je n'ai malheureusement pu examiner le bassin que sur une douzaine d'individus, et j'ai trouvé peu de différences dans la constitution de l'os vertébro-pelvien; j'ai choisi, pour mes reproductions photographiques, le bassin qui m'a offert la variation la plus remarquable; elle consistait en une vertèbre surnuméraire (2, *fig.* 6), munie d'une apophyse costale, placée au deuxième rang, dans le groupe sacré supérieur, qui comptait sept pièces au lieu de six. J'ai rencontré deux autres fois la deuxième vertèbre sacrée portant une semblable apophyse costiforme, mais le nombre des vertèbres sacrées du groupe supérieur était normal. Il y a lieu de croire qu'une semblable variation est commune, et comme elle est normale dans certaines espèces, peut-être serait-il possible de voir là un cas de *retour*, dans le sens des idées darwinistes.

9. Étudions maintenant les dispositions pneumatiques du bassin, d'abord

[1] P. 284, t. Ier, n° 152.

dans la portion axile ou vertébrale, puis dans la portion appendiculaire, formée des trois os propres du pelvis.

La portion axile est abondamment aérée dans toute son étendue, au moyen d'orifices assez nombreux, mais pour la plupart exigus et variables ; un seul est constant et de sérieuse importance (*a*, *fig.* 6). Il siége sous l'apophyse transverse de la septième costale, et répond, en conséquence, à un orifice moyen ; il consiste en une petite fosse, dont le fond est percé de trois à quatre pertuis ; l'air s'introduit par là dans toutes les aréoles de l'os interiliaque. Parfois la première lombaire est munie, d'un seul côté ou des deux côtés, d'un orifice exactement placé comme celui de la septième dorsale, et même la troisième lombaire peut exceptionnellement se trouver dans ce cas. Dans la moitié environ des douze bassins examinés par moi, j'ai trouvé une catégorie distincte d'orifices pneumatiques, à l'intérieur des canaux iléo-lombaires (12, *fig.* 6) : on nomme ainsi deux conduits verticaux, dégénérant par le bas en gouttières, situés de chaque côté de la crête épineuse postérieure de l'os vertébro-pelvien, et fermés, latéralement, par une portion de l'os iliaque, projetée en arrière jusqu'à la rencontre du bord postérieur de cette crête épineuse Les orifices en question peuvent varier de 1 à 5 ; ils sont simples ou composés, c'est-à-dire formés d'un seul pertuis, ou de plusieurs pertuis réunis dans une fossette ; et ils sont situés sur les apophyses transverses des fosses lombaire et ischiatique, près de la crête épineuse postérieure. Les fossettes pertuisées peuvent être remplacées par des fossettes borgnes, et cette disposition peut se rencontrer chez les sujets dont les canaux iléo-lombaires ne renferment aucun orifice pneumatique réel. La figure 6 d'un bassin anomal par le nombre des éléments sacrés, était également anomal sous le rapport des dispositions pneumatiques. L'anomalie consistait en la présence de deux grands orifices pneumatiques (*f* et *g*) qui se voyaient, sur chacune des faces latérales de l'os interiliaque, au-dessus et au-dessous des apophyses de la septième sacrée ; mais cette anomalie pour le coq est la règle pour d'autres espèces, même voisines, telles que le dindon.

La portion appendiculaire du bassin appartient à la classe des os mixtes, sous le rapport du pneumatisme, c'est-à-dire à la classe des os en partie médullaires, en partie aérés ; encore l'étendue des portions médullaires estelle bien plus considérable que celle des portions pneumatisées. Aussi l'air n'arrive-t-il en aucun point du pubis ; il est distribué avec parcimonie à l'ischion, avec un peu plus d'abondance à l'iléon, et, dans l'un comme dans l'autre, aux parties les plus épaisses, exclusivement; à l'ischion, on trouve de l'air dans sa portion épaissie en forme de bande osseuse, interposée aux trous obturateur et ischiatique (C, fig. 6) ; à l'iléon, c'est le bord externe, la région voisine du cotyle, et l'épine de l'excavation iliaque qui sont pneumatisés. L'admission de l'air se fait par les orifices ischio-iliaques (3, *fig.* 6), au nombre de six environ, parmi lesquels deux ou trois sont plus grands; ils occupent une fossette placée au-dessous de l'échancrure iliaque. Si l'on examine la portion supérieure de l'os iliaque, à l'endroit où se produisent les synostoses avec les trois premières vertèbres interiliaques, on peut encore découvrir quelques pertuis aérifères de minime importance.

10. *Coccyx.* — J'ai peu de choses à dire des vertèbres caudales; presque tous les auteurs, Vycq-d'Azir, Cuvier, Meckel, etc., en comptent six; mais pour Tiedemann, il y en a cinq, et pour Giebel, il y en a sept [1]. Pour qu'il me fût possible d'opter entre ces trois chiffres, je me suis, de mon côté, livré à quelques recherches, et sur une demi-douzaine de sujets examinés avec soin, j'ai toujours reconnu six vertèbres coccygiennes. Darwin a reconnu que les vertèbres caudales se ressemblent dans tous les squelettes, sauf que la vertèbre basiliaire est tantôt soudée au bassin, tantôt libre ; je ne crois même pas que cette différence soit commune, du moins ne l'ai-je pas rencontrée. Les six vertèbres de la queue sont apneumatiques.

11. *Sternum.* — Nous avons terminé l'examen, fait à notre point de vue spécial, de la partie fondamentale du squelette, de l'épine, du tronc, à laquelle nous avons rattaché, comme appendices devant nous arrêter peu de temps, les os propres du bassin. Nous examinerons maintenant le *sternum*, l'une des pièces du squelette les plus étudiées depuis un demi-siècle. L'attention s'est dirigée sur les caractères extérieurs, et quelques-uns d'entre eux ont été soigneusement relevés dans la presque totalité des genres ornithologiques, avec l'espoir, à mon avis, téméraire, d'arriver, par leur moyen, à la classification *naturelle* des oiseaux ; mais on ne s'est guère occupé ni de la structure, ni du pneumatisme. En revanche, on a beaucoup parlé du sternum, en anatomie transcendante, et il en a été plusieurs fois question dans le célèbre débat intervenu entre Cuvier et Geoffroy Saint-Hilaire, au sujet de l'*unité de composition* et de la *théorie des analogues*. Il n'est pas hors de propos de dire quel-

[1] *Locis citatis.*

ques mots de la *composition* du sternum, pour l'intelligence de la nomenclature que nous appliquerons à ses différentes parties, et pour l'appréciation de ce qu'elle peut valoir. Les faits relatifs à l'ossification du sternum, communiqués par Cuvier à l'Académie des sciences, le 2 janvier 1832, la réponse à ces faits par Geoffroy Saint-Hilaire, le 9 janvier suivant, le riche complément d'observations envoyé par Lherminier sur le même sujet, le 4 juillet 1836, n'ont pu réussir à épuiser la question et à lever tous les doutes, et la formule générale du *processus* de l'ossification sternale, dans tous les groupes ornithologiques, est encore à trouver. A ce qu'il me semble, nous sommes encore moins avancés sur la question de principes, car rien ne démontre péremptoirement, contrairement à la conviction sous-entendue, mais non douteuse, des deux illustres adversaires, qu'il y ait identité absolue entre les parties composantes d'un os et ses points osseux. En l'état, et par mesure provisoire, je me sers de la nomenclature de Geoffroy Saint-Hilaire, plus simple que celle de Lherminier, et je divise le sternum en six pièces, disposées sur trois rangs verticaux, savoir : deux sur la ligne médiane, l'épisternum (1, *fig.* 7) et l'entosternum (4,9), en procédant de haut en bas ; deux sur la ligne latérale, l'hyosternum et l'hyposternum (2 et 6, *fig.* 7). Il est inutile de nous préoccuper ici de ces deux autres petites pièces que Geoffroy Saint-Hilaire a nommées *xyphisternaux*, qu'il juge *analogues* de l'appendice xyphoïde humain, qu'il croit être constants chez les oiseaux, et que l'on connaît doubles et cartilagineux chez le pic, ossifiés et diversement conformés dans d'autres espèces.

Sternum d'un vieux coq crèvecœur, réduit à 2/3.

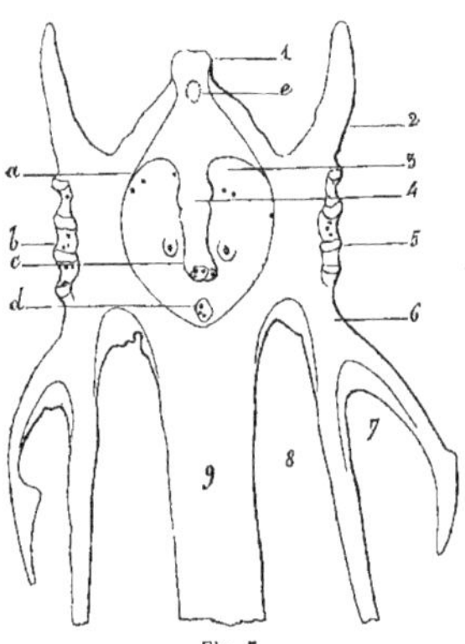

Fig. 7.

1, épisternum ; — 2, hyosternum ; — 3, fossette latérale ou sous-coracoïdienne ; — 4, crête médiane de la fosse entosternale ; — 5, l'une des quatre crêtes articulaires de l'hyosternum ; — 6, hyposternum ; — 7, échancrure ou fontanelle externe, comprise entre les branches apophysaires de l'hyposternum ; — 8, échancrure interne du sternum ; — 9, queue de l'entosternum.

a, pertuis pneumatiques de petite dimension de la fossette latérale ; — *b*, fossette inter-articulaire hyosternale, avec pertuis pneumatiques ; — *c*, trois grands orifices pneumatiques, répondant à l'implantation du bord supérieur de la quille sur l'entosternum ; — *d*, petits pertuis pour la quille, formant avec les trois orifices *c*, la série entosternale ; — *e*, position et grandeur de l'orifice épisternal, non constant ; chez les sujets où il existe, il donne passage à une sorte de bosselure herniaire du réceptacle supérieur-antérieur.

Lherminier, dans son beau mémoire touchant la classification des oiseaux d'après la configuration de l'appareil sternal[1], a délimité une vingtième famille, dite des *Gallinacés*, mais dont il exclut les pigeons et les tinamous, pour en faire deux familles distinctes, et cette vingtième famille est naturellement caractérisée par un sternum de même configuration que celui du poulet, qui devient de la sorte un type à soigneusement décrire. Néanmoins, ce qu'en dit Lherminier n'est pas absolument irréprochable, et il omet des détails importants ; les échancrures internes, par exemple, sont simplement qualifiées de *persistantes*, et l'on ne fait pas remarquer leur tendance vers une ossification partielle, toujours manifestée le long de leurs bords et mieux encore à leur sommet (voy. *fig.* 7); on en peut dire autant des échancrures externes ; on prétend aussi que le sternum est remarquable par son peu de solidité, qu'il est de forme losangique et presque entièrement membraneux, toutes assertions d'une vérité peu rigoureuse. La concavité de la face postérieure n'a pas été non plus suffisamment étudiée ; il suffit d'un coup d'œil pour y distinguer une dépression elliptique que l'on peut nommer *fosse entosternale supérieure ;* une crête verticale, incomplète (4, *fig.* 7) la subdivise en trois fossettes, deux latérales et une inférieure ; elles contiennent les orifices pneumatiques centraux. Les rapports de la fosse entosternale supérieure sont des plus intéressants, et nous aurons occasion d'y revenir ; bornons-nous à dire ici qu'elle est en rapport médiat avec les oreillettes du cœur, avec l'artère pulmonaire et la bifurcation de l'aorte au-dessus de l'artère pulmonaire, avec le ventricule droit, et la petite portion du ventricule gauche qui n'est recouverte ni par le ventricule droit ni par les lobes du foie ; la fosse entosternale supérieure pourrait encore s'appeler, on le voit, fosse cardiaque.

Darwin prétend que le sternum est *si considérablement déformé qu'il est presque impossible de comparer rigoureusement sa forme dans les diverses races*[2]; mais, à mon sens, c'est là une assertion des moins admissibles et qui ne l'a point empêché de remarquer fort justement la grande variété de configuration offerte par l'extrémité triangulaire et externe de l'hyposternum ; le surplus de ses remarques n'a pas grande portée, ce qui me confirme dans la pensée que les variations sternales sont ou peu nombreuses ou peu faciles à déterminer. Il en est une pourtant qui n'a pas attiré l'attention du célèbre auteur anglais, mais qui mérite d'être signalée ; elle a pour siége l'épisternum et rentre dans cette classe remarquable de dispositions qui, normales

[1] P. 59, n° 67. — [2] P. 285, t. Ier, n° 152.

dans quelques espèces, sont capables de se reproduire exceptionnellement dans d'autres. Blanchard[1] avait dans un grand travail, malheureusement laissé très-incomplet, beaucoup remarqué une ouverture arrondie, percée d'un côté à l'autre, à la base de l'épisternum, dans la huppe, *upupa epops*, et dans le guépier vulgaire, *merops apiaster*, et lui attribuait une certaine valeur spécifique. Elle fait ordinairement défaut chez le coq, mais je l'y ai rencontrée plusieurs fois, à divers degrés d'évolution, et offrant des modifications remarquables d'un individu à l'autre ; l'épisternum me paraît, d'ailleurs, une des parties les plus variables de l'os, sous tous les rapports, et non-seulement sous celui de cette ouverture. Je l'ai rencontré dans un premier degré à l'état pour ainsi dire de simple indication et oblitéré par une mince lamelle osseuse ; puis j'ai vu cette lamelle garnie d'un nombre variable de pertuis, et enfin manquer d'une manière complète : c'était alors le cas d'un épisternum avec une seule ouverture, à travers laquelle les os coracoïdiens pouvaient se toucher par leurs extrémités internes, et je crois cette disposition la plus commune. Plus rarement, l'épisternum est perforé sur sa paroi postérieure (*e*, *fig*. 7); et sa lame antéro-postérieure ou inter-coracoïdienne n'en est pas moins perforée d'un côté à l'autre ; dans ce dernier cas, un prolongement du réceptacle supérieur-antérieur traverse l'ouverture postérieure et s'étale dans l'antérieure entre les extrémités des os coracoïdiens. Il ne m'a pas semblé que toutes ces variations eussent un rapport quelconque avec la race.

12. Au point de vue du pneumatisme, le sternum appartient à la classe des os mixtes, et ses parties médullaires sont plus étendues que ses parties aérées. L'air arrive en beaucoup de points, mais ne se propage que peu au delà des orifices d'entrée ; l'épisternum est le plus souvent médullaire, en partie ou en totalité. Dans l'entosternum, il n'y a guère de pneumatisés que les bords supérieur et adhérent de la quille et les parties situées dans leur voisinage immédiat ; les deux pièces latérales reçoivent constamment de l'air, mais le plus souvent en petite quantité. Le nombre, la distribution et même la situation des pertuis aérifères présente de nombreuses différences individuelles, indépendantes de la race. Les pertuis les plus constants sont ceux de la fossette inférieure (*c*, *d*, *fig*. 7), qui répondent à l'attache du bord supérieur de la quille et représentent une série *entosternale* d'orifices, que nous

[1] P. 112, n° 111.

retrouverons, magnifiquement développée, dans un grand nombre d'espèces. Les pertuis les plus variables sont ceux des fossettes latérales (*a*, fig. 7), simples rudiments des pertuis *supérieurs* et *latéraux* que nous observerons chez les oiseaux dont le système pneumatique est bien développé; enfin, la plupart des fossettes interarticulaires de l'hyosternum (*b*, *fig.* 7) sont garnies de minces pertuis pneumatiques. La superficie externe du sternum est, en règle générale, entièrement privée d'ouvertures pneumatiques; par une exception, que je crois rare, on trouve un groupe de pertuis dans la fosse hyosternale située au côté externe de la crête articulaire coracoïdienne, nouvel exemple de la reproduction, chez une espèce qui en est régulièrement privée, d'une disposition normale chez d'autres espèces.

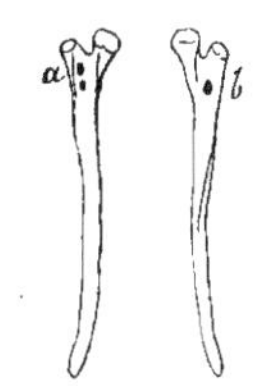

Fig. 8.
Première paire de côtes vertébrales, provenant d'un crèvecœur âgé de quatre ans, vues d'en bas.

a, *b*, orifices pneumatiques.

13. *Côtes*. — Il y a sept côtes vertébrales chez le poulet, sauf anomalies; ni la première ni les deux dernières n'ont de *crochet* à leur bord inférieur, *processus uncinatus*, et parfois la deuxième elle-même en est privée; mais je l'ai toujours trouvé aux troisième, quatrième et cinquième paires (4, *fig.* 9). La figure 8 montre les orifices pneumatiques des premières côtes, situées à la face inférieure, près de l'extrémité articulaire, et semblables en tout à ceux des stylets costiformes du cou; l'homologie de ces petites côtes flottantes avec les stylets est rendue évidente, même par la disposition de ces orifices, sans compter l'absence d'apophyse unciforme, l'orientation intermédiaire à celle des stylets et des côtes inférieures, la conformation de l'extrémité articulaire, etc. La deuxième paire de côtes, flottantes également, témoigne en faveur de la même homologie par une variabilité dans ses caractères de transition qui tantôt la rapprochent davantage des stylets, tantôt des côtes parfaites; ainsi parfois elle est munie de crochets, parfois elle en est privée; parfois

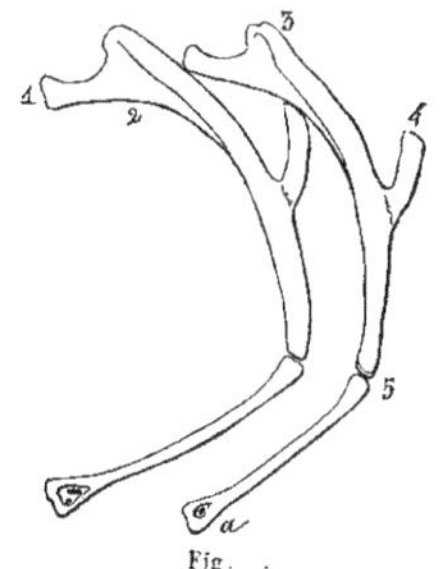

Fig. .
Quatrième et cinquième côtes vertébrales, s'articulant avec les deuxième et troisième côtes sternales qui leur correspondent.

1, apophyse somatique de la cinquième côte vertébrale, allant s'insérer sur le plat de la côte et ayant l'aspect d'une lame falciforme, 2; — 3, apophyse transversaire de la quatrième côte; — 4, son apophyse unciforme, avec traces de l'indépendance primitive — 5, articulation bicostale.

a, fossette avec orifice pneumatique, à l'extrémité antérieure élargie de la deuxième côte sternale.

elle est pneumatisée et par des orifices semblables à ceux des stylets, et parfois elle est apneumatique, comme le sont toutes les paires situées au-dessous d'elle.

Il y a cinq paires de côtes sternales, dont quatre fixées et une flottante. Le pneumatisme est très-variable et le plus souvent il est nul ; les extrémités sternales sont triangulaires, élargies, aplaties de haut en bas, en même temps elles sont excavées en dessus et en dessous, et, chez quelques sujets, ces excavations ou fossettes sont garnies de pertuis pneumatiques (*a*, *fig.* 9) ; ils existent plutôt dans l'excavation supérieure que dans l'inférieure. Les côtes sternales sont blanches et légères, même lorsqu'elles sont entièrement médullaires.

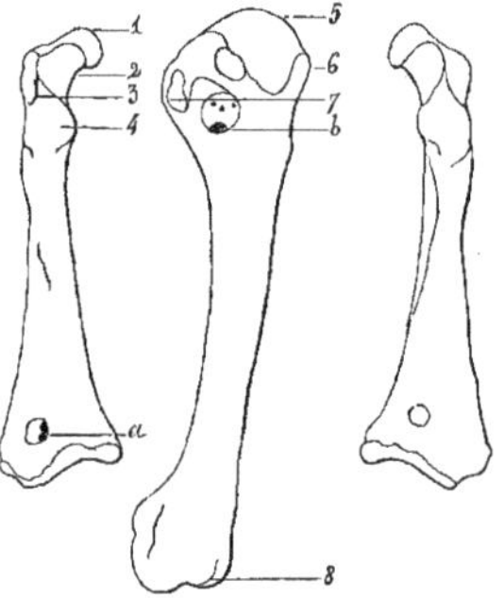

Fig. 10.

Au milieu, l'humérus droit vu par son côté interne ou cubital ; sur les côtés, les deux coracoïdes, dont on voit la face profonde.

Os coracoïde : 1, tubérosité furculaire ; — 2, portion coracoïdienne de l'anneau du pectoral moyen ; — 3, tubérosité humérale ; — 4, tubérosité scapulaire.

a, fossette avec pertuis pneumatique ; le coracoïde droit montre une fossette semblable, mais dépourvue de pertuis.

Humérus : 5, tête articulaire ; — 6, crête postérieure externe ; — 7, crête antérieure interne ; — 8, tubérosité radiale.

b, fosse pneumatique de l'humérus, dans laquelle on voit, en bas, l'entrée du canal pneumatique de la diaphyse, au fond les pertuis de l'épiphyse.

14. *Os coracoïdes.* — Les os coracoïdes sont encore des os mixtes, et leur degré de pneumatisme varie beaucoup d'un individu à l'autre ; leur portion supérieure est toujours médullaire, l'inférieure est ordinairement pneumatisée, mais l'air peut occuper les trois derniers quarts de l'os ou être confiné dans l'étendue de quelques millimètres autour de l'orifice pneumatique. J'ai même rencontré sur un vieux coq le coracoïde gauche médiocrement pneumatisé, tandis que le droit ne l'est pas du tout, et ce cas était rendu plus intéressant par la présence d'une fossette pneumatique sur l'un et l'autre coracoïde, mais garnie de pertuis à gauche et absolument fermée à droite ; aussi l'ai-je choisie pour être photographié (*fig.* 10). La fossette est située près de l'articulation inférieure de l'os, et quand le pneumatisme est notable, les pertuis qui la garnissent s'ouvrent, de bas en haut, dans une sorte de canal ou de cheminée enfermée dans la cavité de l'os, ainsi que cela se voit à l'humérus. On voit par là que le *processus* de la pneumatisation d'un os ne consiste

pas dans la simple perforation de sa paroi, au point de contact avec le réceptacle pneumatique, mais qu'il subit au préalable, dans son intimité, des modifications en rapport avec sa future manière d'être.

15. *Humérus.* — On pourrait dire que l'humérus est l'os pneumatisé par excellence, et cependant chez le *phasianus gallus*, quel que soit l'âge des sujets examinés, on trouve toujours un peu de tissu médullaire, spécialement à la face cavitaire des épiphyses; en réalité, les os ne sont jamais entièrement privés de moelle, comme ils peuvent être entièrement privés d'air. Les épiphyses humérales sont intérieurement garnies d'un réseau de fines trabécules et aiguilles osseuses qui vont en se raréfiant et tendent à disparaître vers la portion moyenne de la diaphyse. La disposition pour introduire l'air est remarquable ; elle consiste en une grande fosse, circulaire ou elliptique, située sous la tête articulaire, en dedans de la crête ou tubérosité antérieure, au bas de laquelle s'ouvre un conduit osseux qui plonge dans la cavité interne de l'os et qui est la voie principale de l'air (*b*, *fig.* 12) ; la lame osseuse qui forme le fond de la fosse est percée de pertuis nombreux, presque tous exigus ; ils sont quelquefois disposés dans de petites cavités secondaires, et on en peut compter, dans les cas les plus favorables, près de douze ; ils desservent en premier lieu l'épiphyse supérieure.

§ II. — DES OS NON PNEUMATISÉS

Nous avons traité, avec quelque détail, de tous les os mixtes et pneumatiques. Les os médullaires sont moins importants, mieux connus, plus étrangers au sujet spécial de notre travail ; c'est pourquoi je me bornerai à les énumérer à cette place, pour la commodité du lecteur, ce sont : l'atlas, l'axis, les vertèbres coccygiennes, les cinq ou six paires inférieures de côtes vertébrales, la plupart et parfois la totalité des côtes sternales, la fourchette, l'omoplate, exceptionnellement l'un des os coracoïdes ; les os des membres, supérieur et inférieur, sont tous apneumatiques, l'humérus excepté. Comme le poumon n'envoie pas d'air aux os, soit du crâne, soit de la face, chez le coq domestique, ils ne rentrent pas dans mon sujet.

CHAPITRE II

DES POUMONS

SOMMAIRE : *A. Configuration.* 1, forme. — 2, bords et faces. — 3, infundibula broncho-réceptaculaires. — 4, pédicule pulmonaire. — 5, rapports. — 6, volume. *B, Trajet des bronches.* 7, bronches primaires. — 8, systèmes bronchiques secondaires. - 9, grandes bronches divergentes. — 10, secondaires internes. — 11, secondaires externes. — 12, secondaires postérieures ou dorsales. — 13, bronches tertiaires ; circuits formés par l'union des secondaires et des tertiaires. — 14, circuits internes. — 15, circuits externes. — 16, circuits profonds. — 17, bronches des infundibula. — 18, anastomoses et réseaux bronchiques. *C, Structure intime* 19, trachée et bronche primaire. — 20, bronches secondaires et tertiaires. — 21, bronches quaternaires et parenchyme pulmonaire. — 22, orifices broncho-réceptaculaires.

A. CONFIGURATION

1. *Forme du poumon.* — Parmi les auteurs qui ont traité du poumon des oiseaux, les uns ont négligé de définir sa forme, les autres ont donné des appréciations inexactes, vagues, discordantes. Cette forme est celle d'un corps allongé et transversalement aplati, pour Tiedemann[1] ; elle est triangulaire ou rhomboïdale, pour Duvernoy[2] ; semi-ellipsoïde, pour Sappey[3] ; irrégulièrement triangulaire et aplatie, pour Williams[4] ; ovale, aplatie et allongée pour R. Owen[5].

Malgré la remarque de Cuvier[6] sur la ressemblance de la configuration pulmonaire dans les diverses espèces ornithologiques, peut-être est-il permis de croire qu'il y aurait meilleur accord des auteurs, s'ils avaient tous observé les mêmes oiseaux ; il est probable, en effet, que des espèces différentes leur ont servi, mais que, suivant une habitude malheureusement très-répandue, ils ont négligé de les nommer. En tout cas, ils paraissent n'avoir examiné le poumon que dans son état de flaccidité et de vacuité cadavériques, et même sans l'avoir isolé des parties auxquelles il adhère solidement. Le parenchyme du poumon, privé d'air et de sang, se réduit à fort peu de chose ; en cet état, les anciens le comparaient à un peu d'écume ; donc, si l'on veut avoir quelque chance de reproduire, après la mort, la

[1] N° 56, p. 605. — [2] N° 86, p. 25. — [3] N° 94, p. 3. — [4] N° 113, p. 276. — [5] N° 129, p. 209. — [6] N° 86, p. 25.

forme du poumon en vie, plein d'air et de sang, on devra l'injecter avec une masse solidifiable, et isolable en toute intégrité; nous avons beaucoup employé, pour cette étude, les injections dites *par corrosion*, et c'est le traitement qui nous a donné le plus grand nombre de résultats avantageux.

Les moulages obtenus par l'injection solidifiable, et isolés par les agents chimiques, affectent des formes un peu différentes, suivant que la réplétion des voies bronchiques a été plus ou moins considérable, mais j'ai simplifié ma tâche en ne m'imposant pas la condition de quantité dans toute sa rigueur, et en préférant, pour être photographiées, les préparations qui m'ont paru pécher plutôt par excès que par défaut. Toujours la forme pulmonaire échappe à une assimilation satisfaisante avec tout solide géométrique; qu'on jette les yeux sur les deux photographies 11 et 13, et l'on verra que les contours ne sont aucunement ceux d'un triangle, d'un losange, ou d'une portion d'ellipse, mais que, bien plutôt, l'aspect général est parallélogrammique, presque rectangulaire. Les deux sommets obtus sont naturellement les plus arrondis, et notamment le supérieur-externe; l'organe a peu d'épaisseur aux bords inférieur et externe, mais il en acquiert au fur et à mesure que l'on procède desdits bords aux bords opposés, ou, plus exactement, au bord diagonal, qui passe, comme je l'expliquerai dans un instant, par le hile pulmonaire.

2. *Bords et faces.* — Les auteurs ne s'entendent pas mieux sur le nombre des bords et des faces du poumon que sur sa forme; par exemple, Colas trouve quatre faces et quatre bords; Sappey, deux faces, deux bords et deux extrémités. J'admets trois faces et cinq bords. Les trois faces sont, l'une, *dorsale* ou *externe;* l'autre, *antérieure*; la dernière, *supérieure-interne*. Les bords sont, premièrement, les quatre qui limitent la face dorsale, puis celui que je nomme *diagonal*, parce qu'il s'étend de l'un à l'autre des angles obtus. Il est sensiblement curviligne, et tourne sa concavité en bas et en dehors; il passe près des *infundibula* du réceptacle moyen-supérieur, et il sépare les troisième et quatrième bronches divergentes (*fig.* 11, *d*, *c*, C); le sommet de courbure est au hile pulmonaire (*ibid.*, VI), c'est-à-dire au point où la principale bronche, avec les vaisseaux et nerfs qui l'accompagnent, s'enfonce dans la substance pulmonaire. Ceci dit sur le bord diagonal, les

[1] N° 63, p. 101.

autres bords n'ont rien qui contraigne de nous y arrêter en ce moment.

La face *externe* (*fig.* 13) peut se nommer également *dorsale* ou *costale*. Elle est convexe, quadrilatérale, et plus étendue que les deux autres. Trois de ses bords sont convexes à un degré variable ; le quatrième est le moins régulier, et plutôt concave : c'est le bord inférieur. Les deux angles supérieurs sont les plus remarquables, l'externe étant très-arrondi, l'interne étant, au contraire, aigu et assez élevé pour former comme le sommet de tout le poumon. La face externe est maintenue très-solidement contre les parois costales, par un système de brides et d'adhérences que nous aurons occasion d'étudier en traitant des *séreuses* ; mais elle attire surtout l'attention par les cinq dépressions linéaires, parallèles, qui occupent sa moitié interne. Elles constituent les *sillons costaux*, répondant aux deuxième et sixième côtes vertébrales. Ils affleurent la superficie du poumon à leur extrémité externe, mais ils deviennent très-profonds en approchant du bord et de la face internes de l'organe. Les sillons inférieurs sont les plus courts, et ils ne logent que la partie la plus reculée de la côte vertébrale ; les sillons moyens, les plus longs, en logent la moitié. Leur existence n'est aucunement due aux adhérences pulmonaires, mais se rapporte à une conformation particulière des côtes de l'oiseau, c'est-à-dire à la disposition des apophyses somatiques ; celles-ci forment, en effet, des lames triangulaires insérées à angle droit sur le plat des arcs costaux, et se projettent contre le poumon dans le vide de la cavité splanchnique. Les lames somatiques des côtes moyennes sont les plus développées, et elles concourent à former un agent particulier pour la mise en mouvement du poumon dans les actes respiratoires. Encore une remarque à propos de la face dorsale : elle ne présente aucune ouverture bronchique, aucun *infundibulum* réceptaculaire ; elle a un aspect régulier et homogène, étant formée de bronches toutes du même ordre et, sensiblement, de même calibre ; ces bronches, orientées de manière à former un certain nombre de groupes à direction propre, flexueuse et parallèle, sont reliées entre elles par un réseau bronchique central (*fig.* 13, *d*).

La face *antérieure*, qui est également nommée, par les auteurs, face *viscérale*, *ventrale*, *diaphragmatique*, est beaucoup moins étendue que la précédente, avec laquelle elle n'a que deux bords communs, savoir l'*externe* et l'*inférieur*. Le troisième bord la sépare de la face interne ; les deux faces *antérieure* et *interne*, réunies, couvrent la face dorsale. La face *antérieure* (*fig.* 11) regarde en avant et en bas ; elle est légèrement creuse, son aspect est caractéristique ; elle est couverte d'un *réseau* de bronches tertiaires, d'un calibre inégal mais assez fin. Elles émanent des deux dernières divergentes (*fig.* 11, IV et V), superficielles comme elles, et se reconstituent en troncs plus considérables, qui vont se terminer dans les quatre infundibula situés aux limites de la face (*ibid.* *d*, *c*, *g*, *h*).

La troisième et dernière face a la forme d'un triangle à surface convexe. A cause même de cette convexité, l'orientation est complexe, c'est-à-dire que la face est en partie *supérieure*, en partie *interne*. La portion interne est verticale et en contact avec la tige vertébrale ; la portion supérieure est oblique, et forme, avec celle du côté opposé, un sinus ouvert en avant et en haut. Pour abréger, nous appellerons simplement cette face *triangulaire* ou *interne*. Elle est remarquable par les dimensions, très-différentes, des bronches qui la composent, et qui, par exception, ont quelque peu l'aspect arborescent ; mais elles marchent parallèlement à la surface pulmonaire, conformément à la règle propre aux bronches des oiseaux ; enfin elle présente les deux *infundibula* simples et non marginaux (*fig.* 11, *a*, *e*).

3. *Infundibula broncho-réceptaculaires.* — Les *infundibula* broncho-réceptaculaires sont l'une des dispositions spécifiques du poumon des oiseaux, et ne sont autre chose que des canaux membraneux, fort courts, faisant communiquer les bronches et les réceptacles pneumatiques ; ils sont étroits à leur extrémité pulmonaire, évasés à l'extrémité réceptaculaire. Il y en a de deux sortes, comme je l'ai fait pressentir. Les deux qui appartiennent, d'une façon exclusive, à la face interne, sont *simples*, c'est-à-dire en communication, par une ouverture *unique*, avec une seule des grandes bronches secondaires. Les infundibula de la face antérieure sont *composés*, et, en grande partie, situés sur la demi-circonférence externe du viscère : chez eux, plusieurs grosses bronches tertiaires s'ouvrent au pourtour du goulot (*fig.* 3, *d*, *c*, *g*, *h*).

Quel est le nombre de ces *infundibula?* Il y en a sept chez le coq. Il ne possède que cinq réceptacles pourtant ; mais la différence s'explique, parce que deux des réceptacles sont munis chacun de deux infundibula distincts. Je n'ai point trouvé d'exceptions individuelles à ce fait, qui a son importance physiologique. L'infundibulum le plus élevé, placé au centre de la portion oblique de la face interne, a une situation exceptionnelle ; tous les autres se rencontrent au pourtour même, ou très-près du pourtour, de la face antérieure du poumon (*fig.* 11, *b*, *d*, *g*, *h*).

4. Le *pédicule pulmonaire* est inséré sur le point où ce viscère atteint son épaisseur maximum, et sur le sommet de courbure du bord diagonal. Il est formé de la bronche primaire, de l'artère pulmonaire, du tronc, et des deux branches de bifurcation du tronc, de la veine pulmonaire (*fig.* 11, VI, α, β, γ), de filets nerveux, issus, pour la plupart, du nerf pneumogastrique, finalement de la double enveloppe fournie à tous ces troncs par le réceptacle supérieur-antérieur et par l'infundibulum interne de ce réceptacle. La bronche primaire est dans l'axe du pédicule, ayant au-dessus d'elle l'artère pulmonaire ; au-dessous, les deux branches de la veine.

5. *Rapports du poumon.* — Après avoir isolé le poumon de tout ce qui l'entoure, afin de mieux en examiner la conformation extérieure, il convient de jeter un coup d'œil sur la situation qui lui est dévolue au milieu des autres viscères, et sur les rapports qu'il affecte avec les parties qui l'entourent ; mais je ne donnerai présentement, avec quelques détails, que les rapports avec le squelette, car nous aurons une meilleure occasion d'examiner les rapports avec les parties molles, alors que nous étudierons et que nous connaîtrons ces parties.

Les poumons sont situés à la partie supérieure et postérieure du dos ; ils remplissent l'espace angulaire qui existe entre les côtes vertébrales, d'un côté, et l'os vertébro-dorsal, muni de sa crête antérieure, de l'autre. Leur face antérieure demeure à une grande distance de la ligne médiane antérieure ou du sternum, et on peut dire qu'ils sont situés derrière le cœur, et, jusqu'à un certain point, au-dessous de lui. C'est là une circonstance remarquable, séparant bien les oiseaux des mammifères, chez lesquels le cœur est logé entre les deux poumons, et plus ou moins complétement recouvert par eux. Les poumons des oiseaux, peu épais par en bas, ne dépassent point, à ce niveau, la saillie de la crête osseuse des vertèbres. Ils ont leur maximum d'épaisseur en haut, et là, ils s'avancent jusqu'à mi-chemin de la paroi antérieure du tronc, et, par conséquent, au delà des vertèbres. La portion supérieure, projetée en avant des os, est de forme triangulaire, et ce n'est autre chose que la portion oblique de la face interne du poumon ; la terminaison des muscles *longs du cou*, et, au-devant d'eux, la queue du réceptacle supérieur-postérieur, s'interposent entre les deux poumons, comme la crête osseuse des vertèbres. Ainsi l'on peut distinguer, au point de vue des rapports dans la face interne du poumon, deux portions situées l'une au-devant de l'autre : la plus reculée, verticale, occupe toute la hauteur de l'organe, se moule sur les vertèbres, et présente les origines des sillons costaux ; la plus avancée, oblique, triangulaire, est recouverte par la membrane du réceptacle supérieur-postérieur. La face antérieure du poumon est presque entièrement recouverte par le réceptacle moyen-supérieur, mais non d'une façon immédiate : une membrane fibro-musculaire, nommée *plèvre* par les anciens auteurs, et qui contribue à former une loge, dans laquelle le poumon est renfermé, s'interpose entre le réceptacle moyen-supérieur et la face antérieure du poumon. Tous les autres réceptacles pneumatiques sont nécessairement en contact avec le poumon, mais ils ne tiennent à lui que par leurs infundibula ou par la portion immédiatement voisine des infundibula, et non par de larges surfaces. Les limites supérieure et inférieure du poumon sont les deux vertèbres extrêmes du dos ; la première dorsale est entièrement située au-dessus de lui, et la septième se voit en plein sous le bord inférieur du viscère. A la face externe, et à la portion de la face interne qui lui est attenante, on trouve les sillons des côtes au nombre de cinq (*fig.* 13, *a*—*b*). Ils logent toutes les côtes vertébrales, les première et dernière exceptées ; la première côte, en effet, arrive à peine à toucher, par son extrémité libre, le bord supérieur du poumon, et par tous ses autres points elle s'élève audessus de lui ; la septième côte n'a pas de contact avec le poumon. Les sillons costaux n'occupent que la partie des faces pulmonaires qui répond aux apophyses somatiques des côtés. Le deuxième sillon est le plus long et mesure la demi-largeur de la face externe ; les suivants décroissent régulièrement, et le cinquième, parfois, se voit à peine au delà de son point d'origine sur la face interne. Les points d'origine des sillons costaux sur la face interne répondent aux têtes articulaires des apophyses somatiques, et ont, par conséquent, la forme de cupules hémisphériques. Le bord antérieur du poumon croise à angle aigu la ligne des articulations bi-costales ; l'intersection est au niveau de l'articulation de la troisième côte vertébrale avec la côte sternale correspondante. Ainsi, le poumon s'avance au delà de la deuxième côte, autant que la troisième, et moins que la quatrième et suivantes. En dedans, le poumon se moule sur les corps vertébraux et les apophyses épineuses antérieures, en dedans et en arrière, avec les lames intertransversaires. Les apophyses unciformes des côtes reposent sur la face externe du poumon, et marquent assez bien la terminaison des sillons costaux.

6. *Volume du poumon.* — La plupart des auteurs admettent que le poumon des oiseaux est d'un volume exigu, et que celui des mammifères est, toute proportion gardée, plus amplement développé. Cette opinion est celle de Fuld[1], de Tiedemann[2], de Meckel[3] et de Sappey[4]. On ne saurait dire pourtant que l'accord des auteurs soit général, et Colas, par exemple, se prononce pour l'égalité proportionnelle du volume pulmonaire, chez les mammifères et les oiseaux. Suivant lui, les observateurs qui sont d'un avis contraire n'auraient pas vu le poumon des oiseaux dans son intégrité, et le poids du poumon, relativement à celui du corps, serait de 1/90 chez les mammifères comme chez les oiseaux[5]. Meckel s'est livré à quelques recherches sur le même sujet, huit ans après la publication du travail de Colas. Les résultats de ses pesées, sur neuf espèces ornithologiques appartenant à des genres très-divers, donnent, pour le rapport cherché, des chiffres qui varient du simple au quadruple ! Il a trouvé, par exemple, 1/60 chez un corbeau ; 1/192 chez un héron *très-maigre ;* 1/256, chez un casoar très-gras. Ceci fait admirablement comprendre la difficulté et, en même temps, l'extrême complexité des problèmes d'anatomie comparée. En comparant les chiffres de Meckel à celui de Colas, on voit que le poumon des oiseaux peut, suivant l'espèce et l'état de la nutrition, peser proportionnellement plus ou moins que celui des mammifères ; on voit en outre combien est regrettable la négligence des auteurs qui omettent de nommer les espèces mises par eux en observation.

Sappey estime que le volume du poumon, chez les oiseaux, représente à peine la huitième partie de la capacité du thorax ; d'où il conclut en contradiction avec Colas. Mais nul ne sait au juste, présentement, s'il y a une région thoracique bien délimitée, chez les oiseaux, et quelles en sont les limites. Ni la méthode des pesées, ni la comparaison de régions non comparables, ne peuvent conduire à la solution cherchée ; cette solution reste à trouver, c'est tout ce qu'il est permis d'en dire.

B. TRAJET DES BRONCHES

7. La *bronche primaire* a une portion *libre*, par laquelle elle tient à la trachée, et une portion *engagée*, par laquelle elle plonge dans le tissu pulmonaire. La première est rectiligne, la deuxième, curviligne. L'immersion dans

[1] N° 60, p. 11. — [2] N° 59, p. 605. — [3] N° 74, p. 287. — [4] N° 94, p. 3. — [5] N° 63, p. 100.

le poumon se fait au sommet de courbure du bord diagonal : de ce point, la bronche se dirige vers la face dorsale, s'en rapproche, pour ne plus s'en éloigner, et descend vers le bord inférieur, où elle se termine à l'angle interne du vaste infundibulum du réceptacle inférieur, par une ouverture d'un petit diamètre. La courbe décrite par la bronche primaire, dans l'intérieur du poumon, a sa concavité tournée en avant, en dedans et en bas. Le mode de terminaison n'est pas absolument constant; quelquefois, à ne consulter que la direction, le tronc de la bronche, dont le diamètre décroît rapidement, et dont la figure est nettement conique, se continue dans une bronche tertiaire, et c'est alors l'une des bronches secondaires, émises par la terminaison du tronc, qui revêt sa structure, et va s'ouvrir à la commissure interne de l'infundibulum abdominal. Il existe, au quart supérieur de la portion engagée de la bronche primaire, une dilatation remarquable, une sorte de *vestibule*, pour le système des grandes bronches divergentes; c'est une particularité importante qui a déjà été remarquée, mais qui n'a été ni bien comprise ni bien décrite.

La bronche primaire se termine donc dans un réceptacle; par ses parois latérales, elle émet des groupes remarquables de bronches secondaires, au moyen d'ouvertures rangées fort régulièrement en séries linéaires, et légèrement spiriformes, plus étroites que les bronches où elles donnent accès. Cette émission de groupes de bronches, par des groupes d'ouvertures disposées comme nous venons de le dire; la marche de ces bronches secondaires, en croix, en éventail, ou simplement en ordre parallèle ; la dilatation vestibulaire de la bronche primaire, au niveau des ouvertures du premier système de bronches secondaires, sont déjà des dispositions spéciales au poumon de l'oiseau, et que rien ne viendra rappeler dans le poumon des mammifères. Les différences entre le même viscère, considéré dans les deux premières classes de vertébrés, nous apparaîtront d'autant plus nombreuses et d'autant plus radicales, que notre étude sera plus minutieuse, plus approfondie; et nous aurons ainsi un exemple concluant de l'impossibilité d'arriver à connaître les lois des transformations des organes, dans la série zoologique, tant qu'on se basera sur des études anatomiques superficielles et incomplètes.

8. *Systèmes bronchiques secondaires ; leurs origines.* — La bronche primaire fournit latéralement quatre systèmes de bronches secondaires, distincts par l'origine, la situation superficielle ou profonde, le trajet et le calibre. Ces

quatre systèmes représentent la charpente de l'édifice pulmonaire, et en déterminent la forme; les bronches tertiaires, qui constituent la masse de l'organe, ne font que remplir les vides laissés par les bronches secondaires, et leur direction est le plus souvent la même que pour ces dernières, ou tout au moins en dépend. Voici les noms des quatre systèmes des bronches *secondaires :*

1° Système des cinq grandes bronches divergentes (*diaphragmatiques* de Sappey);
2° Système des huit bronches internes;
3° Système des six bronches externes ;
4° Système des bronches postérieures ou dorsales, dont cinq principales.

En ouvrant, dans toute sa longueur, la bronche primaire, et en examinant avec soin la surface interne, on n'y découvre d'autres ouvertures bronchiques que celles de ces quatre systèmes secondaires. Immédiatement au-dessous de son immersion dans le parenchyme, le tronc primitif offre à son côté interne quatre et, par exception, cinq grands orifices contigus, disposés l'un sur l'autre en série rectiligne; ils répondent à toute la hauteur de cette dilatation vestibulaire, qui occupe, comme nous l'avons dit, le haut de la bronche primaire. Telle est la disposition des orifices qui conduisent l'air dans le premier et le plus important des systèmes secondaires, celui des grandes bronches divergentes. Ils se disposent suivant une ligne spirale, lorsque le poumon est distendu par une injection artificielle, et ce phénomène doit se reproduire, quoique à un degré plus faible, pendant la vie, lorsque l'air vient distendre l'organe. Ils ne ressemblent nullement aux autres orifices, ni par l'aspect, ni par la structure; ils ont des caractères propres, comme les bronches auxquelles ils appartiennent, et on ne s'étonnera point, d'après les considérations qui précèdent, qu'ils aient pu être un sujet de grand intérêt pour un illustre philosophe-anatomiste, pour E. Geoffroy Saint-Hilaire, comme nous le dirons en parlant de la structure des bronches. Ils sont elliptiques, à grand diamètre transversal, et je ne pense pas qu'il soit exact de les considérer simplement comme les extrémités initiales des grandes bronches divergentes; ces extrémités, rondes et étroites, se voient au fond des ouvertures qui nous occupent en ce moment, et qui paraissent résulter d'un cloisonnement subi par la dilatation vestibulaire du tronc primaire; ce cloisonnement produit quatre petites cavités étagées, qui précèdent les véritables orifices d'entrée des

divergentes ; nous justifierons cette manière de voir en parlant de la structure des bronches.

Les orifices d'entrée du deuxième système bronchique, ou des bronches secondaires internes (*fig.* 12, 1-7), sont moyennement au nombre de huit. Ils sont beaucoup plus étroits que les bronches auxquelles ils servent d'entrée, et qui semblent munies chacune d'un sphincter. Leur diamètre est régulièrement décroissant, de haut en bas ; ils ne sont pas contigus, mais disposés suivant une ligne légèrement tordue en spirale, en sorte que le sommet de cette ligne occupe le côté interne de la bronche primaire, tandis que la terminaison dévie vers le côté postérieur. Cette deuxième série d'orifices commence un peu au-dessous de la première, et n'en continue pas absolument la direction.

Les orifices des bronches secondaires externes sont plus petits que les précédents, mais très-analogues à eux (*fig.* 12, 1-6). On en peut compter six, et même plus : mais les derniers correspondent à des bronches du calibre et de la structure des bronches tertiaires. Ils sont encore plus espacés entre eux que les orifices internes. Ils forment aussi une série linéaire, très-légèrement tordue, située au côté externe de la bronche primaire, et faisant vis-à-vis à la série des orifices internes. Ils sont plus étroits que les bronches auxquelles ils donnent accès. Le plus élevé des orifices externes est au niveau du deuxième orifice interne.

La régularité de notre description se trouve dérangée par la situation des orifices du quatrième et dernier système bronchique secondaire ; ceux-ci ne sont pas tous placés sur la paroi postérieure de la bronche primaire, et plusieurs occupent la paroi postérieure des bronches des deux précédents systèmes : si on ne tenait compte *que de l'origine*, les bronches du quatrième système devraient être séparées en bronches secondaires et en bronches tertiaires. Ce serait là une exactitude trompeuse, et une complication inutile : toutes les bronches du quatrième système constituent bien un seul ensemble, mais elles font la transition aux bronches tertiaires, comme le prouvent leur grand nombre, l'exiguïté de calibre et la structure de la plupart d'entre elles. Le caractère de transition amène une complexité dans les origines, qu'il nous suffit de signaler : nous ne voulons pas en compliquer notre exposition. On trouve sur la paroi postérieure de la bronche primaire, de un à trois orifices, qui répondent aux bronches postérieures les plus élevées et les plus grandes, et qui sont situées sous la dilatation vestibulaire. Au-dessous d'eux, on remarque un grand nombre d'ouvertures plus petites, occupant l'entre-deux des séries externe et interne ; elles sont rangées, avec beaucoup de régularité, sur plusieurs lignes parallèles (de une à quatre, et le plus ordinairement trois), et suivant la disposition dite en échiquier ou en quinconce. Tous ces orifices sont plus étroits que les bronches qui leur font suite.

9. *Bronches divergentes.* — Occupons-nous des *bronches secondaires* elles-mêmes, dont nous connaissons maintenant les orifices d'entrée. Nous avons vu que les orifices du premier système de ces bronches sont contigus et superposés; les bronches auxquelles ils donnent accès paraissent émerger du hile, et diverger immédiatement en une sorte d'étoile ou de croix, qui s'étale à la superficie antérieure et interne du poumon (*fig.* 11; I, II, III, IV, V). Au lieu de plonger dans la profondeur du parenchyme, comme chez les mammifères, les plus gros troncs bronchiques s'en dégagent immédiatement et accomplissent tout leur trajet à nu, à la surface du poumon; au lieu de prendre naissance par division, ils s'implantent l'un à côté de l'autre, sur la dilatation d'un tronc, qui n'est pas plus considérable qu'eux.

Faces antérieure et interne du poumon, après injection et corrosion de l'organe; la partie la plus reculée de la face interne, celle qui est en contact avec les vertèbres, et qui porte les orifices des sillons costaux, n'est pas visible.

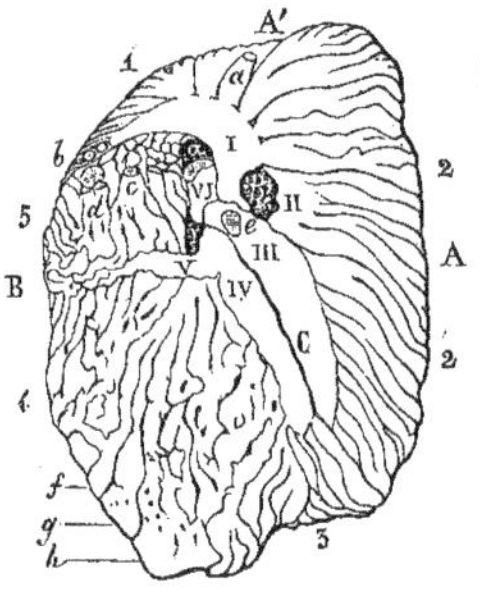

A, face interne — A′, portion supérieure ou oblique de cette face — B, bord externe, limitant, en dehors, la face antérieure — C, bord diagonal, séparant les faces antérieure et interne.

a, infundibulum simple du réceptacle supérieur-postérieur — *b*, orifices de l'infundibulum externe du réceptacle supérieur-antérieur — *c*, *d*, orifices de l'infundibulum externe du réceptacle moyen-supérieur ; — *e*, infundibulum simple, ou interne, du même réceptacle ; — *f*, bronche tertiaire de la face antérieure, s'ouvrant, chez ce sujet, dans l'infundibulum du réceptacle moyen-inférieur ; — *g*, infundibulum du réceptacle moyen-inférieur — *h*, infundibulum du réceptacle inférieur.

Fig. 11.

I, première bronche divergente, ou bronche récurrente ; sa branche curviligne semble ici la continuation directe du tronc ; — II, deuxième bronche divergente, ou divergente interne ; — III, troisième bronche divergente, ou bronche descendante postérieure ; — IV, quatrième bronche divergente, ou bronche descendante antérieure ; — V, cinquième bronche divergente, ou bronche transverse, émise par la quatrième ; — VI, bronche primaire, à son insertion sur le hile pulmonaire.

α, artère pulmonaire ; — β, branche interne ; — γ, branche externe, de la veine pulmonaire.

Par la position et la disposition vestibulaire des origines, accumulées près du hile pulmonaire, par le trajet très-divergent et entièrement superficiel, par les dimensions considérables, par la structure de la paroi, dégarnie, dans ses portions libres, de tissu pulmonaire, les grandes bronches secondaires, que je nomme *divergentes*, forment réellement un système à part. Aussitôt après leur naissance, elles s'étalent, en rayonnant, sur les faces antérieure et interne du poumon, et fournissent, directement ou par l'intermédiaire de quelques sous-divisions, l'ensemble des bronches tertiaires qu'on y remarque. Normalement il y en a quatre, distinctes, et indépendantes l'une de l'autre, dans toute leur étendue; mais parfois la quatrième et la troisième se soudent en un seul tronc, dans tout ou partie de leur étendue, ou bien encore, la quatrième se réduit à des dimensions très-exiguës. Celle-ci fournit *ordinairement* tout près de son embouchure, une branche transverse, qui peut être considérée comme une cinquième divergente (*fig.* 11, V); peut-être même est-elle constante : dans certains cas, où je croyais de prime abord à son absence, elle était recouverte et dissimulée par une légère couche de bronches tertiaires superficielles.

Les cinq bronches divergentes peuvent être distinguées entre elles, suivant l'ordre de leur émission, en première, deuxième, etc. (voy. *fig.* 11); ou bien, on peut les dénommer, par égard à leur direction, et en commençant par la plus élevée, bronches secondaires : 1° *récurrente* ou *ascendante*; 2° *interne*; 3° *descendante postérieure*; 4° *descendante antérieure* et 5° *transverse*. Voici maintenant quelques détails sur chacune d'elles.

Au delà de son orifice vestibulaire, la *première grande bronche secondaire* se redresse, remonte vers le bord supérieur du poumon, se dilate, et acquiert un calibre qui peut dépasser celui de la bronche primaire. Après un court trajet, elle reçoit, sur sa paroi libre, l'insertion de l'infundibulum du réceptacle supérieur postérieur (*fig.* 11, *a*); il semble même, parfois, qu'elle se termine dans cet infundibulum. C'est donc une bronche *ouverte*, une bronche *réceptaculaire*, et nous devons remarquer que son orifice, unique, mais fort grand, se trouve à une bien courte distance du hile, au centre d'un éventail de gros tubes qui sont les divisions de la première divergente. Par là, elle se distingue de plusieurs autres bronches réceptaculaires, par exemple, de la bronche primaire : celle-ci ne s'ouvre dans le réceptacle inférieur, alimenté par plusieurs autres bronches, que par un petit orifice, situé à sa terminaison, et bien loin du point par lequel l'air accède au poumon. C'est pour faciliter son expansion sur toute la partie supérieure de la face interne, pour jeter, sur une plus grande surface, toutes les bronches tertiaires qu'elle est capable d'alimenter, que la première grande bronche secondaire se divise en un certain nombre de branches et de rameaux; ces divisions, qui existent également, quoique à un moindre degré sur les autres divergentes, par l'analogie de fonction et de structure, font partie du système des bronches secondaires, et ne doivent pas en être séparées pour former un ordre bronchique spécial : elles sont simplement des *sous-bronches* secondaires. Les trois principales, en lesquelles se divise, après un court trajet, le tronc de la récurrente, sont l'une *externe*, l'autre *supérieure*, la dernière interne. Souvent ces branches principales sont encore plus nombreuses. La branche *externe* est la plus remarquable ; en plusieurs cas (voy. *fig.* 11), elle représente la terminaison même de la récurrente, et, à cause de l'inflexion qu'elle subit, en se dirigeant vers l'angle supérieur-externe du poumon, elle peut être appelée *branche curviligne de la récurrente*. La branche *supérieure* continue la direction du tronc; *l'interne* ou *les internes*, suivent la direction opposée à celle de la branche *curviligne ;* toutes émettent latéralement, en séries parallèles, des rameaux qui s'étalent en éventail au haut du poumon, et sont l'origine de toutes ces branches tertiaires, qui semblent naître sur le bord supérieur, et la portion supérieure des bords latéraux du poumon. Le mode d'émission *penniforme*, suivant lequel les bronches plus petites naissent des plus grandes, s'observe en tous les points du poumon et constitue un caractère ornithologique : les grandes bronches divergentes, seules, s'écartent, en quelque mesure, de cette règle générale, non pas à leur embouchure même, mais dans leurs parcours, en aucun point duquel elles ne sont, par exception à la règle, ni parallèles, ni contiguës entre elles.

La *deuxième bronche divergente* ou *divergente interne* (*fig.* 11, II) est en tout semblable à la branche interne, ou, s'il y en a plusieurs, à l'une des branches internes de la récurrente. Sa paroi antérieure, près de l'origine, est déprimée et repoussée de la superficie pulmonaire vers la profondeur, par la division interne de la veine pulmonaire (*fig.* 11, *b*) ; mais cette disposition, quoique fréquente, est pourtant variable. Une seule fois, j'ai rencontré deux divergentes internes, ayant chacune un orifice vestibulaire distinct : en ce cas, on comptait cinq orifices vestibulaires au lieu de quatre. En approchant du bord interne, les branches de la deuxième divergente se terminent par l'émission de bronches tertiaires parallèles, qui, en se réfléchissant de la périphérie vers le centre, de la même manière que les tertiaires appartenant au système de la récurrente, forment ce bord lui-même.

Sur la face interne, le long du bord diagonal, on voit une bronche très-considérable, la *troisième divergente* ou *descendante postérieure* (*fig.* 11, III). Par le calibre, par le nombre des tertiaires qui en émanent, elle se place, quant au degré d'importance, à côté de la récurrente. Seule, avec la récurrente, elle peut être qualifiée de bronche réceptaculaire spéciale, car elle est percée, comme elle, d'un grand orifice, en pleine paroi, tout près du hile (*fig.* 11, *e*). L'orifice de la troisième divergente forme à lui seul, comme celui de la première divergente, l'infundibulum d'un réceptacle ; mais ce réceptacle possède un deuxième infundibulum, indépendant de la troisième grande bronche secondaire, tandis que la récurrente est l'unique voie pneumatique du réceptacle correspondant. Le voisinage immédiat du hile et de l'orifice de la troisième divergente est une disposition à laquelle on ne s'est pas arrêté jusqu'à présent, mais qui mérite l'attention des physiologistes. La troisième divergente émet, sur toute l'étendue de son bord interne, une nombreuse série de divisions ; après un court trajet sur la face interne du poumon, elles se résolvent en un certain nombre de bronches tertiaires parallèles. Conformément à ce que nous avons constaté à propos des précédentes bronches secondaires, ces tertiaires contournent le bord interne du viscère; les superficielles se continuent sur la face dorsale, et, de concert avec les profondes, constituent les quatrième et cinquième pseudo-lobes ; le tronc lui-même, s'atténue vers sa terminaison, et dégénère en un petit nombre de tertiaires, destinées, après réflexion sur l'angle postérieur-interne, aux cinquième et sixième pseudo-lobes. Par son bord externe, il n'émet aucune branche, mais il s'adosse, purement et simplement, au tronc de la quatrième divergente (*fig.* 11, *c*) : il n'existe point de communications anastomotiques entre les troncs des troisième et quatrième divergentes, malgré leur accolement; semblable indépendance existe pour les quatre bronches du premier système secondaire.

A la limite de la face antérieure, le long de la partie rectiligne du bord diagonal, s'étend la *quatrième divergente* ou *descendante antérieure*. Son volume est notablement inférieur à celui de la divergente voisine (*fig.* 11, IV), et c'est, en effet, dans la portion la moins épaisse du poumon qu'elle envoie ses branches ; de plus, elle ne dessert aucun réceptacle, étant exclusivement pulmonaire. Comme la troisième divergente, elle ne donne aucune branche par l'une des moitiés de son pourtour, par celle qui regarde la face interne du poumon ; mais, par la moitié opposée, elle émet presque directement le contingent de bronches tertiaires, superficielles et profondes, qui répond à la face antérieure du viscère. Les tertiaires terminales s'ajoutent à celles de la troisième divergente, pour contourner l'angle inférieur interne et la portion voisine du bord inférieur, et pour compléter les cinquième et sixième pseudo-lobes. Les tertiaires latérales occupent plus de la moitié de l'angle obtus intercepté par la quatrième divergente et sa branche transverse (*fig.* 11, IV et V) ; elles sont obliques en bas et en dehors ; plusieurs d'entre elles se terminent à l'infundibulum du réceptacle inférieur (*fig.* 11, *h*), et même à celui du réceptacle moyen-inférieur (*ibid.*, *g*). Les tertiaires plus élevées contournent, en petit nombre, le bord externe, et parviennent sur la face dorsale.

La *cinquième bronche divergente*, la dernière et la moins importante, que j'appellerai aussi *petite divergente* ou *divergente transverse*, est simplement, en toute rigueur anatomique, une branche du tronc précédent (*fig.* 11, V) ; mais c'est une branche à part, qui diffère de toutes les autres, et se rapproche des quatre divergentes, proprement dites, par beaucoup de caractères : par sa position superficielle et le défaut habituel de branches sur la partie découverte, par son calibre supérieur à celui des tertiaires, par le nombre et la nature, évidemment tertiaire, des bronches qu'elle émet, etc. Elle naît, d'ailleurs, à l'origine même de la descendante antérieure; une partie du quatrième orifice lui appartient sans conteste ; de plus, elle peut, par une exception rare, à la vérité, mais dont j'ai rencontré un exemple, s'approprier cette portion d'orifice et arriver ainsi à une complète indépendance. Ses branches tertiaires, presque toutes émises à angle droit, naissent de la face profonde et de ses deux bords supérieur et inférieur. Les superficielles couvrent près de la moitié de la face antérieure : parmi elles, les inférieures alimentent l'infundibulum du réceptacle moyen-inférieur (*fig.* 11, *g*), ou se continuent sur la face dorsale du poumon, en contournant son bord externe ; les supérieurs s'élèvent, en s'anastomosant entre elles, pour former des troncs plus considérables, vers les infundibula des réceptacles supérieur-antérieur et moyen-supérieur (*fig.* 11, *d*, *c*).

En examinant la figure 11, on remarquera promptement des différences entre l'ensemble des bronches ternaires fournies par les trois premières divergentes et celles qui naissent de la quatrième divergente et de sa branche transverse. Ces dernières présentent un calibre plus étroit, un trajet plus tourmenté; de fréquentes anastomoses donnent à leur ensemble un aspect plexiforme ; elles constituent, en se réunissant, des troncs plus considérables qui s'ouvrent dans les infundibula. Les premières, au contraire, marchent à l'opposite, en ligne droite et parallèle, sont plus volumineuses, ne s'anastomosent point, forment un tout d'aspect homogène et n'aboutissent à aucun infundibulum.

10. *Secondaires internes.* — Nous passons maintenant à un deuxième système de bronches secondaires, moins fondamental que le premier, et d'une circonscription plus limitée, mais qui doit, néanmoins, lui succéder immédiatement dans l'ordre d'importance : ce système est celui des huit bronches *secondaires internes* (*fig.* 12, 1 à 7). Elles sont loin d'être aussi entièrement superficielles et apparentes que les cinq divergentes ; chez le poulet, elles sont invisibles (*fig.* 13) à l'extérieur, et on ne saurait dire, avec Sappey[1], d'une manière générale, qu'*elles sont périphériques dès leur naissance, comme les diaphragmatiques* (divergentes). Les plus élevées sont plus profondes que les suivantes, relativement à la superficie de la face dorsale : en effet, toutes émergent de la bronche primaire, qui ne se rapproche de cette face que par sa portion terminale. Elles naissent par une série d'orifices, généralement au nombre de huit, qui nous sont déjà connus par ce que j'en ai dit page 33. Les plus élevées ont une tendance manifeste à augmenter de volume, à se dilater en avançant vers la face dorsale, qu'elles viennent affleurer par leur terminaison. Elles sont contiguës, mais non rigoureusement parallèles, et elles affectent sensiblement la disposition en éventail. De la bronche primaire, elles se portent obliquement en dedans et en arrière ; la première est ascendante, la deuxième transversale, la troisième et les suivantes progressivement descendantes ; elles sont rangées suivant un seul plan latéral, plus exactement suivant une surface gauche, et s'implantent sur la bronche primaire comme les barbes d'une plume sur la tige. Le calibre décroît régulièrement de la première à la dernière, en même temps que la situation devient plus superficielle, et la direction plus exclusivement interne. Elles occupent, en hauteur, environ les deux tiers inférieurs du poumon. Par leur terminaison, toutes viennent affleurer la face dorsale sur laquelle se montrent, non loin du bord interne, la série parallèle et régulière des bronches tertiaires, auxquelles elles donnent naissance par leur terminaison et par la portion terminale de l'un des bords latéraux. La première des bronches se-

[1] N° 94, p. 97.

condaires internes (*fig.* 12, 1), c'est-à-dire la plus élevée de toutes, est en même temps la plus volumineuse. C'est elle qui fournit le plus de bronches tertiaires, superficielles et profondes, parce qu'elle est la plus longue, et que nulle grosse bronche ne vient, en la recouvrant par en haut, entraver de ce côté le développement de ses ramifications. Elle se relie, comme nous l'exposerons plus bas, à la première divergente, et il existe une harmonie de proportions entre ces deux gros troncs. Son trajet est de 15 millimètres, et elle se termine en venant affleurer le sillon de la troisième côte. Le troisième pseudo-lobe, à la formation duquel la première bronche interne ne prend, d'ordinaire, qu'une très-faible part, résulte, à peu près en totalité, des tertiaires issues de la bronche suivante (*fig.* 12, 2), dont la direction est horizontale. La troisième bronche interne est descendante; elle correspond au sillon de la quatrième côte (*fig.* 12, *o*) et partage ses ramifications, d'ailleurs très-inégalement, entre les troisième et quatrième pseudo-lobes. La quatrième

Injection corrodée; poumon vu par la face dorsale, après enlèvement de la plupart des bronches tertiaires, et la mise à nu des principales bronches secondaires.

A, bord supérieur; — B, bord externe; — C, bord inférieur; — D, bord interne.

1, la première des secondaires internes, montant au sillon de la troisième côte; — 2, la deuxième, allant, presque horizontalement, au troisième pseudo-lobe; — 3, la troisième, déjà sensiblement descendante, et dirigée vers le sillon de la quatrième côte; — 4, la quatrième, descendant au quatrième pseudo-lobe; — 5, la cinquième; — 6 et 7, secondaires internes inférieures, pour le cinquième pseudo-lobe.

1', la première ou la plus élevée des bronches secondaires externes (à gauche, dans la figure ci-contre); — 2', la deuxième secondaire externe, principalement destinée à l'infundibulum du réceptacle moyen-inférieur; — 3' à 6', les dernières secondaires externes.

a, première bronche divergente, ou récurrente; — *b*, ses divisions ascendantes et latérales internes; — *c*, sa division externe ou curviligne, coupée non loin de son origine; — *d*, deuxième divergente, ou divergente interne, dont la portion initiale est seule visible; — *e*, la quatrième bronche secondaire, postérieure ou dorsale, s'ouvrant à l'aisselle de la bronche primaire et de la première secondaire interne; — *f*, bronche primaire; — *g*, l'un des circuits bronchiques établis, par les bronches tertiaires, entre la première divergente et la première secondaire interne; — *h*, coupe des bronches tertiaires retombantes, au niveau du bord supérieur du poumon, et près de leur origine aux branches de la première divergente; — *i*, bronches tertiaires profondes, qui naissent du bord concave de la branche curviligne de la première divergente; — *j*, branches tertiaires fournies par la première secondaire externe, et se réfléchissant sur le bord pulmonaire pour se continuer avec les tertiaires de la quatrième divergente; — *k*, bronches tertiaires de la face dorsale du poumon, coupées à leur terminaison dans l'infundibulum du réceptacle moyen-inférieur; — *l*, grandes bronches tertiaires de la face dorsale, qui s'ouvrent dans l'infundibulum du réceptacle inférieur; — *m*, *n*, *o*, *p*, traces des sillons des sixième, cinquième, quatrième et troisième côtes vertébrales.

α, canal formé par l'injection autour de l'artère pulmonaire; — β, canal analogue de la branche interne de la veine pulmonaire

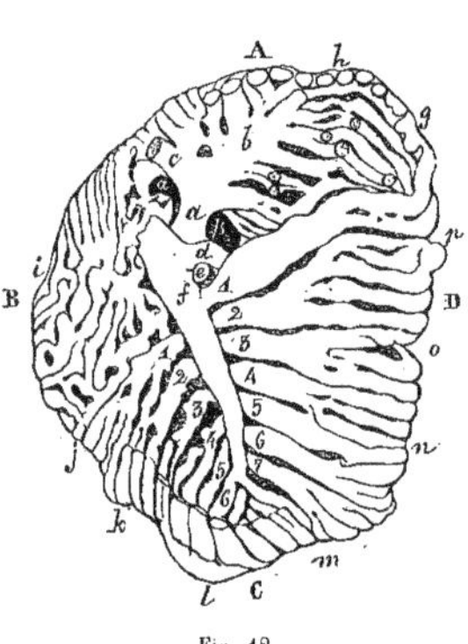

Fig. 12.

envoie ses branches dans le quatrième pseudo-lobe exclusivement. La cinquième répond au sillon de la cinquième côte, les sixième et septième au cinquième pseudo-lobe. Tous ces troncs commencent à la bronche primaire par des embouchures rétrécies et se dirigent vers les pseudo-lobes en s'évasant plus ou moins. Aucun d'eux n'est *réceptaculaire*, n'est pourvu, en d'autres termes, d'orifice pneumatique. C'est là un des caractères qui distinguent le système des secondaires internes de celui des secondaires divergentes.

11. *Secondaires externes.* — Le système des bronches *secondaires externes*, au nombre de six en moyenne, est le pendant, si l'on peut dire, du système précédent. Qu'on jette les yeux sur la figure 12, et l'on verra que les deux systèmes s'implantent sur les deux côtés de la bronche primaire, comme les barbes d'une plume sur les deux côtés de la tige. Le second système était moins développé que le premier ; le troisième, celui que nous étudions présentement, est, à son tour, moins étendu que le second : mais il est *réceptaculaire* comme le premier, tandis que le second ne l'est pas. Nous avons déjà parlé des orifices des secondaires externes, lorsqu'il a été question de la bronche primaire ; quant aux troncs, ils sont situés dans l'épaisseur du poumon, raison pour laquelle, sans doute, ils ont échappé, jusqu'à présent, à l'attention des observateurs. Les bronches secondaires externes sont contiguës et parallèles, uniformément descendantes, dirigées vers les 2/3 inférieurs du bord externe du poumon. Leur calibre et leur longueur décroissent de haut en bas, ou de la première à la dernière. La plus élevée (*fig.* 12, 1') naît au niveau de la deuxième secondaire interne ; elle semble faire suite au quatrième et dernier système de secondaires, du moins à ses bronches supérieures externes. La deuxième se termine dans l'infundibulum du réceptacle moyen-inférieur. La troisième vient affleurer la face antérieure du poumon, entre les infundibula des réceptacles moyen-inférieur et inférieur. Les suivantes alimentent l'infundibulum du réceptacle inférieur, et fournissent des tertiaires au bord inférieur du poumon. Le troisième système entre en connexion, ainsi qu'il sera expliqué plus loin, avec le premier, par les quatrième et cinquième divergentes, et avec le quatrième, par les petites bronches dorsales.

12. Il nous reste à examiner le quatrième et dernier système de bronches secondaires, c'est-à-dire le système des bronches *postérieures* ou *dorsales*. C'est

celui dont les troncs sont les plus nombreux et les plus petits; non-seulement leur calibre, mais encore leur structure et tous leurs caractères, indiquent nettement une catégorie de bronches faisant transition entre les secondaires et les tertiaires. Les systèmes précédents avaient des origines simples, et naissaient des parois de la bronche primaire par une série unique et rectiligne d'ouvertures; mais les secondaires *dorsales* ne procèdent pas exclusivement de la bronche primaire, les secondaires externes et internes en fournissent un bon contingent. En toute rigueur anatomique, et à ne consulter que l'origine, l'appellation de *secondaires* ne peut s'appliquer à celles de ces bronches qui ne naissent pas de la primaire; mais, comme nous l'avons annoncé, nous ne voulons pas compliquer inutilement notre description pour simple raison arithmétique; les faits ne permettent pas tant de rigueur, à cause de leur caractère de mélange et de transition. Le quatrième système, sauf la restriction précédente, sera donc considéré par nous comme *entièrement* secondaire. Il y a lieu de le partager en deux groupes de bronches, dont le premier ne renferme que les plus élevées et les plus volumineuses, généralement au nombre de cinq, tandis que le deuxième comprend toutes les autres. Les deux groupes se réfèrent à deux départements bronchiques différents, nous l'expliquerons au paragraphe où il sera parlé des bronches tertiaires.

Les cinq bronches *supérieures* ou *principales* du quatrième système secondaire sont rangées sur une ligne sensiblement transversale, ou légèrement oblique, étendue de la première secondaire externe à la première secondaire interne. La bronche qui occupe le milieu de cette ligne se porte directement vers la face dorsale du poumon pour s'y épanouir en un groupe de bronches tertiaires, les unes très-longues et ascendantes, les autres fort courtes, au contraire, et descendantes. Les deux bronches externes gagnent obliquement en descendant en dehors, la face dorsale, et s'y terminent comme la bronche moyenne; les deux internes, enfin, montent à cette même face du côté du bord interne, et ont le même genre de terminaison que leurs congénères. Les embouchures de ces bronches ont une situation variable : j'en ai vu jusqu'à trois insérées sur la bronche primaire, mais plus souvent une seule; les deux premières, ou externes, s'implantent alors sur la première secondaire externe, et les deux dernières, ou internes, sur la première secondaire interne. On voit dans la figure 12, en *e*, la quatrième dorsale prendre origine à l'aisselle de la bronche primaire et de la première secondaire interne.

Le deuxième groupe, composé des *petites dorsales*, consiste en un certain nombre de rangées bronchiques, parallèles à la rangée des cinq bronches principales, et placées au-dessous d'elle. Il y a similitude d'arrangement, de disposition, entre la rangée supérieure et les suivantes; l'origine, la direction, sont les mêmes; seulement la longueur de chaque bronche est d'autant moindre qu'il s'agit d'une rangée moins élevée. En effet, toutes les bronches dorsales aboutissent à la face externe du poumon pour s'y terminer en bronches tertiaires; mais elles naissent, ou de la bronche primaire elle-même, ou de la portion initiale des bronches secondaires, externes et internes. Or, tous ces troncs, nous l'avons dit, sont d'autant plus rapprochés de la face dorsale, qu'ils sont moins éloignés du bord inférieur du viscère. Il est facile, sans dissection aucune, de circonscrire l'emplacement des petites bronches dorsales, d'après la simple vue de la face dorsale. Entre le bord externe de l'organe et les sillons costaux, on aperçoit, sur les deux tiers inférieurs de la hauteur du poumon, une zone spéciale, où les bronches tertiaires, par de multiples anastomoses, produisent un véritable réseau. Je le nomme *réseau bronchique superficiel de la face externe* (*fig.* 13, *d*). Il recouvre précisément la masse des petites dorsales; il est formé par tout ou partie de leurs branches terminales. Que l'on pratique des coupes suivant le plan tangent à ce réseau, et l'on ne tardera pas à découvrir le groupe des petites dorsales; leurs troncs, coupés perpendiculairement à l'axe, fourniront un ensemble d'ouvertures arrondies, rapprochées les unes des autres et contenues dans une bande longitudinale, orientée comme la bronche primaire, ou comme le réseau de la face dorsale (*fig.* 14, VI, 7). Il faut noter que les plus externes de ces troncs, obliques en bas et en dehors, sont continués par de longues tertiaires superficielles, sans changement notable de calibre, mais avec changement de direction et coude à angle droit. Ces branches terminales sont *descendantes*, tandis que les tertiaires analogues, fournies par les troncs de la première rangée de dorsales, ont un trajet ascendant. Le quatrième système secondaire, par le moyen de son réseau superficiel, établit un système général de connexions, qui solidarisent toutes les circonscriptions pulmonaires. On peut remarquer aussi que la masse des bronches tertiaires, superficielles et profondes, semble rayonner autour de ce réseau (*fig.* 14, VI).

13. *Bronches tertiaires; circuits formés par les tertiaires avec les secondaires.* — Les principaux conduits aériens du poumon, la bronche primaire et les

bronches secondaires, nous sont connus ; leurs propriétés, et surtout leurs positions relatives, nous ont permis de les classer en groupes distincts et naturels. Cependant nous ignorons encore la loi, ou le mode, suivant lequel les bronches s'enchaînent les unes avec les autres, chez les oiseaux : notion indispensable, et que nous ne pouvons acquérir sans faire un nouveau pas en avant, c'est-à-dire sans déterminer les connexions des tertiaires avec les secondaires. Une fois cette notion acquise, nous connaîtrons ce qu'il y a de plus essentiel, à mon avis, dans la structure pulmonaire.

Or les tertiaires qui forment, en réalité, et comme nous le verrons plus tard, de véritables réseaux de différentes sortes, peuvent être considérées provisoirement comme des faisceaux de tubes, droits ou légèrement flexueux, contigus, et parallèles dans tout leur trajet, qu'il soit courbe ou rectiligne. Nous remarquons, en outre, que le diamètre de ces tubes offre une constance remarquable ; qu'il change peu d'une région à l'autre du poumon, moins encore dans un même faisceau, et qu'il demeure sensiblement invariable sur toute la longueur d'un même tube. Ces caractères, très-remarquables, ont leur principale raison d'être dans la nature des connexions des tertiaires : en effet, *toute tertiaire proprement dite, part d'une bronche secondaire, appartenant à un système quelconque, et aboutit à une deuxième bronche secondaire, appartenant à un autre système* (*fig.* 12, *a* — *g* — 1). En d'autres termes, la bronche tertiaire est la portion médiane et rétrécie d'un *circuit* complet, ayant son point d'origine et son point de terminaison sur la paroi de la bronche primaire. Deux bronches secondaires, appartenant à deux systèmes secondaires différents constituent la portion initiale et la portion terminale du circuit dans le cas le plus simple et de beaucoup le plus fréquent.

Nous voyons, dès à présent, et nous verrons encore mieux par la suite, à mesure que nous pénétrerons plus avant dans la connaissance détaillée de l'organe, que le poumon des oiseaux diffère essentiellement du poumon des mammifères ; que la complication est plus grande chez les premiers, et que les différentes parties de l'organe, chez eux, ont, dans l'agencement et dans la fonction, des caractères distinctifs : en un mot, elles ne se répètent pas indéfiniment les unes les autres. Nous n'avons rien, dans les oiseaux, qui ressemble à la ramification successive, par voie dichotomique, des mammifères. Les circuits, au contraire, par les gros troncs de départ et de retour, attachés à la bronche primaire ou centrale ; par les bronches intermédiaires, plus fines, et disposées en réseaux, et aussi, comme nous le verrons plus tard, par les bronches capillaires ou terminales qui les entourent, éveillent l'idée de dispositions analogues à la disposition de l'appareil circulatoire.

Il est d'autres bronches semblables aux tertiaires sous bien des rapports, et qu'il faut néanmoins en distinguer; leur nombre est extrêmement restreint en comparaison de celui des véritables tertiaires; on les voit dans le voisinage des infundibula composés. Elles sont placées entre les circuits bronchiques et les réceptacles, dont elles sont les troncs collecteurs (*fig.* 11, *d*, *c*, et *fig.* 13, C); ils résultent de la *reconstitution*, en un seul tronc, de plusieurs tertiaires proprement dites, convergeant pour s'unir les unes vers les autres. Ordinairement ces troncs ainsi reconstitués sont d'un calibre et d'une structure qui les rapprochent des troncs secondaires.

De courtes branches anastomotiques, de même calibre et de même structure que les tertiaires, peuvent se réunir entre elles pour former un réseau distinct (*fig.* 13, *d*); plus fréquemment, elles s'interposent aux tertiaires proprement dites en séries fort régulières, mais peu nombreuses (*fig.* 14, IV, *a*), et les relient entre elles en les convertissant en réseaux à mailles fort longues et très-étroites. On peut distinguer ces bronches par le nom de *tertiaires anastomotiques*.

Les bronches tertiaires, proprement dites, sont superficielles ou profondes; toutes marchent, contiguës et parallèles, entre les mêmes troncs secondaires, et toutes y ont leur origine et leur terminaison. Par suite, on peut admettre qu'il existe des circuits bronchiques, *superficiels* et *profonds;* mais il suffit de connaître les premiers, parce que les seconds s'en déduisent. Les circuits superficiels se composent de deux troncs secondaires et de leurs tertiaires *terminales;* les circuits profonds, des mêmes troncs secondaires et de leurs tertiaires *latérales*. Toutes ces tertiaires sont disposées en couches parallèles, concentriques, se recouvrant immédiatement l'une l'autre. Il faut donc porter tout d'abord notre attention sur les circuits bronchiques *superficiels*, et voir si nous pouvons les classer par groupes distincts, en procédant comme nous avons fait pour les bronches secondaires.

Je rappelle encore une fois que tous les circuits ont pour caractère commun de commencer en un point et de finir en un autre point de la bronche primaire; ces deux points, initial et terminal, font partie des séries d'orifices que nous avons décrites. Comme les secondaires dorsales n'aboutissent pas toutes directement à la bronche primaire, on conçoit que les circuits correspondants empruntent une portion de l'un ou l'autre des deux systèmes secondaires latéraux pour atteindre la bronche centrale. Les cinq bronches divergentes, dont les orifices, comme on sait, occupent la portion la plus élevée de la bronche primaire, sont l'origine de la plupart des circuits. Ceux-ci peuvent être distingués en circuits internes et en circuits externes.

14. *Circuits internes et externes.* — Les circuits internes répondent à la demi-circonférence interne du poumon, et les circuits externes à la demi-circonférence externe. Commençons par les premiers. Les troncs secondaires qui leur servent d'origine sont les première, deuxième et troisième divergentes (*fig.* 11, I, II, III), et parfois la quatrième. La deuxième et la troisième divergente épuisent toutes leurs branches pour la formation des circuits internes; la première cependant y consacre seulement ses branches supérieures et internes, et la quatrième n'y entre que pour une part insignifiante, ou même nulle, suivant qu'elle possède ou ne possède point de branches terminales internes. Les tertiaires des circuits internes sont remarquables par la grandeur du calibre, la longueur et la régularité du trajet. Les supérieures naissent près du bord supérieur du poumon (*fig.* 11, A'; *fig.* 12, *h*), et retombent d'abord verticalement, puis obliquement sur la face dorsale; elles proviennent de la première divergente. Les moyennes, de plus en plus obliques, deviennent enfin transversales (*fig.* 11, 4); leur origine est aux deuxième et troisième divergentes; les inférieures sont ascendantes sur la face dorsale (*fig.* 11, 5), mais descendantes, de même que les moyennes, sur

Face dorsale d'un poumon après injection et corrosion.

A, B, C, D, bords supérieur, externe, inférieur et interne.

a, premier pseudo-lobe du poumon, beaucoup plus grêle que les quatre suivants, et limité en bas par le sillon de la deuxième côte vertébrale; — *b*, sillon de la sixième ou avant-dernière côte, surmontant le sixième et dernier pseudo-lobe, tout à fait rudimentaire; — *c*, branches terminales de la première secondaire externe, qui affleure le poumon à ce niveau; — *d*, réseau spécial formé par les branches terminales des petites dorsales; ces branches rentrent dans le groupe des *tertiaires anastomotiques*.

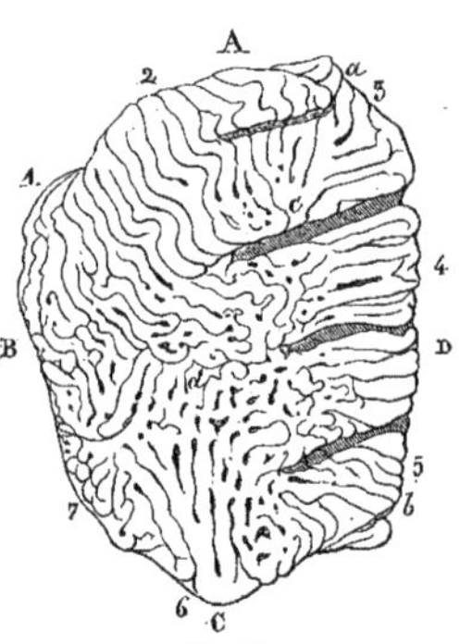

Fig. 13.

1, 2, 3, bronches ternaires retombantes; elles couvrent presque la moitié supérieure de la face dorsale, et proviennent des ramifications de la première divergente; en 1, sont les bronches qui descendent le long du bord externe et sont fournies par la branche curviligne de la première divergente; on peut les appeler retombantes externes; en 2, sont les retombantes moyennes, issues de la branche ascendante de la même bronche; en 3, les retombantes internes, provenant des ramifications internes de la récurrente; — 4, ternaires internes moyennes; — 5, ternaires internes inférieures; — 6, ternaires externes inférieures; — 7, ternaires externes moyennes. — On voit aboutir en C les troncs tertiaires du réceptacle inférieur.

la face interne et par rapport à leur origine aux troisième et quatrième divergentes (*fig.* 11, 2 et 3). On voit que les tertiaires des circuits internes, bien que très-sensiblement parallèles, quand on en considère un seul faisceau, divergent, en réalité, et rayonnent autour du réseau costal (*fig.* 13, *d*). La face interne du poumon est, à peu de chose près, entièrement formée de la couche superficielle des tertiaires précédentes, et leur triple direction, qui est partagée par les troncs secondaires dont elles proviennent et par ceux où elles aboutissent, permet de diviser les circuits internes en *supérieurs*, *moyens* et *inférieurs*. Les tertiaires des circuits supérieurs sont reçues par les deux ou trois dernières grandes dorsales (*fig.* 14, III, 5) et par la première secondaire interne (*fig.* 12, *g* — 1) ; les tertiaires des circuits moyens et inférieurs, par l'ensemble des secondaires internes, depuis la deuxième jusqu'à la dernière (*fig.* 12, 2-7).

15. *Circuits externes.* — Les circuits *externes* sont moins nombreux que les *internes* ; la raison en est que la moitié externe du poumon n'a que peu d'épaisseur et de volume. De même que les circuits internes, les externes peuvent se partager en trois groupes : *supérieur*, *moyen* et *inférieur*. De plus, le groupe inférieur comprend deux couches de circuits placées l'une au-devant de l'autre, suivant les faces dorsale et antérieure du poumon. A la vérité, une connexion intime existe entre les deux couches : elles ont une partie commune, les troncs des bronches secondaires externes (*fig.* 12, 1'-6'). Voilà une complication qui n'existe pas du côté interne, et qui paraît liée à la présence des infundibula sur la demi-circonférence externe du poumon. On pourrait objecter contre la légitimité de ce rapport que les circuits supérieurs, répondant aux infundibula supérieurs, devraient être doubles comme les inférieurs ; mais, en réponse, on peut invoquer l'existence des tertiaires émises par le côté supérieur de la cinquième divergente (*fig.* 11, V, *d*, *c*), comme une manifestation plus ou moins imparfaite d'une seconde couche de circuits, doublant les circuits supérieurs.

Revenons à la description des trois groupes de circuits externes. Les *supérieurs* sont de tous points analogues à ceux que nous avons précédemment fait connaître, comme étant placés à la partie supérieure de la demi-circonférence interne du poumon. Ils forment ensemble un seul tout dont l'origine est liée à la bronche primaire par un seul gros tronc, celui de la première divergente. Aux circuits externes supérieurs appartiennent toutes les ramifications externes de cette bronche, c'est-à-dire la ramification entière de la branche curviligne et les rameaux externes de la branche ascendante. La portion tertiaire des mêmes circuits est constituée par les tertiaires retombantes externes et une partie des retombantes moyennes (*fig.* 13, 1-2 ; *fig.* 14, III, IV, VI, 1 et 2), de même que la deuxième partie des retombantes moyennes, et les retombantes internes constituent la portion tertiaire des circuits supérieurs internes. L'analogie se soutient encore pour

Les trois coupes ci-dessous proviennent du poumon d'un jeune poulet. Une injection au sulfate de baryte a été poussée par la trachée, puis le viscère a été divisé en 21 coupes sensiblement parallèles au plan tangent de la face dorsale. Elles ont reçu des numéros d'ordre, à partir de cette face, et les plus significatives ont été choisies pour la reproduction photographique. On a sous les yeux les troisième, quatrième et sixième de ces coupes.

IIIe coupe. — *a*, série d'anastomoses transverses figurant ensemble un arc qui relie une couche, peu profonde, de tertiaires retombantes; — *b*, échancrure répondant au sillon de la deuxième côte vertébrale, et séparant le premier pseudo-lobe du deuxième; — *c*, sillon de la quatrième côte, entre les troisième et quatrième pseudo-lobes.

1, 2, 3, ensemble d'un plan de bronches tertiaires, faisant partie de retombantes profondes. Ces bronches répètent les retombantes superficielles, comme le montre la

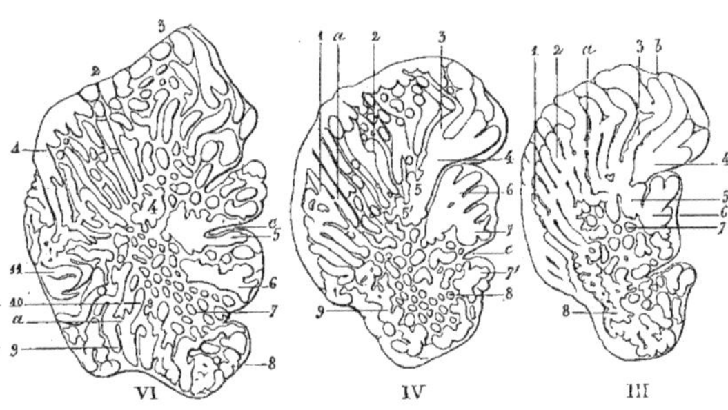

Fig. 14.

figure 13, 1, 2, 3 ; mais au lieu d'être, comme ces dernières, les branches terminales des ramifications de la première divergente, elles sont des branches latéralement émises par la face profonde de ces mêmes ramifications ; — 1, ternaires du bord externe, provenant de la branche curviligne de la première divergente ; on les voit communiquer avec le réseau de la face dorsale, 8 ; — 2, retombantes moyennes aboutissant aux dorsales principales ; — 3, retombantes internes, descendant vers les dorsales principales et la première secondaire interne ; — 4, terminaison de la première secondaire interne, laquelle vient presque affleurer la face dorsale (voy. *fig.* 13, C) ; — 5, la dernière ou plus interne dorsale principale ; — 6, la deuxième secondaire interne, se ramifiant dans le troisième pseudo-lobe (voy. *fig.* 13, 2) ; — 7, coupes de quelques-unes des petites bronches dorsales ; — 8, réseau de la face dorsale.

IVe coupe ; elle est comprise entre les première et cinquième côtes vertébrales, et diffère assez peu de la précédente. — *a*, *c*, comme ci-dessus ; — 1, 2, 3, retombantes profondes ; — 4, première secondaire interne, donc le tronc est visible dans toute sa longueur ; — 5, quatrième dorsale principale ; — 5′, troisième dorsale principale (voy. *fig.* 12, *c*) ; — 6, deuxième secondaire interne ; — 7, 7′, branches de la troisième secondaire interne ; — 8, coupes des petites bronches dorsales, déjà plus nombreuses que dans la figure précédente ; — 9, réseau de la face dorsale.

VIe coupe ; la plus étendue de toutes, presque aussi large que le poumon lui-même ; — *a*, anastomoses continuant, par en bas, l'arc anastomotique (même lettre, coupes III, IV) réunissant l'ensemble des tertiaires retombantes ; — *c*, tête du sillon de la quatrième côte ; — 1, 2, 3, retombantes externes, moyennes, internes ; les externes aboutissent aux dorsales principales externes, qui étant longues et grêles, se confondent facilement avec les bronches tertiaires ; — 4, troisième dorsale principale et première secondaire interne, à leurs embouchures dans la bronche primaire ; c'est le point central du poumon ; — 5, troisième secondaire interne ; — 6, quatrième secondaire interne ; — 7, coupes des petites bronches dorsales, rangées dans la direction de la bronche primaire, qui est, souvent, l'origine de la plupart d'entre elles ; — 8, coupe du réseau de la face dorsale ; — 9, troncs réceptaculaires inférieurs de la face dorsale, ou grandes tertiaires du réceptacle inférieur (voy. *fig.* 12, *l*; *fig.* 13, C) ; — 10, tertiaires émises par les petites dorsales, et reçues par les troncs réceptaculaires inférieurs.

la troisième partie des circuits, c'est-à-dire pour les troncs secondaires de retour. Les deux ou trois premières dorsales principales (*fig.* 15, IX, α, β ; *fig.* 14, VI, 4) et la première secondaire externe servent pour les retombantes externes, et semblablement les deux ou trois dernières dorsales et la première secondaire interne servent pour les retombantes internes. On voit donc que le poumon, pour une portion équivalente à plus du tiers supérieur, résulte d'un vaste ensemble de circuits dont on peut former un système unique ; tous, en effet, ont la première divergente pour commune origine ; chez tous, la portion moyenne est formée par les tertiaires retombantes, et la portion terminale, par laquelle ils font retour à la bronche primaire, est représentée par les cinq dorsales principales et les deux premières secondaires, externe et interne, qui reçoivent plusieurs de ces dorsales.

Les circuits *moyens* de la demi-circonférence externe du poumon sont peu nombreux et forment un groupe sans grande importance (*fig.* 13 ; 7). Les tertiaires contournent le bord externe du poumon sous les retombantes externes ; les secondaires sont, d'un côté, la branche transverse de la quatrième divergente (*fig.* 11, V) ; de l'autre côté, la première secondaire externe (*fig.* 12, *j*) et les dorsales les plus externes.

Nous avons dit que les circuits *inférieurs* de la demi-circonférence externe étaient les plus compliqués et pouvaient être décomposés en une double couche, l'une postérieure, l'autre antérieure. On a affaire à de doubles circuits ayant une partie commune. La série des bronches secondaires externes (*fig.* 12, 1'-6', et *fig.* 15, IX, 12 ; XI, 1-3) représente cette partie commune. La portion non commune des circuits à la face postérieure ou à la face antérieure, ne renferme donc, outre les tertiaires, qu'une seule espèce de secondaires. Les petites dorsales les plus externes représentent les secondaires propres des circuits postérieurs ; par un trajet rectiligne et fort court elles se portent à la face dorsale, et là, se courbant sensiblement à angle droit, elles se changent en tertiaires (*fig.* 14, VI, 10 ; *fig.* 15, IX, 12) ; ces tertiaires sont continuées par les troncs réceptaculaires inférieurs jusqu'aux infundibula dans lesquels elles s'ouvrent, soit directement, soit plutôt par l'intermédiaire des secondaires externes. Ainsi la continuité des circuits peut comprendre les réceptacles mêmes, qui en deviennent comme de vastes appendices. Par en haut, les petites dorsales externes sont émises, non par la bronche primaire, mais par les secondaires externes près de la bronche primaire. Quant à la portion non commune des circuits inférieurs de la face antérieure, elle a, pour secondaires propres, la quatrième divergente et sa branche transverse (*fig.* 11, IV, V) ; les tertiaires ne sont autres que des branches de ces deux troncs, lesquelles s'ouvrent directement à la face profonde des secondaires externes ou communiquent avec elles par l'intermédiaire des deux infundibula inférieurs (*fig.* 11, *g*, *h*). Ces infundibula, qui sont une dépendance des bronches secondaires externes, doivent être considérés par suite, et de même qu'elles, comme partie commune des doubles circuits inférieurs.

16. *Circuits profonds.* — Dans la description détaillée des circuits bronchiques, telle que nous venons de la donner, les circuits *superficiels* fixaient notre attention plus que tous les autres. Nous devrions maintenant étudier à part les circuits *profonds*, après les avoir classés en groupes identiques à ceux que nous avons admis pour les circuits superficiels. Nous avons déjà fait pressentir que cette seconde étude ne pouvait être, à peu de chose près, qu'une répétition de la première, parce que les couches profondes ne font que reproduire les couches superficielles ; encore n'y a-t-il répétition que pour les bronches tertiaires, car les troncs secondaires demeurent les mêmes dans les deux genres de circuits. Pour les bronches tertiaires, celles des circuits superficiels sont les branches terminales des troncs secondaires, eux-mêmes superficiels ; celles des circuits profonds sont, au contraire, leurs branches latérales qu'ils émettent par leurs faces profondes : c'est là toute la différence. Les circuits profonds de la demi-circonférence *interne*, occupant la portion la plus volumineuse de l'organe, sont plus nombreux que ceux de la demi-circonférence *externe* ; on peut les diviser, comme les superficiels, en *supérieurs*, *moyens* et *inférieurs*. Que sur un poumon, injecté et corrodé, l'on mette à nu, comme nous l'avons fait sur la pièce reproduite figure 12, la face profonde de la ramure produite par la première divergente, on trouvera qu'elle est l'origine d'un nombre considérable de bronches tertiaires, contiguës, parallèles et d'égal diamètre ; la disposition ressemblerait complétement à celles des dents d'un peigne, n'était que l'angle d'implantation n'est pas absolument droit et qu'il varie insensiblement, et très-régulièrement, d'une tertiaire à l'autre. Toutes ces bronches tertiaires se terminent à la face supérieure des dorsales principales ou à la face postérieure des secondaires internes, d'après un mode identique à celui de leur origine. Leur rayon de courbure diminue ordinairement de la profondeur

à la périphérie; en d'autres termes, les tertiaires profondes de la demi-circonférence interne se *décintrent* peu à peu, et se portent plus ou moins en droite ligne d'un système secondaire à l'autre.

Les circuits profonds de la demi-circonférence *externe* peuvent également être subdivisés en *supérieurs*, *moyens* et *inférieurs*. Ceux d'entre les *supérieurs* qui naissent de la branche curviligne de la première divergente sont les plus dignes d'attention ; il y a de leurs tertiaires, en effet, qui naissent de la concavité de cette branche curviligne, demeurent *un instant superficielles* à la face interne du poumon, ont leur paroi libre bosselée, plutôt que réticulée, et descendent enfin dans l'épaisseur du viscère pour atteindre les dorsales principales et surtout la première secondaire externe. Les circuits profonds inférieurs peuvent être conçus, à la rigueur, comme disposés en deux couches d'après le mode décrit pour les circuits superficiels ; mais les tertiaires de la couche dorsale sont peu nombreuses et assez courtes pour ressembler à des branches anastomotiques étendues entre les deux ordres de bronches secondaires (*fig.* 15, IX). La couche antérieure a des tertiaires un peu plus longues, mais, en définitive, les circuits profonds de la demi-circonférence externe sont presque rudimentaires, les supérieurs seuls exceptés.

17. *Bronches des infundibula.* — Si l'on compte les divers réceptacles pneumatiques du poulet, on en trouve huit en tout. Chaque poumon communique néanmoins avec cinq réceptacles différents ; la différence tient à ce que deux réceptacles sont médians et communs aux deux poumons, tandis que trois seulement sont latéraux et propres au poumon situé de leur côté. Les réceptacles médians sont les supérieurs, les réceptacles latéraux ou doubles sont les moyens et l'inférieur. Chaque poumon communique avec les cinq réceptacles par sept infundibula distincts, lesquels sont l'aboutissant d'un certain nombre de bronches qui doivent nous occuper un instant.

Le premier infundibulum est celui du réceptacle supérieur postérieur. Nous savons déjà qu'il aboutit à la première bronche divergente (*fig.* 11, *a*), et qu'il est, en quelque sorte, une expansion latérale de la paroi libre de cette importante bronche. Il nous offre un exemple d'infundibulum simple, c'est-à-dire muni d'une ouverture unique, latéralement percée dans un gros tronc secondaire. La communication avec la bronche est remarquable par la dimension et la situation ; l'une est fort grande, principalement chez les sujets âgés ; l'autre est très-rapprochée du hile pulmonaire, en sorte que le réceptacle supérieur postérieur n'est pas intimement lié au poumon.

Le deuxième infundibulum est l'infundibulum *interne* du réceptacle supérieur antérieur. C'est, je pense, l'infundibulum le plus variable et celui dont l'investigation est le plus difficile. Il ne reçoit que des tertiaires profondes, et il se complique d'une disposition exceptionnelle, intéressante au point de vue physiologique, à savoir : sa communication directe avec l'infundibulum interne du réceptacle moyen supérieur. Elle est établie par un repli du réceptacle supérieur antérieur, destiné à envelopper la portion extra-pulmonaire de la bronche primaire, et que nous aurons occasion d'étudier au chapitre suivant. Le bord interne, cintré, de ce repli fait communiquer les deux infundibula, tandis que sa base constitue le deuxième infundibulum. De ce que le deuxième

Les neuvième et onzième des coupes fournies par le poumon dont il a été parlé dans l'explication de la figure 14. La neuvième était une coupe à surface maxima, passant à peu près par les quatre bords du viscère.

IXe coupe. A, bronche primaire émettant par les côtés les bronches secondaires internes et externes ; — B, sommet du réceptacle moyen inférieur ; — C, sommet du réceptacle inférieur.

α, première dorsale principale, ou dorsale principale externe ; — β, deuxième dorsale principale ; — *c*, sillon de la quatrième côte.

1, 2, 3, 4, 5, les cinq premières secondaires internes ; — 6, 7, grosses branches de la première divergente, coupées non loin du bord supérieur

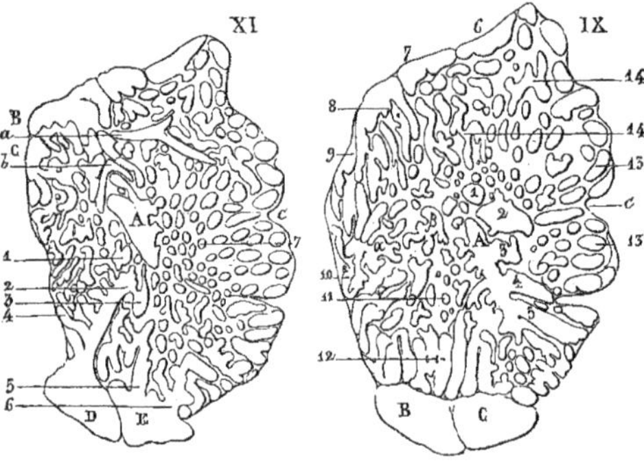

Fig. 15.

du poumon ; — 8, tertiaires retombantes profondes, émises par la face profonde des grosses branches de la première divergente ; — 9, retombantes externes, émises par la terminaison de la branche curviligne de la première divergente ; — 10, tertiaires mi-parenchymateuses du bord externe du poumon ; — 11, petites dorsales s'ouvrant à angle droit dans les secondaires externes ; — 12, troncs communs des réceptaculaires inférieures et des secondaires externes ; — 13, tertiaires émanant des branches de la deuxième et troisième divergentes et appartenant aux circuits moyens internes.

XIe coupe. A, bronche primaire, près du hile pulmonaire ; — B, infundibulum externe du réceptacle supérieur-antérieur ; — C, infundibulum externe du réceptacle moyen-supérieur ; — D, infundibulum du réceptacle moyen-inférieur ; — E, infundibulum du réceptacle inférieur.

a, ramifications de l'artère pulmonaire ; — *b*, ramifications de la veine pulmonaire ; — *c*, sillon de la quatrième côte vertébrale.

1, coupe de la première secondaire externe ; — 2, deuxième secondaire externe, ou grande secondaire du réceptacle moyen-inférieur ; — 3, troisième secondaire externe ; — 4, ternaires venant de la face antérieure et appartenant aux circuits externes-inférieurs ; — 5, quatrième secondaire externe, s'ouvrant dans le réceptacle inférieur ; — 6, terminaison de la bronche primaire dans le réceptacle inférieur ; — 7, coupe des tertiaires émises par la face profonde des divergentes.

infundibulum est l'extrémité d'une gaîne membraneuse entourant la bronche primaire, on déduit que les orifices bronchiques, dont il est muni, entourent, plus ou moins complétement, le hile pulmonaire. Ils appartiennent à des tertiaires profondes. Celles placées derrière le hile me semblent émaner de la paroi supérieure de la première secondaire interne ; la première secondaire externe fournit les tertiaires de l'angle externe de l'infundibulum. L'infundibulum par sa portion antérieure et externe m'a paru communiquer de nouveau avec le réceptacle moyen supérieur, avec l'angle le plus rapproché de l'infundibulum externe de ce réceptacle.

Le réceptacle supérieur antérieur est desservi par un second infundibulum, situé en dehors du premier et occupant l'angle supérieur-externe du poumon (*fig.* 11, *b*, et *fig.* 15, XI, B). Numériquement cet infundibulum est le troisième. Il est formé seulement de deux à trois orifices bronchiques, et, sous quelques rapports, il ne manque pas d'analogie avec les infundibula simples. Les orifices occupent la paroi libre de grosses bronches tertiaires à paroi presque lisse, formant la terminaison de la branche curviligne de la première divergente ; en d'autres termes, ils occupent les extrémités supérieures des retombantes les plus externes. Ici encore, l'infundibulum est placé sur la portion tertiaire des circuits bronchiques.

Le réceptacle moyen supérieur fait suite au réceptacle précédent, et c'est le seul qui partage avec lui le privilége d'avoir deux infundibula, l'un interne, l'autre externe. Bien plus, ainsi que nous l'avons déjà dit, les deux réceptacles, par une exception unique, communiquent entre eux par les replis bronchiques. L'infundibulum interne du réceptacle moyen supérieur, le quatrième dans l'ordre numérique, est un infundibulum simple, disposé sur le même type que l'infundibulum appendu au tronc de la première divergente. Comme lui, en effet, il est remarquable par sa dimension et par la place qu'il occupe, tout près du hile, sur un tronc secondaire aussi volumineux que la bronche primaire (*fig.* 11, *e*). Il fait immédiatement suite à la bronche primaire, et il reçoit le courant aérien dès qu'il pénètre dans le poumon. On sait que la troisième divergente commence au troisième orifice du vestibule de la bronche primaire ; à deux ou trois millimètres au delà, un éperon partage en deux l'aire de cet orifice et marque le point où l'infundibulum est enté sur la paroi de la bronche.

Le réceptacle moyen supérieur communique avec le poumon par un deuxième infundibulum, situé plus en dehors que le premier, au contact et immédiatement en dehors de l'infundibulum du réceptacle supérieur antérieur. C'est le cinquième des infundibula, dans l'ordre que nous suivons (*fig.* 11, *d*, *c*, et *fig.* 15, XI, C). Il est situé à la suite et en dehors du précédent, dont il n'est séparé que par le bord diagonal, et à l'angle supérieur externe du poumon; par sa position, comme par les bronches qui le desservent, il appartient à la face antérieure du viscère. Le cinquième infundibulum est alimenté par un assez grand nombre de bronches tertiaires. Ces bronches font partie des retombantes qui suivent le bord externe du poumon et des branches émises par la cinquième divergente, par sa face profonde et par son bord supérieur. On peut donc considérer le cinquième infundibulum comme appendu à la portion moyenne des circuits supérieurs externes.

Le réceptacle moyen inférieur n'a qu'un seul infundibulum, qui est le sixième, et qui figure la continuation d'une bronche considérable, de la deuxième secondaire externe (*fig.* 11, *f*, *g*; et *fig.* 15, XI, 2, D). Pour les dimensions, cette bronche est la plus importante de tout le système. La première secondaire externe n'envoie au sixième infundibulum qu'une branche assez grêle, bien qu'elle continue la direction du tronc; la troisième émet, à sa terminaison, quelques branches superficielles qui lui sont également destinées (*fig.* 12, 1', 2', 3', *k*); il peut aussi recevoir des branches superficielles de la quatrième divergente (*fig.* 11, *f*).

Le réceptacle inférieur possède, comme le précédent, un seul infundibulum, le septième et dernier. Celui-ci est alimenté par les secondaires externes, demeurées étrangères à l'infundibulum précédent (*fig.* 11, *h*; *fig.* 12, *l*; *fig.* 15, IX, C, XI, E), notamment par les quatrième, cinquième et sixième. On voit à la face dorsale du poumon de grosses tertiaires, on pourrait presque dire des secondaires reconstituées par la réunion de tertiaires plus fines, aboutir sur les parois du septième infundibulum (*fig.* 13, C), ou, ce qui revient au même, s'ouvrir dans la terminaison des dernières secondaires externes (*fig.* 14, VI, 9). Il reçoit encore quelques branches superficielles de la face antérieure, issues de la quatrième divergente et de la face profonde des secondaires externes les plus inférieures (*fig.* 11, *h*); et, enfin, son angle interne est l'aboutissant de l'extrémité inférieure de la bronche primaire elle-même (*fig.* 15, XI, 6). Les deux derniers infundibula, le sixième et le septième, ont, d'après ce qui précède, des connexions multiples et complexes; ils reçoivent, outre les tertiaires, le système des secondaires externes et la terminaison de la bronche primaire. Cela tient surtout à la complication des circuits bronchiques auxquels ils sont insérés. Les circuits externes inférieurs sont doubles en effet, sauf la communauté de l'un des systèmes secondaires, celui précisément auquel s'attachent les deux derniers infundibula.

18. *Anastomoses et réseaux bronchiques.* — La question des anastomoses bronchiques n'a pas manqué d'attirer l'attention des observateurs, comme je le montrerai dans la partie historique de ce mémoire ; mais n'ayant pas été suffisamment étudiée, elle n'a pu recevoir que des solutions défectueuses et contradictoires. Je me suis donc proposé d'examiner soigneusement un sujet demeuré en litige et d'acquérir sur lui quelques notions positives.

La bronche primaire et les trois premiers systèmes de bronches secondaires se distinguent sous plusieurs rapports, et notamment sous le rapport de la structure, de l'ensemble des bronches tertiaires. Une nouvelle différence peut être indiquée présentement : les tertiaires s'anastomosent entre elles, la primaire et les secondaires (exception faite des plus petites, ayant un caractère transitoire) ne s'anastomosent pas entre elles : entre les cinq grandes divergentes, entre les principales secondaires, internes et externes, il n'existe aucun lien anastomotique ; s'il s'en établit quelqu'un entre les secondaires les moins considérables, il prend les caractères intimes d'une bronche tertiaire (*fig.* 12, 1-7, 1'-6' ; *fig.* 14, III, 5 et 6). En somme, les plus gros troncs bronchiques ne s'anastomosent pas entre eux.

Il en est tout autrement des bronches tertiaires qui, seules, interceptent entre elles le parenchyme pulmonaire proprement dit. Nous les trouvons toutes reliées ensemble par des anastomoses qu'on rapporte, tout d'abord, au type des anastomoses par communication transversale (*fig.* 15, IX, 14, 14). A mon avis, le mot d'*anastomose*, que tous les auteurs ont employé jusqu'à présent pour exprimer le fait qui nous occupe, provoque l'esprit à établir de fausses analogies ; je croirais préférable de dire que les bronches tertiaires forment ensemble de véritables réseaux, dont les troncs afférents et efférents sont les troncs primaire et secondaire ; et comme ceux-ci demeurent indépendants les uns des autres, on voit qu'il n'existerait pas, à proprement parler, d'*anastomoses bronchiques* dans le poumon des oiseaux, mais seulement des réseaux. A l'appui de cette manière de comprendre la constitution pulmonaire, on observera que les courtes branches, transversalement jetées d'une tertiaire à l'autre, sont identiques par la structure, et surtout par le calibre, à ces tertiaires mêmes ; qu'elles ne sont pas disséminées sans ordre, mais qu'elles forment des séries disposées en courbes régulières (*fig.* 14, III, IV, VI, *a*) et qui se reproduisent dans les couches superficielles (*voy.* fig. 13) et profondes ; enfin que des réseaux moins uniformes mais à mailles très-serrées et, par suite, d'une plus facile évidence, existent aux faces antérieure et dorsale (*fig.* 11 et *fig.* 13, *d*). Ces considérations, et d'autres analogues, nous autorisent à dire que les tertiaires sont disposées en réseaux ; que ces réseaux, à la vérité tout particuliers, sont de deux sortes : les uns, et ce sont les plus nombreux, sont formés de longues mailles, très-étroites, linéaires et assemblées suivant un ordre presque géométrique ; les autres, plus irréguliers, mais à mailles plus nombreuses, serrées, souvent punctiformes, se voient à peu près exclusivement à la surface du poumon, soit à la face antérieure, soit au centre inférieur de la face dorsale.

Passons immédiatement à l'examen de ce dernier réseau (*fig.* 13, *d*), qui est l'un des plus intéressants. Le réseau de la face externe est centralement placé au bas de cette face, à peu près à égale distance des bords externe et interne du poumon ; il s'étend depuis le sillon de la troisième côte jusqu'au bord inférieur ; il répond au trajet de la bronche primaire et recouvre cet amas de bronches, courtes et serrées, que nous avons nommées les petites dorsales (*fig.* 14, III, VI, 7, 8) et qu'on peut considérer comme les origines du plexus. Elles se portent à la face externe du poumon, celles du centre directement et les autres plus ou moins obliquement. Toutes fournissent, à leur terminaison, deux ou trois petites tertiaires, qui divergent en étoile et vont se continuer avec les autres bronches semblables, issues des petites dorsales avoisinantes. Il en résulte une plaque réticulée, à mailles inégales, peu régulières, souvent punctiformes et bordées de bronches diversement contournées. Par son pourtour, le réseau entre en communication avec la totalité des bronches tertiaires qui l'entourent, en d'autres termes avec la portion dorsale des tertiaires de tous les circuits bronchiques. Il établit de la sorte la solidarité de tous les départements bronchiques et, par l'intermédiaire des petites dorsales, il les fait communiquer de nouveau avec la bronche primaire ; il relie en outre les trois derniers systèmes secondaires par les petites dorsales périphériques, tandis que par celles du centre il les fait communiquer, d'une manière détournée, avec la bronche primaire. D'après ce que nous avons dit précédemment, on comprend que le plexus, en servant d'intermédiaire aux divers circuits bronchiques, remplit le même office à l'égard de tous les réceptacles : il le remplit avec plus d'efficacité cependant à l'égard des deux derniers, et notamment du dernier, dont les grosses bronches superficielles communiquent directement avec le plexus.

Il nous reste à dire quelques mots sur les dispositions plexiformes affectées par les tertiaires des circuits bronchiques, dispositions qui ont assez de caractères propres pour constituer une deuxième espèce de réseaux pneumatiques. Les tertiaires des circuits bronchiques internes ne sont réunies entre elles que par un nombre fort restreint de communications; on voit, de loin en loin, deux tertiaires contiguës être reliées ensemble par une courte bronche transversale, de même calibre qu'elles et plus ou moins perpendiculaire sur leur axe. Ces branches de communication relient ensemble toutes les couches des circuits, superficielles et profondes, naissent à des intervalles réguliers, égaux, sur les tertiaires proprement dites, décrivent des courbes parallèles au bord interne du poumon et convertissent la portion moyenne des circuits internes en réseaux à mailles peu nombreuses, linéaires et très-allongées. Si maintenant on examine, couche par couche, les tertiaires qui occupent la portion supérieure du poumon, c'est-à-dire les retombantes superficielles (*fig.* 15) et les retombantes profondes (*fig.* 14, III, *a*; *fig.* 15, IX, *a*), on reconnaît qu'il existe entre elles deux ou trois séries de communications transversales, exactement disposées comme les précédentes et formant par leur réunion des arcs parallèles au bord supérieur du viscère. Semblable arrangement se retrouve encore le long des bords externe et inférieur, mais avec une diminution sensible de régularité, çà et là (*fig.* 14, IV et VI), et particulièrement en approchant de la face antérieure, où, par compensation, elles deviennent plus abondantes. En résumé, les tertiaires de tous les circuits sont converties en un réseau continu, par de courtes branches transverses de communication, qu'elles émettent en tous sens et par différents points de leur surface. Si l'on considère, dans leur ensemble, toutes les branches anastomotiques contenues dans des couches parallèles au plan transverse longitudinal, on les voit former des courbes circulaires qui attachent l'une à l'autre toutes les tertiaires des circuits bronchiques.

C. STRUCTURE INTIME DU POUMON

On ne trouvera pas ici une exposition complète de tout ce qui se rattache à la constitution microscopique et à l'histologie du poumon : je n'ai encore pu terminer les études que réclame un sujet si difficile et il m'est impossible, en ce moment, de joindre aucune photographie à la description qui va suivre. Je pensais d'abord devoir clore ici le chapitre relatif aux poumons et le compléter plus tard, lorsque je donnerais la partie comparative du présent travail; puis il m'a semblé qu'il serait plus convenable d'achever, dans la mesure du possible, la description commencée en ne réservant rien pour l'avenir de ce que je croyais savoir actuellement. Je vais donc revenir sur mes pas afin d'examiner, au point de vue de la constitution intime, les divers ordres de bronches dont il a déjà été parlé; je m'occuperai ensuite des bronches les plus fines, de celles qui forment, suivant moi, les derniers chemins que l'air suive dans la substance pulmonaire. Nous possédons un excellent travail de Rainey[1] sur l'anatomie fine du poumon des oiseaux : il est fort court, à la vérité; mais il a ce mérite bien rare d'avoir été et de demeurer très-neuf. Il est accompagné d'une planche qui rendra facile, pour le lecteur qui la consultera, l'intelligence des faits que je vais exposer.

19. *Trachée et bronche primaire.* — Lorsqu'on examine, dans son ensemble, la structure des canaux aérifères, depuis la trachée jusqu'aux bronches les plus fines, on remarque immédiatement les caractères, tout spéciaux, de la trachée et de la bronche primaire, et l'on se croit fondé à les séparer, d'une manière absolue, de tous les autres canaux pneumatiques. L'étude approfondie de la constitution des bronches montre bien qu'il existe entre elles un élément histologique commun, et que par là elles sont reliées ensemble, de manière à former un système unique et, au fond, indivisible; mais, en remontant des racines au tronc principal, on constate que de nouveaux éléments histologiques viennent successivement s'ajouter à l'élément général, qu'ils rendent la paroi de la bronche de plus en plus complexe; qu'ils en font varier l'aspect suivant le nombre des tissus ajoutés, leur disposition et leur abondance; en sorte que la séparation de l'ensemble en parties plus ou moins radicalement différentes, bien que théorique et artificielle, n'en demeure pas moins légitime.

L'aspect de la trachée et de la bronche primaire est donc spécial. On juge, à simple vue, qu'elles forment un même canal, étendu depuis le larynx supérieur jusqu'au réceptacle inférieur. Qu'on ouvre ce canal dans toute sa longueur, et l'on trouvera que la surface interne, abstraction faite du relief des cer-

[1] N° 97.

ceaux cartilagineux de la trachée, ne varie pas d'un bout à l'autre malgré le rétrécissement rapide de la portion terminale de la bronche : cette surface est celle d'une muqueuse, mince, rosée, lisse et humide. Sur la muqueuse de la bronche primaire intrapulmonaire, il n'existe, on le sait, qu'un seul genre d'orifices, simples et généralement grands, régulièrement espacés et rangés en séries linéaires. Il n'en va plus de même pour les autres bronches : secondaires et tertiaires ont la paroi très-inégale et parsemée d'élégants reliefs; dans les tertiaires, particulièrement, elle est couverte d'aréoles très-fines et très-uniformes, au fond desquelles apparaissent des pertuis complexes, tous très-étroits et de même diamètre, et semés avec tant d'ordre et d'abondance qu'ils donnent à la paroi l'apparence d'un crible ou d'un tulle. La bronche primaire est donc constituée tout différemment, et à ce fait s'en rattache un autre digne d'intérêt : le défaut d'attaches intimes entre elle et le parenchyme du poumon. Elle n'est maintenue que par les quelques bronches secondaires qu'elle émet de distance en distance; si on pouvait les couper à leurs origines, on tirerait la bronche hors du parenchyme, sans le léser. Elle n'y adhère que par quelques filaments celluleux, empruntés aux replis trachéo-bronchiques du réceptacle supérieur antérieur. Par cette disposition de la bronche primaire, comme par beaucoup d'autres caractères, tels que, par exemple, le défaut absolu de pigmentation, le poumon des oiseaux nous apparaît bien différent de celui des mammifères. Préoccupés de fausses analogies, certains auteurs parlent à tort de divisions de la bronche primaire : elle n'émet que des branches latérales, et il vaut mieux la regarder comme un canal indivis qui prolonge la trachée jusqu'au réceptacle inférieur et autour duquel se développe le poumon. La section normale de la trachée, à hauteur moyenne, est parfaitement circulaire; la cavité de la bronche primaire est aplatie d'un côté à l'autre, dans la portion libre ou extra-pulmonaire; dans la portion engagée, nous savons qu'elle est conique et pourvue d'une dilatation spéciale au niveau du vestibule des divergentes.

L'examen histologique ne contredit en rien le rapprochement que nous établissons entre la trachée et la bronche primaire et leur séparation du surplus des voies bronchiques. A peu de chose près, la constitution de la trachée est celle de la bronche primaire : la diminution, puis la disparition des éléments cartilagineux vers la terminaison de la bronche, constituent la principale variation. Dans l'une comme dans l'autre, on trouve deux couches principales intimement unies, mais néanmoins séparables par la dissection :

ce sont les couches *muqueuse* et *fibreuse*. La muqueuse recouvre une série de pièces, ou d'armatures, cartilagineuses plus ou moins développées, et adhérentes à la couche fibreuse. Les deux couches réunies forment une membrane solide, mais dont l'épaisseur est moindre dans la bronche ; dans la trachée, elle mesure, cartilages compris, 0,50 de millimètre qui se répartissent très-approximativement par moitié entre le cartilage, d'un côté, et les deux tuniques, de l'autre.

Nous avons fait connaître plus haut l'aspect de la muqueuse examinée pendant l'état de cadavérisme récent. Sur l'animal vivant, ou dans les premiers instants qui suivent la mort, on constate qu'elle est translucide, opaline à un faible degré ; elle a une surface légèrement inégale, et dans l'épaisseur on distingue, à la loupe, de beaux réseaux capillaires sanguins. L'examen à l'œil nu fait accroire que la superficie de la trachée et de la bronche primaire est lisse et unie ; mais si on a recours à la loupe, et surtout à des pièces convenablement durcies, on distingue aussitôt un nombre considérable de *plis* à la surface de la muqueuse. Ils sont longitudinaux, légèrement onduleux, serrés entre eux et parallèles. La distension de la paroi, n'importe en quel sens, ne saurait les effacer ; leur largeur, pour un même pli, varie du simple au double, et peut, moyennement, s'élever à un vingtième de millimètre ; leur épaisseur peut dépasser la moitié de l'épaisseur totale de la muqueuse, qui peut être évaluée à 0,13 de millimètre. Une couche d'épithélium à cils vibratiles recouvre les plis et la membrane qui les porte. Sur des coupes fines, pratiquées dans des pièces durcies par l'acide chromique, on voit assez facilement l'épithélium *in situ ;* mais si l'on veut en étudier les éléments, rien de plus facile que de les isoler, en les conservant dans leur état physiologique : on les enlève sur un animal expirant au moyen d'un léger raclage de la trachée, et on les dépose dans une goutte de l'humeur aqueuse de l'œil. On voit alors que les cellules superficielles sont des corps transparents, médiocrement granuleux, ciliés, et dont la longueur totale est, en moyenne, de 0,29 de millimètre ; leur extrémité superficielle, élargie, est polygonale à cinq ou six côtés, et munie d'une dizaine de cils des plus courts, ayant seulement 0,06 de millimètre de longueur ; le noyau, parfaitement sphérique et transparent, à contour très-net, mesure 0,007 de millimètre et renferme un nucléole de 0,002 de millimètre. L'épithélium de la trachée et de la bronche primaire est stratifié : les cellules profondes montrent les variations ordinaires de forme et de dimension.

J'ai peu de chose à dire de la tunique fibreuse : son épaisseur moyenne, à la trachée, est de 0,14 de millimètre ; c'est sur elle que sont fixés les cartilages, dont l'examen révèle plusieurs particularités intéressantes. Les cartilages trachéaux sont, chez le poulet, des cercles complets d'une hauteur de un et demi à deux millimètres ; la coupe longitudinale de leur paroi est nettement fusiforme, les extrémités en sont même allongées et les sommets assez aigus ; l'épaisseur de la portion ventrale est d'un quart de millimètre environ ; et près des bords, elle se réduit à moins d'un vingtième. Ces bords dans l'état de relâchement de la trachée, s'imbriquent, se recouvrent largement l'un l'autre, et il en résulte une sorte de tunique cartilagineuse continue, une absence apparente d'espaces intercartilagineux. Malgré le développement de l'armature cartilagineuse, la trachée est loin d'être résistante, dans le sens transversal : lorsque, pour les besoins de l'injection, on essaye de purger d'air les voies respiratoires, on trouve immédiatement un obstacle, dès les premières tentatives d'aspiration, dans l'affaissement et l'occlusion de la trachée.

Nous avons annoncé la réduction progressive et la disparition finale des éléments cartilagineux dans le dernier tiers de la bronche primaire. Il semble que les auteurs qui ont le plus récemment écrit sur ce sujet n'aient pas su, ou aient oublié, qu'il avait été matière d'étude pour l'illustre auteur de la *Philosophie anatomique*. Ainsi, d'après Sappey, les parois de la bronche primaire sont si mal pourvues de cartilages, que *l'origine des principaux conduits est constamment membraneuse, même dans l'autruche, qui a été considérée à tort comme une exception à ce fait général*[1]. Certainement l'assertion est inexacte, en tant qu'elle peut s'appliquer aux origines des divergentes ; cela est démontré par les observations d'É. Geoffroy-Saint-Hilaire[2] sur les *pleuréaux* des oiseaux, qui sont les analogues, suivant lui, des *pleuréaux* ou osselets branchiaux des poissons. On trouve, dans l'atlas qui accompagne la *Philosophie anatomique*, de bonnes figures de la bronche primaire de l'oie, avec les quatre orifices des divergentes munis de leurs *pleuréaux*, et la figure d'un pleuréal isolé, provenant de l'autruche[3]. L'existence des *pleuréaux*, à part le côté philosophique, peut avoir quelque intérêt physiologique, s'il est vrai qu'ils concourent à maintenir en état de permanente et parfaite ouverture les orifices des secondaires les plus importantes ; aussi ai-je cru devoir

[1] N° 94, p. 5. — [2] N° 61, p. 587 et suiv., et p. 592. — [3] Fig. 74, 75 et 80.

m'en occuper quelques instants. Les bronches primaires, à partir de leur origine au larynx inférieur, sont pourvues de segments cartilagineux qui embrassent, au plus, les deux tiers de la circonférence; ils diminuent d'étendue à mesure qu'ils se rapprochent du poumon; en même temps, ils subissent un déplacement suivant la circonférence; d'abord situés au côté externe de la bronche, ils deviennent ensuite postérieurs; puis, ayant pénétré avec elle à l'intérieur du poumon, on les trouve au côté interne et finalement au côté antérieur. On voit qu'ils exécutent un tour de spire complet. Celui des arceaux cartilagineux qui précède l'ouverture de la première divergente est ordinairement un mince trait linéaire; les quatre suivants sont contenus, mais non tout entiers, dans l'épaisseur des cloisons vestibulaires : les deux extrémités restent en pleine paroi de la bronche, et s'y étalent, pour mieux s'y fixer, en forme de petites palettes. Les arceaux cartilagineux ne suivent pas le bord libre des cloisons; ils se portent au delà, et par leur sommet, souvent prolongé en une petite pointe, ils atteignent le point central de ces membranes; en d'autres termes, leur rayon de courbure est beaucoup plus court que celui de la bronche primaire au niveau du vestibule. On trouve encore un certain nombre de petits segments cartilagineux au-dessous de l'embouchure des divergentes. Leur disposition et leur nombre me paraissent variables : j'en ai compté cinq de plus en plus courts, et le dernier punctiforme, chez un poussin où leur développement était peut-être incomplet. Il y en avait également cinq chez un sujet adulte, et le dernier figurait un T dont le jambage inférieur était parallèle à l'axe de la bronche. Il n'est pas difficile que toutes ces pièces demeurent inaperçues lorsqu'on procède rapidement à leur recherche : elles ne font pas de relief bien sensible à la surface de la muqueuse, et le seul moyen de les apercevoir distinctement est de disséquer et d'enlever la muqueuse qui les recouvre.

20. *Bronches secondaires et tertiaires.* — Ce n'est pas sans intention que je rapproche, dans ce paragraphe, les bronches tertiaires des bronches secondaires, de même que j'ai réuni, pour un commun examen, la bronche primaire et la trachée. Si l'on veut distinguer, dans le poumon des oiseaux comme dans celui des mammifères, des bronches proprement dites et un parenchyme pulmonaire, il faut joindre les tertiaires aux secondaires, considérer le cercle bronchique, avec sa tertiaire et ses deux secondaires, comme le distributeur général de l'air, et les voies ultérieures, comme les agents

particuliers de l'hématose. Les particularités de structure viennent confirmer cette classification des parties, et depuis les plus petites tertiaires jusqu'aux divergentes, en passant par les tertiaires réceptaculaires et les différents ordres de secondaires, nous ne trouvons que les divers degrés d'un même arrangement histologique, que l'on en considère les éléments ou la coordination. Ainsi Rainey a montré[1], et personne ne l'a contredit jusqu'à présent, que l'épithélium vibratile ne se voit pas au delà des tertiaires ; la paroi des bronches ultérieures subit une telle simplification, que l'habile observateur anglais me semble bien près de la nier. Au surplus, les motifs histologiques de réunir les secondaires et les tertiaires ressortiront de notre description même.

Parmi les secondaires, ce sont les plus considérables, c'est-à-dire les divergentes, qui, au point de vue de la structure, s'éloignent le plus des tertiaires ; les dorsales, au contraire, n'en diffèrent presque pas. La portion superficielle de la paroi des divergentes est précisément le lieu où viennent s'épuiser les analogies de composition qui nous autorisent à les rapprocher des tertiaires. Si on examine cette portion de paroi sur la face interne du poumon, laquelle est recouverte, en grande partie, par les trois premières divergentes et leurs principales divisions, on constate qu'elle est mince, unie, demi-transparente ; si on ouvre ces bronches afin de découvrir l'aspect intérieur de leur paroi superficielle, on constate encore son état uni et lisse ; sur les gros troncs, elle est de nature fibreuse ; sur les sous-divisions, elle devient purement cellulaire, et, en même temps, plus fine et plus transparente. La paroi qui circonscrit intérieurement la cavité des divergentes a des caractères bien différents dans les parties latérales et profondes qui sont engagées dans l'épaisseur du tissu pulmonaire ; ces caractères sont précisément ceux des bronches secondaires autres que les divergentes, parce qu'elles n'ont pas, comme ces dernières, une portion de paroi superficiellement placée. Ils consistent : 1° dans la présence des orifices des tertiaires profondes ; 2° dans l'apparition d'un beau réseau d'alvéoles, produites par l'existence sous l'épithélium d'un lacis de cloisons fibro-musculaires ; 3° enfin dans une innombrable quantité de fins pertuis, groupés au fond de chaque alvéole et conduisant dans les bronches quaternaires.

Les orifices des tertiaires, un peu plus étroits que les cavités des bronches

[1] N° 97, p. 31.

correspondantes, sont circulaires ou elliptiques, suivant que l'implantation de la tertiaire sur la secondaire est elle-même normale ou oblique. Ils ont au plus un millimètre de diamètre ; leur distribution est régulière, et les entre-deux sont d'un millimètre à un millimètre et demi ; on rencontre, çà et là, un orifice nettement elliptique et plus grand que les autres : c'est, en ce cas, l'orifice commun de deux tertiaires réunies, par exception, en un tronc excessivement court au niveau de leur embouchure. Grâce au genre de ramification ou de division penniforme spécial aux conduits respiratoires de l'oiseau, la présence des orifices des tertiaires devient caractéristique des bronches secondaires et de leurs divisions.

Le réseau des trabécules fibro-musculaires est à son tour la marque distinctive des bronches proprement dites, et le lien histologique, auquel nous faisions précédemment allusion, entre les tertiaires et les secondaires. Il semble avoir ses origines sur les parois latérales des divergentes, des tertiaires réceptaculaires ou même de certaines tertiaires superficielles. Il est plus complexe sur la paroi des secondaires, plus régulier et plus uniforme sur la paroi des tertiaires profondes. Des faisceaux de tissu fibreux, au sein desquels l'acide acétique met en évidence une grande quantité de noyaux de fibres-cellules musculaires, constituent le réseau par leur entre-croisement mutuel. Ils sont très-développés et commencent par former des mailles, larges et irrégulières, aux lieux indiqués pour leur origine. Ces grandes mailles subsistent dans toute l'étendue des trois derniers systèmes secondaires, et sur la portion profonde de la circonférence des divergentes, avec tendance à se régulariser et à s'amoindrir, d'autant plus grande qu'on approche davantage des tertiaires, ou que les secondaires envisagées sont d'un moindre diamètre. Les grandes mailles du réseau fibro-musculaire font néanmoins défaut, dans les grosses secondaires, au voisinage immédiat de la bronche primaire : sur une étendue de deux à trois millimètres, à partir des orifices d'embouchure, apparaît la muqueuse trachéo-bronchique elle-même avec son apparence lisse et unie, notablement amincie pourtant et n'offrant plus que des traces de plis longitudinaux et onduleux. A cette diminution d'épaisseur de la muqueuse, on peut rapporter, en partie, l'élargissement qui se produit dans le calibre des secondaires immédiatement au delà de leurs orifices. Les grandes mailles de la portion réticulée de ces bronches sont circonscrites par des trabécules larges et saillantes, dont les bords soulèvent avec force les couches, cellulaire et épithéliale, de la muqueuse ; il en résulte la formation d'aréoles longues et profondes dont le grand diamètre, situé transversalement, peut occuper le tiers ou la moitié de la circonférence bronchique, tandis que, dans le sens opposé, elles mesurent à peine un demi-millimètre. Les aréoles principales en comprennent d'autres, circonscrites par des faisceaux musculo-fibreux, déjà plus grêles que les trabécules du premier ordre, et ces aréoles secondaires sont aussi moins grandes, beaucoup moins allongées, moins profondes et moins saillantes que les aréoles primaires. Une deuxième subdivision produit les aréoles ultimes des bronches secondaires, et celles-ci, très-déprimées et à diamètres sensiblement égaux, atteignent à peine 0,2 de millimètre. Elles sont circonscrites par les dernières fibres du réseau trabéculaire et leur fond est occupé par des groupes de trois à quatre pertuis. Nous voici parvenus, sans quitter la circonférence des bronches secondaires, aux embouchures, bien difficilement visibles à l'œil nu, des bronches quaternaires ou intra-parenchymateuses, que Rainey appelle *passages intercellulaires* (intercellular passages) : les pertuis n'atteignent pas un vingtième de millimètre. On voit que le parenchyme n'est pas exclusivement disposé autour des bronches tertiaires et qu'il entoure aussi la paroi des secondaires dans la portion inoccupée par les orifices des tertiaires.

Après ce qui précède, il y a peu de mots à dire pour faire connaître la structure de la paroi des tertiaires, car elle est presque exactement la même que celle des secondaires. Sur la paroi de celles-ci, nous avons dû signaler de grandes ouvertures bronchiques, régulièrement réparties, appartenant aux tertiaires profondes; mais, sur la paroi des tertiaires, il n'existe que les orifices des canaux parenchymateux, pertuis microscopiques de 0,04 à 05mm. Ils sont réunis, par groupes de trois et, plus rarement, de quatre, au fond d'aréoles analogues aux aréoles tertiaires de la paroi des secondaires : mais elles sont ici d'une forme plus régulière et plus constante, exprimant assez bien un hexagone; de plus, la paroi des bronches tertiaires ne présente que des rudiments d'aréoles du second ordre et manque absolument des grandes aréoles transversales; elle a, par suite, une apparence moins accidentée, moins inégale et plus géométrique, en comparaison de la paroi des secondaires. Suivant Rainey, les orifices des *passages intercellulaires* (bronches quaternaires) sont *percés* dans la continuité d'une tunique fibreuse; suivant moi, ils sont groupés dans les plus fines mailles d'un réseau fibro-musculaire et siégent sur la couche de tissu conjonctif propre à la muqueuse bronchique.

Les bronches tertiaires sont remarquables, non-seulement, comme nous venons de le dire, par l'uniformité de structure de leur paroi, mais encore par l'uniformité de leur calibre. Leur cavité est, en moyenne, d'un millimètre : elle ne varie pas dans toute l'étendue d'une même tertiaire, elle varie peu d'une tertiaire à l'autre. Cette dernière propriété a depuis longtemps attiré l'attention des observateurs, mais ils ne l'ont jamais signalée qu'en l'accompagnant de quelques restrictions, parce qu'ignorant que la tertiaire se termine à une quaternaire, de même qu'elle commence à une secondaire, ils ignoraient, en même temps, la raison qui maintient l'invariabilité du calibre.

21. *Bronches quaternaires et parenchyme pulmonaire.* — Le tissu pulmonaire occupe tous les espaces demeurés libres entre les parois proprement dites des bronches secondaires et tertiaires ; mais quoique les secondaires soient entourées d'une mince couche parenchymateuse, à laquelle elles fournissent directement l'air, il n'en est pas moins vrai que la grande masse du tissu respirateur est contenue entre les cavités des tertiaires. Le rétrécissement de la portion moyenne ou tertiaire des circuits bronchiques semble n'avoir d'autre but que la création d'espaces où se puisse loger le parenchyme du poumon, et c'est dans ces espaces que nous devons l'étudier.

Nous avons dit que la cavité de la bronche tertiaire mesurait environ un millimètre ; les aréoles de la paroi ont une profondeur moyenne de 0,05 de millimètre ; là sont les pertuis des bronches quaternaires (espaces intercellulaires de Rainey) et la limite originelle ou centrale du tissu respirateur. Parti de cette limite, le parenchyme s'approprie la moitié de l'espace interbronchique, ou la moitié de l'espace demeuré libre entre la paroi de la tertiaire actuellement considérée et les parois des tertiaires voisines. Une mince lame de tissu cellulaire, dont la coupe normale représente typiquement un hexagone régulier de même centre que la cavité bronchique, forme la limite périphérique ou externe du parenchyme, dont l'épaisseur, mesurée sur le milieu des côtés de l'hexagone, est moyennement de 0,3 de millimètre.

Maintenant que nous avons déterminé avec précision la ligne de séparation des bronches et du parenchyme, quelle est, en un seul mot, la constitution morphologique de celui-ci ?... Exactement celle d'un réseau capillaire, étendu de la secondaire originelle à la secondaire terminale d'un même circuit bronchique, communiquant avec elles par ses extrémités et, avec la tertiaire correspondante, par toute l'étendue de sa face centrale, c'est-à-dire par les innombrables pertuis des bronchioles quaternaires.

Ces dernières bronches, dont les orifices, groupés au fond des alvéoles de la bronche tertiaire, mesurent, avons-nous dit, un vingtième de millimètre à peine, représentent les plus gros capillaires du réseau parenchymateux. Ils sont perpendiculairement implantés sur la paroi de la tertiaire, tous rectilignes, ayant le même calibre, et pressés les uns contre les autres comme les filaments du velours. Par toute l'étendue de sa paroi comme par sa terminaison, qui se fait non loin de la limite externe du parenchyme, la bronche quaternaire donne naissance à deux séries de tubes capillaires dont le calibre est moindre que le sien : ce sont les bronches capillaires moyennes et ultimes. Les moyennes ont un diamètre de 0,025 de millimètre, les autres seulement de 0,012 de millimètre. Ces derniers canaux, émis par les bronches quaternaires et par leurs premières subdivisions, se continuent avec les canaux semblables les plus voisins, et il en résulte un réseau très-régulier comprenant de trois à cinq mailles entre chaque paire de quaternaires.

Le chiffre de 0,012 de millimètre, que j'attribue aux derniers capillaires bronchiques, concorde exactement avec celui que Schrœder van der Kolk[1] assigne à ce qu'il dit être les plus fines aréoles pulmonaires. Rainey[2], qui admet l'existence de cellules ou d'espaces ultimes (*air-cells, or rather air-spaces*), leur donne seulement $\frac{1}{9600}$ de pouce anglais, ce qui correspond, si je ne me trompe, à 0,0027 de millimètre ; ce chiffre est trop faible : c'est celui que l'on trouve en se servant de pièces où le système sanguin a seul été injecté et où les voies pneumatiques sont plus ou moins affaissées.

La nature de la paroi des bronches parenchymateuses paraît être le point de la structure pulmonaire le plus difficile à élucider. Ont-elles un épithélium ? ont-elles, en propre, une paroi quelconque ?... Sur la première question, Rainey s'est énergiquement prononcé pour la négative, et, à mon avis, on n'a pu lui opposer jusqu'à présent aucune observation positive et valable. J'ai vainement cherché à reconnaître des éléments épithéliaux sur la paroi des bronches capillaires : les précautions consistant à se servir de pièces indemnes d'altérations cadavériques, à les traiter le moins longtemps possible par des liqueurs peu concentrées et légèrement acides, à préparer les

[1] N° 115, p. 94. — [2] N° 97, p. 51.

coupes au moyen d'instruments bien affilés et produisant peu de frottement, à recueillir tout ce qu'ils détachaient de la surface des pièces, toutes ces précautions, dis-je, sont demeurées infructueuses. J'ai donc quelque tendance à me ranger du côté de Rainey en ce qui concerne l'absence d'épithélium dans les dernières voies respiratoires des oiseaux. Je me sépare complétement de lui sur la deuxième question : J'admets que le réseau parenchymateux est partout limité par une membrane propre, continue avec la paroi des tertiaires, véritable prolongement du tissu conjonctif de cette dernière; il affirme, au contraire, que la membrane des bronches tertiaires ne s'étend pas dans les *passages intercellulaires* (bronches quaternaires) et qu'elle se termine par un rebord circulaire distinct, à l'entrée même de ces passages[1]. Dans un autre endroit de son intéressant mémoire, il semble restreindre quelque peu son assertion; les passages intercellulaires, dit-il, devenant de plus en plus étroits, *ne tardent pas à se perdre ;* au milieu des cellules aériennes, ils n'ont pas de paroi membraneuse distincte[2]. L'observation vraiment importante et méritoire de Rainey est celle qui se réfère à la constitution différentielle du réseau capillaire sanguin dans le poumon des mammifères et des oiseaux. Chez ces derniers, à l'encontre de ce qui existe chez les mammifères, aucune des mailles si exiguës du réseau capillaire sanguin n'est *oblitérée* ou recouverte par le passage d'une membrane étrangère, et toutes, sans conteste possible, sont traversées par le courant aérien; tandis que chez les mammifères, les mailles sanguines ne demeurent pas ouvertes et, par groupes nombreux, sont comprises entre les parois, réciproquement adossées, des cellules pulmonaires. La différence est réelle, en harmonie d'ailleurs, suivant mon opinion, avec la terminaison différente des voies respiratoires dans les deux classes zoologiques. Mais elle n'autorise point à conclure que dans le poumon des oiseaux les capillaires sanguins soient à nu. Les dernières voies respiratoires, dans les oiseaux, arrivent à un degré de ténuité assez grand pour rendre possible leur passage à travers chaque maille du réseau capillaire sanguin. L'étroitesse des mailles vasculaires ne formant plus arrêt à la marche ultérieure des canalicules respiratoires, la nécessité de se terminer en cul-de-sac et de former des *cellules pulmonaires* n'existe plus pour eux ; leur continuité, leur communication mutuelle sous forme d'un réseau qui est, pour ainsi dire, la reproduction, en sens réciproque, du réseau vasculaire, en est

[1] N° 97, p. 51. — [2] N° 97, p. 50.

la conséquence : les mailles de l'un des réseaux, sanguin ou pneumatique, enferment les capillaires de l'autre.

Chez les oiseaux, comme chez les mammifères, les capillaires sanguins sont enfermés entre les membranes respiratoires : bien plus, chez les oiseaux, ils en sont complétement entourés. L'observation légitime entièrement cette manière de voir : il est facile, sur toute coupe bien faite, d'apercevoir la membrane conjonctive des aréoles qui forment la paroi des tertiaires se continuer à travers les pertuis des bronches quaternaires dans les prétendus *passages intercellulaires;* de là elle se prolonge dans les capillaires pneumatiques, moyens et ultimes; les coupes de ces derniers, comprises dans les mailles des capillaires sanguins, sont limitées par un contour net et réfringent, comme celui d'un noyau de cellule; constamment ce contour est une *circonférence parfaite;* constamment la circonférence a le même diamètre. Si les capillaires renferment un peu de sang, si au moyen de l'acide acétique, de la glycérine, on rend leurs cavités facilement appréciables, on voit que la maille sanguine qui enferme le capillaire pneumatique est limitée par un contour polyédrique, par des lignes inégalement courbes et angulairement jointes, et que le maximum d'épaisseur de la maille est à ses différents sommets. D'où il faut conclure que la cavité centrale de la maille sanguine (cavité pneumatique), présentant une coupe aussi régulière, aussi nette et arrondie que celle d'une bronche quaternaire, en est redevable à la même cause, c'est-à-dire à l'existence d'une membrane indépendante, au moins par ses origines, de la paroi des capillaires sanguins.

Les bronches capillaires ont une origine *centrale :* la cavité ou la paroi de la bronche tertiaire qui sert d'axe au prisme hexagonal formé par le parenchyme. Les capillaires sanguins ont, au contraire, l'origine *périphérique :* la membrane celluleuse qui enferme, de toutes parts, l'hexagone parenchymateux. Il existe dans le poumon, comme dans les autres viscères, une série de cloisons formées par le tissu conjonctif qui accompagne les gros vaisseaux dans l'épaisseur de l'organe. Pour chaque bronche tertiaire et la portion de parenchyme qui en dépend, ces cloisons délimitent une loge particulière ; et comme elles portent les vaisseaux et leurs ramifications, on voit que la face interne de ces loges est l'origine de tous les ramuscules et capillaires du parenchyme. Si les bronches tertiaires ne communiquaient pas entre elles et ne formaient pas, comme nous l'avons dit, un réseau spécial, les loges et les portions de tissu qu'elles renferment seraient isolées au point de ne communiquer entre elles que par l'intermédiaire très-détourné des bronches secondaires ; grâce aux tertiaires anastomotiques, à la vérité médiocrement nombreuses, le parenchyme d'une loge peut communiquer avec celui de la loge voisine, et de la sorte une continuité réelle s'établit dans une certaine mesure entre les divers îlots du tissu respirateur.

22. *Orifices broncho-réceptaculaires.* — Nous ne mentionnons ici que pour mémoire les faisceaux musculaires annexés à la plupart des orifices broncho-réceptaculaires ; comme ils dépendent des appareils moteurs assimilés au diaphragme des mammifères, nous pourrons en parler avec plus d'opportunité en traitant de ces appareils.

CHAPITRE III

DES RÉCEPTACLES PNEUMATIQUES SUPÉRIEURS ET DE LEURS PROLONGEMENTS

SOMMAIRE : I. Réceptacle supérieur-antérieur : *A. Portion centrale;* 1. Configuration générale. — 2. Situation et rapports généraux. — 3. Nombre des faces; face antérieure, ses différentes parties, ses rapports. — 4. Face postérieure : portion latérale, portion moyenne ou laryngo-bronchique, rapports. — 5. Face inférieure ou cardiaque : situation et forme, différentes parties, rapports. — 6. Circonférence. — *B. Portion périphérique, intermusculaire ou brachiale.* — 10. Configuration, subdivisions et rapports. — 11. Canal de communication entre les deux portions centrale et périphérique du réceptacle. — *C. Dispositions morphologiques, communications extrinsèques du réceptacle.*

II. Réceptacle supérieur-postérieur : *A. Portion centrale;* 12. Configuration et situation du réceptacle d'une manière générale. — 13. Subdivisions, limites et rapports de sa portion centrale : partie fusiforme ou longitudinale, partie annulaire ou transversale. — *B. Prolongements rachidiens cervico-dorsaux.* — 14. Nombre, situation et configuration de ces prolongements en général : prolongements aérifères extra-rachidiens, intra-rachidiens, et leurs communications transversales. — 15. Extrémités terminales des digitations de la partie annulaire du réceptacle, et canal aérifère cervico-dorsal extra-rachidien, en particulier. — 16. Des canaux aérifères cervico-dorsaux intra-rachidiens au point de vue de leurs limites, de leur constitution et de leurs rapports. — 17. Des parties osseuses pneumatisées par l'intermédiaire du réceptacle supérieur-postérieur. — 18. Variabilité du réceptacle.

I. — RÉCEPTACLE SUPÉRIEUR-ANTÉRIEUR

J'aborde, en ce chapitre, l'étude des réceptacles pneumatiques, et m'attachant d'abord à la description particulière de chacun d'eux, je me réserve de les envisager par la suite à un point de vue général. Néanmoins, je ne puis m'empêcher de faire immédiatement remarquer combien la situation réciproque de tous ces organes vésiculeux est simple et régulière. Cette observation nous fournit le principe d'une nomenclature facile, correcte et méthodique; un coup d'œil suffit pour constater qu'ils forment trois étages superposés : *supérieur, moyen et inférieur*, comprenant en tout huit réceptacles, dont deux en haut, deux en bas et quatre au milieu. Je traiterai, en premier lieu, des deux réceptacles supérieurs, qui sont placés au même niveau, l'un derrière l'autre, et que nous pouvons, en conséquence, nommer *supérieur-antérieur* et *supérieur-postérieur*. Le réceptacle supérieur-antérieur a reçu des auteurs une foule d'appellations différentes, mais qui toutes sont plus ou moins reprochables ; voici les principales : *die vordere Herz-Luftzelle*, (*cellula s. bulla cordis anterior*), Tiedemann ; *grande cellule de la poitrine*, Girardi ; *sac cardiaque*, Colas; *bulla cordis anterior*. Bl. Merrem ; *poche pneumatique sous-claviculaire* (*bulla sub-clavicula*), Jacquemin ; *anterior thoracic cell*, R. Owen ; *réservoir thoracique*, Sappey ; *première cavité des réservoirs aériens thoraciques* ou *réservoir infra-laryngien*, N. Guillot ; *premier sac aérifère*, Carus ; *réservoir claviculaire*, Milne-Edwards; *cellula infralaryngea*, E. Selenka. Le réceptacle supérieur-antérieur se divise en deux parties distinctes : A, la partie *centrale*, *médiane*, *viscérale*, *splanchnique* ; B, la partie *périphérique*, *latérale*, *intermusculaire*, formant de chaque côté le *prolongement brachial* du réceptacle.

A. PORTION CENTRALE DU RÉCEPTACLE SUPÉRIEUR-ANTÉRIEUR.

1. *Configuration générale.* — Je ne crois pas que la description orale puisse donner une notion exacte et véritablement utile de la portion médiane du réceptacle *supérieur-antérieur*. Force est de recourir à la vue directe de l'organe préalablement injecté, ou aux dessins, aussi exactement faits que possible, d'une semblable préparation. En examinant nos photographies, le lecteur reconnaîtra qu'il s'agit ici d'une forme très-compliquée, bien qu'elle soit, contrairement à certaines affirmations, du moins chez le poulet, parfaitement régulière et symétrique. Si nous faisons abstraction des détails, pour ne tenir compte que des traits fondamentaux, nous pouvons dire que la portion médiane du réceptacle consiste en une sorte de gouttière, convexe en avant et concave en arrière ; l'extrémité supérieure est, en outre, largement échancrée en son milieu (*fig.* 16 et 17), tandis que sur les côtés, et par en bas surtout, les bords sont uniformes et continus. A la face postérieure, une particularité importante ajoute une complication à cette image très-simple d'une gouttière ; la concavité est partagée en deux étages distincts, par une sorte de plan sécant, très-incliné vers le bas ; ce plan est formé de replis membraneux, que nous décrirons dans un instant, et qui enveloppent la terminaison de la trachée, le larynx inférieur, et les deux bronches primitives jusqu'au hile pulmonaire. La coupe du réceptacle, suivant le plan médian vertical antéro-postérieur représenterait assez bien la lettre grecque λ : le petit jambage de gauche figurerait la section du plan trachéo-bronchique, et montrerait le partage de la concavité en deux sections, tournées, l'une en arrière, vers la colonne vertébrale, l'autre en bas, vers le cœur.

2. *Situation et rapports généraux.* — Le vice des appellations imposées au réceptacle supérieur-antérieur par divers savants reconnaît pour cause notre incertitude sur les régions et sur les organes que nous devons désigner d'un même nom, chez des animaux d'espèce différente. Ces noms de réservoir *thoracique*, *claviculaire*, qui semblent si naturellement empruntés à un rapport de situation, nous les avons rejetés sans regret. Quelles sont les limites du thorax, chez les oiseaux? Il n'y a pas de réponse à faire sur ce sujet, il n'y a que des opinions à donner. Néanmoins, à ne s'en rapporter qu'aux apparences, le réceptacle ne peut s'appeler *thoracique* d'après la situation, puisqu'il est placé, presque en entier, au-dessus du poumon, de la première côte et du sternum. La désignation de *claviculaire* est encore inadmissible; ce qu'on entend communément par clavicule, chez les oiseaux, est un os intra-musculaire (la fourchette), n'ayant rien de commun avec le réceptacle supérieur-antérieur; si on applique le nom de clavicule aux os coracoïdes, alors nous devons convenir qu'ils ont avec lui des rapports de situation importants, immédiats, mais on a fait de la sorte une détermination ostéologique injustifiée, en contradiction avec celle admise en dernier lieu par Cuvier, et provisoirement adoptée par tous.

Le réceptacle supérieur-antérieur est orienté, sur le squelette, comme les coracoïdes et le haut du sternum. En arrière, il est médiatement en rapport avec la colonne vertébrale, depuis la douzième cervicale jusqu'à la deuxième dorsale, et en rapport plus intime avec la première côte et le quart supérieur du scapulum. En haut, il atteint le niveau des articulations scapulo-coracoïdiennes; en bas, il descend près du sommet des échancrures internes du sternum; il se prolonge dans l'espace angulaire intercepté par l'omoplate et le coracoïde, il répond au processus costalis et au bord latéral du sternum (*hyosternum*), et à la moitié antérieure des deux premières côtes sternales. Il confine en haut, au jabot, en bas, au cœur et au foie, en arrière, à l'œsophage et au poumon, en avant, à la peau, aux os coracoïdes et au sternum. Enfin il est placé en avant du réceptacle *supérieur-postérieur*, et au-dessus des réceptacles *moyens-supérieurs*. Il ferme, par en haut, l'entrée de la poitrine; il est presque entièrement contenu entre le sommet de l'épaule et le haut de l'enceinte costale, et je répète qu'il n'a rien de commun avec l'os semi-lunaire, quoi qu'en ait dit Girardi[1].

[1] N° 46, p. 740.

3. *Nombre des faces; face antérieure, ses différentes parties, ses rapports.* — Nous avons à présent la notion générale du réceptacle supérieur-antérieur : nous passons à l'examen précis et détaillé de sa configuration et de ses rapports. Nous étudierons successivement chacune de ses faces, mais d'abord combien faut-il lui en reconnaître? Natalis Guillot en compte jusqu'à six [1]; nous pouvons réduire ce nombre à trois, sans le moindre inconvénient, et nous avons dès lors à considérer les faces *antérieure*, *postérieure* et *inférieure*. La meilleure manière d'arriver à la connaissance intime de l'organe est d'étudier son moule, obtenu, comme on dit, par *injection corrosive :* c'est lui surtout que nous allons décrire présentement.

Réceptacle supérieur-antérieur, muni de son prolongement brachial, vu par la face antérieure, en rapport naturel avec les réceptacles pneumatiques environnants. D'après une pièce injectée et corrodée.

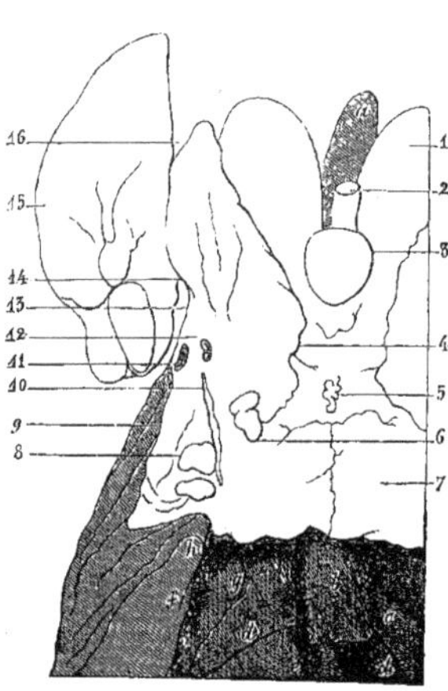

Fig. 16.

a, sommet du réceptacle supérieur-postérieur; — *b*, repli antérieur pour le ventricule succenturié; — *c*, loge du ventricule succenturié et de la rate; — *d*, *d*, ligne de contact entre les réceptacles moyens supérieurs et les réceptacles inférieurs; — *e*, ligne de contact des deux réceptacles inférieurs; — *f*, réceptacle moyen-supérieur; — *g*, face interne du même réceptacle; — *h*, angle du réceptacle moyen-supérieur en rapport avec la racine de l'apophyse abdominale du sternum (hyposternum).

1, lobe latéral du réceptacle supérieur-antérieur en rapport avec le sous-clavier interne et le troisième pectoral; — 2, trachée passant entre les lobes latéraux et derrière le lobule moyen; — 3, lobule moyen; — 4, repli servant de racine aux prolongements huméro-scapulaires; — 5, racine ou implantation de la bosselure épisternale; — 6, bosselure pour l'os coracoïde; — 7, feuillet antérieur du repli sterno-cardiaque; — 8, première bosselure pour l'hyosternum, située entre les articulations des deux premières côtes sternales; au-dessous d'elle, on voit la deuxième bosselure; — 9, bord externe du réceptacle supérieur-antérieur; il s'appuie sur le réceptacle moyen-supérieur; — 10, crête répondant au bord externe du processus costalis du sternum (apophyse hyo-sternale); — 11, orifice musculaire, servant à l'issue d'un petit muscle inspirateur qui va s'insérer aux deux premières côtes; — 12, orifice pour l'issue du muscle sterno-trachéen; — 13, niveau de l'issue des vaisseaux axillaires; — 14, situation de l'échancrure du chef supérieur du troisième pectoral; — 15, prolongement brachial *in situ;* — 16, niveau de l'articulation huméro-coracoïdienne.

La face *antérieure* ou *convexe* est trilobée à sa partie supérieure : il y a deux lobes latéraux (*fig.* 15; 1) et un lobe ou lobule moyen (*fig.* 16; 3); les deux lobes latéraux, plus grands et plus reculés, circonscrivent entre eux une fente ou échancrure médiane en forme de V, à travers laquelle on aperçoit

[1] N° 89, *a*, p. 45.

le sommet du second réceptacle pneumatique supérieur; le bas de la fente est caché par le lobule, derrière lequel descend la trachée (*fig.* 16; 2); au-dessous, en 5, on voit la base d'insertion d'une bosselure pédiculée de la paroi du réceptacle; elle n'est pas constante, mais, quand elle existe, elle tapisse la petite cavité de l'apophyse épisternale, et parfois s'étale au côté interne des articulations sterno-coracoïdiennes. Sur les côtés nous trouvons une large gouttière, à peu près orientée comme l'os coracoïde; c'est la gouttière du muscle sous-clavier externe, muscle ainsi dénommé conformément à la nomenclature de Vicq d'Azyr, laquelle sera généralement suivie par nous. La gouttière est recouverte par un large repli (*fig.* 21; 2), et transformée par suite en une sorte de canal aplati, ouvert seulement au côté interne, où se voit une fente linéaire : ce canal est rempli par le muscle sous-clavier externe. Le repli est creux et constitué par un double feuillet; d'un côté, sa cavité communique avec celle du réceptacle, et de l'autre côté, avec la cavité du prolongement huméro-scapulaire, auquel il sert de support (*fig.* 16; 4). Au-dessous, à la hauteur de la bosselure épisternale, se détache une deuxième bosselure destinée à revêtir les cavités pneumatiques de l'os coracoïde; elle n'existe souvent que d'un seul côté, ou peut même faire défaut entièrement. Par en bas, la face antérieure du réceptacle est constituée par le feuillet antérieur du repli sterno-cardiaque (*fig.* 16; 7); la partie moyenne de ce feuillet s'étend d'un bord articulaire à l'autre du sternum, et envoie de petits prolongements dans les pertuis correspondants de l'os; les deux parties latérales, ou sterno-costales, plus étroites, offrent chacune deux bosselures pneumatiques superposées, logées dans les première et deuxième fossettes interarticulaires du sternum (*fig.* 16; 8). Tels sont les principaux détails que présente à l'examen la face convexe ou antérieure du réceptacle supérieur-antérieur. Elle a de plus avec divers organes des rapports que nous tenons à faire connaître.

Quant aux os que ces rapports concernent, ce sont le *coracoïde*, le *sternum*, les trois premiers os *sterno-costaux*, la première *côte* et l'*omoplate*. Par toute son étendue, l'extrémité supérieure seule exceptée, l'os *coracoïde* est en contact plus ou moins immédiat avec le réceptacle supérieur-antérieur. Il est un peu moins obliquement dirigé que le repli servant de racine ou de support au prolongement huméro-scapulaire, et forme avec lui le côté externe d'un angle ouvert inférieurement. L'articulation du coracoïde avec le sternum est entourée de replis pneumatiques; mais au-dessus de l'articulation, les muscles court claviculaire et sous-clavier interne s'interposent sur une étendue variable entre la face interne de l'os et la face externe du repli du prolongement huméro-scapulaire (*fig.* 23 ; *f*, 7 et 9), et une semblable interposition a lieu, vers l'extrémité supérieure du coracoïde, par la portion coracoïdienne du muscle sous-clavier externe (*ibid.*, 14). L'apophyse médiane du *sternum* s'élève jusqu'à toucher le lobule moyen du réceptacle, et reçoit dans sa cavité basilaire la bosselure épisternale (*fig.* 18; 3, 4). La portion centrale du même os, répondant au cœur, est revêtue par la portion moyenne du repli sterno-cardiaque. Enfin le processus costalis, dont le sommet confine à l'origine du repli des prolongements huméro-scapulaires, est séparé de la membrane du réceptacle par le muscle court claviculaire. Les trois premiers os *sterno-costaux* adhèrent à la portion latérale du repli sterno-cardiaque, dont le bord inférieur est limité par le dernier d'entre eux. La première *côte* passe au-dessous du lobe latéral et son extrémité libre confine aux nerfs du plexus brachial. Sur la moitié postérieure du lobe latéral, on voit une dépression qui est en rapport avec le tiers supérieur de l'*omoplate* (*fig.* 25; 2), dont elle n'est séparée que par la portion scapulaire du muscle sous-clavier externe (*fig.* 23; 16).

Plusieurs muscles sont en connexion avec la face antérieure du réceptacle supérieur antérieur. Je dois rappeler que Vicq d'Azyr[1], pour qui l'os coracoïde des oiseaux était le représentant de la clavicule, a décrit à propos de lui quatre muscles, savoir : les *sous-claviers externe*, *interne* et le *court claviculaire*, et le troisième *ou petit pectoral;* de plus, on devrait, suivant lui, considérer le court claviculaire comme répondant le mieux au sous-clavier de l'homme, le troisième pectoral, comme ne manquant pas d'analogie avec le petit pectoral, tandis que les deux sous-claviers appartiendraient exclusivement aux oiseaux. Quoi qu'il en soit, le muscle *sous-clavier externe* ne me paraît pas avoir attiré à un degré suffisant l'attention des anatomistes; il est curieusement constitué (voy. *fig.* 23), et il contracte des rapports très-intimes avec le réceptacle supérieur-antérieur. Suivant la juste remarque de Vicq d'Azyr, on doit distinguer trois parties à ce muscle, l'une sternale, l'autre claviculaire ou coracoïdienne, la troisième scapulaire. La portion sternale prend inférieurement insertion sur l'apophyse médiane du sternum, et s'élève de là vers le lobule médian du réceptacle; elle remplit l'espèce de

[1] N° 33, *b*, p. 236.

canal auquel nous avons donné son nom; la dissection simple montre que la paroi de ce canal est partout adhérente au muscle, et que de sa face libre naissent intérieurement plusieurs brides filamenteuses qui traversent la cavité pneumatique pour aller se fixer en différents points du réceptacle. La deuxième portion du muscle, dite coracoïdienne, surmonte immédiatement la précédente et s'applique sur la moitié antérieure du lobe latéral; la moitié postérieure de ce dernier est recouverte par la troisième portion du muscle, ou portion scapulaire (13, 14, 16, *fig.* 23). Notons, en passant, que la portion sternale du sous-clavier externe émet un petit faisceau musculaire dans l'intérieur de la petite cavité épisternale. Le muscle *sous-clavier interne* (*fig.* 23; 9) s'attache en bas à la face latérale du manubrium sternal et au bord interne de l'os coracoïde; il s'élève au-devant et en dedans du faisceau sternal du sous-clavier externe; il est en rapport avec les lobes moyen et latéraux du réceptacle, et par son bord externe, il recouvre légèrement le repli des prolongements huméro-scapulaires. Le muscle *court claviculaire* (*fig.* 23; 7), étendu entre les articulations sterno-costales et le processus costalis d'un côté, et l'os coracoïde de l'autre, adhère au repli sterno-cardiaque jusqu'à l'origine du repli des prolongements huméro-scapulaires. Il figure assez bien un faisceau accessoire du troisième pectoral. Celui-ci (*fig.* 23; 8) est intimement appliqué, par sa face profonde, au-dessus du muscle court claviculaire, au repli qui supporte le prolongement huméro-scapulaire du réceptacle. De concert avec le sous-clavier externe, il circonscrit l'orifice supérieur de ce repli; à cet effet, le sommet du troisième pectoral est échancré, et les deux extrémités de l'échancrure sont maintenues chacune par un petit tendon, l'un, extrêmement court, se portant au bord externe de l'os coracoïde et se prolongeant, le long de ce bord, jusqu'à la capsule articulaire de l'humérus, l'autre allant s'insérer au-dessus de la fossette pneumatique de ce même humérus.

On peut encore mentionner quelques autres muscles comme ayant des connexions avec la face antérieure du premier réceptacle, celui que G. Cuvier[1] nomme *sterno-trachéen*, et ceux qui sont désignés par Tiedemann sous les appellations de *scalènes supérieur* et *inférieur*, de *sterno-costal* ou *triangulaire du sternum*, et de *muscle rond des deux premières côtes*. Le *sterno-trachéen* (*fig.* 18; I; et *fig.* 20; V) est renfermé dans un canal produit par un pli de la

[1] N° 78, t. VIII, p. 744.

paroi du réceptacle. L'ouverture supérieure du canal, de même que l'extrémité supérieure du muscle, se trouve derrière le lobule moyen du réceptacle, contre la trachée; l'ouverture inférieure (*fig.* 16; 12) permet au muscle d'atteindre, près du sommet, le bord externe de l'hyosternum, en dehors du muscle court claviculaire. Je ne donnerai présentement aucun détail sur les quatre autres muscles ci-dessus dénommés, la description qu'en ont donnée les auteurs étant si confuse et si peu applicable au coq domestique, qu'il faudrait la refaire complétement, et m'écarter par trop de mon sujet actuel.

L'artère et la veine sous-clavières se dégagent de la membrane du réceptacle et apparaissent près du milieu du bord latéral de la face antérieure, derrière l'orifice d'issue du muscle sterno-trachéen. Il y a un orifice distinct pour chacun des deux vaisseaux, l'artériel un peu au-dessus et en avant du veineux, tous deux placés au-dessous de la racine du prolongement brachial (*fig.* 20; *e*). Les nerfs du plexus brachial sont compris entre les membranes contiguës des deux réceptacles supérieurs : ils limitent en dehors le réceptacle et passent sous le lobe latéral, prenant une surface d'appui sur le bord latéral du réceptacle. (*fig.* 17; 7).

4. *Face postérieure : portion latérale, portion moyenne ou laryngo-bronchique, rapports.* — La face postérieure du premier réceptacle (*fig.* 17) est formée de deux moitiés, droite et gauche, presque absolument symétriques. Quelques détails de peu d'importance ou corrélatifs à la disposition symétrique des premiers troncs vasculaires dérangent seuls la régularité de la répétition. On voit en haut la *grande échancrure médiane*, configurée en V, mesurant le tiers et parfois la moitié de la hauteur totale du réceptacle, et bornée de chaque côté par les *deux lobes latéraux* (*fig.* 17; 3). Une fente linéaire, sur la pièce corrodée, s'étend du sommet de l'échancrure jusqu'au bord inférieur du réceptacle (*ibid.*, 9) : c'est le *sillon des replis laryngo-bronchiques postérieurs;* il résulte de l'adossement, sur la pièce fraîche, de la paroi de ces deux replis, adossement qui donne lieu à la formation d'une *cloison œsophago-bronchique ;* on voit immédiatement l'analogie d'une semblable cloison avec un mésentère. D'avant en arrière, le sommet de la grande échancrure médiane est caché par le *lobe médian*, *petit lobe*, ou *lobe prétrachéal* du réceptacle (*ibid.*, 2). Latéralement, les portions de la face postérieure sont fortement courbées, en sorte que le réceptacle a, de ce côté, la forme d'une gouttière à concavité tournée vers le cou. Les sommets des grands lobes (*ibid.*, 3) répondent par leur niveau

aux sommets des os coracoïdiens. Ces lobes, de forme triangulaire, ont leur base marquée par un sillon (*ibid.*, 6) dans lequel passe la branche la plus élevée du plexus brachial. La moitié inférieure du bord latéral s'applique successivement sur le poumon et sur le réceptacle moyen supérieur (*ibid.*, 20, 16); en dedans de cette moitié est la gouttière, ou un canal plus ou moins complet, de la veine cave supérieure; au-dessus, la bifurcation de la même gouttière pour les veines sous-clavière et jugulaire (*ibid.*, 18, 22).

La portion *moyenne* de la face postérieure, située au-dessous de la grande échancrure médiane, au lieu d'être excavée comme les portions latérales, est plane et représente un triangle isocèle à sommet tronqué supérieur. C'est une forme en rapport avec la figure constituée par la terminaison et la bifurcation de la trachée. Elle se compose d'appendices émis par le corps du réceptacle, destinés à envelopper de tous côtés, à intercepter entre eux, pour ainsi dire, le larynx inférieur et toute l'étendue libre, ou extra-pulmonaire, des deux premières bronches, et que l'on peut nommer *appendices* ou *replis laryngo-bronchiques*. Deux sont situés en arrière; distincts dans toute

Réceptacle supérieur-antérieur vu par la face postérieure après ablation des prolongements brachiaux. D'après une pièce injectée et corrodée.

1, trachée près de sa terminaison au larynx inférieur; — 2, lobe médian du réceptacle; — 3, sommet du lobe latéral gauche; — 4, dépression du lobe latéral répondant au scapulum; — 5, repli bronchique gauche à son origine sur le lobe latéral; — 6, extrémité libre ou postérieure du lobe latéral; — 7, surface d'appui pour le plexus brachial; — 8, orifice d'issue pour l'artère carotide; — 9, sillon médian de séparation des replis laryngo-bronchiques postérieurs, répondant à la cloison œsophago-bronchique; — 10, repli laryngo-bronchique gauche, moins développé, sur cette pièce, que celui de droite, et dont l'extrémité inférieure est enlevée pour laisser voir la bronche primaire; — 11, canal de l'artère pulmonaire; — 12, portion des replis laryngo-bronchiques antérieurs en connexion avec le poumon et constituant l'infundibulum externe du premier réceptacle; — 13, gouttière servant au passage de la veine pulmonaire gauche; — 14, point du repli laryngo-bronchique de droite, par où celui-ci communique avec l'infundibulum du réceptacle moyen-supérieur; — 15, bronche primaire artificiellement découverte par l'ablation d'une partie du repli laryngo-bronchique; — 16, angle inférieur du bord latéral en connexion avec le réceptacle moyen-supérieur; — 17, canal de l'artère pulmonaire droite; — 18, gouttière de la veine cave supérieure; — 19, orifice d'issue du canal pour l'aorte : la ligne ponctuée figure le trajet ultérieur du vaisseau; — 20, portion moyenne du bord latéral par laquelle le réceptacle confine au poumon; — 21, sillon délimitant le repli laryngo-bronchique; — 22, gouttière (et parfois canal) de la veine sous-clavière, au niveau de la division de la veine cave supérieure en jugulaire et sous-clavière.

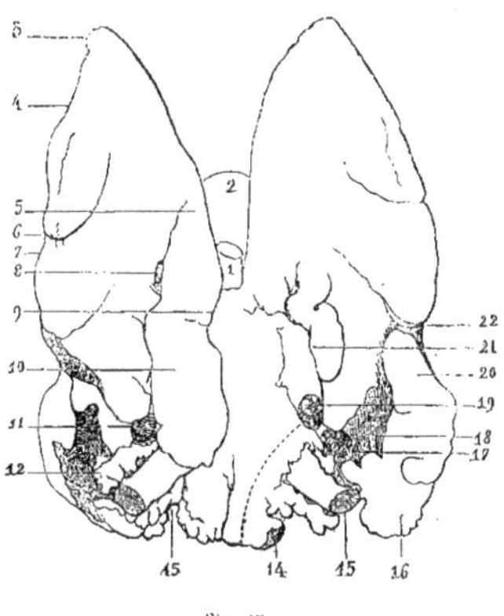

Fig. 17.

leur étendue, par des sillons, sur les pièces obtenues par injection et corrosion, ou par des plis membraneux, mésentéroïdes, qui occupent ces sillons, avant l'action des agents corrosifs, ils prennent chacun naissance au bas des lobes latéraux, sur les côtés et près du sommet de la grande échancrure médiane (*fig.* 17 ; 5). Deux autres sont antérieurs par rapport aux voies laryngo-bronchiques, et appartiennent à la face inférieure du réceptacle ; ils sont doubles au niveau des bronches, se réunissent plus haut, et semblent émerger, presque exclusivement, du lobule médian, à ce niveau, les quatre replis, communiquant tous, et d'une manière presque simultanée, avec la cavité centrale du réceptacle, on conçoit qu'ils se confondent plus ou moins ensemble. Le système des sillons ou des cloisons est *crucial* sur les sections qui passent transversalement par les bronches, et résulte de l'entre-croisement d'une cloison *interbronchique* avec une autre cloison *œsophago-trachéale ;* la croix dégénère plus haut en un simple trait étendu de la trachée à l'œsophage. Un examen superficiel pourrait faire croire à tort que la trachée pénètre, derrière le lobule médian, dans la cavité du réceptacle pneumatique, pour y être directement en contact avec l'air, en même temps que le larynx inférieur et les bronches primaires; mais c'est là une simple apparence, comme celle qui ferait supposer que les intestins sont contenus dans la cavité péritonéale.

Les sillons qui limitent latéralement, sur les pièces obtenues par corrosion, les replis laryngo-bronchiques, sont remarquables par les gros vaisseaux artériels et veineux qui les traversent en différents sens. Dans l'état naturel, la seule membrane du réservoir sépare la paroi de ces troncs vasculaires de l'air ambiant. Immédiatement au-dessous de la racine ou de l'origine de ces replis, on peut voir (*fig.* 17; 8) l'orifice d'issue d'un canal destiné à l'artère carotide. Il forme au vaisseau une gaîne dirigée comme le montre à l'extérieur la trace du sillon, et, si on le suit de haut en bas, on lui découvre bientôt une bifurcation, destinée à la sous-clavière et au tronc artériel brachio-céphalique ; et, à droite, un canal considérable, dont l'orifice d'issue (*fig.* 17; 19) regarde en arrière directement, et sert au passage de l'aorte. En contact avec cet orifice (*ibid.* ; 17), au-dessous et un peu en dehors de lui, on en trouve un autre, de tous points analogue, et destiné à l'artère pulmonaire droite. Sur la ligne médiane, en rapport direct avec la paroi du réceptacle, apparaît l'œsophage, par la portion qui fait suite au jabot (*fig.* 20; *C*), ce dernier reposant dans la grande échancrure médiane.

Dans l'état de vacuité, l'œsophage, ordinairement aplati d'avant en arrière, déborde la trachée de chaque côté, et il est médian, très-exactement, quoi qu'en ait dit Natalis Guillot[1]. Comme le réceptacle supérieur-postérieur est immédiatement situé derrière le réceptacle supérieur-antérieur, et qu'il est reçu dans la concavité de la face postérieure de ce dernier, on conçoit que les deux parois contiguës, venant à adhérer l'une à l'autre, forment une cloison à deux feuillets, étendue de droite à gauche ; c'est entre ces deux feuillets, et en les écartant, que passe l'œsophage. Dans la même cloison, sur les côtés de l'œsophage, on trouve successivement, en procédant de dedans en dehors, l'artère carotide, le nerf pneumogastrique et la veine jugulaire (*fig.* 20 ; *d*, *c*, *l*). Nous n'avons pas à revenir sur les connexions de la trachée avec le réceptacle supérieur-antérieur, mais nous ferons remarquer que pour la face postérieure de ce dernier, nous ne trouvons aucun rapport musculaire à signaler, contrairement à ce qui a lieu pour la face antérieure, dont la situation participe davantage à la périphérie du tronc.

5. *Face inférieure ou cardiaque : situation et forme, différentes parties, rapports.* — En haut, et aussi en avant, la portion pulmonaire ou supérieure du tronc est complétement fermée par des parties membraneuses, appartenant aux deux réceptacles supérieurs, savoir : le supérieur-antérieur, dont l'examen nous occupe en ce moment, et le supérieur-postérieur, que nous étudierons ensuite. Il se forme là comme un plafond plus ou moins régulièrement voûté, constitué, on pourrait dire exclusivement, par la 3e et dernière face du réceptacle supérieur-antérieur. Elle peut se dénommer indifféremment face *inférieure* ou face *cardiaque*, attendu qu'elle recouvre l'appareil cardiaque ; elle comprend le feuillet inférieur du repli sterno-cardiaque (*fig.* 18 ; 1), et le feuillet inférieur des replis laryngo-bronchiques ; d'avant en arrière, elle s'étend du sternum aux hiles pulmonaires, et, transversalement des premières côtes droites aux premières côtes gauches ; en bas et en avant, elle est limitée par les sommets des échancrures sternales, et par les réceptacles moyens-supérieurs. Elle semble repoussée de bas en haut par le cœur, et le point culminant de l'appareil cardiaque fait saillie dans l'intérieur de la cavité du réceptacle jusqu'au niveau du lobule moyen ; de la sorte, elle double, en avant, la moitié inférieure de la paroi antérieure

[1] N° 89, *a*, p. 45.

du réceptacle, avec laquelle elle forme le repli sterno-cardiaque (*fig.* 19 ; 1, 2, 3), et en arrière, elle descend devant la trachée, le larynx inférieur et les bronches, et représente le feuillet antérieur des replis laryngo-bronchiques (*ibid.;* 5). On peut donc lui reconnaître deux parties : l'une antérieure ou sternale, l'autre postérieure ou bronchique. Cette dernière est en continuation avec le lobule moyen, qui devient, par sa situation en avant de la trachée, le point de départ des plis membraneux qui enveloppent les premières voies atmosphériques; elle affecte la forme triangulaire, résultant de la divergence des deux bronches primaires. Sur les pièces injectées, elle présente un sillon longitudinal, médian (*fig.* 19; 6, 7), qui, à la différence du sillon médian longitudinal de la face postérieure du réceptacle, est incomplet, et ne descend pas jusqu'au bord inférieur; il répond à la cloison cardio-bronchique, l'une des cloisons formant un ensemble crucial de liens, qui relient l'œsophage, la trachée, les bronches et le péricarde. Ces cloi-

Coupe menée par le plan vertical antéro-postérieur, montrant le repli sterno-cardiaque (moitié gauche de la pièce).

A, coupe longitudinale de la trachée : le conduit de l'air descend, en arrière du lobule moyen, vers les replis laryngo-bronchiques du réceptacle supérieur-antérieur; — B, œsophage passant entre les parois correspondantes des deux réceptacles supérieur-antérieur et supérieur-postérieur; — C, situation de l'infundibulum de la première bronche divergente; — D, première bronche divergente et orifices de ses branches internes; — E, orifices des bronches émises par la bronche divergente interne; — F, poumon gauche; — G, œsophage près du ventricule succenturié; — H, portion supérieure du foie avec sinus hépatiques.

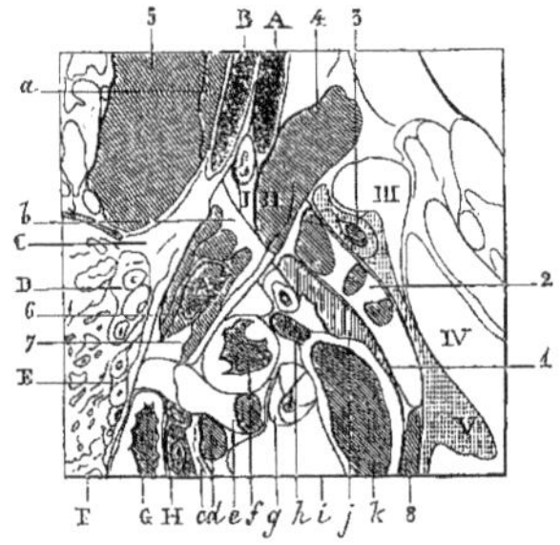

a, carotide gauche vue à travers la membrane du réceptacle supérieur-postérieur; — *b*, point où le tronc brachio-céphalique gauche se divise en artère sous-clavière et en carotide : le tronc semble traverser la cavité réceptaculaire, et on voit les brides qui le relient aux parois; — *c*, cavité péricardique entre le cœur et le foie; — *d*, veine cave supérieure gauche, passant sous le tronc commun des veines pulmonaires pour se rendre à l'oreillette droite; — *e*, tronc commun des deux veines pulmonaires; — *f*, sommet de l'oreillette droite; — *g*, orifice aortique avec la majeure partie des sigmoïdes; — *h*, tronc commun des artères pulmonaires près de son origine; — *i*, ventricule gauche; — *j*, péricarde doublant le feuillet postérieur du repli sterno-cardiaque; — *k*, cavité du ventricule droit.

1, feuillet postérieur du repli sterno-cardiaque; il adhère au péricarde et fait partie de la face inférieure du réceptacle supérieur-antérieur; — 2, brides étendues entre les deux feuillets du repli sterno-cardiaque; — 3, cavité de la bosselure épisternale du réceptacle supérieur-antérieur; — 4, cavité du lobule moyen; — 5, portion moyenne ou annulaire du réceptacle supérieur-postérieur; — 6, cavité du repli bronchique gauche; — 7, cloison interbronchique des replis laryngo-bronchiques; — 8, prétendu ligament falciforme du foie; il attache le péricarde au sternum.

I, portion inférieure du muscle sterno-trachéen allant s'insérer à la base du *processus costalis* du sternum; — II, portion sternale du muscle sous-clavier externe vue à travers la paroi du lobule moyen; — III, coupe du muscle sous-clavier interne, inséré sur l'*épisternum*; — IV, muscle moyen pectoral; — V, racine de la quille du sternum.

Fig. 18.

sons d'ailleurs sont rarement complètes, et présentent ordinairement de nombreuses perforations. Sur les côtés du sillon médian longitudinal incomplet, on aperçoit deux autres sillons, latéraux, et convergeant vers le lobule médian du réceptacle. En dehors d'eux, sont les bords de la portion postérieure, triangulaire ou laryngo-bronchique, de la face inférieure, et ces bords forment la limite interne des grands sillons déjà décrits à propos de la face postérieure, et rendus remarquables par le passage des principaux troncs vasculaires. C'est à travers eux que s'élèvent, en s'éloignant du cœur, les deux artères anonymes, droite et gauche ; immédiatement au-dessous d'elles, mais du côté droit seulement, pénètre l'aorte ; puis, sur un plan encore inférieur, les artères pulmonaires (*fig.* 19 ; *g. f, e, d*) ; enfin, tout à fait en bas, sous les replis laryngo-bronchiques et les bronches, et sous les veines caves supérieures, passent les veines pulmonaires.

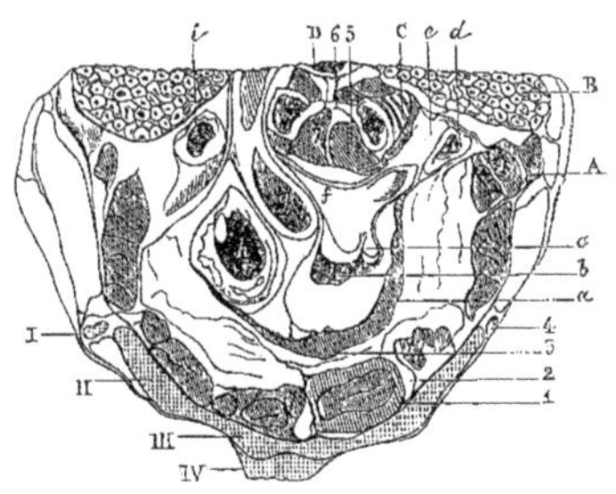

Fig. 19.

Coupe transversale, passant au niveau des sigmoïdes pulmonaires, suivant un plan sensiblement horizontal, pour montrer, vu d'en haut, le repli sterno-cardiaque du réceptacle supérieur-antérieur.

I, tête de la première côte sternale ; — II, base du processus costalis du sternum ; — III, corps du sternum ; — IV, bord supérieur de la carène sternale.

A, infundibulum externe du réceptacle supérieur-antérieur : trois des ouvertures bronchiques sont visibles ; — B, poumon gauche ; — C, bronche primaire dans la cavité formée par les replis laryngo-bronchiques ; — D, œsophage.

a, cavité du péricarde ; — *b*, cavité ouverte du ventricule droit du cœur ; — *c*, tronc commun des artères pulmonaires, et valvules sigmoïdes correspondantes ; — *d*, veine cave supérieure gauche ; — *e*, artère pulmonaire gauche passant au côté externe des replis laryngo-bronchiques pour arriver au poumon ; — *f*, artère pulmonaire droite, dirigée sous la crosse aortique ; — *g*, aorte ; — *h*, cavité de l'oreillette droite ; — *i*, veine cave supérieure droite.

1, feuillet sternal du repli sterno-cardiaque ; — 2, brides membraneuses, plus ou moins larges, cloisonnant la cavité du repli ; — 3, face inférieure du réceptacle supérieur-antérieur ou feuillet interne du repli sterno-cardiaque ; — 4, première fossette pneumatique intercostale, sur le bord latéral du sternum ; — 5, cavité antérieure des replis laryngo-bronchiques ; — 6 et 7, ensemble crucial formé par les cloisons des replis laryngo-bronchiques.

La portion antérieure de la face inférieure du réceptacle, qui pourrait être considérée comme un prolongement de la face antérieure, réfléchie de bas en haut le long du bord sternal du réceptacle, et dont la courbure dans le sens transverse est en harmonie avec celle du sternum et de la portion correspondante du tronc, cette portion présente également quelques rapports intéressants. Chez le coq, le cœur est situé de telle manière que le ventricule et l'oreillette de droite occupent le plan antérieur ; le ventricule gauche est relégué à la partie inférieure et postérieure du cœur; la portion engagée dans la masse de l'organe du ventricule aortique est recouverte antérieurement par le ventricule pulmonaire, et la portion libre est cachée dans une excavation spéciale du foie. Il en résulte que le feuillet cardiaque du repli sterno-cardiaque (*fig.* 19; 3) ne répond directement qu'à l'oreillette et au ventricule droits du cœur, en adhérant d'une manière assez lâche au péricarde qui recouvre ces parties. De même que le péricarde, il s'élève un peu plus haut que la base du cœur, de manière à venir se mettre en rapport avec le tronc des artères pulmonaires et avec les artères anonymes ; mais tandis que le feuillet pariétal du repli sterno-cardiaque remonte jusqu'au niveau de sommet de l'épisternum, et jusqu'à la racine du lobule moyen, le feuillet viscéral n'atteint que la base de l'épisternum. Il répond à la fosse entosternale, et sur les côtés, s'avance jusqu'au processus costalis du sternum, les trois premières côtes sternales, et finalement le réceptacle moyen-supérieur (voy. *figures* 16, 19 et 20); celui-ci vient remplir un sinus qui existe latéralement entre les deux portions, cardiaque et bronchique, de la face inférieure du réceptacle supérieur-antérieur. Par en bas, le feuillet cardiaque descend jusqu'au foie, et sauf la partie la plus antérieure de l'oreillette gauche, qui émerge de l'excavation creusée dans le foie pour le cœur, il n'a, comme nous l'avons dit, aucun rapport avec les cavités gauches de cet organe.

6. *Circonférence.* — Pour terminer l'examen de la portion *centrale* ou *splanchnique* du réceptacle pneumatique *supérieur-antérieur*, nous devons en considérer un instant la circonférence, dans son ensemble : nous achèverons de préciser ainsi la situation et les rapports-limites, si l'on peut dire, de tout l'organe. La grande échancrure interlobaire (*fig.* 16 ; 2), dans laquelle passe la trachée, termine, par en haut et en avant, et semble couronner le système général des réceptacles pneumatiques. Par leurs bords externes, les lobes s'appliquent, de dehors en dedans, sur la portion annulaire ou moyenne du réceptacle supérieur-postérieur. Immédiatement au-dessous des lobes est la petite surface d'appui pour les nerfs du plexus brachial (*fig.* 17; 7). Au-dessous, les bords latéraux du réceptacle supérieur-antérieur se mettent

en contact avec les poumons, avec l'angle supérieur-antérieur de ces organes; puis les bords latéraux du réceptacle et du poumon s'écartent l'un de

Coupe transverse horizontale, passant à un centimètre environ au-dessous des articulations sterno-coracoïdiennes ; face supérieure de la coupe, par conséquent vue de bas en haut. On voit, au premier coup d'œil, qu'elle provient d'un sujet hémitérique, chez lequel les deux moitiés latérales du tronc étaient inégalement développées et asymétriques.

A, bronches tertiaires de poumon droit ; — B, section de la première bronche divergente près de son embouchure dans la portion latérale du réceptacle pneumatique supérieur-postérieur ; — C, œsophage ; — D, bronche secondaire à paroi partiellement lisse ; — E, cavité pleurale ; — F, moelle épinière de la région dorsale ; — G, derme.

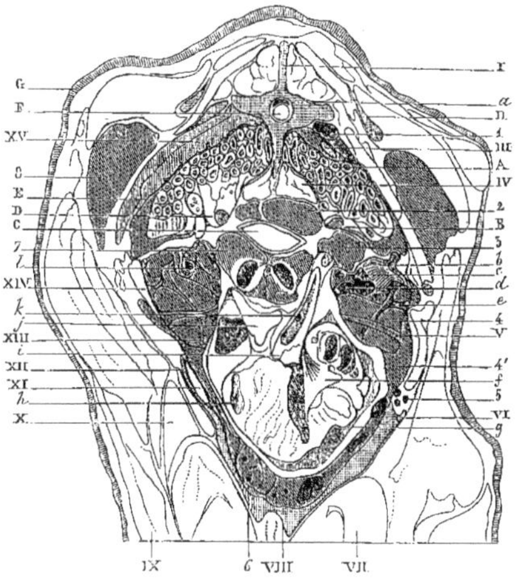

I, apophyse épineuse de la deuxième vertèbre dorsale ; — II, omoplate ; — III, apophyse somatique de la deuxième côte vertébrale droite ; — IV, muscle long du cou ; — V, muscle sterno-trachéen, saillant dans la cavité du réceptacle qu'il semble traverser ; — VI, extrémité antérieure de la première côte sternale droite ; — VII, pectoral moyen ; — VIII, double lèvre d'insertion de la quille sur le sternum ; — IX, muscle grand pectoral ; — X, troisième pectoral ; — XI, court claviculaire ; — XII, base du processus costalis du sternum ; — XIII, muscle sous-clavier externe, portion sternale vue par le bord ; — XIV, muscle des deux premières côtes, engaîné par la membrane du réceptacle pneumatique supérieur-antérieur ; — XV, deuxième côte donnant attache aux brides pleurales.

Fig. 20.

a, veine spinale de Rathke ; — *b*, veine cave supérieure gauche, un peu au-dessous de sa division en jugulaire et sous-clavière ; — *c*, nerf pneumo-gastrique ; — *d*, artère anonyme droite près de sa division en carotide et sous-clavière ; — *e*, artère sous-clavière, à son issue hors de la poitrine ; — *f*, l'une des valves de l'orifice auriculo-ventriculaire droit ; — *g*, cavité péricardique ; — *h*, cavité ventriculaire gauche du cœur, près de la base ; — *i*, aorte et partie de l'orifice aortique ; — *j*, orifice cardiaque, en partie garni de ses valvules sigmoïdes, de l'artère pulmonaire commune : subdivision de celle-ci ; — *k*, embouchure aortique de l'artère anonyme droite ; on voit, en avant, l'embouchure analogue de l'artère anonyme gauche ; — *l*, veine cave supérieure gauche, un peu au-dessous de sa division en jugulaire et sous-clavière.

1, prolongement extra-rachidien du réceptacle pneumatique supérieur-postérieur ; — 2, moitié droite du même réceptacle ; — 3, sa portion latérale renflée, de droite ; — 4, 4', cavité du réceptacle pneumatique supérieur-antérieur, avec les organes qui semblent la traverser ; — 5, fossette surnuméraire avec pertuis aérifères, à la base du processus costalis du sternum, desservie par le réceptacle supérieur-antérieur ; — 6, orifices pneumatiques siégeant au bas de la fosse ento-sternale ; — 7, cavité des replis laryngo-bronchiques du réceptacle supérieur-antérieur, dans laquelle on aperçoit les bronches primaires, près de leur origine au larynx ; — 8, cavité du prolongement intermusculaire du réceptacle supérieur-antérieur (lobe axillaire).

l'autre et circonscrivent un sinus que vient remplir le réceptacle moyen-supérieur (*fig.* 16 ; 9). La partie inférieure de la circonférence du réceptacle supérieur-antérieur est en quelque sorte double, puisqu'elle comprend les bords inférieurs du repli sterno-cardiaque, et des replis laryngo-bronchiques. Le bord inférieur du repli sterno-cardiaque forme une courbe plane, à convexité antérieure, à direction transversale (voy. *figures* 16, 18 et 19); sa position et ses rapports nous sont déjà connus ; il s'étend d'un réservoir à l'autre, confine au prétendu ligament falciforme du foie, et se profile sur la paroi antéro-supérieure d'une grande excavation médiane, antérieure et centrale, délimitée par l'ensemble des réceptacles, et qu'on pourrait nommer l'excavation *hépato-cardiaque*. Quant au deuxième bord inférieur, celui qui termine par en bas les replis laryngo-bronchiques, il est moins long que le précédent, rectiligne, appuyé sur les poumons, étendu entre leurs hiles. D'un poumon à l'autre, il forme une bride arciforme en avant de l'œsophage et derrière les réceptacles moyens-supérieurs. On y remarque une échancrure formant partie d'un canal pour le passage de la veine pulmonaire (*fig.* 17; 13); canal complété par une échancrure analogue du réceptacle moyen-supérieur, et situé entre la bronche primaire en dehors, et le canal de communication des deux réceptacles supérieur-antérieur et moyen-supérieur en dedans (*ibid.*; 14). C'est par ce bord que les bronches primaires, se dégageant du réceptacle supérieur-antérieur, pénètrent dans les poumons.

B. PORTION PÉRIPHÉRIQUE OU PROLONGEMENT INTERMUSCULAIRE DU RÉCEPTACLE SUPÉRIEUR-ANTÉRIEUR.

10. *Configuration, subdivisions et rapports.* — Le réceptacle pneumatique supérieur-antérieur, outre la portion splanchnique et centrale que nous venons de décrire, offre encore à considérer une seconde portion, périphérique, intermusculaire, qui est émise latéralement, hors du tronc, vers les membres supérieurs, pour s'épanouir entre les muscles qui mettent l'aile en mouvement (*fig.* 16; 15; *fig.* 20; 8). Pour se faire une idée exacte de la configuration de cette espèce de poche sous-brachiale, il est indispensable de recourir aux injections isolables; leur reproduction par la photographie, mieux que toutes les explications, permettra au lecteur d'acquérir des notions exactes. Ramenée au plus grand degré de simplification, la poche sous-branchiale peut être comparée à un croissant qui serait placé dans l'aisselle de manière que le bord convexe regarderait en avant et en bas, tandis

que le bord concave, ouvert en arrière et en haut, donnerait passage au bras, et lui servirait de support. On peut encore l'assimiler à une sorte de coussin pneumatique, placé à la racine de l'aile, espèce de support élastique sous-articulaire, composé de bosselures et d'appendices variés, qui se logent dans les interstices musculaires de la région circonscrite par les extrémités supérieures de l'humérus, du coracoïde et du scapulum. Malgré la complication des cloisons et des plis formés par la paroi, le prolongement brachial est pourtant une poche unique, ne possédant qu'une seule voie de communication avec le corps du réceptacle; mais il est convenable de suivre l'exemple de Girardi [1], et de le partager en trois portions distinctes, pour plus de clarté dans la description. Nous nommerons ces trois portions *pectorale*, *humérale* et *scapulaire;* nous les étudierons d'abord chacune séparément, et, pour terminer, nous ferons connaître le mode par lequel elles sont mises en communication avec le centre du réceptacle supérieur-antérieur.

Masse d'injection extraite par corrosion du prolongement brachial droit du réceptacle supérieur-antérieur ; elle est représentée par sa face interne ou thoracique.

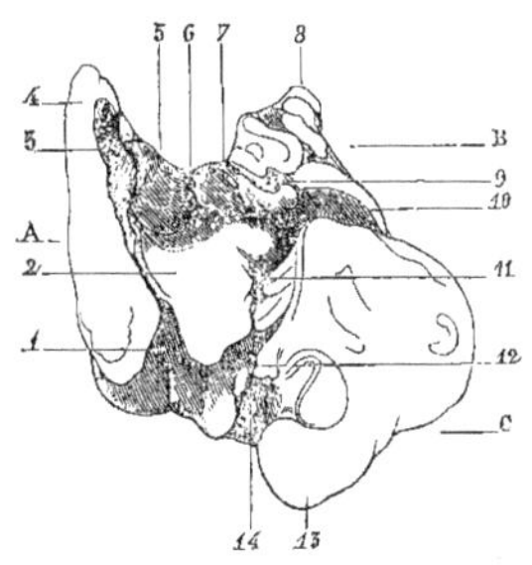

Fig. 21.

A, portion pectorale; — B, portion humérale; — C, portion scapulaire. 1, excavation en forme de gouttière limitée en dehors par la face interne de la portion pectorale du prolongement, et dans laquelle est contenue l'extrémité supérieure du troisième pectoral ; — 2, lame servant de support au prolongement, et résultant de l'injection du canal intermusculaire destiné à faire communiquer le corps du réceptacle avec son appendice; — 3, dépression en forme de gouttière pour le passage du chef musculaire coracoïdien du troisième pectoral et de l'extrémité supérieure de la diaphyse coracoïdienne; — 4, sommet de la portion pectorale ou antérieure du prolongement brachial; — 5, échancrure brachiale dont on ne voit ici que le bord supérieur concave qui s'applique sous le bras, dans l'aisselle; — 6, fente au niveau de l'insertion de la lame qui attache le prolongement au corps du réceptacle; elle conduit dans un petit canal qui loge le tendon combiné du muscle sous-clavier externe et celui du troisième pectoral ; — 7, pédicule d'insertion de la portion humérale, par lequel elle communique avec le canal qui unit le corps du réceptacle avec son prolongement et avec la portion pectorale; — 8, sommet du lobe externe de la portion humérale; — 9, canal pour un petit muscle *scapulo-huméral*, dont la direction croise le bord supérieur du muscle sus-scapulaire; — 10, grande fente dans laquelle se loge le muscle sus-scapulaire et qui sépare les portions humérale et axillaire du prolongement brachial; — 11, point de la fente pour le muscle sus-scapulaire, au niveau duquel passent les vaisseaux du bras; — 12, lieu d'attache de la portion axillaire avec la portion pectorale; — 13, lobule surajouté au lobe formant essentiellement le lobe axillaire ; — 14, canal situé entre les deux lobes de la portion axillaire, et par lequel se fait le passage des vaisseaux abdomino-cutanés.

La première subdivision du prolongement, la *pectorale* (*fig.* 16 ; 15,

[1] N° 46, p. 740.

fig. 22 ; 6. *fig.* 23 ; *e*), est plus volumineuse que les deux autres, et située en avant et un peu en dehors d'elles. Sa hauteur est aussi plus considérable, et atteint le sommet de l'épaule d'un côté, le milieu de l'apophyse hyosternale du sternum de l'autre. Remarquable par le sommet conique, aigu, qui la termine par en haut, elle a trois faces : l'une bosselée et convexe, regarde en dehors ; l'autre, concave, est tournée en arrière, et la dernière également concave, en dedans. La face convexe ou externe présente quelques bosselures déterminées par le passage des vaisseaux très-développés, chez les oiseaux, qui desservent les muscles pectoraux, et par l'arcade fibreuse du grand pectoral. Cette face est d'ailleurs presque entièrement recouverte par le grand pectoral (*fig.* 23 ; *e*) : une petite partie seulement, sous forme de bosselure secondaire, vient librement faire saillie dans le creux axillaire, à travers l'arcade aponévrotique du grand pectoral, qui embrasse dans sa concavité le muscle biceps. Il y a adhésion entre le muscle grand pectoral et la face antérieure convexe du prolongement : les adhérences aux fibres charnues sont très-lâches, et à l'aponévrose, au contraire, elles sont très-intimes. Le sommet conique (*fig.* 21 ; 4. *fig.* 22 ; 6) atteint jusqu'à l'articulation huméro-coracoïdienne ; l'extrémité inférieure est bornée par le sillon que détermine le passage de l'artère et de la veine cutanées abdominales. La deuxième face, concave et postérieure, de la portion pectorale se moule sur la convexité antérieure du bras, sur une longueur équivalant au cinquième supérieur de celui-ci ; on pourrait la nommer *gouttière brachiale* de l'appendice intermusculaire du réceptacle supérieur-antérieur. Elle est en rapport avec la tête de l'humérus, la capsule fibreuse articulaire, la fossette pneumatique de cet os, les tendons du troisième pectoral et du sous-clavier externe (*fig.* 23 ; *i*, 15) ; avec l'orifice supérieur du canal qui fait communiquer l'appendice et le corps du réceptacle, et avec le canal d'insertion de la subdivision humérale sur la subdivision pectorale (*fig.* 21 ; 2, 7) ; enfin elle est encore en rapport avec le faisceau des nerfs et vaisseaux qui traversent le creux axillaire, la petite partie du muscle sus-scapulaire qui soutient ce faisceau, et les muscles triceps et biceps du bras. Elle se termine à la subdivision scapulaire du prolongement, dont elle est séparée par le sillon imprimé par le passage du faisceau vasculo-nerveux axillaire. La troisième face, concave et interne, est la plus importante. Sa concavité forme une gouttière que ferme, en dedans, le canal de communication inter-réceptaculaire (*fig.* 21 ; 1, 2, 3) ; l'espace circonscrit de la sorte est rempli par le troisième pectoral (coraco-brachial inférieur de

Neugebauer) ; le chef charnu de ce muscle et l'os coracoïde auquel il s'insère passent en avant de la ligne d'attache du canal inter-réceptaculaire, sur le prolongement sous-brachial, le chef tendineux dans un canal pratiqué au milieu même de cette ligne (*fig.* 21 ; 6). La face concave postérieure est encore en rapport avec les ramifications originelles de la veine acromiale et les artérioles correspondantes.

La portion moyenne ou subdivision *humérale* du prolongement intermusculaire du réceptacle supérieur-antérieur est sans contredit la moins volumineuse. Sappey la place dans le creux de l'aisselle[1] ; mais ce qui me semble vrai, c'est qu'elle est engagée dans les interstices des muscles qui garnissent l'humérus du côté de l'aisselle. Elle se compose d'une portion rétrécie, pédiculée, de 7 à 8 millimètres d'épaisseur environ, et qui, après un trajet de moins d'un centimètre, se dilate et s'épanouit en tous sens, pour faire pénétrer dans les interstices musculaires voisins plusieurs bosselures de forme très-variée. La portion humérale est sans communication directe avec la portion axillaire, mais par son pédicule elle s'ouvre à la fois et dans la portion pectorale et dans le canal qui relie le corps du réceptacle au prolongement sous-brachial; cela provient de la double insertion du pédicule: 1° sur la portion moyenne du bord interne de la face postérieure de la portion humérale, 2° et, plus en dedans, sur le canal de communication interréceptaculaire (*fig.* 21 ; 7). Au-dessus du pédicule passent les tendons des muscles sous-clavier externe et troisième pectoral (*ibid.;* 6) ; au-dessous, le faisceau des nerfs et vaisseaux axillaires et le tendon du muscle sus-clavier. Le muscle sus-scapulaire qui, d'après Vicq d'Azyr, répond aux muscles sus et sous-épineux de l'homme, pénètre sur une grande étendue entre les portions scapulaire et humérale (*ibid.;* 10) ; il s'interpose entre leurs faces correspondantes, et contracte avec elles des adhérences assez intimes : par en bas, il limite et soutient, en quelque sorte, le pédicule de la portion humérale. Celle-ci est en contact, en haut et en dedans, avec le chef scapulaire du muscle sous-clavier externe; en arrière, elle est recouverte par le grand deltoïde, le chef externe du triceps, et le faisceau supérieur du grand dorsal (*fig.* 22 ; 8, 13, 12) ; en dehors, elle est en rapport avec le petit deltoïde, les tendons du sous-clavier externe et du troisième pectoral, la fosse pneumatique de l'humérus, et les deux chefs du muscle qui répond au triceps (*ibid.;* 10). Sa forme, on le comprend d'après la complication des rapports musculaires, est

[1] N° 94, p. 29.

très-accidentée, et échappe forcément à toute assimilation géométrique; mais il est à remarquer qu'en dehors des accidents de surface déterminés par la disposition des interstices musculaires, la forme générale s'adapte aux parties postérieure et externe du bras, de manière à compléter de ce côté l'espèce de croissant sous-brachial représenté en avant par la portion pectorale. Une autre remarque, et ce sera la dernière que nous ferons au sujet de la portion humérale, c'est qu'elle est placée à une distance très-peu considérable de la tête articulaire de l'humérus, et cela à cause des connexions intimes avec l'humérus lui-même : placée à une plus grande distance du centre des mouvements articulaires, elle aurait été exposée à des déchirures, par l'agitation étendue de l'aile pendant le vol.

Injection montrant le prolongement brachial de droite en situation et par la face postérieure.

a, poumon; — *b*, *c*, *d*, sillons des troisième, deuxième et première côtes; — *e*, trachée.

1, l'une des digitations latérales constituant la portion annulaire du réceptacle supérieur-postérieur; — 2, sommet du réceptacle supérieur-postérieur; on voit, indiquée sous le même chiffre, la gouttière verticale très-profonde que traversent les muscles longs du cou; — 3, lobe latéral du réceptacle supérieur-antérieur; — 4, canal faisant communiquer les deux

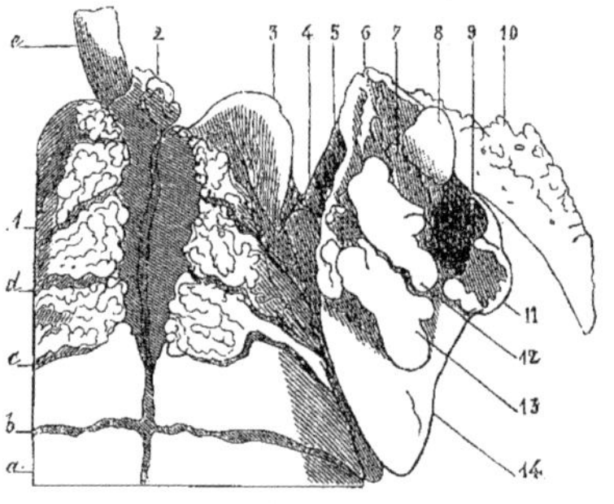

Fig. 22.

parties centrale et périphérique du réceptacle supérieur-antérieur; — 5, gouttière pour le passage de l'os coracoïde et du chef coracoïdien du troisième pectoral; — 6, sommet de la subdivision pectorale du prolongement brachial; — 7, gouttière du grand deltoïde, à la portion moyenne ou humérale du prolongement; — 8, bosselure supérieure de la portion humérale : elle est recouverte par le grand deltoïde; — 9, gouttière brachiale, remplie dans l'état naturel par la partie la plus élevée de l'aile; — 10, injection qui remplissait la cavité pneumatique de la diaphyse humérale; — 11, bosselure qui vient faire saillie dans la cavité de l'aisselle en passant entre l'arcade fibreuse du grand pectoral et le biceps; — 12, bosselure moyenne à la face postérieure de la portion humérale du prolongement : elle est recouverte par les muscles grand dorsal et grand extenseur; — 13, bosselure inférieure ou du triceps; — 14, portion inférieure ou axillaire du prolongement du réceptacle supérieur-antérieur.

La configuration de la troisième portion du prolongement brachial, portion *inférieure*, ou *axillaire* (*fig.* 22; 14; et *fig.* 21; *c*) est beaucoup moins compliquée que la précédente : c'est une sorte de poche lobée, dont la surface uniforme ne présente d'autre accident remarquable qu'un sillon profond déterminé par le passage de l'artère et de la veine cutanées abdominales, et une bosselure ou appendice qui correspond au sillon et recouvre les vaisseaux (*fig.* 21; 14); l'aspect général devient donc celui d'un corps aplati, triangulaire et bilobé. Par sa face interne ou costale, elle est naturellement un peu concave ; par la face opposée, musculo-cutanée, elle est convexe au contraire. Par sa portion moyenne, la face concave est sous-cutanée, mais sous-musculaire par son pourtour, qui est engagé, en avant, sous le grand pectoral, en arrière, sous le sus-scapulaire, et le rapproche beaucoup par en haut du scapulum et des insertions costales des muscles dentelés. La face concave est en contact avec les digitations du grand oblique de l'abdomen, qui, chez les oiseaux, parvient, on le sait, jusqu'à ce niveau, avec les muscles dentelé postérieur et petit dentelé ; elle est également en rapport avec les scalènes et les muscles qui élèvent la deuxième côte vertébrale. La portion axillaire ou scapulaire n'a de communication directe qu'avec la portion pectorale, par une ouverture large, située dans l'angle de séparation des vaisseaux thoraciques externes et abdomino-cutanés d'un côté, des vaisseaux et nerfs du bras de l'autre. L'espace par où se fait la communication est encadré par les deux groupes de vaisseaux mentionnés, et par les muscles grand pectoral et sus-épineux (*fig.* 21 ; 12).

11. *Canal de communication entre les deux portions centrale et périphérique du réceptacle supérieur-antérieur.* — Le mode suivant lequel sont unis le corps du réceptacle supérieur-antérieur et son prolongement vers l'aile mérite l'attention. L'agent de cette communication est un canal très-long et très-large, mais très-remarquablement aplati, étant situé entre deux muscles adossés l'un à l'autre, et reproduisant en conséquence la forme même d'un interstice musculaire. Sur les injections obtenues par corrosion, la cavité du canal et le canal lui-même sont représentés par une lame rectangulaire, légèrement courbée en forme de gouttière longitudinale, à concavité interne, obliquement dirigée suivant une direction qui est sensiblement celle des os coracoïdes, et n'adhérant aux deux parties du réceptacle que par le bord externe et l'extrémité supérieure (*fig.* 16 ; 4. — *fig.* 21 ; 2). L'interstice musculaire occupé par le canal interréceptaculaire est celui des muscles sous-clavier externe et troisième pectoral (*fig.* 23 ; *f*, 6, 8). Le muscle sous-clavier externe est compris entre le canal de communication et le corps du réceptacle ; le troisième pectoral entre la paroi externe du même canal et la portion pectorale du prolongement. L'ouverture supérieure du canal, celle qui conduit dans le prolongement sous-brachial du réceptacle, n'est bordée d'aucun repli valvulaire, mais elle est comme divisée en deux parties par le tendon

huméral du troisième pectoral. De ces deux parties, l'antérieure conduit dans la portion pectorale du prolongement, entre le tendon huméral et le chef coracoïdien du troisième pectoral ; la postérieure, au contraire, s'ouvre direc-

Coupe sensiblement horizontale, menée par la dernière vertèbre cervicale, la portion moyenne des os coracoïdes, et l'extrémité inférieure de l'os furculaire : reproduction de la face supérieure de la coupe, qui est vue de bas en haut.

I, os coracoïde ; — II, os furculaire coupé au point de jonction de ses deux branches ; — III, extrémité supérieure de l'humérus : on remarquera que la coupe traverse la fosse pneumatique de l'os ; — IV, omoplate ; — V, apophyse articulaire inférieure de l'avant-dernière vertèbre cervicale ; — VI, extrémité inférieure du corps de la même vertèbre ; — VII, quatorzième et dernière vertèbre du cou, au niveau du stylet costiforme et de l'anneau costo-vertébral.

1, coupe du muscle trapézoïde ; — 2, sus-scapulaire ; — 3, long extenseur de l'avant-bras ou long chef du triceps ; — 4, biceps brachial ; — 5, arcade aponévrotique du grand pectoral, sous laquelle passe le biceps ; — 6, portion sternale du sous-clavier externe ; — 7, court claviculaire ; — 8, troisième pectoral de droite ; — 9, sous-clavier interne ; — 10, grand pectoral ; — 11, moyen pectoral ; — 12, troisième pectoral de gauche ; — 13, portion sternale du sous-clavier externe ; — 14, portion coracoïdienne du sous-clavier externe ; — 15, tendon du troisième pectoral, coupé non loin de son insertion, au-dessus de la fossette pneumatique de l'humérus ; — 16, portion scapulaire du sous-clavier externe ; — 17, grand deltoïde ; — 18, portion courte ou externe du triceps, correspondant aux deuxième et troisième chefs de ce muscle chez l'homme ; — 19, muscles longs du cou.

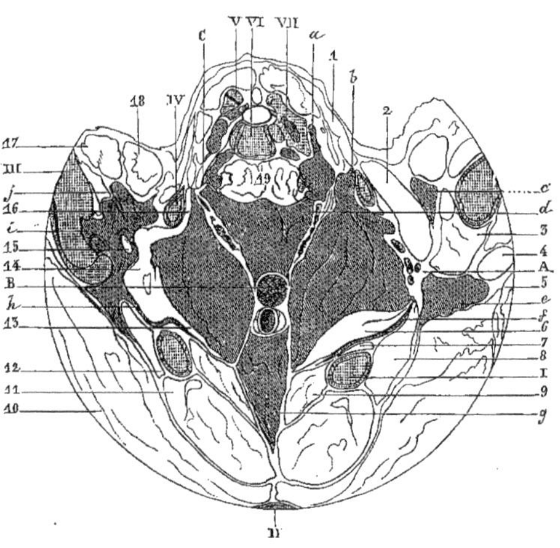

Fig. 23.

a, portion annulaire ou pectinée du réceptacle pneumatique supérieur-postérieur ; — *b*, cavité du lobe latéral du réceptacle supérieur-antérieur : la lettre indique le bord scapulo-cervical de ce lobe ; — *c*, bosselure interne, en rapport avec le grand deltoïde, du prolongement huméro-axillaire du réceptacle supérieur-antérieur ; — *d*, portion centrale, transversalement renflée, du réceptacle supérieur-postérieur ; — *e*, portion pectorale du prolongement du réceptacle supérieur-antérieur, près du sommet ; — *f*, canal de communication interréceptaculaire ; — *g*, lobule moyen du réceptacle supérieur-antérieur ; — *h*, canal interréceptaculaire du côté gauche, en continuité avec le prolongement du réceptacle ; — *i*, fossette pneumatique de l'humérus, revêtue par la membrane de la portion humérale du prolongement ; — *j*, bosselure externe de la portion humérale du prolongement brachial.

A, vaisseaux et nerfs du bras, à leur entrée dans l'aisselle ; — B, œsophage ; en avant de lui on aperçoit la coupe de la trachée et de ses muscles latéraux ; — C, quatorzième nerf cervical, cheminant entre les parties pectinées du réceptacle supérieur-postérieur.

tement dans la subdivision humérale du prolongement du réceptacle, précisément au niveau de l'insertion du pédicule de la subdivision humérale sur la subdivision pectorale (*fig.* 21; 3, 6 et 7; — *fig.* 22; *h*, 12 et 15). Quant à l'insertion, par la partie inférieure du bord externe, du canal de communication sur la portion latérale du corps de réceptacle (*fig.* 16), nous en avons déjà parlé, ainsi que des rapports.

C. Dispositions morphologiques, communications extrinsèques du réceptacle.

Les nombreuses particularités de disposition et de forme inhérentes au réceptacle supérieur-antérieur n'empêchent aucunement de le ramener à un type morphologique d'une extrême simplicité, et ce type demeure invariablement le même, cela va sans dire, pour tous les réceptacles pneumatiques, quel que soit leur degré de simplicité ou de complication. Abstraction faite des communications en forme de canaux plus ou moins étroits, par lesquels le réceptacle s'abouche avec des organes qui lui sont extrinsèques, avec les poumons, avec les os, et, par exception, avec un second réceptacle voisin, il peut toujours être considéré comme réductible à une simple cavité close. Cette cavité est formée par une membrane diaphane, partout continue à elle-même, parfaitement lisse et libre par sa face interne ou cavitaire, s'attachant au contraire par tous les points de sa face externe à chacun des organes circonvoisins, les enveloppant très-exactement, de manière à reproduire les moindres détails de leur configuration, et à leur former une tunique comparable à la tunique péritonéale des viscères chez les mammifères. En partie, la forme du réceptacle est, pour ainsi dire, une forme d'emprunt, et cette observation est surtout valable pour ceux des réceptacles dont la configuration est très-compliquée, c'est-à-dire pour les réceptacles placés aux extrémités du tronc; leur membrane ne peut que s'appliquer sur les organes environnants, en traduire les reliefs, s'insinuer dans les vides qu'ils laissent entre eux, et s'approprier chaque interstice, chaque place demeurés libres. Ce mode de constitution nous est précisément offert à un degré remarquable par le réceptacle supérieur-antérieur, que nous venons d'étudier. Si on vient à ouvrir sa cavité, à la mettre à découvert dans son état naturel, elle semblera *traversée* par un grand nombre d'organes de toute sorte, et il sera presque impossible de reconnaître ses limites au fond des nombreux interstices qui s'offriront à la vue. Mais ces organes, qui semblent, à première vue, avoir perforé la membrane du réceptacle pneumatique, afin de suivre librement, à travers sa cavité, leur direction primitive, sont en réalité situés hors de cette cavité, la poche réceptaculaire se conduisant par rapport à eux de même que le péritoine par rapport aux viscères abdominaux des mammifères; et lorsque ces organes extérieurs, au lieu de se borner à faire saillie dans la cavité réceptaculaire, s'avancent davantage vers son centre, on leur trouve des lignes et des replis membraneux comparables aux lignes et replis mésentériques; en sorte que si par la pensée on défait ces plis et l'on efface les sillons, gouttières et dépressions quelconques où sont reçus les organes en contact avec le réceptacle pneumatique, on restitue à ce dernier sa constitution idéale et typique d'une poche à paroi simple et partout continue à elle-même. Mais cet enveloppement total de plusieurs organes par certains réceptacles pneumatiques, et l'immersion complète et presque immédiate, si l'on peut dire, de ces organes dans l'air des réceptacles, n'en constitue pas moins un fait bien digne d'être signalé. Pour le réceptacle supérieur-antérieur, nous venons de voir que la terminaison de la trachée, le larynx inférieur, les bronches primaires, des muscles, des vaisseaux, des nerfs, des ganglions, sont précisément dans ce cas. On peut également mentionner, surtout pour les deux réceptacles supérieurs, la présence de brides plus ou moins larges, souvent filiformes, qui vont d'une paroi à l'autre de la cavité réceptaculaire, ou bien s'étendent des organes qui semblent traverser la cavité à la membrane pariétale, comme pour les y fixer. Des brides fort larges, qui ont quelque chose de l'aspect des adhérences pleurales pathologiques, sont visibles en grand nombre dans le repli sterno-cardiaque du réceptacle supérieur-antérieur (*fig.* 19; 2). Enfin ce même réceptacle offre encore cette particularité morphologique de ne pas être dépourvu de caractères en rapport avec le sexe, puisqu'il est incontestablement plus volumineux, et plus purement exprimé dans ses formes chez le mâle que chez la femelle.

Nous terminerons l'examen du réceptacle pneumatique supérieur-antérieur, en énumérant ses communications avec les organes qui les environnent, c'est-à-dire avec les poumons, les réceptacles moyens supérieurs, et quelques pièces du système osseux. La communication avec chacun des poumons est double ; elle a lieu, de chaque côté du réceptacle, au moyen de deux *infundibula*, l'un externe, l'autre interne. L'infundibulum externe (*fig.* 11 ; *b.*, — *fig.* 15; XI, B. — *fig.* 19; A.) est le plus important. Il est situé à l'angle supérieur-externe du poumon, et on le trouve facilement, juste devant l'extrémité libre de la deuxième côte vertébrale. Du côté du réceptacle, on trouvera l'origine de l'infundibulum externe vers l'angle extérieur des replis laryngo-bronchiques antérieurs (*fig.* 17 ; 12). Quant au second infundibulum, ou infundibulum interne, il fait en quelque sorte partie du hile pulmonaire; il occupe un point de la circonférence de la bronche primaire, entre l'artère et la veine pulmonaires, près de l'angle interne du repli laryngo-bronchique. Les bords internes des replis laryngo-bronchiques (*fig.* 17 ; 14) forment en outre un canal mettant en communication le réceptacle supérieur-antérieur avec l'infundibulum du réceptacle moyen-supérieur, c'est une disposition constante, et fort curieuse au point de vue physiologique, en ce qu'elle offre un exemple unique de communication non-seulement entre deux réceptacles pneumatiques distincts, mais encore entre deux réceptacles dont l'action est antagonique dans la fonction respiratoire, suivant l'opinion généralement acceptée.

Les os qui sont approvisionnés d'air par le réceptacle supérieur-antérieur sont le *sternum*, l'os *coracoïde* et l'*humérus*. Le feuillet antérieur du repli sterno-cardiaque (*fig.* 20 ; 6) offre plusieurs petits orifices correspondant aux pertuis osseux qui siégent dans la fosse entosternale; il fournit également la bosselure qui tapisse la cavité centrale de l'épisternum, lorsque celle-ci existe (*fig.* 15; 3). Dans le cas où, par une exception digne d'être remarquée au point de vue de l'anatomie comparée, le *processus costalis* du sternum possède des orifices pneumatiques en propre, c'est encore le repli sterno-cardiaque qui leur fournit de l'air (*fig.* 20; 5). Les fosses pneumatiques, munies ou non de pertuis aérifères, que nous avons dit exister au bas de la face interne des os coracoïdes, sont également tapissées par le feuillet antérieur du repli sterno-cardiaque. Quant à l'humérus, ce n'est plus la portion centrale du réceptacle, mais bien le prolongement vers l'aile qui entre en communication avec lui, et par la portion du prolongement que nous avons nommée *humérale*, ainsi qu'on se le rappelle.

II. — RÉCEPTACLE SUPÉRIEUR-POSTÉRIEUR

Dans l'attitude conventionnellement attribuée au corps des oiseaux pour qu'elle soit en harmonie avec celle de l'homme, et pour que, suivant la pensée de Bélon (voy. p. 1re), les relations de toute nature étudiées par l'anatomie comparative puissent être exprimées en termes uniformes et par cela même plus clairs, dans cette attitude, ramenée à la verticalité, nous savons que la totalité des réceptacles pneumatiques peut être groupée en trois étages, placés l'un au-dessous de l'autre. Or l'étage supérieur comprend deux réceptacles, le *Supérieur-antérieur* et le *Supérieur-postérieur*, dont le premier recouvre le second, pour un observateur qui regarde d'avant en arrière. Nous connaissons le réceptacle supérieur-antérieur, occupons-nous à présent de l'autre. Celui-ci a été considéré comme double: on l'a fait consister en deux poches distinctes, coniques, à sommet inférieur, appréciation due vraisemblablement à des procédés d'investigation peu précis, qu'on ne saurait accepter en aucun cas comme générale, et qui se trouve en particulier fautive relativement au Poulet. En ce qui concerne la synonymie, voici les principaux noms employés pour désigner le réceptacle supérieur-antérieur : *Cellula sive bulla cordis posterior*, *hintere Herz luftzelle*, TIEDEMANN ; *Sac trachélien*, COLAS ; *Cellule thoracique antérieure*, STANNIUS ; *poche pneumatique pectorale*, JACQUEMIN ; *Bulla jugularis*, BL. MERREM ; *Sacci cervicales*, *Réservoirs cervicaux*, SAPPEY, MILNE EDWARDS, GEGENBAUR, FATIO ; *seconde cavité des réservoirs aériens du thorax* ou *Réservoirs supra-laryngiens*, NATALIS GUILLOT. Aucun de ces noms, suivant moi, ne s'applique avec une suffisante exactitude à l'objet qu'il désigne. Pour la commodité de la description, je diviserai le réceptacle supérieur-postérieur en deux parties, ainsi que je l'ai fait pour le réceptacle supérieur-antérieur, savoir ; un *corps* ou *partie centrale*, et des *prolongements*. Ces deux parties, si on considère leur situation, occupent toutes les deux le cou et le thorax. Peut-être est-il convenable de faire observer dès à présent que cette division des réceptacles en parties *centrale* et *prolongée* s'applique à l'étage inférieur des réceptacles pneumatiques aussi bien qu'au supérieur, tandis que l'étage moyen y échappe complétement, de manière que les prolongements sont un caractère propre aux deux étages extrêmes.

A. PORTION CENTRALE DU RÉCEPTACLE SUPÉRIEUR-POSTÉRIEUR.

12. *Configuration et situation du réceptacle d'une manière générale.* — Le réceptacle est unique ou impair, et situé sur la ligne médiane ; il occupe la base du cou et la partie supérieure du thorax. Ses deux moitiés sont presque rigoureusement symétriques, ce qui n'est pourtant vrai qu'exceptionnellement pour le sommet, qui est la partie du réceptacle dont la configuration est le plus variable. Ce sommet est bifide sur une hauteur qui atteint au plus la moitié de la hauteur totale de l'organe, comme on en peut juger par le sillon médian longitudinal que l'on voit en *a* (*fig.* 24). Le corps se compose

d'une portion médiane longitudinale, ayant un aspect *fusiforme* (*ibid.*; *a*, *d*, *g*.), laquelle, vers l'union de son tiers supérieur avec le tiers moyen, est crucialement traversée par une portion renflée du réceptacle (*ibid.*, *f*), que nous appellerons la portion *annulaire*. Ce renflement, en effet, porte en arrière deux lames ou branches verticales qui de là s'étendent jusque sur les côtés des vertèbres dernières cervicales et premières dorsales, et concourent à former une sorte de demi-anneau ou collier qui s'applique à la partie antérieure de la racine du cou et de l'épine du dos, et embrasse étroitement la la masse des muscles longs du cou (*fig.* 22; 2. — *fig.* 23; *d*, 19). La demi-circonférence postérieure de l'anneau que nous disons être formé en avant par la portion moyenne, transversalement renflée, du corps du réceptacle, existe également; c'est elle qui se répétant en échelons multiples le long de la tige cervico-dorsale, forme ce que nous avons désigné sous le nom de *prolongements du réceptacle*; nous les verrons entrer en rapport intime avec les vertèbres cervicales et dorsales, et affecter une situation à la fois extra- et intra-rachidienne (voy. *fig.* 25 et suiv.). Mais ce qui précède suffit à nous donner une idée générale de l'ensemble du réceptacle supérieur-postérieur, et nous allons immédiatement faire connaître, avec les détails et la précision convenables, les limites et les principaux rapports de la portion centrale en particulier.

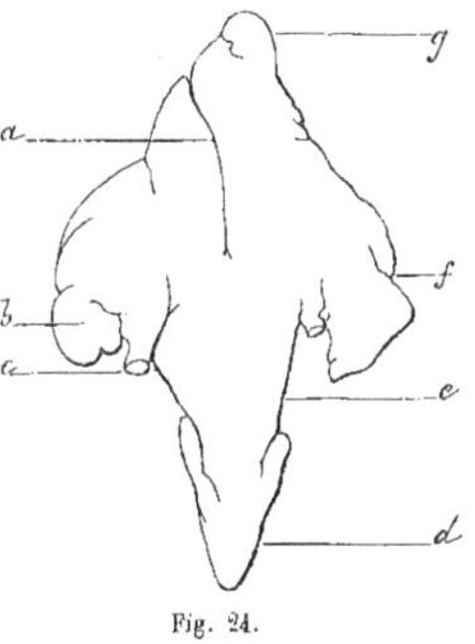

Fig. 24.

Vue antérieure d'une injection extraite par corrosion du corps ou partie centrale du réceptacle supérieur-postérieur ; les prolongements cervico-dorsaux ne sont pas représentés.

a, sillon médian longitudinal, toujours incomplet chez le poulet, et n'intéressant au plus que la moitié supérieure de la portion médiane longitudinale ou fusiforme du réceptacle; — *b*, appendice auriculiforme de la portion moyenne ou renflée du réceptacle; — *c*, infundibulum pneumatique simple du côté droit; son origine est à la bronche récurrente, ou première divergente (voy. *fig.* 11, p. 34, 1, *a*); — *d*, sommet du cône inférieur de la portion fusiforme ou de la partie interpulmonaire du réceptacle; — *e*, cône inférieur ou sous-annulaire; — *f*, portion transversalement renflée ou annulaire du réceptacle.

13. *Subdivisions, limites et rapports de la portion centrale du réceptacle en particulier; partie fusiforme ou longitudinale, partie annulaire ou transversale.* — Le corps du réceptacle pneumatique supérieur-postérieur est presque entièrement recouvert par la portion centrale du réceptacle supérieur-antérieur; il est reçu et comme caché dans la concavité de la face postérieure de

ce dernier (voy. *fig.* 17 ; *p*, et *fig.* 23; *d*), et seulement ses parties latérales, celles qui forment les branches droite et gauche de la portion annulaire, se dégagent de dessous les lobes latéraux du réceptacle antérieur, et apparaissent à la région cervico-dorsale de la colonne vertébrale (*fig.* 25 *f*) ; les mêmes plans, aussi bien sur les côtés qu'en haut et en bas, peuvent servir de limites aux portions centrales des deux réceptacles, lesquelles ont sensiblement les mêmes dimensions longitudinales et transversales. La portion médiane longitudinale a un aspect fusiforme, et peut être considérée comme formée de deux cônes, joints par leurs bases, le supérieur étant moins long et plus obtus que l'inférieur. On peut voir que le sommet du cône supérieur est sur le même niveau que les sommets des lobes latéraux du réceptacle antérieur (*fig.* 16 ; *a*, 1, et *fig.* 22 ; 2, 3). Rarement il résulte du concours, même inégal, des deux parties ou lobes que sépare le sillon longitudinal médian (*fig.* 24 ; *a*), le lobe droit étant en général comme atrophié et ne s'élevant pas autant que le gauche, qui atteint jusqu'à l'interstice des treizième et douzième vertèbres cervicales. Là il s'attache au fond de l'interstice fibreux qui sépare, sur la ligne médiane, les deux masses musculaires des fléchisseurs du cou. Le cône supérieur surmonte le renflement transversal annulaire du réceptacle et se confond par en bas avec lui; en arrière, il est en contact immédiat avec l'aponévrose d'enveloppe du cou ; en avant, avec la portion initiale de l'œsophage qui succède au jabot; les carotides parcourent la face antéro-latérale, les jugulaires passent en dehors de lui (*fig.* 20 ; 2, IV, C ; et *fig.* 23 ; B). De la base élargie du renflement annulaire se détache le cône inférieur, très-aigu, et dont le sommet (*fig.* 24 ; *d*) descend jusqu'au niveau de la troisième, et parfois de la quatrième vertèbre dorsale. Il arrive ainsi au contact des réceptacles moyens-supérieurs, contact indirect néanmoins, parce que ces derniers sont recouverts par une cloison musculo-aponévrotique, ordinairement désignée sous le nom de diaphragme pulmonaire. Nous verrons plus tard que les réceptacles moyens-supérieurs forment sur le plan médian longitudinal, suivant lequel ils se touchent réciproquement dans une certaine étendue, un *anneau œsophagien* (voy. *fig.* 33), c'est-à-dire une ouverture qui enserre étroitement l'œsophage ; c'est avec le milieu du bord postérieur de cet anneau que l'extrémité inférieure du réceptacle supérieur-postérieur entre médiatement en contact ; latéralement elle est limitée et comme maintenue en position par les infundibula pneumatiques et péri-œsophagiens de ces mêmes réceptacles moyens-supérieurs, et, enfin, on la voit faire saillie, en avant, entre les deux poumons, au niveau de la réunion du tiers moyen avec le tiers inférieur de leurs faces antérieures. Par rapport au réceptacle supérieur-antérieur, le sommet du cône inférieur dépasse légèrement par en bas le bord inférieur des replis qui enveloppent les bronches primaires, et qui remplissent l'espace angulaire compris entre elles. Recouvert par la portion de l'œsophage faisant suite au jabot, en avant, par la masse de plus en plus atténuée des muscles fléchisseurs du cou, en arrière, et adhérant du même côté à la la crête formée par la fusion entre elles des apophyses épineuses antérieures des vertèbres dorsales (*fig.* 5 ; 11), le cône inférieur est contenu avec ces mêmes organes entre les deux poumons, qui l'entourent étroitement sur les côtés demeurés à découvert. Les parties du poumon que ce rapport concerne sont leurs faces *triangulaires* ou *internes* (voy. p. 27), et particulièrement la bronche récurrente, ou première divergente (*fig.* 11 ; 1, *a*), qui est précisément celle qui dessert le réceptacle, et qui s'ouvre dans l'infundibulum pneumatique situé à l'angle d'entre-croisement du cône inférieur avec le renflement transversal (*fig.* 24 ; *c*). On voit donc que les deux poumons ne sont pas en contact intégral sur toute la hauteur et toute l'épaisseur, le long du plan médian longitudinal ; en avant et en haut, sur la moitié environ de la hauteur totale, en rapport avec la crête épineuse dorsale antérieure, existe un sinus que viennent combler les fléchisseurs du cou, le cône inférieur du réceptacle supérieur-postérieur, et l'œsophage ; l'existence d'une face pulmonaire interne obliquement taillée est en harmonie avec ces conditions de relation organique. Si nous envisageons maintenant la portion renflée ou annulaire du réceptacle, confondue par le milieu avec la portion fusiforme (*fig.* 24 ; *f*), nous lui distinguons une partie antérieure, seule visible sur la figure 24, et dont nous dirons quelques mots immédiatement, et des parties latérales, ou branches de l'anneau, que nous examinerons au paragraphe suivant. Cette partie antérieure va s'élargissant de haut en bas, et constitue avec le cône supérieur, lorsqu'il est bien développé, un triangle sensiblement équilatéral. Les deux angles basilaires débordent considérablement la base du cône inférieur (*fig.* 24 ; *b*), ils figurent des appendices auriculiformes, situés à la rencontre des faces antérieure et latérales de l'anneau, et en contact, par devant, avec le réceptacle supérieur-antérieur, en bas et en arrière, avec le haut des faces triangulaires du poumon. Nous savons que l'œsophage passe au-devant de la portion annulaire ; de même les veines caves supérieures qui montent dans la cloison formée par l'adossement des parois correspondantes des deux réceptacles supérieurs, fort près des angles basilaires. Les jugulaires, qui leur font suite, ont la même situation ; en montant vers la tête, elles convergent l'une vers l'autre, se rapprochant ainsi de la ligne médiane, mais pas assez néanmoins pour se maintenir constamment, dans leur trajet ascendant, sur la face antérieure du réceptacle ; elles dévient sur ses côtés, et viennent s'appliquer aux masses musculaires antéro-latérales du cou (*fig.* 20 ; *b*, *l*). Il n'en est pas ainsi pour les carotides ; nous avons dit que la division des troncs artériels brachio-céphaliques semble se faire à l'intérieur même de la cavité du réceptacle supérieur-antérieur, et que cette apparence est due à un repli formé aux dépens de la paroi membraneuse ; le repli fournit une gaîne complète et une cloison mésentéroïde au vaisseau, et conduit la carotide hors du réceptacle antérieur (*fig.* 17 ; 8), au contact de la face antérieure de la portion annulaire, en dedans du nerf pneumogastrique et de la jugulaire. Mais les carotides inclinent beaucoup plus vers la ligne médiane, en s'élevant, que les jugulaires, en sorte que non-seulement elles ne quittent pas la face antérieure du réceptacle, mais qu'elles y viennent encore au contact l'une de l'autre.

Étudions maintenant les faces latérales ou lames de la portion annulaire, c'est-à-dire les branches mêmes de l'anneau, constitué dans le sens horizontal, sur les régions extrêmes de la poitrine et du cou, par la portion moyenne du réceptacle postérieur. Elles se dégagent de la concavité postérieure du réceptacle supérieur-antérieur, pour apparaître librement sur les côtés du cou, immédiatement au-dessus du poumon et de la première côte ; d'avant en arrière elles se subdivisent en trois digitations verticalement superposées, supérieure, moyenne et inférieure (*fig.* 25 ; *f*) ; elles contournent les masses saillantes des fléchisseurs du cou, en les serrant étroitement, et viennent au contact des corps des vertèbres, pour y donner naissance à un réseau de canaux pneumatiques, intimement fixés à la région cervico-dorsale du rachis, et considérés par nous comme des prolongements du réceptacle. Un des rapports intéressants des arcs latéraux de la portion annulaire est celui qu'ils affectent avec les nerfs du plexus brachial ; en sortant des trous de conjugaison, ils passent entre les digitations de ces arcs (*fig.* 25 ; *g*, *h*), pour gagner la facette située sous le lobe latéral du réceptacle antérieur, et que nous avons déjà fait remarquer. Comme les auteurs ne sont pas d'accord sur le nombre des nerfs qui entrent dans la composition du plexus, peut-être pour n'avoir pas fait d'investigations suffisantes, je note en passant qu'il est normalement formé chez le poulet des trois dernières branches cervicales et des deux premières dorsales. La cervicale la plus élevée n'est pas comprise dans le rapport que nous venons de signaler avec les côtés de la portion annulaire. Ceux-ci sont encore unis, au moyen de tissu cellulaire, avec le chef du muscle caraco-brachial proprement dit qui s'attache au scapulum ; mais ils n'ont, suivant moi, aucun rapport direct avec le scapulum même, et je pense que Natalis Guillot[1] a pu se tromper en avançant que la membrane du réservoir *supra-laryngien* (supérieur-antérieur) va s'attacher au bord *antérieur* et *interne* de l'omoplate.

Nous avons parlé du sinus qui existe entre les deux poumons, à leur partie supérieure, et nous avons mentionné les principaux organes qui le remplissent. Nous rappelons cette cavité interpulmonaire, afin de noter que la moitié prévertable, ou demi-circonférence antérieure, de l'anneau formé par la portion moyenne du réceptacle supérieur-postérieur est, en tant que forme et situation, sa continuation directe par en haut, et comme son com-

Injection montrant, in situ *et par derrière, la portion annulaire du réceptacle pneumatique supérieur-postérieur ; on voit aussi les prolongements cervico-dorsaux extra- et intra-rachidiens, quoique ces derniers n'aient pu être isolés et conservés dans leur parfaite intégrité.*

A, moelle rachidienne incomplétement détruite par les acides et demeurée dans l'interstice dorsal des deux poumons ; — B, sillon de la deuxième côte et premier sillon pulmonaire ; — C, sommet du poumon.

1, position de la facette du plexus brachial sur le réceptacle supérieur-antérieur ; — 2, dépression du lobe latéral du même réceptacle, pour le scapulum ; — 3, sa concavité postérieure, correspondant à la racine du cou, et dans laquelle est comme emboîté le réceptacle supérieur-postérieur.

a, cavité longitudinale, que les prolongements entourent comme d'un réseau, et qui, dans l'état naturel, est occupée par le canal osseux vertébral, la moelle, la veine spinale de Rathke, etc. ; — *b*, le seul segment, conservé en entier, et répondant à la onzième vertèbre cervicale, du canal pneumatique longitudinal intra-rachidien de gauche ; — *c*, canal pneumatique extra-rachidien de droite ; — *d*, étranglement produit sur le prolongement extra-rachidien par l'anneau osseux de la douzième vertèbre cervicale, lequel fait partie du canal trachélien ou canal de l'artère vertébrale ; — *e*, segment provenant de la brisure du canal pneumatique intra-rachidien de droite, à la hauteur de la douzième vertèbre cervicale ; sur tous les circuits horizontaux des prolongements pneumatiques, occupant les interstices des vertèbres, on remarque des traces analogues sur les bords supérieur et inférieur ; — *f*, les trois digitations, supérieure, moyenne et inférieure, terminant les faces latérales de l'anneau formé dans le sens horizontal par la portion moyenne du réceptacle supérieur-postérieur ; — *g*, sillon du premier nerf dorsal, entre les deux digitations moyenne et inférieure ; — *h*, sillon du quinzième et dernier nerf cervical ; — *i*, segment des voies pneumatiques prolongées intervertébral anastomotique, faisant communiquer entre eux les canaux cervico-dorsaux, extra- et intra-rachidiens.

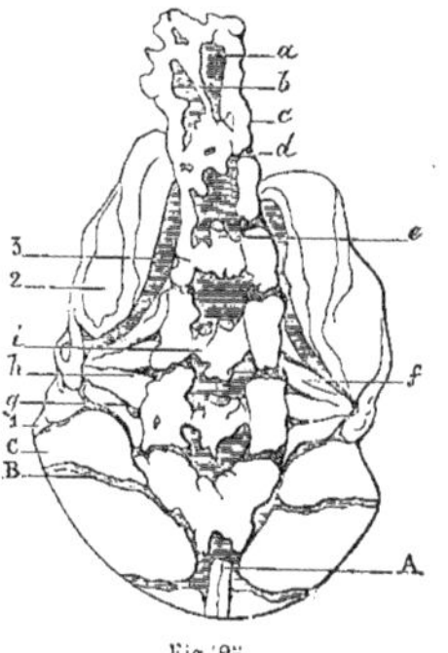

Fig. 25.

[1] P. 55, n° 89, *a*.

plément. Le bord inférieur des arcs latéraux s'adapte exactement au bord supérieur de la circonférence pulmonaire, de même que l'appendice auriculiforme avec lequel il se continue ; il est épais et légèrement excavé, tandis que le bord supérieur est mince et tranchant ; ce dernier est en outre plus court, et en contact, par devant, avec les lobes latéraux du réceptacle antérieur. A droite, près de l'appendice, le bord inférieur est en rapport avec l'extrémité postérieure de l'arc aortique ; un peu plus en dehors, avec l'artère pulmonaire droite, au moment où elle atteint le poumon ; enfin, avec la veine cave supérieure, et avec la première côte, près de l'articulation vertébrale de cette dernière.

B. PROLONGEMENTS RACHIDIENS CERVICO-DORSAUX DU RÉCEPTACLE SUPÉRIEUR-POSTÉRIEUR.

14. *Nombre, situation et configuration de ces prolongements en général : prolongements aérifères extra-rachidiens, intra-rachidiens, et leurs communications transversales.* — En traitant des dispositions pneumatiques des os, au premier chapitre de ce mémoire, nous avons dit, page 2, que nous admettions 14 vertèbres cervicales ; nous savons en outre que c'est avec les deux dernières de ces vertèbres, et avec la première vertèbre du dos, que viennent se mettre en rapport immédiat les extrémités postérieures des trois digitations formant les côtés de la portion annulaire du réceptacle supérieur-postérieur, et embrassant, à la manière d'un demi-collier, le devant de la région cervico-dorsale du rachis ; comme complément du rapport que nous venons de citer, nous pouvons ajouter que l'extrémité articulaire de la première côte passe entre les deux digitations moyenne et inférieure. Or le prolongement du réceptacle que nous avons qualifié d'*externe* ou d'*extra-rachidien*, pour le distinguer d'un second prolongement qui occupe la cavité même du rachis, prend naissance aux extrémités postérieures des trois digitations (*fig.* 25 ; *f*, *d*), et s'appuie sur les côtés des trois vertèbres ci-dessus désignées. Il a la forme d'un canal cylindrique assez grêle, il ne décrit aucune sinuosité, il conserve, en s'élevant le long du cou, sa direction longitudinale ascendante, direction qui croise celle des digitations réceptaculaires et les fait communiquer entre elles. Si on admet, d'après une donnée de l'anatomie transcendante qui me paraît des plus justifiables, qu'en remontant de la dernière vertèbre dorsale jusqu'à la

troisième cervicale inclusivement, chacune d'elles sans exception porte sa côte, libre et bien développée à la région du dos, fixe et rudimentaire à celle du cou, nous pourrons dire que toutes ces côtes ont un double point d'articulation, ou bien de soudure avec les vertèbres correspondantes, points qui sont, pour la côte, la tubérosité et la tête articulaire, et que de ce système d'attaches résulte une série ascendante d'anneaux osseux, constituant par leur ensemble une espèce de canal, nommé parfois, à la région cervicale, canal *trachélien*, et que, pour plus de généralité, je propose d'appeler canal osseux *vertébro-costal* (*fig.* 3 ; XI-XIV, 3). Or c'est précisément à travers cette série d'anneaux osseux formant le canal vertébro-costal que passe le prolongement extra-rachidien du réceptacle supérieur-postérieur, ou canal aérifère latéral externe. Celui-ci, au niveau de chaque trou de conjugaison, émet en arrière et en dedans, du côté de la cavité rachidienne, des branches latérale qui se détachent de lui plus ou moins rigoureusement à angle droit (*fig.* 25; *i*, et *fig.* 26; *d*), et, se glissant entre la paroi interne du canal osseux et la moelle épinière, viennent communiquer celles d'un côté avec celles du côté opposé, au niveau de chaque interstice vertébral. Ces branches forment comme une série d'échelons pour chaque vertèbre, sont transversalement étendues entre les canaux aérifères extra- et intra-rachidiens, et peuvent être

Coupe transversale à travers la base du cou, les deux dernières vertèbres cervicales, le réceptacle supérieur-postérieur, un peu au-dessus de la portion annulaire, les quatre prolongements aérifères et leurs anastomoses. Les voies pneumatiques sont distendues par une injection au suif. Grossissement = 2/1.

I, apophyse articulaire inférieure de la treizième vertèbre cervicale ; — II, portion externe de l'apophyse transversale de la quatorzième vertèbre cervicale ; — III, portion inférieure du corps de la treizième vertèbre cervicale, près de l'interstice articulaire.

A, moelle épinière ; — B, veines intervertébrales émises à angle droit par la veine spinale de Rathke (voy. *fig.* 29).

1, Ligament jaune élastique interépineux postérieur ; — 2, tendon inférieur du muscle digastrique du cou (*biventer cervicis*); — 3, coupe du long extenseur du cou ; — 4, tendon inférieur du long extenseur ; — 5, aponévrose d'enveloppe du cou; — 6, *cervicalis descendens* et *spinalis dorsi* ; — 7, intertransversaire ; — 8, lame fibreuse sur le trajet du quatorzième nerf cervical ; — 9, long fléchisseur du cou.

a, cône supérieur du réceptacle pneumatique supérieur-postérieur ; — *b*, *c*, terminaison de la digitation supérieure du réceptacle, et prolongement externe ou extra-rachidien ; — *d*, canal transverse pneumatique, réunissant les deux canaux de prolongement extra- et intra-rachidiens ; — *e*, canal intra-rachidien de droite.

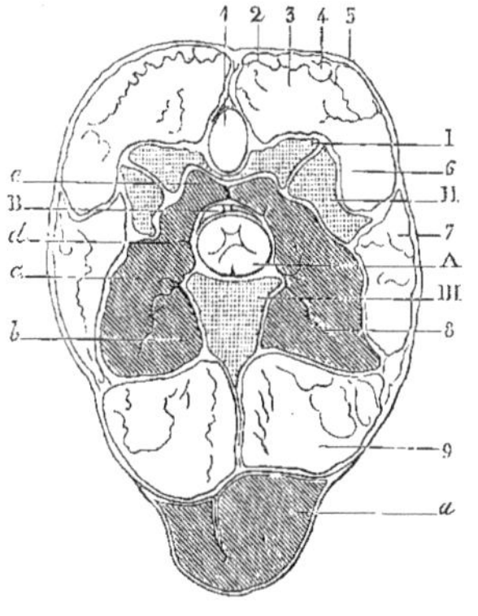

Fig. 26.

dénommés branches *anastomotiques transverses des canaux pneumatiques cervico-dorsaux*. Chacune d'elles, parvenue en arrière de la moelle, à droite comme à gauche de chaque interstice des vertèbres, émet un rameau ascendant longitudinal (*fig.* 25; *e, b.* — *fig.* 26; *e.* — *fig.* 26 *ter*; *a.*), qui va s'ouvrir perpendiculairement dans la branche *anastomotique transverse* immédiatement supérieure; en sorte que la succession de tous ces rameaux ascendants et disposés suivant une même ligne verticale, constitue en définitive un deuxième canal aérifère, situé à l'intérieur du rachis, analogue et parallèle à celui qui, plus extérieurement, passe dans le canal osseux costo-vertébral, et qu'enfin nous pouvons nommer canal ou prolongement aérifère *intra-rachidien*. On voit, pour nous résumer, que les prolongements du réceptacle supérieur-postérieur se présentent comme des canaux rectilignes longitudinaux, au nombre de quatre, deux pour chacune des moitiés du cou; qu'ils sont situés deux en dedans, deux en dehors du canal de la moelle épinière; qu'ils sont reliés entre eux par une série d'anastomoses transversales, régulièrement disposées en échelons, et formant, avec la portion annulaire digitée du corps du réceptacle, un circuit complet, d'abord simple tout à fait en avant, puis multiple et de plus en plus subdivisé en arrière (voy. *fig.* 25).

15. *Extrémités terminales des digitations de la partie annulaire du réceptacle, et canal aérifère cervico-dorsal extra-rachidien en particulier.* — Les extrémités postérieures des trois digitations annulaires, qui nous occupent en ce moment, comme origines du canal pneumatique extra-rachidien, après avoir contourné les muscles longs du cou à leur insertion inférieure, pénètrent derrière eux jusqu'aux épines antérieures et aux faces latérales des corps des deux dernières vertèbres cervicales et de la première dorsale (*fig.* 26, III, *b*); en sorte que, à part une fente étroite située sur la ligne médiane en arrière, les trois digitations concourent à circonscrire une cavité circulaire à peu près complète et emprisonnant, vers leur terminaison, les masses musculaires des fléchisseurs du cou. Les deux digitations supérieures sont situées au-dessus des poumons, et continuent par en haut ce que nous avons appelé *cavité* ou *sinus interpulmonaire;* mais la troisième digitation, limitée en haut par la première côte, que même elle enveloppe plus ou moins complètement, plonge dans la cavité thoracique, précisément dans le sinus interpulmonaire, glissant entre le poumon, situé en dehors d'elle (*fig.* 25, B, C), le corps de la

première vertèbre dorsale et les deux premières côtes, situées en dedans et en arrière. On voit donc que le canal pneumatique extra-rachidien, qui naît de ces extrémités digitées, est forcément appliqué à la tige osseuse formée par les corps des vertèbres (*fig.* 27, *a*, *fig.* 28, *b*).

Entre les extrémités des digitations, et perpendiculairement à leur direction, se placent les deux segments originels ou inférieurs du canal pneumatique extra-rachidien, et nous savons qu'il passe dans les anneaux osseux *vertébraux-costaux*, situés à son niveau; d'où il résulte, qu'à partir de la treizième vertèbre cervicale, il a pour satellites à la fois la veine et l'artère vertébrales, et le grand sympathique; et même il enveloppe ou engaine ces troncs vasculaires et nerveux généralement d'une manière complète, de telle sorte que, sur les pièces injectées, ils semblent contenus dans la cavité même du canal pneumatique, au centre de la masse étrangère qui le distend (*fig.* 28, *b*). Commençant ainsi, avec la digitation inférieure de la portion annulaire du réceptacle, non-seulement dans l'intervalle qui sépare les apophyses transverses de la première et de la deuxième vertèbre dorsale, mais encore sur les côtés du corps de la deuxième dorsale, et tapissant les fossettes

Coupe transversale fournie par la même pièce qui a déjà donné la coupe représentée figure 26, mais passant un peu plus haut, au niveau de l'interstice des douzième et treizième vertèbres cervicales, et des trous de conjugaison leur correspondant. Elle montre les canaux pneumatiques extra- et intra-rachidiens réunis par l'une des branches anastomotiques transverses. Grossissement = 2/1.

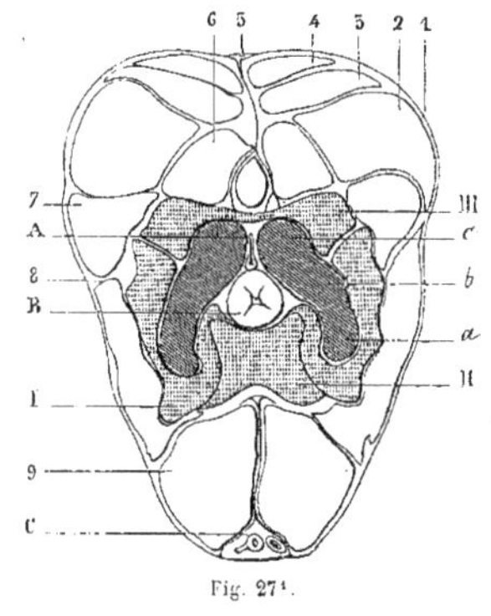

Fig. 27[1].

I, stylet costiforme de la douzième vertèbre cervicale, en avant du canal trachélien; — II, corps de la douzième vertèbre cervicale; — III, apophyse articulaire inférieure de la onzième vertèbre cervicale.

A, veine spinale de Rathke, comprimée transversalement par la distension des canaux intra-rachidiens; — B, coupe de la moelle épinière, un peu comprimée aussi dans le sens transversal, — C, coupe des deux carotides, déjà réunies sur la ligne médiane antérieure du cou.

a, section du canal pneumatique extra-rachidien, au niveau du canal trachélien; — *b*, branche *anastomotique transverse*, s'introduisant dans le canal rachidien par le trou de conjugaison; — *c*, coupe du canal pneumatique intra-rachidien, dans la portion basilaire ou renflée correspondant à la douzième vertèbre cervicale.

1, aponévrose du cou; — 2, muscle spinal du cou et du dos; — 3, faisceau principal ou superficiel du long extenseur du cou; — 4, digastrique du cou; — 5, cloison aponévrotique médiane aboutissant aux côtés du ligament jaune inter-épineux postérieur; — 6, faisceau accessoire du long extenseur; — 7, cervical descendant; — 8, inter-transversaires; — muscles longs du cou.

[1] Calquée sur une photographie de la collection particulière de l'auteur.

pneumatiques osseuses qui se trouvent en cet endroit (*fig.* 5, *b*, *c* et *fig.* 31, *d*), à quel point de la colonne cervicale le prolongement aérifère externe vient-il terminer son trajet ascendant? Sappey[1] le fait remonter jusqu'à la base du crâne, et il donne cette limite en termes généraux pour la classe *entière* des oiseaux. Les recherches minutieuses et répétées auxquelles je me suis livré au sujet de cette terminaison, et que je ferai connaître en exposant les procédés d'investigation employés par moi au cours du présent travail me donnent l'assurance que le canal aérifère cervico-dorsal externe s'élève précisément jusqu'à l'interstice de la troisième vertèbre cervicale et de l'axis, chez le poulet; et ce résultat me paraît en harmonie satisfaisante avec ce fait que l'axis, ainsi que nous l'avons dit, n'est pas pneumatisé chez le poulet, et forme, par suite, la limite par en haut du pneumatisme osseux vertébral. Quant au niveau le plus élevé et au nombre des *branches anastomotiques transverses*, il m'a paru dépendre du développement des canaux aérifères intra-rachidiens, dont nous allons parler dans un instant.

Coupe transversale fournie par la même pièce qui a donné les coupes 26 et 27, mais prise à un niveau encore plus élevé que cette dernière, c'est-à-dire au niveau de la portion moyenne du corps de la cinquième (?) vertèbre cervicale. Elle montre les sections distinctes des quatre conduits aérifères extra et intra-rachidiens. Grossissement = 2/1.

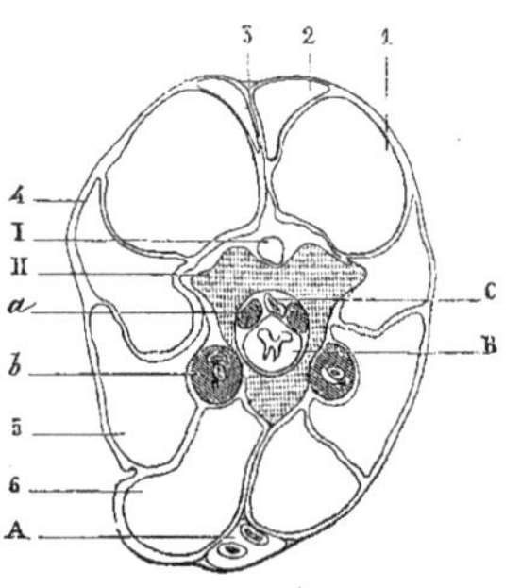

Fig. 28[3]

I, ligament jaune inter-épineux postérieur; — II, corps de la vertèbre sectionné à sa partie moyenne.

A, B, C, carotides, moelle épinière et veine spinale de Rathke, ces deux derniers organes sensiblement comprimés par suite de la distension des canaux intra-rachidiens.

a, canal intra-rachidien de droite, coupé vers sa partie moyenne et commençant déjà à s'amincir; — *b*, section du canal aérifère extra-rachidien, lequel semble contenir, par suite de sa disposition engainante, les vaisseaux vertébraux et le grand sympathique.

1, long extenseur du cou; — 2, digastrique cervical; — 3, cloison aponévrotique médiane; — 4, spinal du cou; — 5, inter-transversaire; — 6, longs du cou et grands droits antérieurs de la tête.

Sappey a noté que, chez les palmipèdes, il naît de la partie externe des canaux extra-rachidiens, au niveau des six *dernières vertèbres cervicales*[2] autant de diverticulums, assez semblables de forme à de petites cornues, et que, chez les autres oiseaux, ils n'existent qu'à l'état rudimentaire. La figure où l'auteur a représenté cette disposition anatomique, la montre étendue à

[1] N° 94, p. 30. — [2] *Ibid.*, p. 30 et 31; *pl.* IV, *fig.* 1 C. — [3] Calquée sur une photographie de la collection particulière de l'auteur.

plus de vertèbres que ne l'indique le texte, et notamment à toutes les vertèbres supérieures du cou, à l'exception de l'atlas et de l'axis. J'ai trouvé des traces incontestables de ces diverticulums chez le poulet; ils faisaient hernie, hors du canal trachélien, par un orifice osseux particulier, que j'ai figuré pour la troisième vertèbre cervicale, ainsi que pour la quatrième, sous la lettre *a* (*fig.* 1, p. 4), et qui est percé dans les ailes osseuses qui caractérisent ces vertèbres, et qui sont étendues des apophyses transverses aux apophyses articulaires inférieures. L'orifice osseux et la bosselure pneumatique correspondante faisaient défaut partout ailleurs.

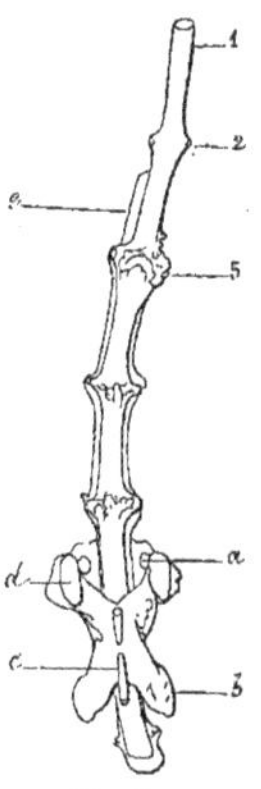

Fig. 29.

Vue postérieure d'une partie de la veine spinale de Rathke, à la région cervicale. Le vaisseau a conservé rigoureusement sa position naturelle par rapport à la moelle épinière; mais on a fait glisser un peu par le bas la vertèbre, afin de montrer les orifices supérieurs du canal vertébro-costal (a). La moelle est presque entièrement cachée par la veine.

1, veine spinale de Rathke, distendue au degré normal par du sang coagulé; — 2, portions renflées en losange, situées au niveau des trous de conjugaison, et servant d'origine aux veines intervertébrales; — 3, même renflement losangique de la veine, mais avec conservation des liens méningés qui l'attachent intimement à l'interstice vertébral correspondant.

a, orifice supérieur du canal de la veine vertébrale, dans la septième vertèbre cervicale; — *b*, facette articulaire inférieure; — *c*, ligament inter-épineux postérieur; — *d*, facette articulaire supérieure.

16. *Des canaux aérifères intra-rachidiens au point de vue de leurs limites, de leur constitution et de leurs rapports.* — Le travail de Sappey sur l'*appareil respiratoire des oiseaux*, très-supérieur incontestablement à tout ce qui a été publié sur le même sujet, mentionne et figure même[1] non-seulement les bronches *anastomotiques transverses*, mais encore un canal aérifère intra-rachidien, à la vérité unique et médian, et s'étendant du premier interstice dorsal jusqu'à la base du crâne, comme l'auteur l'a fait indiquer très-nettement dans la figure deuxième de sa dernière planche. La coupe ci-jointe et les deux qui précèdent, et même l'injection représentée figure 25, ne laisseront aucun doute au lecteur, je pense, sur la réalité de l'existence de deux canaux aérifères intra-rachidiens, situés contre la demi-circonférence postérieure de la moelle épinière, et sur les côtés de la veine spinale de Rathke, laquelle occupe précisément la ligne médiane postérieure. Bien plus, en lisant à la page 31 et suivante de l'ouvrage de Sappey, les expériences physiologiques

[1] N° 94, *pl.* III et IV.

auxquelles l'habile anatomiste s'est livré dans le but d'apprécier les effets produits, sur l'animal vivant, par l'ouverture du canal aérifère intra-rachidien, et dans lesquelles très-certainement la veine spinale a été ouverte, sans être reconnue comme source d'une hémorrhagie grave et parfaitement inévitable avec le procédé employé ; en tenant compte, en outre, des limites et de la forme assignées par Sappey au prétendu canal impair intra-rachidien, forme et limites qui sont très-exactement celles de la veine spinale, il me semble difficile de mettre en doute qu'il y ait eu une méprise, une interprétation fautive de sa part, à la suite de quelque accident de préparation. Pour élucider ce point, j'ai photographié une préparation de la veine spinale *in situ* (voy. *fig.* 29), et on fera bien de la comparer avec la figure 2 de la planche quatrième du mémoire de Sappey sur l'*appareil respiratoire des oiseaux*, afin d'apprécier le plus ou moins d'exactitude de l'explication et de la description qui la concernent. Le résultat de mes investigations personnelles indique de plus que, chez le poulet, jamais le canal aérifère intra-rachidien ne s'élève aussi haut que l'extra-rachidien, contradictoirement à ce que pense Sappey, et qu'ainsi, au lieu d'atteindre la base de l'axis, il dépasse à peine, chez les sujets où il est bien développé, l'interstice des cinquième et quatrième vertèbres cervicales. J'ai même trouvé, sur un sujet, qu'il ne dépassait pas l'interstice des septième et huitième cervicales. Le développement du canal aérifère intra-rachidien me paraît être en liaison étroite avec le développement des orifices pneumatiques osseux intra-rachidiens (*fig.* 1, *c*, et *fig.* 2, VIII, *d*) ; le lecteur trouvera pages 7 et 8 le résumé de mes observations sur la variabilité de ces derniers. Les branches *anastomotiques transverses* qui relient les canaux aérifères cervico-dorsaux à travers les trous de conjugaison, ne peuvent évidemment dépasser l'interstice le plus élevé qu'atteigne le prolongement intra-rachidien, et cet interstice est toujours occupé par la plus élevée de ces branches.

Constamment, j'ai trouvé les canaux intra-rachidiens doubles et latéralement situés entre la moelle épinière et la veine spinale en avant, et la paroi osseuse du canal rachidien en arrière. Au point de vue de la constitution anatomique, j'ai déjà fait observer qu'on pouvait les considérer comme résultant de la disposition en série linéaire ascendante d'une suite de segments émis, vers le haut et vers le bas, par chaque branche anastomotique transverse vers la branche de même nature occupant les interstices vertébraux immédiatement supérieur ou inférieur. C'est l'idée qu'on peut se former par le simple examen, sur la figure 25, des circuits formés par les branches anastomotiques transverses à la région cervico-dorsale, et des vestiges de ces branches ascendantes et descendantes, encore suffisamment appréciables et demeurés sur les bords des segments des canaux intra-rachidiens. Mais, en s'élevant plus haut vers la limite supérieure du système pneumatique intra-rachidien, on constate sa tendance manifeste à se simplifier ; les branches anastomotiques transverses n'arrivent plus à se rejoindre aussi complétement, ni même à aucun degré, celles de droite avec celles de gauche, sur la ligne médiane postérieure; de telle sorte que les circuits horizontaux demeurent incomplets, ouverts en arrière, et que peu après avoir dépassé le trou de conjugaison, la branche anastomotique transverse se coude et remonte, en s'effilant rapidement, vers la branche transverse de l'interstice supérieur.

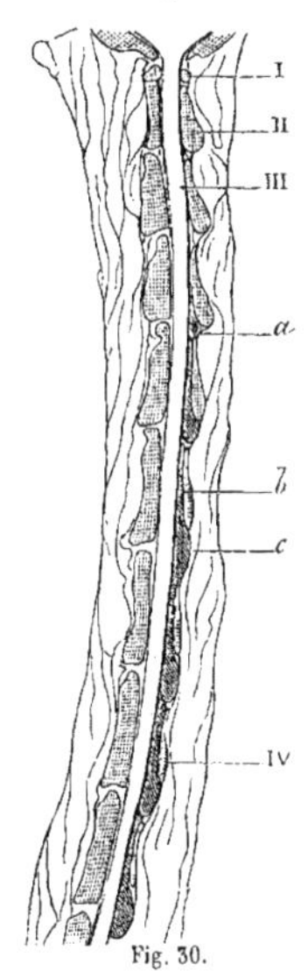

Fig. 30.

Coupe médiane longitudinale suivant l'axe de l'un des canaux pneumatiques intra-rachidiens. La pièce avait été simplement traitée par l'injection d'une solution acidifiée de bichromate de potasse dans les réceptacles.

I, section de l'arc postérieur de l'atlas; — II, lame postérieure de l'axis; — III, moelle épinière; — IV, lame postérieure de la huitième vertèbre cervicale.

a, terminaison supérieure, au niveau de la quatrième vertèbre cervicale du dernier segment du canal pneumatique intra-rachidien; — *b*, portion effilée du segment correspondant à la sixième vertèbre cervicale; — *c*, portion renflée du même segment dans l'interstice des sixième et septième vertèbres cervicales.

Sur une coupe longitudinale du cou, progressivement déviée de la ligne médiane avec les précautions nécessaires pour suivre constamment l'axe de l'un des canaux intra-rachidiens, et telle que nous la représentons dans la figure 30, on constate nettement l'aspect de cette série de segments, en forme de larmes ou de virgules renversées; on voit que la portion renflée *c* répond à l'interstice postérieur des vertèbres, interstice mesurant une grande élévation chez les oiseaux tels que le poulet, au-dessous de la troisième vertèbre cervicale, en raison de la brièveté respective et de l'écartement réciproque des lames vertébrales; elle correspond encore à la jonction des segments intra-rachidiens avec les branches anastomotiques transverses, et appartient, en grande partie, à ces dernières. Comme la veine spinale de Bathke, il est facile de l'atteindre à travers les ligaments inter-vertébraux postérieurs, auxquels elle adhère par l'intermédiaire de liens filamenteux de la dure-mère (*fig.* 29, 3) et par une mince couche de tissu conjonctif qui seule l'en sépare. Au contraire, la portion grêle des segments aérifères est abritée par la lame osseuse de la vertèbre. Ces dispositions ont une utilité physiologique évidente, comme nous le montrerons plus tard. Quant à la terminaison inférieure des canaux intra-rachidiens, elle est située, de même que celle des canaux extra-rachidiens, au niveau du bord inférieur des branches anastomotiques transverses qui occupent l'interstice des deuxième et troisième vertèbres du dos.

Coupe longitudinale bilatérale, le long de la région cervico-dorsale, pour montrer la terminaison inférieure des canaux pneumatiques extra-rachidiens. La pièce avait été traitée par l'injection dans les réceptacles pneumatiques d'une solution acidifiée de bichromate de potasse. Grandeur réduite d'un tiers environ.

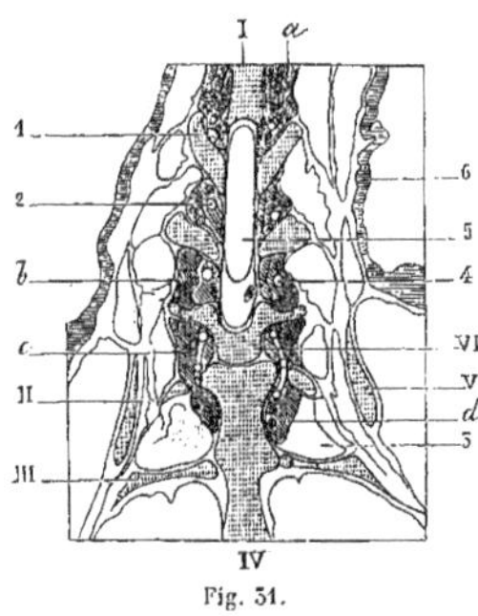

Fig. 31.

I, section du corps de la douzième vertèbre cervicale ; — II, section sur l'apophyse *somatique* de la deuxième côte ; l'apophyse recouvre en avant le canal pneumatique, étranglé dans l'anneau vertébro-costal (voy. *fig.* 25 ; *d*) ; — III, section sur l'apophyse transversaire de la troisième côte, montrant, dans l'anneau osseux, le canal pneumatique à découvert ; — IV, les deux premières vertèbres de l'os vertébro-dorsal ; — V, omoplate ; — VI, première vertèbre dorsale.

a, moitié postérieure du prolongement extra-rachidien; les vaisseaux vertébraux font saillie à travers sa paroi ; — *b*, suite du même prolongement à travers les anneaux osseux de la quatorzième vertèbre cervicale et de la première dorsale ; — *c*, embouchure d'une branche anastomotique transverse dans le canal extra-rachidien ; — *d*, terminaison du canal autour de la fossette pneumatique de la deuxième vertèbre dorsale (première de l'os vertébro-dorsal).

1, section d'une veine intervertébrale, allant, à travers le trou de conjugaison, de la veine spinale de Rathke à la veine vertébrale ; — 2, quatorzième et avant-dernier nerf cervical ; — 3, portion de la cavité thoracique occupée par le second pseudo-lobe pulmonaire (voy. *fig.* 13 ; 3) ; — 4, quinzième et dernier nerf cervical ; — 5, moelle épinière partiellement mise à découvert et entamée par la coupe, à cause de la convexité en avant de cette région ; — 6, peau.

17. *Des parties du squelette osseux pneumatisées par l'intermédiaire du réceptacle supérieur-postérieur.* — On peut dire que le corps ou portion centrale du réceptacle supérieur-postérieur ne prend aucune part à la pneumatisation du squelette, sinon toutefois par les extrémités de ses digitations qui viennent au contact des corps des deux dernières vertèbres cervicales et de la première dorsale, et qui sont dans la direction et la continuité du prolongement cervico-dorsal externe. Ce sont donc les prolongements du réceptacle, ou le système des canaux aérifères extra- et intra-rachidiens qui remplissent la fonction de pneumatiser une certaine zone du squelette, et ce rôle est surtout rempli par le canal externe. Tous les orifices *supérieurs*, appartenant aux côtes rudimentaires ou stylets costaux, et aux corps des vertèbres cervica-

les, et que nous avons représentés et décrits dans leur variabilité, pages 6 et suivantes, sont alimentés par lui; il en est de même pour les orifices moyens. A la région dorsale, le canal externe descend jusque sous la deuxième côte, au contact du corps de la deuxième vertèbre du dos, laquelle est la vertèbre initiale de l'os vertébro-dorsal (voy. *fig.* 31, VI), et il fournit de l'air à cet os tout entier par les orifices percés sur les côtés de cette vertèbre. Je n'ai jamais rencontré, sur le poulet, de saccules pneumatiques situés sur les corps des vertèbres dorsales inférieures à la deuxième, disposition qui eût été assez intéressante à retrouver sur le poulet, comme trace de ce qui existerait, à un plus haut degré de développement, chez quelques gallinacés et différents autres oiseaux. Natalis Guillot a figuré[1], dans cet ordre d'idées, une grosse bosselure au niveau de l'avant-dernière côte, chez le coq; mais j'ai beaucoup de peine à croire que le rayon d'extension du réceptacle supérieur-postérieur puisse dépasser l'os vertébro-dorsal, et j'admettrais plus facilement que l'observation de l'anatomiste que nous venons de citer puisse être fautive sous le rapport de l'interprétation. Parmi les os pneumatisés par le réceptacle, à la limite du canal extra-rachidien et des digitations, il faut encore citer, ou la première vertèbre dorsale, la première côte et même la seconde, lorsque, par exception, elle reçoit de l'air.

18. *Variabilité du réceptacle.* — La variabilité des prolongements est en rapport avec la variabilité des orifices pneumatiques osseux, comme nous venons de le faire observer. Quant à la partie centrale, j'ai dit que la forme et le développement du sommet sont soumis à des variations assez nombreuses. Jamais je n'ai trouvé le réceptacle complétement double, comme cela a été avancé par Sappey et par Natalis Guillot; mais le sillon qui divise le sommet en deux parties distinctes est d'une longueur variable et ces deux parties toujours assez peu symétriques et d'inégale grandeur. La cloison, répondant au sillon, est généralement incomplète : elle présente çà et là quelques perforations, et peut même se réduire à un certain nombre de brides et de filaments qui se rendent obliquement de la paroi antérieure à la postérieure. Dans la région annulaire, on peut rencontrer d'autres brides tout à fait indépendantes de celles qui répondent au sillon partiel médian longitudinal.

[1] N° 89', p. 54 et suiv., *pl.* 4, *a5'*

CHAPITRE IV

DES RÉCEPTACLES PNEUMATIQUES MOYENS

SOMMAIRE. — I. Réceptacle moyen-supérieur : 1, synonymie, configuration, situation et rapports en général. — 2, des trois faces composant le réceptacle moyen-supérieur, ou faces *externe*, *postérieure*, et *interne*. — 3, circonférence du réceptacle moyen-inférieur. — 4, ses deux infundibula broncho-réceptaculaires.

II. Réceptacle moyen-inférieur : 5, situation et configuration en général. — 6, face superficielle, ses rapports. — 7, face profonde, subdivisions, rapports. — 8, Circonférence. — 9, infundibulum broncho-réceptaculaire. — 10, variabilité. — 11, les réceptacles moyens n'ont point de communications avec les cavités des os.

I. — DES RÉCEPTACLES MOYENS-SUPÉRIEURS

1. *Synonymie du réceptacle moyen-supérieur; configuration, situation et rapports, en général.* — Nous étudierons, dans ce chapitre, les réceptacles qui forment l'*étage moyen* des organes pneumatiques de l'oiseau. Ils sont au nombre de quatre, deux à droite, deux à gauche, ou encore, deux supérieurs et deux inférieurs. Ils forment un ensemble bien déterminé, d'une construction remarquablement simple, absolument renfermés dans la région médiane du tronc, sans prolongements inter-musculaires, intra-rachidiens, ni d'aucune autre sorte, et même sans la moindre communication avec les cavités pneumatiques des os. Nous commencerons par les réceptacles moyens-supérieurs, nous terminerons par les inférieurs. Les réceptacles moyens-supérieurs ont reçu une foule de dénominations, dont nous rapportons ici les principales : *sac hépatique*, Colas; *der erste Brustsack*, Bl. Merrem; *poche sous-costale* (bulla subcostalis), Jacquemin; *réservoirs diaphragmatiques antérieurs*, Sappey; *troisièmes cavités aériennes du réservoir thoracique* ou *réceptacles sous-costaux*, Natalis Guillot; *sacci infracostales superiores*, Fatio. Les réservoirs *moyens-supérieurs* sont au nombre de deux, situés à même hauteur, de chaque côté de la ligne médiane, contigus en arrière suivant l'épine rachidienne, s'écartant en avant de manière à intercepter entre eux un vaste sinus, étroitement appliqués par toute leur surface externe à l'intérieur des

parois du tronc. Réunis ensemble, ils représentent assez bien un fer à cheval, dans la cavité duquel seraient contenus, plus ou moins complétement, le cœur, le foie et le ventricule succenturié. Cette cavité fait partie d'une cavité très-remarquable, située au centre du tronc et de tout le système pneumatique, fermée en haut par les réceptacles supérieurs, et notamment par la face inférieure du réceptacle supérieur-antérieur, qui lui forme, à elle seule, une voûte presque complète, ayant pour plancher la partie la plus élevée des réceptacles inférieurs, englobant dans ses parois latérales les réceptacles moyens-inférieurs, et ouverte seulement en avant (voy. *fig.* 16; *g*, *e*, *d*, et *fig.* 33; *j*.). Il est remarquable que les poumons soient complétement en dehors de cette cavité. Les deux réceptacles moyens-supérieurs ne sont pas très-rigoureusement symétriques, surtout dans les parties en rapport avec des viscères tels que le foie et le ventricule glandulaire; néanmoins, le défaut de symétrie n'apparaît clairement qu'à la suite d'un examen très-attentif, et après l'emploi de procédés beaucoup plus rigoureux que l'insufflation : aussi n'avait-il pas été constaté jusqu'à présent[1]. Ils sont situés en avant des poumons, mais à un niveau moyen un peu moins élevé; ils sont en rapport avec les côtes sternales, de même que les poumons le sont avec les côtes vertébrales; ils s'avancent jusqu'aux bords latéraux du sternum, et répondent aux deux apophyses abdominales de cet os, particulièrement à la supérieure. Telles sont les premières notions que nous puissions donner sur la configuration et la situation des réceptacles moyens-supérieurs; afin de les compléter et de les préciser, nous examinerons successivement leurs trois faces, savoir : l'*externe*, la *postérieure* et l'*interne*.

2. *Des trois faces composant le réceptacle moyen-supérieur, ou faces* EXTERNE, POSTÉRIEURE *et* INTERNE. — La face *externe* (*fig.* 32, *p.* 114) est la plus superficielle des trois, et, à cause de l'étendue et de l'importance physiologique de ses rapports avec les côtes sternales, on peut très-bien la nommer face *sterno-costale*. Les limites rapportées au squelette sont les suivantes : en avant, elle arrive jusqu'à la racine de l'hyposternal et à l'apophyse abdominale de celui-ci (*fig.* 7 ; *p.* 6); en arrière, elle atteint ou dépasse la ligne des côtes vertébrales avec les côtes sternales; le milieu du premier os sterno-costal, et l'extrémité postérieure du cinquième ou dernier d'entre eux, bornent le ré-

[1] N° 89[1], p. 55.

ceptacle en haut et en bas. La terminaison, triangulairement élargie, de l'apophyse externe de l'hyposternum est bien aussi en rapport avec la face externe, mais pas immédiatement, en étant séparée par les troisième, quatrième et cinquième côtes sternales. Les empreintes de ces trois os, du deuxième et généralement du premier, se retrouvent sur les moules du réceptacle, fournis par les injections corrodées (*fig.* 32; *l*, *m*, *n*, *o*); ces empreintes ne représentent d'ailleurs pas toute la longueur des os correspondants, sauf pour le quatrième. La première côte n'a aucun rapport avec le réceptacle, quoique Natalis Guillot [1] ait avancé le contraire. L'articulation du premier os sterno-costal avec la troisième côte répond au bord externe du poumon, très-près de la ligne qui sépare cet organe du réceptacle moyen-supérieur, et du sommet supérieur-postérieur de ce dernier (*fig.* 32; *c*); ce sommet est exactement reçu dans un sinus formé par le bord externe du poumon et le bord latéral du repli sterno-cardiaque du réceptacle supérieur-antérieur. A propos des rapports de la face sterno-costale avec le squelette, je dois faire ici une remarque qui peut avoir quelque intérêt physiologique. Même lorsque le poumon est distendu par une injection solidifiable, il s'en faut que son bord externe dépasse, d'arrière en avant, la ligne entière des articulations des côtes sternales avec les côtes vertébrales; il s'étend en effet

Injection corrodée du réceptacle moyen-supérieur, du côté gauche; on voit en plein l'empreinte des deux faces externe et postérieure, autrement dites sterno-costale et diaphragmatique. Réduction d'un tiers environ.

a, angle supérieur-antérieur du réceptacle; — *b*, sinus dans lequel est reçu l'angle libre ou inféro-externe du réceptacle supérieur-antérieur; — *c*, sommet supérieur-postérieur, muni d'une facette elliptique qui s'appuie étroitement contre le bord latéral du repli sterno-cardiaque; — *d*, pavillon de l'infundibulum bronchique *interne* ou *péri-œsophagien* du réceptacle moyen-supérieur (voy. *fig.* 11; *c*); on voit la demi-circonférence de l'anneau destiné à laisser passer l'œsophage, lorsque les deux réceptacles sont réunis dans leur situation normale; les deux infundibula occupent les deux extrémités du diamètre transverse de cet anneau; — *c*, empreintes des faisceaux musculaires du diaphragme pulmonaire, lesquels se réfléchissent sur le bord de séparation, indiqué sur le dessin par une ligne ponctuée, des deux faces externe et postérieure; — *f*, face postérieure ou diaphragmatique; — *g*, *h*, portion marginale, inférieure ou basilaire, en contact avec le réceptacle moyen-inférieur; — *i*. *j*, *k*, empreintes répondant aux articulations des deuxième, troisième et quatrième côtes sternales avec les quatrième, cinquième et sixième côtes vertébrales; — *l*, *m*, *n*, *o*, empreintes des cinquième, quatrième, troisième, deuxième et premier os sterno-costaux; — *q*, face externe ou sterno-costale; — *r*, bord antérieur du réceptacle, sur lequel on trouve parfois la trace de l'empreinte de l'apophyse grêle de l'hyposternum, à laquelle il s'insère.

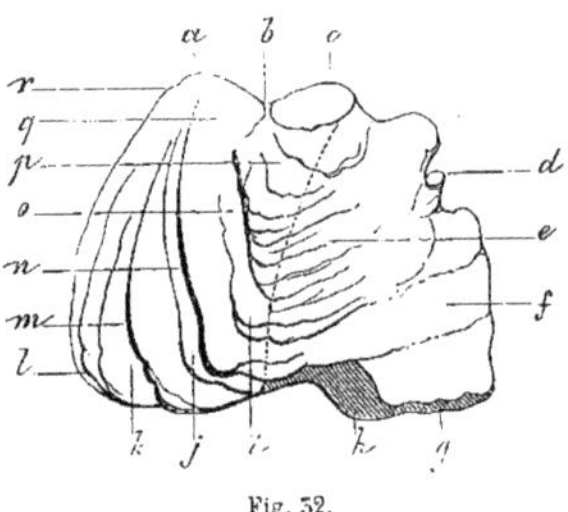

Fig. 32.

[1] N° 89[a], p 56.

au-devant de cette ligne par en haut, mais il reste en arrière par en bas; il y a entre-croisement; en d'autres termes, le bord pulmonaire dépasse les extrémités antérieures des trois premières côtes vertébrales, n'atteint pas l'extrémité de la quatrième, reste à mi-chemin de celle de la cinquième, et plus loin encore de celle de la sixième; il en résulte que les faisceaux contractiles du *diaphragme pulmonaire* (*fig.* 32; *e*) ne peuvent *tous* s'insérer aux côtes vertébrales, ainsi que semble l'entendre Sappey[1]; cet auteur indique, en effet, que le faisceau contractile le plus élevé s'attache au sternum, le deuxième faisceau à la troisième côte, et les autres faisceaux successivement aux côtes suivantes. Mais, chez le poulet, le faisceau correspondant à la troisième côte ne peut s'insérer sur elle, recouverte qu'elle est par le poumon, et s'insère, en effet, sur le premier os sterno-costal; il en est exactement de même pour le faisceau correspondant à la quatrième côte, et qui s'attache au deuxième os sterno-costal; enfin le faisceau suivant s'attache à la fois à la cinquième côte, au troisième os sterno-costal, et à leur articulation, et j'ai pu voir une fois cette même disposition s'étendre à la sixième côte et au quatrième os sterno-costal.

La face externe, étant approximativement quadrilatère, on peut lui reconnaître quatre bords; l'*antérieur*, légèrement convexe, adhère, par sa moitié supérieure, à la racine et à l'apophyse grêle de l'hyposternum, par la moitié inférieure, à la paroi thoraco-abdominale et au réceptacle pneumatique inférieur, sur lequel il s'appuie (*fig.* 32; *r*); du côté interne, il est en rapport, d'une extrémité à l'autre, avec la surface du foie. Le bord *postérieur* (indiqué sur la figure 32 par une ligne ponctuée et sur la figure 33 par la lettre *r*) est légèrement concave, et répond exactement à la presque totalité du bord externe du poumon, dont il est séparé par le diaphragme pulmonaire; il se termine en haut au point le plus élevé ou sommet du réceptacle (*fig.* 32; *c*), et, sur les injections corrodées, il est remarquable par les empreintes, perpendiculaires à sa direction, que laissent sur lui, en se réfléchissant vers les côtes sternales et vertébrales, les faisceaux musculaires du diaphragme (*fig.* 32; *e*). Le bord *supérieur* constitue la moitié de ce que je nomme l'échancrure cardiaque des réceptacles moyens-supérieurs (*fig.* 33; *f*), et fait partie de cette espèce de voûte remarquable formée par le réceptacle supérieur-antérieur à la grande cavité splanchnique centrale circonscrite par l'ensemble

[1] N° 94, p. 23.

des organes pneumatiques (*voy.* p. 113); il est donc en rapport avec la partie du cœur qui n'est pas recouverte par le foie; mince en avant, épais en arrière, il présente en son milieu un sinus ouvert par en haut, dans lequel est étroitement enchâssé l'angle inféro-externe du réceptacle supérieur-antérieur (*fig.* 32; *b*); son extrémité postérieure, épaissie, terminée par une facette elliptique (*ibid.*; *c*), forme le sommet du réceptacle et pénètre dans un sinus inverse de celui que nous venons de mentionner, sinus formé par le poumon et le repli sterno-cardiaque. Quant au bord inférieur (*fig.* 32; *g*, *h*; *fig.* 33; *k*) il est élargi en un triangle allongé, dont le petit côté fait partie du bord inférieur de la face postérieure du réceptacle; la surface de ce bord est en contact avec le réceptacle moyen-inférieur, et, par toute l'étendue de sa lèvre interne, il touche le réceptacle inférieur.

Injection corrodée montrant en situation et vus par derrière les quatre réceptacles pneumatiques moyens. La pièce tout entière a été sensiblement relevée et rapprochée de la verticalité, afin de rendre plus visible l'échancrure formée par les bords supérieurs, et destinée à soutenir l'appareil cardiaque.

a, angle supérieur-antérieur du réceptacle pneumatique moyen-supérieur; — *b*, sinus dans lequel est reçu l'angle libre, ou inféro-externe, du réceptacle supérieur-antérieur (voy. *b*, *fig.* 32); — *c*, dépression en forme de demi-canal, produite par le passage de la veine pulmonaire; on peut voir en 13, fig. 17, le demi-canal supérieur produit par le même vaisseau sur le réceptacle supérieur-antérieur; — *d*, facette supérieure ou antéœsophagienne, établissant un premier contact entre les deux réceptacles moyens-supérieurs; — *e*, appendice du réceptacle de droite, qu'on aperçoit à travers l'orifice d'entrée du canal inter-réceptaculaire œsophagien; cet

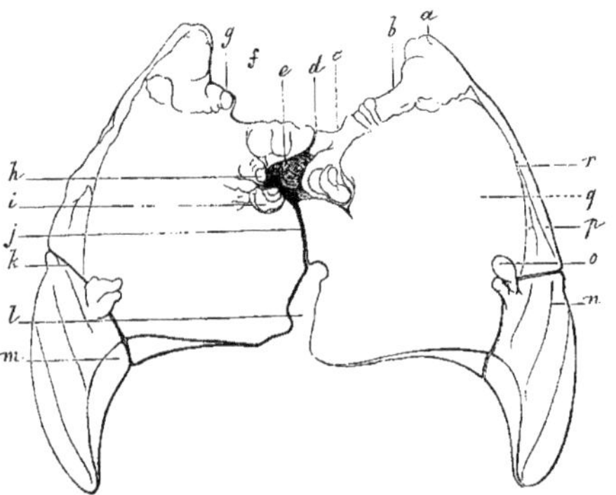

Fig. 33.

appendice, de concert avec une dépression en forme de gouttière, creusée sur la face interne du réceptacle de gauche, entoure la terminaison de l'œsophage; — *f*, échancrure formée par la réunion des bords supérieurs des réceptacles moyens-supérieurs, et sur laquelle s'appuie l'appareil cardiaque; — *g*, sommet proprement dit, ou angle supérieur-postérieur du réceptacle; c'est à ce niveau que se trouve l'infundibulum externe broncho-réceptaculaire (voy. *fig.* 11; *d*, *c*); — *h*, infundibulum broncho-réceptaculaire interne, ou péri-œsophagien (voy. *fig.* 32, *d*); — *i*, point de contact avec l'extrémité inférieure de la portion fusiforme du réceptacle supérieur-postérieur (voy. *d*, *fig.* 24); — *j*, deuxième facette de contact, inférieure ou rétro-œsophagienne, des deux réceptacles moyens-supérieurs; — *k*, interstice des deux réceptacles moyens du côté gauche, le supérieur et l'inférieur; — *l*, espace inter-réceptaculaire, en forme de fente ou d'échancrure; il est traversé par l'aorte, l'artère cœliaque et l'artère mésentérique supérieure; — *m*, portion comprise entre le réceptacle inférieur et le poumon; — *n*, empreinte produite par les extrémités articulaires correspondantes de la septième côte et du cinquième os sterno-costal; — *o*, infundibulum broncho-réceptaculaire du réceptacle moyen-inférieur; — *p*, face externe, ou sterno-costale, du réceptacle moyen-supérieur; — *q*, face postérieure, répondant au diaphragme pulmonaire et au poumon; — *r*, bord externe de cette face.

La face *postérieure* du réceptacle moyen-supérieur qui peut également être appelée, à cause de ses relations anatomiques, face *pulmonaire* ou encore face *diaphragmatique*, présente quelque différence d'aspect, suivant qu'on la considère sur le réceptacle de droite, ou sur celui de gauche. Ce défaut de symétrie rigoureuse, que nous avons signalée pour toutes les parties du réceptacle et attribué, d'une manière générale, au voisinage immédiat des viscères, tient, pour la face diaphragmatique, à ce que l'œsophage traverse les réceptacles moyens-supérieurs sur leur ligne de contact, en déviant du plan médian afin d'atteindre le gésier; nous verrons que la légère asymétrie qui en résulte (voy. *fig.* 33) est encore plus accusée à la face interne qu'à la face postérieure. La forme de cette dernière est sensiblement rectangulaire; les deux faces réunies offrent une légère convexité postérieure, qui s'adapte parfaitement à la concavité antérieure des poumons, et elles sont naturellement un peu inclinées de haut en bas et d'avant en arrière.

La face postérieure est comprise entre quatre bords, parmi lesquels le bord *interne* est le plus digne d'attention. C'est par ce bord, et plus ou moins suivant le plan médian vertical, que les deux réceptacles moyens-supérieurs se touchent réciproquement; mais le contact n'a effectivement lieu que sur deux points (*fig.* 33; *d*, *j*), les autres points étant occupés par des ouvertures qui livrent passage à des organes divers; en d'autres termes, les deux bords internes ne se joignent l'un à l'autre qu'à leur extrémité supérieure et en leur milieu, ou encore en avant et en arrière de l'œsophage. La plus élevée des deux facettes de contact est moins étendue que l'autre; elle est située entre l'oreillette gauche du cœur et l'œsophage; en avant d'elle est le foie, à l'endroit où le tronc commun des veines hépatiques se jette dans la veine cave; en arrière est la portion du réceptacle antéro-supérieur qui enveloppe la bifurcation de la trachée et les bronches primaires. Tandis que la facette supérieure est circulaire, l'inférieure, plus longue, est elliptique, et son grand diamètre est longitudinal. C'est près d'elle que l'extrémité inférieure du réceptacle supérieur-postérieur vient au contact médiat du réceptacle moyen-supérieur de gauche (*fig.* 33; *i*); en arrière, et dans toute son étendue, elle confine à l'aorte; en avant et en haut, à la portion du foie située sous la grande veine hépatique; en avant et en bas, à la veine cave inférieure; laquelle pourtant est déjà un peu déviée vers la droite, à cause du voisinage du cœur; par en bas, elle est exactement contournée par l'origine du tronc cœliaque; en haut et en avant, elle est en contact avec le sommet du réceptacle pneumatique inférieur de gauche. Le tissu des réceptacles moyens-supérieurs, au niveau de la facette sous-œsophagienne de contact, est déprimé, aminci, tandis que le pourtour est épaissi et forme une bordure circulaire. Les adhérences de l'œsophage et des vaisseaux avec les réceptacles ont lieu par l'intermédiaire de tissu conjonctif moyennement serré. Entre les deux facettes de contact, on voit une ouverture irrégulièrement circulaire, servant d'orifice d'entrée à un canal presque complet, qui sert à la transmission de l'œsophage du ventricule succenturié, et à la réception du ventricule lui-même; nous l'étudierons plus en détail en parlant des faces internes des réceptacles moyens-supérieurs. Nous signalons, comme un fait curieux, que l'orifice œsophagien est en rapport avec plusieurs réceptacles pneumatiques à la fois : avec le *supérieur-antérieur*, par la portion de ce dernier comprise entre les bronches primaires; avec le *supérieur-postérieur*, par l'extrémité de la portion fusiforme (*fig.* 33; *i*); enfin, avec le réceptacle *inférieur* de gauche. Aux extrémités de son diamètre transverse, on trouve l'un des deux orifices broncho-réceptaculaires qui desservent chacun des réceptacles moyens-supérieurs, et que, d'après la situation, on pourrait nommer infundibulum péri-œsophagien. Au-dessous de la facette inférieure de contact, les bords internes s'éloignent une deuxième fois l'un de l'autre, sur une étendue équivalente à leur tiers inférieur, et circonscrivent une fente inter-réceptaculaire, ouverte par en bas, circulairement fermée par en haut (*fig.* 33; *l*). Le sommet du réceptacle inférieur de gauche vient presque exactement la combler. Elle est en rapport avec l'apophyse épineuse de la sixième vertèbre dorsale, avec le bas des poumons, et nous avons déjà dit à quels vaisseaux artériels elle donne passage.

Jetons un coup d'œil rapide sur les trois autres bords de la face postérieure. On peut dire que l'*inférieur* s'étend transversalement de la fente inter-réceptaculaire au réceptacle moyen-inférieur; situé à la hauteur de la sixième vertèbre dorsale, il est en rapport avec le bord inférieur du poumon, le réceptacle pneumatique inférieur et la membrane qu'on a appelée diaphragme thoraco-abdominal. Le bord *externe* est composé de deux parties continues l'une à l'autre; l'inférieure, plus courte, légèrement concave, comprise dans l'interstice des réceptacles *moyen-supérieur* et *inférieur* (*fig.* 33; *k*), et subdivisée en deux parties sensiblement égales par l'infundibulum broncho-réceptaculaire de ce dernier; la supérieure, convexe et plus longue, légèrement saillante, transversalement striée par le passage et la réflexion à son niveau des faisceaux contractiles du diaphragme pulmonaire (*fig.* 32; e), et servant également de bord à la face externe, précédemment décrite. Le bord *supérieur*, vers le milieu de son étendue, présente un point formant le sommet du réceptacle, lorsque ce dernier est en situation naturelle (*fig.* 32; *c*, et *fig.* 33; *g*); les bords supérieurs des deux receptacles moyens-supérieurs, considérés ensemble, forment une échancrure semi-circulaire qu'on pourrait appeler *échancrure cardiaque*, à cause de ses rapports avec la base du cœur (*fig.* 33; *f*). On remarque sur ce bord une gouttière servant au passage de la veine pulmonaire; elle est convertie en canal par une gouttière semblable, et inversement placée sur la portion correspondante du réceptacle supérieur-antérieur (*fig.* 33; c, et *fig.* 17; 13); car ce dernier est en contact avec le bord actuellement considéré, par le repli sterno-cardiaque, en avant du point formant sommet; et il l'est encore par les replis enveloppant les bronches primaires, en arrière du même point. Au niveau de celui-ci, enfin, et

Injection corrodée des réceptacles pneumatiques moyens-supérieurs droit et gauche, vus dans leur situation réciproque normale, de bas en haut, et sensiblement suivant la ligne verticale (a).

a, infundibulum broncho-réceptaculaire interne ou péri-œsophagien; — *b*, espace inter-réceptaculaire inférieur, en forme de fente, pour le passage des artères aorte, cœliaque et mésentérique supérieure; — *c*, face postérieure ou pulmonaire, vue en raccourci de bas en haut; — *d*, sommet ou angle supérieur-postérieur du réceptacle, et infundibulum broncho-réceptaculaire externe; — *e*, *e'*, portion de la face interne qui adhère au réceptacle pneumatique inférieur, autrement dit abdominal; — *f*, appendice du réceptacle moyen-supérieur de droite (voy. *fig.* 33; *e*), contribuant, avec la gouttière creusée à la face interne du réceptacle de gauche, et l'anneau compris entre les bords tangents des deux réceptacles, à former un canal membraneux à la terminaison de l'œsophage et au commencement de l'estomac glandulaire. Cet appendice répond au *sacculus infra-lobularis* de V. P. Fatio; — *g*, face externe ou sterno-costale; — *h*, *h'*, bord inférieur élargi en une facette taillée aux dépens de la face sterno-costale, et d'obliquité inverse à celle de la face interne *e*, *e'*; elle est conjointe à une facette correspondante du réceptacle moyen-inférieur (*fig.* 36; *f*); — *i*, face interne ou viscérale; — *j*, espace, en forme de fer à cheval, compris entre les faces internes des deux réceptacles, et faisant partie de la grande cavité centrale interceptée par l'ensemble des réceptacles pneumatiques; — *k*, dépression en forme de gouttière destinée à l'œsophage.

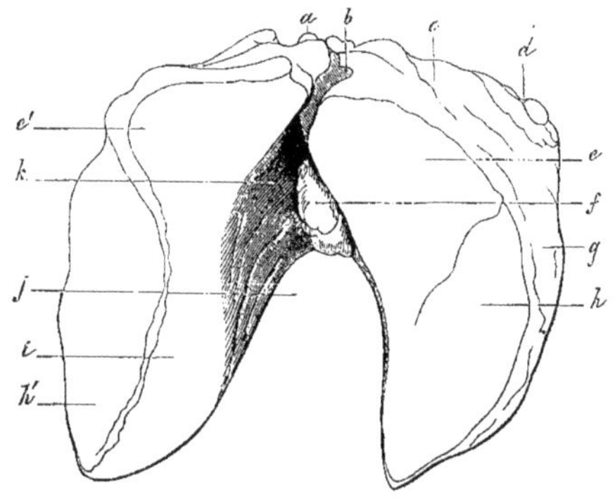

Fig. 34*.

* Copiée sur une photographie tirée de la collection particulière de l'auteur.

sur la face postérieure, on trouve le premier des deux infundibula broncho-réceptaculaires appartenant au réceptacle supérieur-postérieur.

Il ne nous reste plus à examiner que la troisième face, ou face *interne*, des réceptacles moyens-supérieurs. Les faces internes ne sont pas adhérentes comme les deux autres, mais, au contraire, libres et susceptibles de mouvements faisant partie des actes respiratoires; elles forment, presque à elles seules, les parois latérales de la cavité splanchnique-centrale, circonscrite par l'ensemble des réceptacles pneumatiques, et elles enferment, dans l'espace en forme de fer à cheval qu'elles interceptent entre elles (*fig.* 34; *j*), la plus grande portion du cœur, le foie, la terminaison de l'œsophage et le ventricule succenturié. Ni ces faces, ni les deux réceptacles, ne sont d'une symétrie rigoureuse, comme on peut facilement le constater en jetant les yeux sur la figure 34; outre certains détails d'organisation qui appartiennent en propre à chacune d'elles, elles n'ont rigoureusement ni la même courbure, ni les mêmes dimensions, la superficie de la face gauche étant un peu plus considérable, en tous sens, que celle de la face droite. D'une manière générale, elles sont inclinées de haut en bas et de dedans en dehors; vers le bord supérieur, elles se courbent légèrement du côté des autres faces; à ce niveau, elles forment, pour ainsi dire, un plancher à la portion des oreillettes voisine des ventricules, et elles se trouvent en rapport, à gauche, avec la veine cave supérieure et la veine pulmonaire (*fig.* 33; *c*), à droite, avec ces mêmes vaisseaux, et, de plus, avec la veine cave inférieure. Par en bas, la face interne est en contact, par la portion postérieure et rabattue en dehors, qu'on voit en *e*, *e'* (*fig.* 34), avec le réceptacle *inférieur* ou *abdominal*, et elle s'enfonce comme un coin dans un espace angulaire assez profond compris entre les réceptacles *moyen-inférieur* et *inférieur*. Le surplus de la face interne, à droite, est occupée par une empreinte déprimée produite par le lobe droit du foie; une dépression analogue, moins considérable et très-incomplétement accusée, peut se retrouver à gauche en rapport avec la partie antérieure du lobe gauche du foie. En arrière, au contraire, la face interne de gauche présente une empreinte remarquable, en forme de gouttière, plus large que profonde (*fig.* 34; *k*), commençant à cet orifice inter-réceptaculaire œsophagien déjà décrit (*fig.* 32; *d*), et se dirigeant, de là, en bas et en avant, pour se perdre insensiblement vers le tiers antérieur du réceptacle. La terminaison de l'œsophage pénètre à travers l'orifice inter-réceptaculaire entre les réceptacles moyens-supérieurs, et occupe, en même temps que l'origine du ventricule succenturié, cette gouttière de la face interne gauche. Pour que ces deux organes soient complétement entourés par les membranes réceptaculaires, la face interne de droite envoie vers eux une espèce d'appendice globuleux et frangé, à direction descendante et oblique vers la gauche, qui tend à convertir l'orifice et la gouttière précités en un canal complet (*fig.* 34; *f*). V. P. Fatio me paraît avoir entrevu, le premier, non l'orifice inter-réceptaculaire et la gouttière œsophagienne, mais l'appendice que nous venons de signaler. La description qu'il en donne[1], faite sur une espèce ornithologique qui n'est pas nommée, ne convient aucunement au poulet. Les deux appendices ou *saccules* pairs que Fatio a rencontrés, sont nommés par lui *saccules infra-lobulaires*, et il ne les donne comme dépendances des réceptacles sous-costaux supérieurs (moyens-supérieurs) que sous forme dubitative. J'ai rencontré un seul fait, et le fait m'a paru très-exceptionnel, où l'appendice était fourni par le réceptacle gauche, le droit ne concourant à la formation du canal œsophagien que pour la moitié de l'orifice d'entrée. Les réceptacles *inférieurs* ou *abdominaux* forment par en bas l'espace compris entre les deux réceptacles moyens-supérieurs (*fig.* 34; *j*), et s'élèvent même à une certaine hauteur entre les faces internes de ces derniers, sous forme d'un cône dont le sommet est surtout représenté par le réceptacle inférieur gauche. Au-dessous et en arrière de la gouttière œsophagienne, la face interne du réceptacle moyen-supérieur gauche est en contact médiat avec le sommet du réceptacle inférieur gauche, et se trouve séparée par lui du testicule ou de l'ovaire; les mêmes rapports s'observent du côté droit, avec cette seule restriction que la partie la plus élevée du réceptacle inférieur droit dépasse à peine par en haut le bord inférieur du réceptacle moyen-supérieur qui lui correspond.

3. *Circonférence du réceptacle moyen-supérieur.* — Nous avons déjà décrit les bords de la face externe et ceux de la face postérieure; des quatre bords de la face interne, trois nous sont donc connus comme lui appartenant en commun avec les deux autres faces. La circonférence totale du réceptacle ne nous présente rien de nouveau à signaler, sinon la portion inférieure ou basilaire, que nous pouvons rattacher au bord inférieur de la face interne. Si nous concevons que ce bord mesure, d'avant en arrière, toute l'étendue du réceptacle, nous lui reconnaîtrons une forme courbe, analogue à celle même

[1] N° 114, p. 16 et 17.

de la paroi ventrale, et nous le subdiviserons en deux parties, l'antérieure plus considérable que la postérieure. L'antérieure est élargie en facette triangulaire ou ovale allongée (*fig.* 34 ; *h h'*); elle est taillée obliquement, de bas en haut, aux dépens de la face sterno-costale, et en connexion intime avec le réceptacle moyen-inférieur (*fig.* 33 ; *k*) ; la postérieure, d'obliquité inverse et conforme à la courbure générale de la face interne (*fig* 34 ; *e'*), est adossée au réceptacle inférieur. On verra, quand nous parlerons des deux diaphragmes attribués aux oiseaux, que ces détails méritaient d'être signalés.

4. *Infundibula broncho-réceptaculaires du réceptacle moyen-supérieur.* — Abstraction faite de la répétition symétrique de trois des réceptacles pneumatiques de la généralité des oiseaux, il reste cinq réceptacles essentiellement distincts. Nous avons fait observer, page 53, que deux seulement, parmi les cinq, jouissaient du privilége d'avoir en propre deux infundibula broncho-réceptaculaires différents ; de plus, ces deux réceptacles, contigus l'un à l'autre, sont aussi les seuls qui soient en communication pneumatique réciproque, circonstance d'autant plus importante et inattendue, que leurs actes respiratoires, d'après ce qui est généralement admis, seraient absolument antagoniques. Les deux réceptacles sont, comme on sait, le *supérieur-antérieur* et le *moyen-supérieur*, dont nous nous occupons en ce moment. Ses deux infundibula sont l'un *interne*, l'autre *externe*. L'infundibulum *interne* (*fig.* 11 ; *e*) constitue un canal unique, s'étendant du réceptacle à la bronche secondaire dans laquelle il est ouvert; il est d'une dimension assez considérable, et il peut être nommé *péri-œsophagien* à cause de sa situation (*fig.* 32; *d*, et *fig.* 33 ; *h*). Il est, en effet, situé au côté de l'œsophage, près de sa terminaison, au point même où il pénètre dans l'orifice qui lui est ménagé entre les bords contigus des deux réceptacles moyens-supérieurs. L'infundibulum *externe* est situé tout au haut de la face *postérieure* ou *pulmonaire*, au niveau du sommet du réceptacle et de son bord supérieur (*fig.* 34; *d*); sur une injection corrodée, il produit une saillie mamelonnée, portant en général trois petits cylindres bronchiques, parfois ramifiés, tandis que, sur la pièce fraîche, on aperçoit une dépression infundibuliforme, dont les parois sont couvertes de trabécules, au milieu desquelles s'ouvrent trois ou quatre bronches. L'ouverture de cet infundibulum est comme percée dans le diaphragme pulmonaire ; elle est limitée, vers le bas, par une lèvre musculaire très-saillante, qui est le bord du faisceau contractile du diaphragme qui s'insère au deuxième os

sterno-costal, auquel il se rend en croisant la direction du premier à peu près en son milieu. Je n'ai jamais vu manquer l'infundibulum externe sur le poulet, mais Sappey ne semble pas le considérer comme constant[1]; quand il existe, il considère le réceptacle qui en est pourvu comme le seul qui reçoive l'air du poumon par un double orifice : ce qui est en contradiction avec mes propres observations. Natalis Guillot admet, au contraire, l'existence de trois orifices distincts pour le premier réceptacle sous-costal (moyen-supérieur)[2] ; mais je pense qu'il a dû commettre une erreur. Quant à la communication des deux réceptacles supérieur-antérieur et moyen-supérieur, que je crois avoir constaté le premier, je l'ai déjà décrite pages 52 et 53 : elle relie l'infundibulum péri-œsophagien à l'infundibulum interne du réceptacle supérieur-antérieur.

II. — DES RÉCEPTACLES MOYENS-INFÉRIEURS

5. *Situation et configuration en général.* —Tous les auteurs ne distinguent pas expressément les réceptacles *moyens-inférieurs* des réceptacles *moyens-supérieurs :* Jacquemin, par exemple, n'admet qu'une seule *poche pneumatique sous-costale*, mais il reconnaît d'ailleurs qu'elle *est divisée ordinairement par une cloison en deux portions*[3]. Les principales appellations synonymiques sont les suivantes : *deuxième sac pectoral*, Bl. Merrem ; *sac épiploïque*, Colas; *réservoir diaphragmatique postérieur*, Sappey ; *second réceptacle sous-costal du réservoir aérien thoracique*, N. Guillot; *sacci infracostales inferiores*, Fatio. Sappey[4] a justement observé que la grandeur relative des réceptacles moyens *supérieur* et *inférieur* varie dans une proportion notable suivant l'ordre ornithologique, et que c'est le propre des Gallinacés d'avoir le *supérieur* plus considérable que l'*inférieur*. Cette différence d'étendue est très-accusée chez le poulet; le réceptacle moyen-inférieur y apparaît comme le réceptacle le moins volumineux de tous, et comme un appendice, pourrait-on presque dire, du réceptacle moyen-supérieur (voy. *fig.* 33). Il est immédiatement situé au-dessous du poumon, dont il n'est séparé que par le diaphragme pulmonaire. On le trouve sur les côtés du tronc, à peu près à égale distance de l'apophyse grêle du sternum et du bord antérieur de l'os iliaque. Par sa moitié supérieure, il est engagé sous la cage costale, presque exclusivement

[1] N° 94', p. 34. — [2] N° 89', p. 56. — [3] N° 87 *bis*, p. 291 et 292. — [4] N° 94', p. 34.

sous les côtes vertébrales; au contraire, il déborde cette cage par sa moitié inférieure, à la hauteur des masses musculaires de la cuisse. Une des particularités les plus curieuses de la situation et des rapports de ce réceptacle, c'est d'être contenu en totalité dans une excavation creusée aux dépens des faces périphériques des réceptacles inférieur et moyen-supérieur, d'y être comme dissimulé, et de ne pouvoir ainsi concourir par aucun de ses points à la formation de cette grande cavité splanchnique inter-réceptaculaire centrale que nous avons signalée à l'attention du lecteur : nous ne faisons d'ailleurs cette observation, pour le moment, que relativement au poulet. La configuration est des plus simples. Sappey a trouvé[1] que les réceptacles moyens, les supérieurs comme les inférieurs, ont une forme ovoïde; mais cette assertion n'est pas exacte, comme on pourra s'en convaincre par l'examen de nos photographies, et ce qu'elle peut avoir d'erroné doit être mis au compte de l'insuffisance du procédé de l'insufflation, procédé auquel on a eu généralement recours jusqu'à présent. La forme du réceptacle moyen-inférieur est aplatie; elle a quelque analogie avec une oreille de chien, dont le bord adhérent correspondrait au bord de contact des deux réservoirs moyens entre eux (*fig.* 33; *k*). Suivant ce bord seulement, le réceptacle moyen-inférieur présente une certaine épaisseur; en s'éloignant de là vers l'extrémité inférieure, les deux parois opposées se rapprochent incessamment l'une de l'autre et forment un rebord tranchant à la périphérie du réceptacle. Puisque celui-ci est situé superficiellement, loin du contact des viscères autres que le poumon, on conçoit que ses rapports soient peu compliqués ; nous nous bornerons à lui reconnaître une face superficielle (*fig.* 35), une face profonde (*fig.* 36), et une circonférence.

6. *Face superficielle, ses rapports.* — La partie la plus élevée de la face superficielle, formant l'angle supérieur ou le sommet du réceptacle (*fig.* 35 ; *a*), est comprise entre l'infundibulum broncho-réceptaculaire de ce dernier et celui du réceptacle abdominal ; mais elle n'est pas au niveau du surplus de la face superficielle, et on ne l'aperçoit que lorsqu'on isole le moule donné par l'injection solidifiable du réceptacle. Cet angle, en effet, est comme rabattu vers les parties profondes, et caché dans un angle rentrant et inverse intercepté par les réceptacles *inférieur* et *moyen-supérieur;* de cet agencement des trois réceptacles résulte en arrière comme un plancher continu

[1] N° 94[a], p. 34.

(voy. *fig.* 33), partout recouvert par le diaphragme pulmonaire, et sur lequel s'appuie en entier le poumon. La face superficielle est partout unie à la paroi du tronc, et, pendant les actes respiratoires, ne peut évidemment subir d'autres déplacements que ceux de cette paroi. Sur les injections corrodées, qui reproduisent exactement sa configuration, on trouve, à sa moitié supérieure, les empreintes des portions terminales des sixième et septième côtes vertébrales, et, assez ordinairement, l'extrémité postérieure du cinquième et dernier os sterno-costal, qui n'arrive pas, comme on sait, au contact du sternum (*fig.* 35 ; *c*, *d*). Dans sa moitié inférieure, la face externe adhère aux muscles intercostaux internes correspondants et à quelques-uns des faisceaux formant l'origine du muscle transverse ; ceux-ci laissent parfois une empreinte bien marquée sur les injections isolables (*fig.* 35 ; *e*).

Injection corrodée des deux réceptacles moyens-inférieurs de gauche et de droite, tournés de manière à présenter de front leur face externe ou superficielle. Ils proviennent d'un sujet chez lequel, suivant une disposition exceptionnelle, le réceptacle de gauche a une hauteur plus considérable que celle du réceptacle de droite. Réduction aux trois quarts.

a, angle supérieur ou sommet du réceptacle, rabattu vers la profondeur sous le poumon et le diaphragme pulmonaire, et se logeant entre les réceptacles inférieur et moyen-supérieur ; — *b*, infundibulum broncho-réceptaculaire ; — *c*, empreinte de la moitié antérieure ou terminale de la sixième côte vertébrale ; — *d*, empreinte de la moitié antérieure de la septième côte vertébrale et de la tête du cinquième os sterno-costal, avec lequel elle s'articule ; — *e*, empreinte musculaire, qui était située presque à la hauteur de l'anneau crural, et produite par des faisceaux du muscle transverse ; — *f*, portion postéro-inférieure de la circonférence agrandie du réceptacle moyen-inférieur de gauche ; elle longeait les deux tiers supérieurs du pubis ; — *g*, portion lamelleuse formant l'agrandissement exceptionnel du réceptacle, dans le cas actuel ; — *h*, portion antérieure de la circonférence ; — *i*, empreinte de la septième côte vertébrale, de la tête du cinquième os sterno-costal et de leur articulation ; — *j*, empreinte analogue de la sixième côte et du quatrième os sterno-costal.

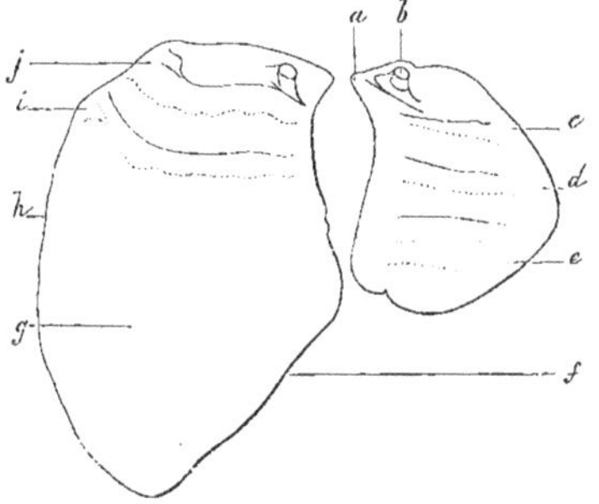

Fig. 35.

7. *Face profonde, subdivisions, rapports.* — Quand on examine la face *interne* ou *profonde* du réceptacle moyen-inférieur, ou plutôt l'empreinte qui en est fournie par l'injection corrodée, on y distingue une crête rectiligne (*fig.* 36 ; *e*), qui la traverse de haut en bas et d'arrière en avant, et qui la divise en deux parties d'inégale étendue. Elles représentent deux facettes triangulaires (*fig.* 36 ; *f* et *b*, *c*), à base commune, à inclinaison inverse, l'an-

térieure moins étendue, plane ou légèrement creuse; la postérieure, de plus grandes dimensions, et convexe, surtout en arrière. La facette antérieure est intimement unie à une facette semblable du réceptacle moyen-supérieur (*fig.* 33; *k*, et *fig.* 34 ; *h*, *h'*) ; la crête *e*, qui lui sert de base, est le lieu de rencontre de trois réceptacles, les deux *moyens* et *l'inférieur;* en arrière d'elle, l'épaisseur du réceptacle moyen-inférieur diminue progressivement jusqu'à se terminer par un bord tranchant. La facette postérieure, subdivisée en deux parties par une ligne peu apparente (*fig.* 36 ; *b*, *c*, *d*), la partie postérieure très-convexe , l'antérieure beaucoup moins, est reçue tout entière dans une dépression creusée aux dépens du réceptacle *inférieur* ou *abdominal*, qu'elle éloigne de la paroi du tronc. La face profonde, de même que la face superficielle, n'est libre par aucun de ses points et ne peut avoir de mouvements indépendants de ceux des réceptacles pneumatiques auxquels elle est unie. La facette postérieure de la face profonde est en rapport immédiat avec le *septum* décrit par Sappey sous le nom de diaphragme thoraco-abdominal.

Injection corrodée montrant l'empreinte de la face profonde du réceptacle moyen-inférieur de droite.

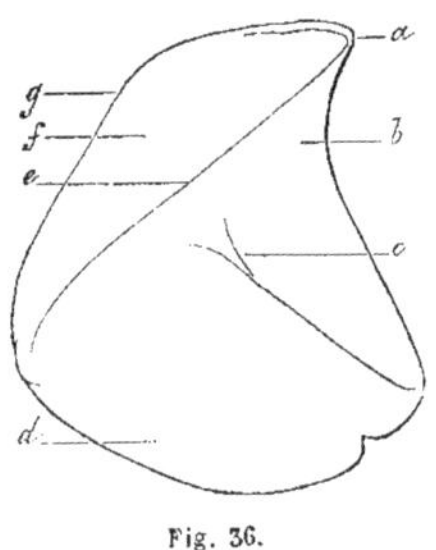

Fig. 36.

a, sommet du réceptacle, déjeté de la face superficielle vers la face profonde, jusque sous le diaphragme pulmonaire; — *b*, portion postérieure et cylindriquement courbée de la facette en rapport avec le réceptacle inférieur ; — *c*, légère crête séparant la portion cylindrique *b* de la portion presque plane *d* de la facette répondant au réceptacle inférieur ; — *e*, crête très-accentuée limitant sur la face profonde deux facettes : l'une (*f*) unie au réceptacle moyen-inférieur; l'autre (*c*) au réceptacle inférieur ; — *g*, portion antérieure de la circonférence du réceptacle.

8. *Circonférence.* — La portion antérieure de la circonférence (*fig.* 36 ; *g*) s'étend depuis l'angle de jonction du poumon avec le réceptacle abdominal jusqu'à l'extrémité du réceptacle moyen-supérieur; en arrière, elle présente l'inflexion vers les parties profondes déjà signalée, sur une étendue exactement comprise entre les infundibula broncho-réceptaculaires assez rapprochés du réceptacle abdominal et du réceptacle moyen-inférieur lui-même; sur le milieu de son étendue, elle correspond à l'articulation de la sixième côte vertébrale avec le quatrième os sterno-costal. Le surplus du périmètre a sensiblement une forme parabolique et se trouve dans toute son étendue au niveau et au contact de la face superficielle du réceptacle inférieur, qui adhère avec lui à la paroi du tronc; la branche postérieure de la parabole

rencontre en leurs milieux les deux dernières côtes, tandis que le sommet descend un peu plus bas que le niveau de la division de l'iliaque commune en hypogastrique et crurale; la branche antérieure est en rapport avec le muscle transverse de l'abdomen.

9. *Infundibulum broncho-réceptaculaire.* — Le réceptacle moyen-inférieur n'a qu'un seul infundibulum broncho-réceptaculaire (*fig.* 53; *o*, et *fig.* 55; *b*); il est situé près du sommet du réceptacle, sous l'angle inféro-externe du poumon (*fig.* 11; *g*), adhérent à la paroi du tronc, très-près du milieu de la cinquième côte vertébrale, et traversant le diaphragme pulmonaire dans sa portion charnue, entre les faisceaux musculaires insérés à la sixième et à la cinquième côte.

10. *Variabilité.* — La variabilité de forme, lorsqu'elle vient à se produire, atteint constamment le réceptacle de gauche, et consiste dans un accroissement d'étendue de ce réceptacle, particulièrement dans le sens vertical. Un cas de cette espèce est représenté figure 35. Plusieurs observateurs, entre autres Sappey[1], ne paraissent point avoir observé cette espèce d'anomalie ; au contraire, N. Guillot[2] prend l'anomalie ou l'exception pour la règle, et il incline même à croire que cette prétendue règle s'applique à tous les oiseaux. J'ai négligé de prendre note de la fréquence de cet excès de développement du réceptacle gauche ; mais sur treize exemplaires d'injections corrodées qu'il m'est encore possible d'examiner, au moment où j'écris ces lignes, je ne le retrouve que trois fois. Dans l'exemplaire que j'ai photographié pour servir au présent mémoire, la capacité du réceptacle de gauche équivalait huit fois environ à la capacité du réceptacle de droite, et le périmètre agrandi atteignait, en bas et en arrière, les deux tiers supérieurs du pubis. Si on entreprenait des recherches particulières au sujet de l'agrandissement exceptionnel que nous venons de signaler, il faudrait avant tout se mettre en garde contre la possibilité de le produire artificiellement, en pratiquant avec effort les insufflations ou les injections auxquelles on aurait recours.

11. *Absence de communications entre les réceptacles moyens et le système osseux.* — En terminant la description des réceptacles pneumatiques moyens,

[1] N° 94*, p. 54. — [2] N° 89*, p. 56.

nous appelons de nouveau l'attention sur les deux caractères négatifs et spécifiques, par lesquels ils se distinguent particulièrement de tous les autres réceptacles. Ces deux caractères sont : 1° l'absence de tout prolongement hors de la cavité thoraco-abdominale; 2° l'absence de toute communication avec les cavités pneumatiques des os. Tous les réceptacles des étages extrêmes possèdent au contraire des prolongements, et des communications avec le système pneumatique du squelette.

CHAPITRE V

DES RÉCEPTACLES PNEUMATIQUES INFÉRIEURS ET DE LEURS PROLONGEMENTS

SOMMAIRE. — 1. Synonymie, généralités, subdivisions. — A. *Portion centrale;* 2. Face externe, ses parties, leurs rapports ; différences dans les deux réceptacles. — 3. Face interne, ses deux parties mésentérique postérieure et intestinale, son trajet, ses rapports, ses points d'adhérence. — B. *Portions prolongées ;* 4. Généralités et subdivisions. — 5. Expansions péri-rénales : nombre, situations, communications, rapports. — 6. Canaux pneumatiques iléo-lombaires. — 7. Prolongements péri-fémoraux, ou prolongements crural, ischiatique et obturateur. — C. *Communications du réceptacle inférieur avec le poumon et les os.*

1. *Synonymie, généralités, subdivisions.* — Les derniers réceptacles pneumatiques qu'il nous reste à examiner sont les réceptacles *abdominaux* ou *inférieurs*. Ils sont au nombre de deux seulement, situés symétriquement à droite et à gauche de la ligne médiane, et constituent l'*étage inférieur* des réceptacles pneumatiques. Voici les noms sous lesquels ils sont le plus communément désignés : *die beyden Bauchsäcke*, Bl. Merrem ; *sac intestinal*, Colas ; *Poches pneumatiques sous-fémorale, abdominale et sacrée*, Jacquemin; *cellules abdominale, pelvienne, duodénale, inter-musculaires fessière et fémorale*, R. Owen; *réservoirs supérieur* ou *supra-rénal de l'abdomen*, et *abdominal inférieur*, N. Guillot ; *réservoirs abdominaux*, Sappey ; *sacci renales et sacci abdominales proprie dicti*, Fatio.

Cette synonymie suffit à montrer que beaucoup d'auteurs, même parmi ceux qui ont le plus récemment écrit sur le pneumatisme des oiseaux, n'ont pas reconnu les vraies limites qui circonscrivent le réceptacle abdominal, et qu'ils ont par suite considéré de simples dépendances de ce dernier comme autant de réceptacles distincts. En réalité, il n'y a que deux réceptacles abdominaux à l'étage inférieur des organes pneumatiques, de même qu'il n'y en a que deux à l'étage supérieur. Il y a là une analogie parfaite sous le rapport numérique, mais elle est défectueuse en tant que l'étage supérieur se compose de deux réceptacles dissemblables et placés l'un devant l'autre, tandis que l'étage inférieur est simplement formé de deux réceptacles similaires, symétriquement placés aux côtés droit et gauche de l'abdomen.

La fig. 37 permet d'apprécier le volume et la situation respective des récep-

Injection corrodée montrant, dans leur ensemble, les réceptacles pneumatiques du poulet. L'orientation postéro-latérale droite de la pièce a été choisie afin de mieux découvrir les réceptacles inférieurs et leurs prolongements. Demi-grandeur naturelle.

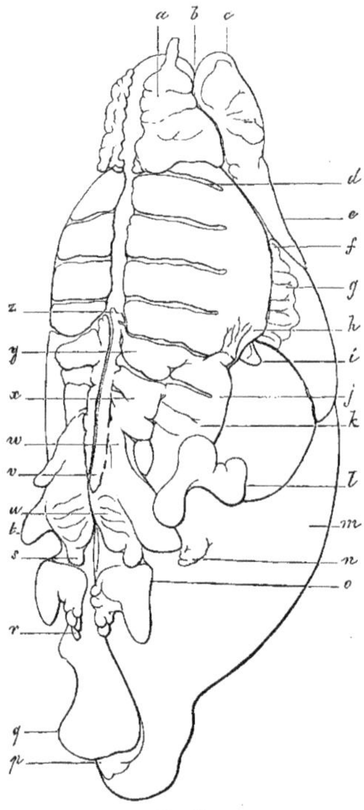

Fig. 37.

a, Portion annulaire latérale droite du réceptacle supérieur-postérieur : l'appendice en forme de doigt qui la surmonte est l'origine du canal aérifère cervico-dorsal extra-rachidien (voy. *fig.* 25, *c*); — *b*, échancrure médiane interlobaire du réceptacle supérieur-antérieur ; — *c*, son lobe latéral droit ; — *d*, premier sillon pulmonaire, pour la deuxième côte vertébrale ; — *e*, repli sterno-cardiaque du réceptacle supérieur-antérieur ; — *f*, sommet postéro-supérieur du réceptacle moyen-supérieur, pénétrant dans le sinus intercepté par le bord antérieur du poumon et le repli sterno-cardiaque ; — *g*, face sterno-costale du réceptacle moyen-supérieur, et empreintes des faisceaux contractiles du diaphragme pulmonaire ; — *h*, infundibulum broncho-réceptaculaire du réceptacle inférieur ; — *i*, infundibulum broncho-réceptaculaire du réceptacle moyen-inférieur ; — *j*, sillon produit à la surface du réceptacle inférieur par la septième côte vertébrale et par l'apophyse transverse de la vertèbre correspondante ; il sépare la première expansion péri-rénale de la deuxième ; — *k*, sillon plus petit déterminé par le septième nerf intercostal ; — *l*, prolongement sus-fémoral ou crural du réceptacle inférieur ; — *m*, corps ou portion centrale du réceptacle inférieur de droite ; — *n*, origine du prolongement sous-fémoral ou ischiatique, très-incomplétement injecté ici ; — *o*, appendice de l'excavation iliaque ; — *p*, orifice inférieur du canal fourni au rectum par la réunion des deux réceptacles inférieurs ; — *q*, bosselure pour la bourse de Fabricius ; — *r*, petits appendices intertransversaires sacrés sous-rénaux ; — *s*, *t*, terminaison bifurquée ou échancrée de l'expansion ischiatique, ou troisième expansion péri-rénale ; — *u*, portion interne-postérieure de l'expansion ischiatique, en rapport avec les espaces intertransversaires sacrés supérieurs ; — *v*, extrémité inférieure du canal pneumatique iléo-lombaire, qui se prolongeait très-bas sur ce sujet, c'est-à-dire jusqu'au fonticule intertransversaire interne limité par les cinquième et sixième vertèbres sacrées ; — *w*, sommet de la troisième expansion péri-rénale, et communication de cette expansion avec la deuxième, au niveau de l'amphiarthrose sacro-iliaque ; — *x*, deuxième expansion péri-rénale ; — *y*, première expansion péri-rénale ; — *z*, extrémité supérieure du canal pneumatique iléo-lombaire droit ; elle s'élève plus haut que le bord inférieur du poumon.

tacles abdominaux. Leur capacité surpasse celle de tous les autres réceptacles réunis. Quand ils sont injectés, ils ont une hauteur équivalente aux trois cinquièmes de la hauteur totale du tronc ; ils occupent la majeure partie de la cavité abdominale, s'étendent des poumons au cloaque, et de la ligne médiane postérieure jusque près de la ligne médiane antérieure, qu'ils atteignent même en avant et en bas, et dont ils demeurent peu éloignés en avant et en haut. Ils sont situés entre la paroi de la cavité abdominale et les viscères qui remplissent cette cavité ; on peut même dire qu'à l'exception du foie et des deux derniers estomacs, dont la situation est spéciale, comme nous verrons, le surplus du tube digestif et des autres viscères abdominaux est compris entre les faces internes des réceptacles inférieurs. Écartées ainsi l'une de l'autre sur la majeure partie de leur étendue, ces faces viennent pourtant se toucher, médiatement ou à travers le mésentère, sur une foule de points intermédiaires aux circonvolutions intestinales; de plus elles sont en contact continu sur une zone assez large, tout le long de leurs bords supérieurs et postérieurs, et aussi par leurs bords antérieurs, depuis le gésier jusqu'au cloaque, le long de l'anse duodénale.

Pour acquérir une notion vraie de la configuration générale des réceptacles inférieurs, il me paraît indispensable de recourir aux injections isolables. En effet, la majeure partie de la paroi du réceptacle, surtout en dedans et en bas, est libre, flottante ; de plus elle est très-mince et assez élastique, étant destinée à se mouler exactement sur toutes les anfractuosités des circonvolutions intestinales, et à varier incessamment de forme avec elles. Si donc l'on emploie le procédé habituel d'exploration, qui consiste à inciser la paroi de l'abdomen et à insuffler les réceptacles par la trachée, on provoque la transformation des réceptacles inférieurs en deux énormes vessies, comme le disent les auteurs mêmes qui ont le plus recommandé la méthode de l'insufflation, vessies qui s'échappent de la cavité ventrale, acquièrent un volume qui égale celui du tronc, et une apparence géométriquement régulière, à la vérité, mais qui sont dépourvues, dans leurs rapports et leur forme, de tout caractère normal. Aussi la véritable configuration des réceptacles inférieurs est-elle demeurée à peu près inconnue jusqu'à présent, de même que celle des autres réceptacles pneumatiques. Si au contraire on réussit à pratiquer une bonne injection isolable, et qu'on se procure ainsi le moulage exact des deux réceptacles abdominaux, on constate facilement que, dans leur ensemble, et abstraction faite de la complication très-grande des détails, appréciables seulement par une analyse minutieuse, les deux réceptacles reproduisent par leur réunion la forme de la moitié inférieure du tronc de l'oiseau, en se terminant en haut par un cône obtus, à base oblique en bas et en avant. On peut observer encore que les deux réceptacles inférieurs, bien que similairement placés de chaque côté de l'axe du corps, n'ont pourtant entre eux qu'une symétrie incomplète, ce qui me paraît être une circonstance corrélative au défaut de symétrie des viscères abdominaux eux-mêmes. La capacité, les dimensions, la situation des deux réceptacles abdominaux ne sont pas identiques à droite et à gauche ; c'est le réceptacle de gauche qui forme l'extrémité commune supérieure, et parfois l'extrémité commune inférieure des réceptacles abdominaux; le développement du foie, moins considérable à gauche qu'à droite, assure la constance de ce fait pour l'extrémité supérieure; mais il n'en est pas de même pour l'extrémité inférieure, dont les rapports avec la terminaison de l'intestin sont à la fois variables, on pourrait même dire instables, à un certain degré ; on peut voir sur la fig. 40, p. 140, que l'extrémité inférieure est exclusivement formée par le réceptacle de droite, et c'est le cas le plus fréquent. Circonférentiellement le réceptacle de droite dépasse un peu la ligne médiane en arrière, et empiète légèrement à gauche; à son tour, le réceptacle de gauche dépasse la ligne médiane en avant, et empiète légèrement à droite, ce qui tient à la situation, vers la droite de l'anse duodénale, laquelle forme, dans l'état normal des réceptacles, leur limite séparative en avant. Les portions *prolongées* des réceptacles vers les membres inférieurs et les canaux osseux iléo-lombaires peuvent être regardées comme rigoureusement symétriques.

En décrivant les réceptacles inférieurs, nous leur distinguerons : 1° une *portion centrale* (*fig.* 37 ; *m*), et 2° des *prolongements* (*ibid. ; l, s, t, v, y*). La portion centrale comprend d'ailleurs une *face externe* et une *face interne*, et aussi une *partie moyenne* et deux *extrémités supérieure* et *inférieure* (*fig.* 16, *c*; *fig.* 40, *f*, *h*, et *fig.* 47, *m*). Les différences les plus importantes entre les portions centrales des réceptacles droit et gauche seront signalées au fur et à mesure de la description de leurs parties dissemblables.

A. Portion centrale des réceptacles inférieurs.

2. *Face externe, ses parties, leurs rapports ; différences dans les deux réceptacles.* — On peut diviser la face externe en trois zones, verticalement superposées ; elles forment alors l'*extrémité supérieure*, la *zone moyenne*, et l'*extrémité inférieure*. L'*extrémité supérieure* se distingue immédiatement de la zone

moyenne en ce qu'elle n'est pas, comme elle, en contact continu avec la paroi de la cavité abdominale; elle ne la touche que par la portion de la ligne idéale qui délimite sa base en arrière et sur les côtés. Elle présente l'aspect d'un cône obtus, dont le sommet est à peu de distance en arrière de l'axe de la cavité abdominale, dont la hauteur mesure 1 centimètre 1/2 environ, et dont la base est obliquement dirigée en avant et en bas. La moitié postérieure de la surface du cône est en grande partie située sous les poumons, la sixième vertèbre dorsale, et les côtes correspondantes; le surplus, et la surface antérieure du cône, plus étendue, forment le plancher de la *grande cavité centrale inter-réceptaculaire*. Ce plancher s'étend sous le foie, le ventricule succenturié, la rate et la vésicule du fiel. Le défaut de symétrie rigoureuse, précédemment annoncé pour l'ensemble des réceptacles inférieurs, abstraction faite de leurs portions appendiculaires et prolongées, peut être constaté sur leurs extrémités supérieures. Le sommet du cône, qu'elles représentent lorsqu'elles sont réunies (*fig.* 47; *m*), est exclusivement formé par le réceptacle de gauche; il est situé au point d'entre-croisement de l'artère mésentérique supérieure avec la veine cave inférieure, au devant des poumons, au niveau du bord supérieur du foie, de la base du cœur, et de l'orifice inter-réceptaculaire œsophagien. L'extrémité supérieure gauche est aussi plus étendue que la droite; la ligne de séparation entre elles dévie considérablement vers la droite, en effet, et se porte de la colonne vertébrale vers la terminaison du duodénum. Aussi est-ce avec la superficie antérieure de la moitié gauche, la plus étendue des deux, qu'on trouve, successivement de dehors en dedans, sur les injections corrodées, les empreintes nombreuses du ventricule succenturié, de la rate, du tronc cœliaque et de sa branche principale, l'artère gastro-pancréatico-duodénale, de la veine proventriculo-liénale, et de la vésicule du fiel. La rate est séparée du gésier par une sorte d'arrière-cavité du réceptacle gauche, qui s'étend jusqu'au col d'insertion du proventricule sur le gésier (*fig.* 39; *n*), et qu'on peut nommer *arrière-cavité sous-splénique*. La superficie antérieure de la moitié droite du cône n'a de rapport, au contraire, qu'avec le foie, le long du bord latéral droit, sur une largeur de 1 centimètre environ. Les extrémités supérieures adhèrent par une bonne partie de leur étendue aux organes environnants : par exemple, du côté gauche, au tronc cœliaque et à ses branches, au hile de la rate et au côté interne de cet organe; latéralement et en arrière, les deux extrémités adhèrent intimement à la membrane fibro-musculaire désignée par Sappey sous le nom de diaphragme thoraco-abdominal et, par suite, aux parois internes des réceptacles moyens-supérieurs (*fig.* 16 ; *d*) ; il y a aussi adhérence, tout à fait en arrière avec la sixième vertèbre dorsale et la moitié initiale des côtes correspondantes (*fig.* 38 ; 1). Ces os limitent la base des extrémités supérieures, concurremment avec l'interstice des réceptacles moyens (*fig.* 47 ; *l*), le commencement de l'anse moyenne au deuxième coude de l'intestin, et le haut du gésier.

La *partie moyenne* du réceptacle abdominal s'étend depuis la sixième côte, en haut, jusqu'aux dernières vertèbres sacrées en bas, et représente au moins les deux tiers du réceptacle tout entier. Elle adhère aux parties environnantes en arrière et sur les côtés ; sa partie antérieure est en partie libre, flottante, et n'est bien développée que lorsque le réceptacle est injecté. En arrière, le haut de la *partie moyenne* compris entre les deux dernières côtes (*fig.* 38 ; *c*) mérite notre attention. Cette partie est située sous le poumon, et porte à son angle externe l'infundibulum broncho-réceptaculaire (*fig.* 37 ; *h*, et *fig.* 47 ; *i*, *j*). En dedans, elle sert d'origine aux deux expansions péri-rénales supérieures, et aux prolongements iléo-lombaires (*fig.* 37 ; *v*, *w*, *x*, *y*, *z*), et elle offre en cela une analogie de configuration avec la face antéro-latérale de la portion annulaire du réceptacle *supérieur-postérieur* (*fig.* 22, 1). En haut elle adhère, entre le poumon et le rein, au bord inférieur du récep

Face antérieure d'une coupe longitudinale-latérale, montrant, sur la moitié gauche du tronc, la paroi postérieure du réceptacle pneumatique inférieur.

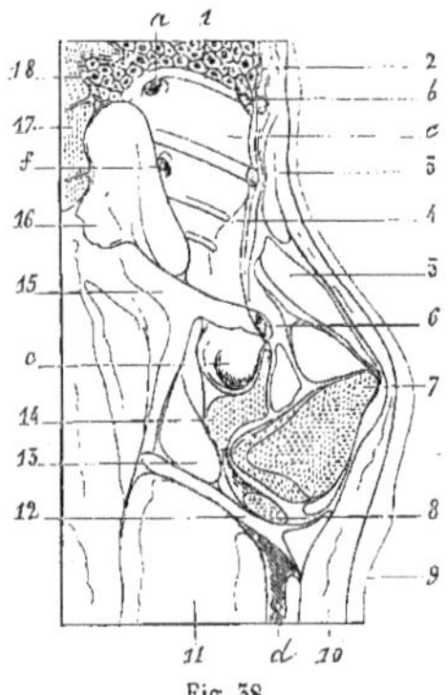

Fig. 38.

1, sixième côte vue par transparence à travers la paroi du réceptacle inférieur ; — 2, cavité plurale ; — 3, muscle couturier ; — 4, septième nerf intercostal ; — 5, muscle grand fessier ; — 6, vaisseaux cruraux vus par transparence à travers la paroi du réceptacle ; — 7, coupe de l'extrémité pelvienne du fémur ; — 8, portion inférieure de la cavité cotyloïdienne surmontant immédiatement l'ouverture ischiatique ; — 9, derme ; — 10, long chef du biceps fémoral ; — 11, lobe inférieur du rein ; — 12, faisceau vasculo-nerveux ischiatique ; — 13, partie inférieure du lobe moyen du rein ; — 14, portion supérieure de la cavité cotyloïde, portant l'épine de l'os iliaque ; — 15, vaisseaux iliaques, voilés par la paroi du réceptacle ; — 16, lobe supérieur du rein ; — 17, septième vertèbre dorsale ; — 18, coupe de la partie inférieure du poumon.

a, orifice de communication de la première expansion péri-rénale avec le corps ou portion centrale du réceptacle inférieur ; — *b*, infundibulum broncho-pulmonaire du réceptacle abdominal ; — *c*, portion postérieure intercostale du réceptacle portant en dehors l'infundibulum broncho-pulmonaire, et émettant en dedans la première expansion péri-rénale ; — *d*, espace au fond duquel on trouve le muscle obturateur interne, et l'entrée de la portion externe-antérieure de la cavité rétro-musculaire de l'excavation iliaque ; — *c*, anneau crural, en bas duquel est un orifice pour l'issue du prolongement sus-fémoral ; — *f*, orifice faisant communiquer la deuxième expansion péri-rénale avec le corps du réceptacle inférieur.

tacle moyen-supérieur, et s'insère sur le corps de la sixième vertèbre dorsale, au sixième espace intercostal, et à la face inférieure de la sixième côte. A ce niveau, elle forme une sorte d'arcade fibreuse, très-remarquée par Sappey[1]; cet auteur, qui la considère comme partie intégrante de la circonférence du diaphragme thoraco-abdominal, l'assimile à l'arcade que les piliers du diaphragme, chez l'homme, jettent sur l'extrémité supérieure des muscles psoas (*fig.* 39; *e*, *fig.* 47 ; *k*). En bas, elle s'étend jusqu'aux vaisseaux cruraux. En dedans, elle s'appuie contre le lobe supérieur du rein. En dehors, elle est en contact avec le réceptacle moyen-inférieur (voy. *fig.* 37 ; et *fig.* 39 ; *f*), lequel étant compris entre la paroi abdominale et la paroi externe du réceptacle inférieur, déprime cette dernière de toute son épaisseur, et occasionne, sur les injections corrodées, une empreinte qui est son exacte reproduction en creux (*fig.* 47 ; *l*). A sa face postérieure, on remarque : les sillons produits par la sixième, et surtout par la septième côte, par le septième nerf intercostal; la branche antérieure du premier nerf lombaire et la veine iliaque commune ; enfin, le relief produit par le lobe supérieur du rein, et comme limite inférieure, une sorte de bosselure qui remplit l'aire concave de l'anneau crural (*fig.* 38 ; 1, 4, 15, 16, *e*).

Plus bas, la portion moyenne du réceptacle abdominal, considérée à sa partie postérieure, répond aux lobes moyen et inférieur du rein. La superficie de celui-ci est aperçue dans les moindres détails à travers la membrane transparente du réceptacle, en sorte qu'on y distingue, sans dissection préalable, l'aorte, l'artère ischiatique, la grande veine rénale, immédiatement en dehors d'elle l'uretère, en dedans le canal déférent, puis, contre le bord externe du rein, la portion rénale de la veine hypogastrique, et enfin le nerf obturateur longeant le côté interne de l'*annulum crurale* (*fig.* 38; 12, et *fig.* 45 ; 9, 10). Sous le rein, la membrane réceptaculaire s'enfonce dans l'*excavation iliaque* de Barkow, très-développée chez les gallinacés, pour y former ce qu'on peut nommer, en se référant aux injections corrodées, l'*appendice de l'excavation iliaque* (*fig.* 37; *o*, et *fig.* 40; *d*). Pour qu'on se rende bien compte des rapports de situation de cet appendice, nous devons faire connaître certaines particularités, méconnues jusqu'à présent, et relatives à la disposition du muscle *obturateur interne*. Ce muscle est ainsi nommé par Cuvier, Owen et Gurlt[2]. Vicq-d'Azyr, Wiedemann et Tiedemann le considèrent comme l'é-

[1] N° 94[a], p. 24. — [2] N° 78, p. 503 et 505 ; N° 129, vol. II, p. 102 ; N° 96, p. 28.

quivalent du muscle *iliaque interne*[1]. Meckel le tient pour un muscle *adducteur*, nie son analogie avec l'iliaque, et pense qu'il peut être plus justement rapproché du muscle pectiné que de l'obturateur interne. Tout en nous abste-

Coupe longitudinale antéro-postérieure à travers la moitié gauche du tronc, montrant quelques-uns des rapports qui existent entre les viscères abdominaux d'un côté, les cavités péritonéales antérieures et les réceptacles pneumatiques moyens et abdominaux de l'autre. Vue de la face gauche de la coupe.

1, muscles pectoraux ; — 2, coupe du foie ; — 3, section du ventricule succenturié et de ses glandes ; — 4, extrémité inférieure du poumon ; — 5, section de la cinquième côte ; — 6, section de l'os iliaque ; — 7, petite portion du rein gauche détachée en bas du lobe supérieur ; — 8, lobe inférieur du rein gauche, qui descend jusqu'au bord supérieur libre de la cloison charnue formée dans l'excavation iliaque par le muscle obturateur interne ; section du vaisseau vasculo-nerveux ischiatique, dans la substance du rein ; — 9, trou obturateur, qui sert à l'émission du tendon du muscle obturateur interne ; — 10, portion la plus élevée du muscle obturateur interne, deux fois réfléchie, en sens contraire, dans l'excavation iliaque de Barkow, et affectant une disposition rayonnante vers le trou obturateur ; — 11, partie inférieure du même muscle, couvrant le plan *anal* ou *coccygien* de l'ischion (voy. *fig.* 6 ; *c*) ; — 12, épine iléo-ischiatique ; — 13, pancréas entre les deux branches de l'anse duodénale ; — 14, cavité du gésier.

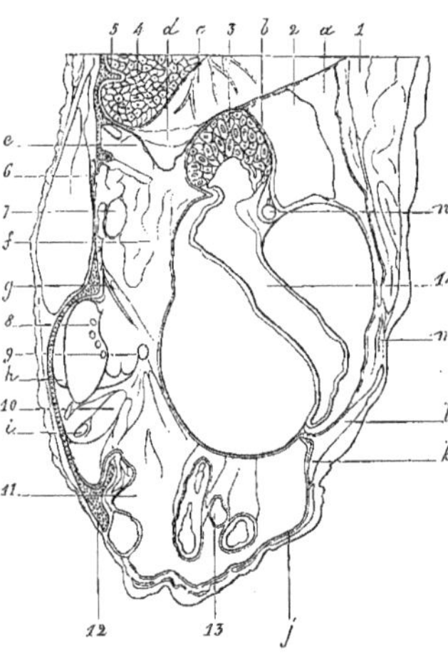

Fig. 59.

a, portion supérieure de la cavité péritonéale antérieure ; — *b*, partie supérieure du ligament proventriculo-hépatique ; — *c*, face pulmonaire du réceptacle moyen supérieur ; — *d*, cloison résultant de l'accolement des facettes de contact des réceptacles moyens du côté gauche ; — *e*, niveau de situation de l'infundibulum broncho-réceptaculaire du réceptacle abdominal, sous l'arcade aponévrotique attachant celui-ci à la sixième vertèbre dorsale et à la côte correspondante ; — *f*, cloison résultant de l'adossement des deux réceptacles abdominal et moyen inférieur ; — *g*, vue fuyante de l'orifice percé dans la bosselure de l'anneau crural pour l'émission du prolongement sus-fémoral ; — *h*, troisième expansion péri-rénale ou expansion ischiatique, n'occupant, sur ce sujet, que la portion interne-postérieure de la cavité rétro-musculaire de l'excavation iliaque, et nullement l'autre portion, comprise entre le rein et le trou obturateur, et dévolue au prolongement sous-fémoral ; — *i*, appendice de l'excavation iliaque, et petites cavités interceptées entre les faisceaux rayonnants du muscle obturateur interne ; — *j*, feuillet pariétal de la cavité péritonéale postérieure ; — *k*, cloison formée par l'adossement des feuillets correspondants de la cavité péritonéale antérieure gauche et de la cavité péritonéale postérieure ; — *l*, portion inférieure de la cavité péritonéale antérieure gauche ; — *m*, partie de la cloison longitudinale antérieure, séparant les deux cavités péritonéales antérieures ; — *n*, extrémité aveugle de l'arrière-cavité sous-splénique du réceptacle abdominal gauche.

nant, faute de lumières suffisantes, de prendre parti pour l'une quelconque de ces opinions, nous nous servirons de la dénomination d'*obturateur interne*, qui est la plus usitée. Quant au muscle en lui-même, nous le considérons comme formé, chez le poulet, de deux portions distinctes sous plusieurs rap-

[1] N° 34, t. V, p. 275 ; N° 49 *bis*, vol. II, 2e p., p. 275 ; N° 56, t. I, p. 330.

[2] *Syst. de Vergleich. Anat.*, t. III, p. 339.

ports. La portion *inférieure*, c'est-à-dire celle qui est bien connue et décrite (*fig.* 59; 11), recouvre tout le plan anal ou coccygien de l'ischion (*fig.* 6; c, 10), jusqu'à l'amphiarthrose iléo-sacrée, en dedans; en dehors, elle s'insère au pubis et à la membrane fibreuse qui ferme la partie inférieure du trou obturateur, nommée *foramen oblongum* par Wiedemann (*fig.* 59; 11). La portion *supérieure* contourne, de haut en bas, le rebord de l'excavation iliaque (*fig.* 6; 9), et descend jusqu'au fond de cette cavité, dont elle double la paroi antérieure; puis, elle se réfléchit de bas en haut sur la paroi postérieure et la membrane obturatrice du trou ischiatique; mais elle abandonne ces parties presque aussitôt pour remonter librement au-devant d'elles, de manière à former une *cloison charnue* qui s'élève jusqu'au niveau du trou obturateur et de l'extrémité inférieure du rein. Cette cloison (*fig.* 59; 10) consiste en plusieurs faisceaux musculaires convergeant vers le trou obturateur, et insérés, par leurs extrémités originelles, au bas de l'iléon, depuis la synostose iléo-sacrée jusque sous le trou ischiatique. Elle divise la cavité, unique sur le squelette, de l'excavation iliaque en deux cavités secondaires plus petites : l'une (*fig.* 59; h), rétro-musculaire, dont nous nous occuperons en traitant des parties prolongées du réceptacle abdominal; l'autre anté-musculaire, circonscrite par les deux portions réfléchies en sens inverse de l'obturateur, et presque totalement remplie par l'*appendice de l'excavation iliaque*. Celui-ci, sauf à son côté interne, est partout entouré, on pourrait presque dire engaîné, par le muscle obturateur. Sur les injections corrodées, l'appendice de l'excavation iliaque forme une partie saillante, conoïde, dont on doit se représenter le sommet comme se trouvant en rapport avec le fond de l'excavation iliaque (*fig.* 47; c), tandis que la base servirait de support à l'extrémité inférieure du rein. Les faisceaux convergents du muscle obturateur interne reçoivent parfois dans leurs interstices de petits prolongements en cul-de-sac, émis par la membrane de l'appendice de l'excavation; mais ils manquent le plus souvent, et même sur certains sujets, tels que celui représenté par la figure 59, ils n'existent que d'un seul côté (*fig.* 59; i). Presque constamment, on trouve deux ou trois petits prolongements, un peu plus compliqués que les précédents, issus de l'angle interne supérieur, de l'appendice de l'excavation, et de la portion voisine du réceptacle, derrière l'uretère; ils remplissent les espaces intertransversaires des dernières vertèbres sacrées (*fig.* 57; r; et *fig.* 40; e).

Si l'on examine les portions moyennes des réceptacles abdominaux sur une injection corrodée, on trouve, qu'en avant des parties que nous venons de décrire, et des empreintes qui correspondent en haut aux réceptacles moyens-supérieurs, et en bas à l'ischion et au pubis revêtus par le muscle obturateur interne (*fig.* 47; *l*, *e*), il existe, entre les côtés droit et gauche, des différences, qui sont pour ainsi dire la continuation de celles que nous avons déjà relevées sur les extrémités supérieures. Ainsi la superficie de la portion moyenne du réceptacle de gauche est la plus considérable, et se prolonge au delà de la ligne médiane antérieure jusqu'à l'anse duodénale, qui sert de limite séparative, en avant, aux deux réceptacles. On voit de plus, sur le devant du réceptacle inférieur gauche, une empreinte extrêmement profonde, située au-dessous des empreintes déjà signalées, du ventricule succenturié et de la rate, et qui loge dans sa cavité toute l'épaisseur du gésier et le commencement du duodénum (*fig.* 39, 41, 42). On reconnait que ces trois empreintes, même sur les injections les mieux réussies, n'accusent qu'un enveloppement toujours incomplet, quoique très-étendu, des viscères correspondants, et que cet enveloppement, qui est opéré par la paroi *externe* du réceptacle abdominal, procède de dedans en dehors et d'avant en arrière. Il résulte de là que le ventricule succenturié, le gésier, et le commencement du duodénum sont isolés par la cavité tout entière du réceptacle inférieur gauche du surplus du tube digestif, qui est compris entre les *parois internes* des réceptacles abdominaux ; cette circonstance, à laquelle on n'avait point pris garde jusqu'à présent, me paraît mériter quelque intérêt. Nous pourrons dire que l'œsophage, pris après son issue hors du canal inter-réceptaculaire, est suivi d'une masse renflée et allongée, à savoir le proventricule et le gésier, qui se glisse, pour ainsi dire, entre le feuillet périphérique du réceptacle inférieur gauche d'un côté, le foie, puis la paroi abdominale, de l'autre, prenant ainsi une situation à part du tube digestif proprement dit.

Même dans l'état de vacuité, *post mortem*, tel qu'on le constate sur des pièces durcies dans l'acide chromique, les réceptacles abdominaux arrivent presque en contact réciproque et continu suivant le plan médian longitudinal antéro-postérieur, ou plus exactement, suivant le trajet de l'anse duodénale, depuis son extrémité pylorique jusqu'à un ou deux centimètres du cloaque. Un pareil rapprochement se produit malgré un certain degré d'élasticité de la membrane réceptaculaire, et quoique cette membrane, adhérente aux parties voisines en haut, en arrière, et, partiellement, sur les côtés, demeure libre et flottante en dedans, en avant, et en bas. Voici l'indication sommaire de la ligne qui circonscrit les parties adhérentes : *à droite*, elle commence, en arrière et en dedans, au-dessous du poumon, sur le corps de la sixième vertèbre dorsale, et descend sur la veine cave inférieure, puis, en déviant légèrement en dehors, sur les côtés de la tige vertébro-pelvienne, de manière à atteindre le bord interne de l'ischion, qu'elle suit, immédiatement en dehors de l'uretère, jusque près du bord inférieur du même os, recouvert par le muscle obturateur interne. Là elle se coude, et se dirige d'abord en avant, puis en haut, de manière à croiser le pubis vers son milieu. Elle se coude une seconde fois et devient ascendante, en passant à angle droit sur les fibres du muscle transverse, à peu près à égale distance entre le sternum et la colonne vertébrale. Ensuite elle rencontre la paroi interne des deux réceptacles moyens, qu'elle suit, en se rapprochant de la ligne médiane postérieure, où nous retrouvons notre point de départ. Sur toute la superficie que délimite la ligne ainsi tracée, la paroi du réceptacle contracte des adhérences moyennement serrées avec le rein, les parois de l'excavation iliaque, les attaches des testicules, les vaisseaux et canaux de la région rénale et les réceptacles moyens ; *à gauche*, il y a quelques points d'adhérence suivant les veines proventriculo-liénales et les vaisseaux gastro-pancréatico-duodénaux ; mais la membrane réceptaculaire peut être éloignée, sans dissection, de la superficie de la rate, du proventricule et du gésier, et gagne, par-derrière ces organes, la branche descendante du duodénum, c'est-à-dire sa ligne de contact avec la membrane réceptaculaire du côté opposé. Il faut aussi noter qu'à gauche, chez les femelles, la membrane réceptaculaire adhère intimement à la zone d'insertion vertébrale du mésométrium, tandis que la face droite de ce dernier est libre de toute adhérence avec la membrane du réceptacle inférieur situé du même côté.

Les *extrémités inférieures* des réceptacles abdominaux comprennent la partie terminale, flottante de ces organes, au-dessous de leurs adhérences au niveau de l'ischion. Nous avons dit que même dans l'état de vacuité *post mortem*, elles atteignent presque le cloaque, et viennent en contact réciproque sur la ligne médiane antérieure, à un centimètre environ au-dessus de lui. Néanmoins elles n'ont alors qu'une forme régulièrement arrondie, sans rapport avec la forme des parties voisines. Pour connaître la configuration naturelle, correspondant à l'état de réplétion plus ou moins complète tel qu'il existe pendant la vie, le mieux est de recourir aux injections corrodées. On voit se produire alors des dispositions que nous croyons très-voisines de l'état normal et qu'on voit représentées dans la figure 40. L'inégalité de forme et de dimensions signalée précédemment, d'une manière générale, entre les deux réceptacles inférieurs, peut être facilement constatée entre leurs extrémités terminales. L'une d'elles est toujours plus ou moins prédominante par son étendue, et c'est le plus souvent, comme dans la figure ci-dessous, l'extrémité inférieure du côté droit ; au moins est-ce ainsi 8 fois sur 4, dans les 12 injections corrodées que nous avons présentement sous les yeux, et où la gaîne rectale (*fig.* 40; *i*), formant le sommet commun qui limite par en bas les réceptacles abdominaux, appartient au réceptacle de droite. La variabilité de prédominance à droite ou à gauche paraît se lier à la manière, variable elle-même, suivant laquelle se termine le mésorectum sur la droite ou la gauche de l'ampoule cloacale. Les particularités de configuration à signaler sont la *gaîne rectale*, la *bosselure Fabricienne*, le sillon *uro-génital* (*fig.* 40; *i*, *f*, *g*). La *gaîne rectale* appartient pour une moitié à la *face interne* du réceptacle dont elle fait partie ; cette moitié interne, pendant la défécation et la distension du réceptacle, s'applique exactement autour de la terminaison du rectum, et se trouve poussée avec lui à travers la cavité du vestibule génito-excrémentitielle, jusqu'à l'anus. La *bosselure Fabricienne*, que je nomme ainsi à cause de ses rapports avec la bourse de Fabricius et de l'action compressive qu'elle peut exercer sur elle, est très-élégamment configurée (*fig.* 40 ; *f*), d'un développement variable suivant l'âge et les sujets,

Injection corrodée montrant la configuration et la relation réciproque normales des extrémités inférieures des réceptacles abdominaux.

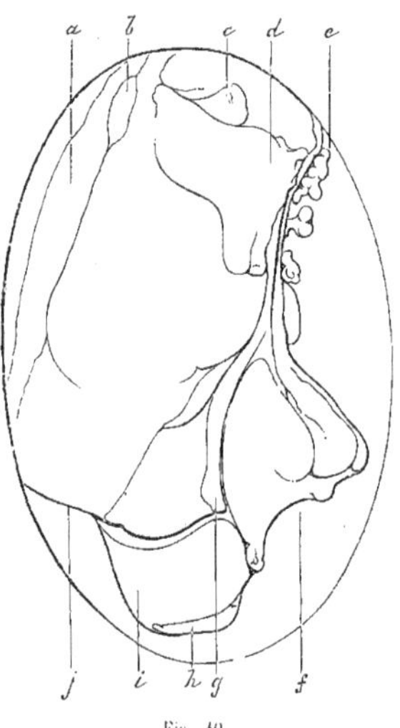

Fig. 40.

a, empreinte répondant au pubis ; — *b*, bosselure ayant occupé le trou obturateur du pelvis ; — *c*, portion originelle du prolongement sous-fémoral ; — *d*, appendice de l'excavation iliaque ; — *e*, trois petits prolongements pour les espaces intertransversaires des dernières vertèbres sacrées ; — *f*, bosselure Fabricienne ; — *g*, sillon pour le passage de l'uretère et du canal déférent ; — *h*, orifice rectal repoussé à travers la cavité du vestibule génito-excrémentitiel jusqu'à l'anus ; — *i*, gaîne rectale remplissant le vestibule génito-excrémentitiel, et exclusivement formée, sur ce sujet, par l'extrémité inférieure du réceptacle abdominal de droite, ce qui est le cas le plus fréquent ; — *j*, bord inférieur terminant par en bas l'extrémité inférieure du réceptacle abdominal de gauche.

et résulte d'une sorte d'arrière-cavité, unique lorsqu'elle est exclusivement formée par le réceptacle de droite, double lorsqu'elle résulte du concours des deux réceptacles. Elle répond aux deux dernières vertèbres sacrées et aux deux premières vertèbres coccygiennes; elle surmonte la bourse de Fabricius. et en recouvre la face antéro-supérieure tout entière. Les *sillons génito-urinaires* sont la trace indicative, sur les injections corrodées (*fig.* 40; *g*), du passage du faisceau vasculo-nerveux hypogastrique, des vaisseaux honteux ou urétériens inférieurs, de l'uretère et du canal déférent. Immédiatement sous l'appendice de l'excavation iliaque, le sillon génito-urinaire est borné en dehors par une *saillie lamelliforme*, à contour circulairement arrondi, et répondant à l'angle inféro-postérieur de l'ischion, à laquelle on peut également donner la qualification d'*uro-génitale*. Les sillons descendent sur les côtes de la bosselure Fabricienne et se terminent au cloaque.

5. *Face interne ou intestinale; ses limites, ses deux parties mésentérique postérieure et intestinale, son trajet, ses rapports, ses adhérences.* La *face interne*, à peu près orientée comme le plan médian longitudinal antéro-postérieur, se distingue de la *face externe* par une moindre étendue et par un défaut presque complet d'adhérences. Elle est partout en contact avec les circonvolutions intestinales, mais on l'en sépare avec beaucoup de facilité et simplement en la soulevant à l'aide des pinces à dissection. La surface du tube digestif ne comporte, en effet, à cause de ses mouvements physiologiques, aucune attache avec des organes étrangers. La configuration de la face *interne* des réceptacles abdominaux permet assez bien de la comparer avec un triangle équilatéral, dont le sommet tourné en avant correspondrait à l'origine du duodénum, tandis que la base adhérerait à la colonne vertébrale; ses angles sont mousses et ses bords convexes. Le *bord postérieur* suit l'insertion du mésentère sur les vertèbres; tout à fait en bas, il est libre, comme l'extrémité inférieure tout entière du réceptacle; ses adhérences ne commencent qu'au niveau de l'angle inférieur de l'ischion, sur le muscle obturateur interne, pour remonter de là jusqu'à la sixième vertèbre dorsale inclusivement; elles se confondent avec la portion postérieure de la ligne limitative des adhérences de la face externe, que nous avons déjà fait connaître. Les *bords supérieur* et *inférieur* sont obliques en sens contraires; le premier s'étend depuis la sixième vertèbre dorsale jusqu'au point le plus élevé de l'anse duodénale, et pourrait être nommé bord *sous-hépatique;* le second suit

le trajet même de l'anse duodénale, et descend jusqu'à un centimètre environ de la paroi antérieure du cloaque. Tous les deux se rapprochent d'autant plus, ceux du côté droit de ceux du côté gauche, et descendent d'autant plus bas que les réceptacles sont dans un plus parfait état de distension naturelle ou artificielle.

Vue de la face droite de la coupe dont la fig. 39 reproduit la face gauche.

1, muscles pectoraux ; — 2, œsophage du ventricule succenturié traversant le canal inter-réceptaculaire que lui forment les réceptacles moyens-supérieurs (voy. *fig.* 33 ; *e*) — 3, derme ; — 4, cæcum de gauche et son insertion sur le rectum ; — 5, portion arrondie terminale du lobe moyen du rein, et derrière elle coupe de deux branches nerveuses concourant à former le nerf sciatique ; — 6, épine iléo-ischiatique ; — 7, muscle obturateur interne ; — 8, région coccygienne ; — 9, portion externe ou anale du cloaque ; — 10, gésier et ventricule succenturié ; — 11, coupe du lobe gauche du foie.

a, face interne, intra-cavitaire, du réceptacle moyen-supérieur gauche, au niveau du péricarde ; — *b*, portion supérieure ou hépatique de la cloison

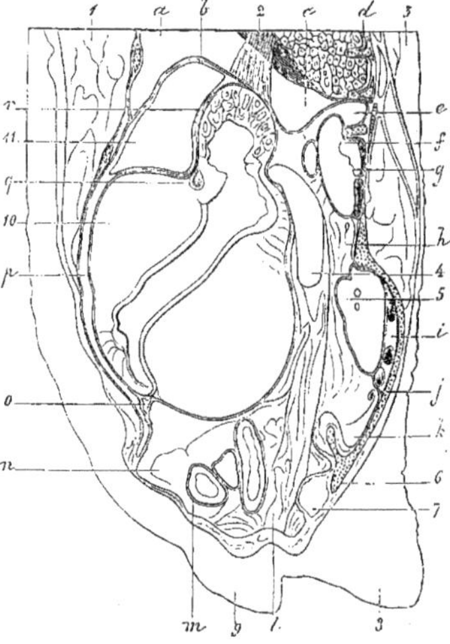

Fig. 41.

longitudinale gauche des péritoines ; — *c*, membrane en apparence unique résultant de l'adossement des parois correspondantes des réceptacles moyen et inférieur, et comprenant entre elles le prétendu diaphragme thoraco-abdominal ; — *d*, cavité pleurale ; — *e*, cavité de l'expansion péri-rénale supérieure, entre les coupes des sixième et septième côtes ; — *f*, *g*, orifice dans la cloison qui sépare la cavité centrale du réceptacle de la cavité de la deuxième expansion péri-rénale ; — *h*, mésentère recouvert par la face interne du réceptacle inférieur de gauche ; — *i*, troisième expansion péri-rénale ; — *j*, cloison séparant la troisième expansion péri-rénale de l'appendice de l'excavation iliaque ; — *k*, *l*, terminaison du rectum sur le cloaque, l'un et l'autre recouverts par la face interne du réceptacle abdominal ; — *m*, coupe du pancréas et des deux branches du duodénum entre lesquelles il est compris ; — *n*, cavité péritonéale postérieure ; — *o*, cloison péritonéale sous-ventriculaire ; — *p*, cavité péritonéale antérieure gauche ; — *q*, terminaison en cul-de-sac de l'arrière-cavité sous-splénique du réceptacle inférieur gauche ; — *r*, partie du ligament proventriculo-hépatique.

Le tube digestif tout entier, depuis le pylore jusqu'à l'anus, y compris le mésentère, étant logé entre les faces internes des réceptacles inférieurs, celles-ci viennent en contact réciproque dans les interstices des circonvolutions intestinales, et en contact médiat au niveau du mésentère, dont elles doublent les feuillets. Partout ailleurs les faces internes, en s'appliquant exactement sur l'intestin, lui forment, chacune par moitié, ou, beaucoup plus rarement, en totalité, ou enfin suivant des proportions inégales, un canal continu, qui s'étend du pylore à l'anus. Il en résulte que si l'on sépare avec précaution les deux pièces céro-résineuses qui représentent les réceptacles inférieurs dans une injection corrodée des organes pneumatiques, on trouve sur leurs faces internes une série de dépressions, en forme de gouttières plus ou moins profondes et tortueuses, constituant, lorsqu'elles sont juxtaposées celles de droite avec celles de gauche, l'espèce de manchon ou de gaîne pneumatique, si l'on peut dire, traversé par le tube digestif, au moment de l'injection. Le proventricule et le gésier ayant, comme nous l'avons dit, une situation complétement séparée du reste de l'intestin, et exclusivement en rapport avec le feuillet externe du réceptacle inférieur gauche, les gouttières de la face interne ne s'étendent que du pylore au cloaque. Les injections corrodées permettent de déterminer aisément la part qui est prise respectivement par les faces internes, droite et gauche, des réceptacles abdominaux à l'enveloppement du tube digestif, et de reconnaître, en général, tous les rapports de ces faces avec les viscères environnants; il suffit, pour cela, de la simple inspection des empreintes laissées par eux. Ainsi on distingue immédiatement deux parties différentes sur les faces internes, telles qu'elles se trouvent reproduites par l'injection, l'une *postérieure*, l'autre *antérieure*. La partie *postérieure* ou *mésentérique* est presque exclusivement en rapport de contact avec la zone d'insertion du mésentère à la tige vertébrale (*fig.* 41; *h*, et *fig.* 42; *d*, *e*); elle est plane, lisse, en forme de faux. Le sommet de la faux est inséré sur la paroi postérieure du cloaque; la base, placée en haut sous le foie, se confond avec la moitié la plus élevée du bord supérieur de la face interne, et s'étend de la sixième vertèbre dorsale au sillon transverse du foie; le bord concave, ou antérieur, répond à la zone d'insertion du mésentère sur l'intestin. La base de la faux est obliquement coupée, d'arrière en avant et de haut en bas, par l'artère mésentérique supérieure; au-dessous on voit une empreinte très-profonde produite par le testicule. Un peu en arrière du bord concave, et concentriquement avec lui, est un sillon, dont l'extrémité inférieure occupe le niveau de la quatrième vertèbre du groupe sacré inférieur, et qui remonte jusqu'au sillon transverse du foie: il accuse le trajet successif, de bas en haut, de la veine hypogastrico-mésentérique ou mésentérique postérieure (qui naît, au niveau précité, de l'arc formé par les veines hypogastriques), de la veine mésentérique commune, et de la veine porte droite ou veine porte principale. L'empreinte de la veine cave inférieure, depuis le point où elle se dégage au-dessus des reins, pour monter en haut et en avant vers le foie, en croisant l'artère mésentérique supérieure, appartient plus particulièrement au réceptacle de droite, de même que l'empreinte de l'ovaire se fait surtout au réceptacle de gauche. La seconde partie de la face interne, partie *antérieure* ou *intestinale*, diffère de la première par l'aspect sillonné qu'elle emprunte aux circonvolutions

Face droite d'une coupe parallèle à celles qui sont représentées dans les figures 39 et 41, leur faisant suite de gauche à droite, presque médiane, et provenant du même sujet.

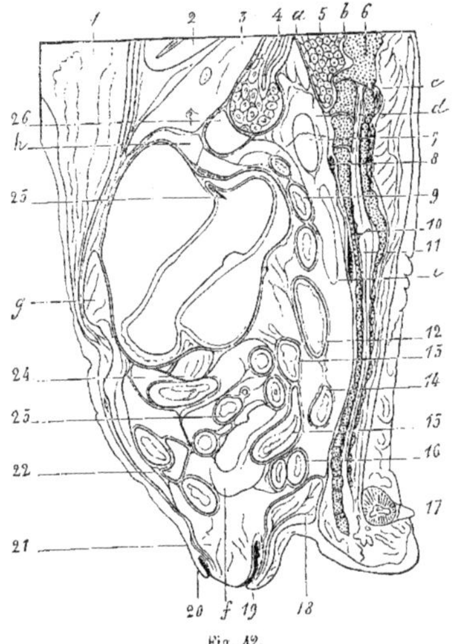

Fig. 42.

1, muscles pectoraux ; — 2, coupe du ventricule gauche du cœur, dont le sommet n'atteint pas le sommet correspondant de la cavité péricardique et de l'excavation cardiaque du foie ; — 3, portion postérieure du foie ; — 4, terminaison de l'œsophage sur l'estomac glandulaire ; — 5, poumon ; — 6, cinquième vertèbre dorsale ; — 7, testicule pendant la période d'inaction physiologique ; — 8, veine iliaque très-près du point où elle se jette dans la veine cave inférieure ; — 9, anse colique près de sa terminaison au rectum ; on voit au-dessus et au-dessous d'elle les coupes des cæcums ; — 10, moelle au niveau du sinus rhomboïdal et de la cavité rachidienne du sacrum ; — 11, aorte au point où elle émet l'artère ischiatique ; — 12, 13, 14, 15, coupes des circonvolutions inférieures de l'*anse moyenne* de l'intestin ; — 16, coude inférieur de l'*anse colique* ; — 17, glande du croupion et son canal excréteur ; — 18, bourse de Fabricius et son canal excréteur ; elle est située sous le réceptacle abdominal ; — 19, lèvre inférieure de l'anus, et 20, lèvre supérieure ; — 21, paroi du vestibule génito-excrémentitiel, entraînée par la réplétion du réceptacle inférieur à l'ouverture anale ; — 22, coupe de l'*anse duodénale* et du pancréas ; — 23, une partie du peloton formé par les circonvolutions de l'*anse colique* de l'intestin ; — 24, les deux cæcums près de leur terminaison aveugle et renflée, le droit, plus spécialement indiqué par le trait, encore recouvert par la face interne du réceptacle abdominal gauche ; au-dessous le cæcum gauche a été légèrement entamé par le couteau ; — 25, ouverture pylorique ; — 26, rate.

a, face pulmonaire du réceptacle moyen-supérieur ; — *b*, cavité pleurale ; — *c*, bosselure la plus élevée du canal iléo-lombaire ; on en voit d'autres au-dessous ; — *d*, mésentère à son insertion supérieure ; il est recouvert par la paroi interne du réceptacle ; — *c*, lambeau du mésentère non enlevé par la coupe ; — *f*, ligament duodéno-intestinal ; — *g*, cloison longitudinale antérieure ; séparant les cavités péritonéales antérieures ; — *h*, cavité du réceptacle abdominal gauche.

avec lesquelles elle est en contact et qu'elle engaîne plus ou moins complétement. Elle est de forme ovalaire, à grosse extrémité tournée en haut et en avant, et circonscrite, du sillon transverse au voisinage du cloaque, par le contour antérieur de la face interne. La figure ovalaire est bien caractérisée surtout du côté gauche, où elle est circonscrite : *en arrière*, par le rectum, la terminaison de l'anse colique et l'origine des cæcums (*fig.* 41 ; 4, *l*) ; *en haut*, par la suite de l'anse colique, formant le dernier coude de l'intestin, et par le cæcum gauche, qui est en même temps supérieur et antérieur au droit ; *en avant*, par la branche descendante du duodénum et par le pancréas. Au centre de l'ovale que nous venons de déterminer, et correspondant au feuillet gauche de la portion flottante du mésentère et aux ramifications des vaisseaux mésentériques antérieurs, est le peloton formé par les circonvolutions de l'anse colique. A la face gauche appartiennent surtout, en résumé, le commencement et la fin de l'intestin, savoir : la branche descendante du duodénum tout entière, la terminaison de la branche ascendante, et le coude même de l'anse duodénale, les deux cæcums, une grande partie de l'anse colique (*fig.* 42 ; 16, 25), sauf la portion initiale, qui suit l'appendice représentant le conduit vitello-intestinal et enfin tout le rectum. A la face interne du réceptacle abdominal de droite, il faut plus particulièrement rapporter la portion moyenne de l'intestin, ou, plus explicitement, la branche ascendante du duodénum, le deuxième coude de l'intestin, ou commencement de l'anse moyenne, la presque totalité de celle-ci (*fig.* 42 ; 12 à 15), la partie initiale de l'anse colique et le cloaque. Quant aux points d'adhérence des faces internes des réceptacles abdominaux avec les autres organes, nous avons déjà dit qu'ils étaient très-rares. Il y a adhérence, en haut et en arrière, suivant une zone fort étroite, avec les ligaments péritonéaux des testicules, puis, d'arrière en avant, avec le bord supérieur du mésentère, suivant la portion initiale de l'anse moyenne à droite, et suivant le trajet des vaisseaux gastro-pancréatico-duodénaux à gauche. Chez les femelles, la face interne de gauche adhère également à une zone fort étroite du mésométrium, sur toute la hauteur de son insertion aux corps des vertèbres, jusqu'au cloaque.

B. — Portions prolongées des réceptacles inférieurs.

4. *Généralités, subdivisions.* — Il y a de nombreuses analogies de structure et de fonctions entre les réceptacles pneumatiques supérieurs et inférieurs ; il y a aussi des dissemblances communes, ou des caractères différentiels communs, entre ces réceptacles extrêmes et les réceptacles moyens. Ces derniers, par exemple, sont absolument privés des prolongements vers les membres et des communications avec les os qui appartiennent exclusivement aux réceptacles extrêmes. De plus, chez ces derniers, les prolongements vers

les membres et les communications avec les os sont évidemment disposés d'après un même type. Les réceptacles inférieurs projettent hors de la cavité ventrale des prolongements vers la racine du membre inférieur, comme le réceptacle *supérieur-antérieur* le fait pour le membre thoracique, et dans les deux cas la tendance des prolongements à suivre la direction des principaux nerfs et vaisseaux du membre correspondant est la même. Nous verrons encore les réceptacles abdominaux entrer en communication avec les os de la tige vertébrale et former des canaux en rapport avec les muscles qui s'y insèrent ; or, le réceptacle *supérieur-postérieur* affecte les mêmes dispositions à la région du cou. Néanmoins l'analogie que nous signalons n'est pas absolument complète, et le défaut se présente naturellement, à ce qu'il semble, du côté des réceptacles inférieurs. On peut conjecturer, en effet, qu'ils ont moins d'importance organique, parce qu'ils sont moins répandus dans la série zoologique, moins développés généralement que les réceptacles supérieurs, et qu'ils sont privés de certaines de leurs parties, telles que les canaux pneumatiques iléo-lombaires, dans plusieurs familles ornithologiques. D'ailleurs, chez tous les oiseaux où il existe, le réceptacle inférieur, au point de vue des prolongements et des communications osseuses, représente seul les deux réceptacles supérieurs réunis; et, de plus, suivant Owen, il manquerait même complétement chez l'*Apteryx australis*[1]. A l'appui de cette hypothèse sur l'infériorité organique des réceptacles abdominaux, on peut remarquer que le fémur, chez le poulet et beaucoup d'autres espèces, est apneumatique ; que les prolongements intermusculaires sont généralement beaucoup plus développés au bras qu'à la cuisse, et qu'enfin les prolongements intra-rachidiens, que nous avons décrits à la région cervicale, ne se retrouvent pas à la région pelvienne.

Les connaissances réelles en anatomie comparative sont actuellement trop bornées pour nous autoriser de faire grand état sur les considérations générales qui précèdent, et pour nous engager à les développer amplement : nous nous hâtons de revenir à la description particulière de ce qui existe chez le poulet. Les prolongements des réceptacles abdominaux y sont multiples, et, d'après leurs rapports avec les parties environnantes, on peut les partager en deux groupes, l'un *rétro-pelvien* ou *iléo-lombaire*, l'autre *péri-fémoral*. Les prolongements *iléo-lombaires* se rattachent au corps des réceptacles inférieurs

[1] N° 81, p. 287.

par une série de courtes racines canaliculées implantées sur les *expansions péri-rénales* (*fig.* 37; *w*, *x*, *y*, *v*, *z*). Celles-ci environnent le rein, et présentent une disposition analogue, lorsqu'on considère simultanément celles de droite et celles de gauche, aux digitations formant les côtés de la portion annulaire du réceptacle supérieur-postérieur (*fig.* 22; 1). Elles sont en quelque sorte la partie *transitoire* entre les réceptacles abdominaux et les prolongements iléo-lombaires; c'est pourquoi nous avons préféré les décrire à cette place, parmi les parties prolongées des réceptacles abdominaux, d'autant mieux que l'expansion inférieure se prolonge réellement parfois hors des limites de la cavité pelvienne, en se continuant avec l'un des prolongements péri-fémoraux, savoir le prolongement ischiatique.

5. *Expansions péri-rénales : nombre, situation, communications et rapports.* — Sauf de légères variations de détails, les expansions péri-rénales sont assez rigoureusement symétriques, celles de droite par rapport à celles de gauche. Il peut y avoir quelque incertitude à préciser leur nombre, mais je ne crois pas pouvoir admettre qu'elles forment une cavité unique, ainsi que le pense Sappey[1], qui les désigne sous le nom de *prolongement sus-rénal*, et encore moins qu'elles constituent un réceptacle séparé, distinct des autres, tel que le décrit N. Guillot[2] sous le nom de *réservoir supérieur ou supra-rénal de l'abdomen*. Cette dernière opinion ne saurait être acceptée quand on connaît la configuration des expansions péri-rénales et leurs communications soit entre elles, soit avec le réceptacle abdominal (*fig.* 37; *y*, *x*; *fig.* 38; *a*, *f*; *fig.* 43; *a*, *b*). Je distinguerai même trois de ces expansions, chez le poulet; et il me semble pouvoir alléguer des motifs plausibles en faveur de la multiplicité de ces parties. En effet, nous verrons que l'expansion supérieure est fréquemment privée d'une communication directe avec l'expansion moyenne, et que parfois celle-ci est dans le même cas par rapport à l'expansion inférieure. A la vérité, l'expansion inférieure n'a jamais, comme les deux expansions supérieures, de communication particulière et directe avec la portion centrale du réceptacle abdominal. Lorsque les trois expansions péri-rénales sont pourvues de leurs communications réciproques, l'étroitesse relative de celles-ci, et l'analogie de configuration, digitée comme à la partie latérale annulaire du réceptacle supérieur-postérieur (*fig.* 22; 1), me semble s'opposer à ce qu'on les confonde en une cavité unique.

[1] N° 94[a], p. 35. — [2] N° 89[a], p. 58.

Quoi qu'il en soit, le rein, grâce à elles, est partout entouré d'air : en avant, par le corps du réceptacle, et en arrière, par les expansions péri-rénales elles-mêmes. Elles sont séparées des vrais prolongements pneumatiques rétro-pelviens, c'est-à-dire des canaux pneumatiques *iléo-lombaires*, par les lames osseuses perforées qui s'étendent entre les apophyses transverses des vertèbres pelviennes correspondantes. Elles communiquent toujours entre elles, directement ou indirectement, par l'intermédiaire du canal pneumatique iléo-lombaire et du corps du réceptacle inférieur. Elles s'étendent, de haut en bas, du poumon à l'appendice de l'excavation iliaque, et latéralement du bord externe du rein aux corps des vertèbres, sur lesquels leur feuillet antérieur se réfléchit d'avant en arrière pour se continuer avec leur feuillet postérieur. D'après la situation, on peut nommer l'expansion supérieure, expansion *supra-rénale* ou *dorso-pelvienne;* la moyenne, *cruro-lombaire*, comme répondant à la première fosse pelvienne (*fig.* 6; 1) ; et l'inférieure, *ischiatique*, du nom de la deuxième fosse. Nous allons maintenant donner quelques détails sur chacune des expansions péri-rénales en particulier.

Coupe suivant un plan vertical oblique, dirigé de gauche à droite et d'arrière en avant, mais peu différent du plan longitudinal bi-latéral, elle montre, de profil et par leur côté externe, les expansions péri-rénales, dans leurs rapports naturels avec le rein gauche.

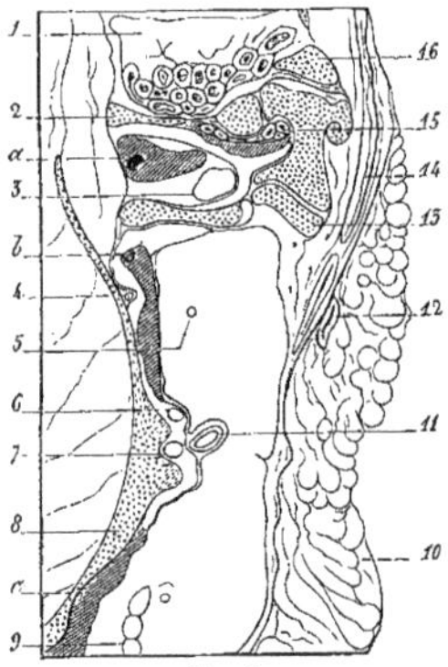

1, poumon ; — 2, sixième côte ; — 3, extrémité supérieure du rein gauche, détachée du surplus de l'organe ; — 4, apophyse transverse de la première vertèbre lombaire, unie à l'os iliaque ; — 5, branche nerveuse du premier nerf lombaire ; — 6, branche du plexus lombaire, répondant au deuxième nerf lombaire ; — 7, dernière branche du plexus lombaire, répondant au premier nerf sacré, coupée tout près du point où elle fournit le nerf obturateur. A gauche de la coupe de ces deux nerfs, on voit une double saillie de l'os, de nature cartilagineuse, sur ce jeune sujet, et répondant à l'amphiarthrose sacro-iliaque, articulation double ici (comme dans la pièce représentée fig. 6 ; — 8, coupe de l'os iliaque ; — 9, branches du plexus sciatique se réunissant pour former le nerf sciatique ; — 10, ovaire ; — 11, artère iliaque, entre les lobes supérieur et moyen du rein ; — 12, veine iliaque au moment où elle se jette dans la veine cave ; — 13, portion supérieure de la septième vertèbre dorsale ; — 14, coupe en long de l'aorte ; — 15, extrémité inférieure du poumon, au-dessus du rein et de la première expansion ; — 16, partie articulaire inférieure de la cinquième vertèbre dorsale.

a, communication de la première expansion péri-rénale avec la portion centrale du réceptacle (voy. *a*, *fig.* 38) ; — *b*, orifice analogue de la deuxième expansion (voy. *f*, *fig.* 38) ; — *c*, coupe longitudinale de la troisième expansion.

Fig. 43.

L'expansion *sus-rénale* surmonte le rein, en coiffe pour ainsi dire le sommet, ou, plus exactement, cette petite portion de l'organe qui s'élève au-dessus de la septième côte (*fig.* 41; *e; fig.* 4; *i*). Elle est située à l'extrémité la plus interne du dernier espace intercostal, contre le corps de la sixième vertèbre dorsale en dedans, entre les *foramina obturata* costo-transversaires des sixième et septième côtes, de haut en bas, entre l'espace inter-transversaire dorso-pelvien et le rein, d'arrière en avant (*fig.* 57; *y*). Elle communique avec la portion centrale du réceptacle abdominal par un large orifice situé sous l'apophyse somatique de la sixième côte, entre les deux branches du sixième nerf dorsal (*fig.* 38; *a*); il correspond à l'angle supérieur externe de l'expansion. En dedans, sous l'apophyse transverse de la sixième vertèbre dorsale, est un orifice (*fig.* 5; 9) qui sert à la transmission d'une branche du canal iléo-lombaire vers la première expansion. Un peu plus haut, celle-ci vient tapisser la fossette pneumatique de la sixième vertèbre dorsale et l'approvisionner d'air (*fig.* 45; *b*). Enfin il peut arriver qu'une étroite communication s'établisse de haut en bas entre la première expansion et la suivante à travers la membrane obturatrice du foramen circonscrit par les deux apophyses d'articulation de la septième côte avec la vertèbre qui lui correspond; mais je regarde cette dernière communication comme exceptionnelle.

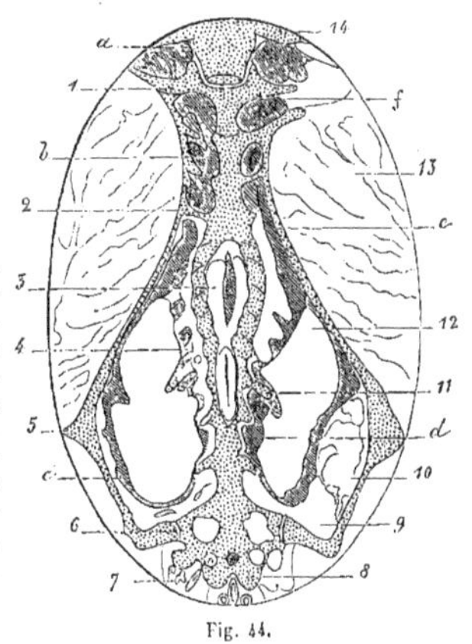

Fig. 44.

Coupe parallèle au plan vertical bi-latéral; vue de la face antérieure.

1, section de l'apophyse transverse de la septième vertèbre dorsale ou première vertèbre pelvienne; — 2, section de l'apophyse transverse de la première vertèbre sacrée (amphiarthrose sacro-iliaque); — 3, section de la moelle épinière au niveau du sinus rhomboïdal pelvi-rachidien; — 4, nerfs sacrés; — 5, portion épaissie de l'os iliaque, au bas de la fosse iliaque externe, derrière le bord supérieur du trou sciatique; — 6, extrémité inférieure de l'amphiarthrose iléo-sacrée; — 7, faisceaux supérieurs du muscle *levator caudæ*; — 8, douzième et dernière vertèbre sacrée; — 9, partie de l'excavation iliaque, d'ailleurs encore peu développée chez ce jeune sujet; — 10, coupe du muscle obturateur interne; — 11, apophyse transverse de la septième vertèbre sacrée; — 12, lobe moyen du rein; — 13, section du muscle grand fessier dans la fosse iliaque externe; — 14, apophyse transverse de la sixième vertèbre dorsale.

a, expansion sus-rénale dans l'espace intertransversaire dorso-pelvien; — *b*, deuxième expansion péri-rénale, ou expansion cruro-lombaire; — *c*, troisième expansion péri-rénale, ou expansion ischiatique; — *e*, communication directe entre les deuxième et troisième expansions péri-rénales, à travers le foramen costo-transversaire de l'amphiarthrose sacro-iliaque, ce qui est conforme à la disposition la plus ordinaire; — *f*, le premier des *foramina obturata* ou *fonticuli intertransversarii* internes du bassin.

L'expansion péri-rénale *moyenne* ou *cruro-lombaire* (*fig.* 57; *x*) répond à la fosse pelvienne de ce nom. Verticalement elle s'étend du foramen interapophysaire de la septième côte jusqu'à l'amphiarthrose sacro-iliaque (*fig.* 44; 1, 2, *b*). Elle est également en rapport en bas avec l'artère iliaque et les deux dernières branches du plexus lombaire (*fig.* 43; 5, 6, 7, 11). En arrière, elle est adossée à la face antérieure convexe de l'os iliaque en dehors, et aux trois premiers *fonticuli intertransversarii* en dedans. En avant, elle tapisse la face dorsale du lobe supérieur du rein, moins la petite partie qui s'élève au-dessus de la septième côte (*fig* 45; *g*). En dedans, elle s'interpose à la colonne vertébrale et au bord interne du rein. En dehors, elle suit le bord externe du même organe. Sa forme est celle d'une plaque parallélogrammique. La deuxième expansion communique avec le corps du réceptacle abdominal par un orifice particulier (*fig.* 38; *f; fig.* 41; *g; fig.* 43; *b*), très-analogue à celui de l'expansion sus-rénale. On le trouve le long du bord externe du rein; il est ordinairement situé sous l'extrémité articulaire de la septième côte, entre celle-ci et le septième nerf intercostal, et quelquefois assez grand pour s'étendre de l'une à l'autre. Je n'ai rencontré qu'un seul cas dans lequel cet orifice manquait absolument. Normalement les trois premiers fonticules intertransversaires pelviens ne sont pas entièrement fermés par leurs membranes obturatrices, et laissent passer chacun une branche transversale souvent très-ténue, d'autres fois volumineuse, qui réunit la deuxième expansion au canal pneumatique iléo-lombaire. Mais il peut arriver aussi que l'obturation de l'un de ces trois fonticules soit complète, ce qui entraîne la suppression de l'anastomose pneumatique correspondante. C'est la deuxième expansion qui transmet l'air aux pertuis pneumatiques de la fosse cruro-lombaire (*fig.* 6; *a*, *d*, *e*). Enfin elle communique assez ordinairement avec l'expansion inférieure par un orifice de la membrane qui obture plus ou moins incomplétement le foramen costo-transversaire de la première vertèbre sacrée, comme cela avait lieu chez le sujet qui a fourni l'injection représentée au commencement du chapitre (*fig.* 37; *w*). Sur huit autres sujets qu'il m'est possible d'examiner en ce moment, je trouve la membrane obturatrice complétement ossifiée cinq fois; deux fois l'obturation réalisée par elle est imparfaite, une fois seulement elle ne présente pas la moindre solution de continuité.

La troisième expansion péri-rénale, ou expansion *inférieure*, occupe la fosse *ischiatique* et une partie de la fosse *pudendo-hémorrhoïdale* du pelvis (*fig.* 37; *w*, *s*, *t*, et *fig.* 45; *d*, *e*); elle répond aux lobes moyen et inférieur du rein. En longueur, et même en superficie, elle surpasse les deux autres expansions réunies. Étroite par en haut, elle s'élargit par en bas ; son aspect rappelle celui d'un triangle rectangle, dont l'hypoténuse répondrait au côté externe de l'expansion, adossé à l'os iliaque. L'amphiartrose sacro-iliaque, ou, si l'on veut, les éléments apophysaires de la première vertèbre sacrée forment sa limite supérieure, en même temps que l'artère iliaque et le premier nerf sacré *fig.* 45; 7, 11). Inférieurement elle se termine d'une manière assez variable. Les différences de volume et de configuration paraissent liées au degré de développement et aux particularités de conformation du muscle obturateur interne, dont nous avons parlé plus haut avec détail ; c'est en effet dans une partie de cette cavité secondaire de l'excavation iliaque, nommée par nous cavité *rétro-musculaire*, que se termine l'expansion péri-rénale ischiatique, et le développement de cette cavité dépend des variétés de disposition du muscle obturateur et du plus ou moins d'espace qu'il laisse disponible dans l'excavation iliaque. De plus, la troisième expansion peut se

2e Coupe parallèle et postérieure à la coupe représentée fig. 45 ; elle provient du même sujet ; est dirigée, comme elle, suivant un plan vertical orienté de gauche à droite et d'arrière en avant, mais est vue par le côté ventral. On voit à droite, de profil et au côté interne du rein, les expansions péri-rénales ; à gauche, l'expansion ischiatique est mise à nu, suivant sa face postérieure, et on découvre aussi une grande partie du canal iléo-lombaire.

1, Rein droit, dont le sommet surmonte la section de la 7e côte ; — 2, cavité pleurale au-dessus de la coupe de la 6e côte ; — 3, ligament jaune élastique postérieur, unissant l'apophyse épineuse postérieure de la 6e vertèbre dorsale à la crête épineuse postérieure de l'os vertébro-pelvien ; — 4, coupe de l'os iliaque ; — 5, muscle grand fessier ; — 6, section de la moelle épinière et des méninges ; — 7, section du rachis ; — 8, coupe du faisceau vasculo-nerveux ischiatique, sur la limite des lobes moyen et inférieur du rein ; — 9, portion supérieure ou rénale de la veine hypogastrique ; — 10, nerf obturateur ; — 11, relief formé par les vaisseaux cruraux sous la paroi du réceptacle abdominal.

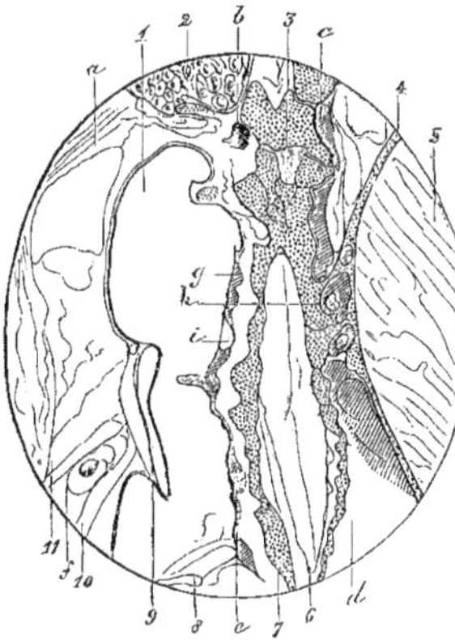

Fig. 45.

a, Face externe du réceptacle abdominal, dans laquelle on voit une ouverture triangulaire représentant une partie de cette paroi enlevée par le couteau ; — *b*, angle supérieur-interne de la 1re expansion péri-rénale, près du point où elle revêt la fossette pneumatique de la 6e vertèbre dorsale ; — *c*, canal pneumatique iléo-lombaire remontant jusque sous l'os vertébro-dorsal ; — *d*, expansion péri-rénale inférieure gauche ; — *e*, même expansion vue de profil, au côté interne du lobe moyen du rein, au niveau de l'origine des nerfs du plexus sacré ou ischiatique (voy. *fig.* 46, 10) ; — *f*, anneau crural et son ouverture centrale pour l'émission du prolongement sus-fémoral ; — *g*, 2e expansion péri-rénale, se terminant en bas au niveau de l'artère iliaque et de l'amphiarthrose sacro-iliaque ; — *h*, canal pneumatique iléo-lombaire, vu à travers l'orifice de la membrane obturatrice du 2e fonticule intertransversaire du pelvis ; — *i*, 3e fonticule intertransversaire avec une large ouverture conduisant dans le canal iléo-lombaire (voy. *fig.* 46, *d*).

prolonger hors de la cavité abdominale, ou y demeurer confinée. Ce dernier cas est le plus fréquent, je pense : c'est celui qui s'est offert sur le sujet qui a fourni la coupe représentée *fig.* 39 ; l'expansion n'occupe alors, sans compter une petite partie de la cavité *anté-musculaire*, que la partie interne postérieure de la cavité *rétro-musculaire*. C'est là une double terminaison, de chaque côté de la cloison charnue formée par le muscle obturateur, qui se traduit, sur les injections corrodées, par l'aspect bifurqué de l'extrémité inférieure de l'expansion, tel qu'on le remarque en *s*, *t*, *fig.* 37, et par une échancrure moyenne répondant au bord supérieur du muscle. Lorsque l'expansion se prolonge hors de l'abdomen, c'est en se continuant, au moyen d'un large orifice percé dans sa paroi, dans la partie *externe antérieure*, de la cavité rétro-musculaire (*fig.* 38; *d*), et en se confondant ainsi avec ce que nous décrirons plus bas comme étant le prolongement *sous-fémoral* ou *ischiatique* du réceptacle abdominal ; celui-ci est alors une émanation commune de l'expansion et de la portion voisine du corps du réceptacle, au lieu d'être une émanation exclusive de ce dernier (*fig.* 37 ; *n ; fig.* 47 ; *d*). La membrane qui limite par en bas l'expansion ischiatique, quelquefois perforée, ordinairement intacte, la sépare à la fois : et de la portion de la cavité rétro-musculaire dévolue au prolongement sous-fémoral, et de la portion de la cavité anté-musculaire occupée par l'appendice de l'excavation iliaque (*fig.* 41 ; *j*). Elle s'insère : à la quatrième crête intertransversaire du groupe inférieur des vertèbres sacrées ; aux deux faces de la cloison charnue formée par la partie supérieure de l'obturateur interne ; au bord supérieur de cette cloison qu'elle croise à l'union du tiers interne avec le tiers moyen ; à la paroi de l'iléon, qu'elle remonte jusque sous le faisceau vasculo-nerveux ischiatique (*fig.* 38 ; 12); enfin à la portion supérieure correspondante de la membrane obturatrice du trou ischiatique. Le feuillet postérieur de la membrane de la troisième expansion est exactement appliqué contre la paroi osseuse de la face rénale postérieure (inférieure) de Vicq-d'Azyr [1], ou, pour plus de précision, contre la paroi latérale apophysaire du sacrum, sur une hauteur équivalente aux dix premières vertèbres sacrées et contre la partie de l'os iliaque qui avoisine ces vertèbres. Il s'enfonce, en forme de bosselures, dans les espaces intertransversaires sacrées ; entre ces bosselures, il présente des sillons (*fig.* 37 ; *u*), où se logent les crêtes osseuses transversaires, et d'autres destinées aux branches

[1] N° 34, p. 260.

postérieures des nerfs sacrés, qui déterminent par leur trajet, en avant de la paroi osseuse, la formation de plis mésentériformes aux dépens de la membrane de l'expansion. En avant, cette membrane adhère intimement à la partie interne de la face postérieure du lobe moyen du rein, et se trouve soulevée, d'avant en arrière, par les branches antérieures des cinq premiers nerfs sacrés (*fig.* 46; 9, 10), qui sont les nerfs formateurs des plexus lombaire et ischiatique; il y a formation de nouveaux plis mésentériformes, les nerfs ne s'enfonçant dans la substance du lobe moyen du rein (*fig.* 45; 9) qu'après avoir parcouru librement un certain trajet à partir des trous de conjugaison (*fig.* 44; 4); ils sont, dans ce trajet, complétement enveloppés par la membrane de l'expansion, qui se continue, en avant, en passant à travers leurs insterstices, jusqu'à ce qu'elle arrive au niveau de la limite antérieure des corps vertébraux. La paroi antérieure recouvre encore l'artère ischiatique, placée sur la limite des lobes rénaux moyen et inférieur, et le lobe inférieur lui-même; elle descend ensuite au-dessous de lui, sous forme d'une membrane qui va s'insérer sur le muscle obturateur et sur l'iléon, comme nous l'avons dit (*fig.* 41; *j*). En dedans, la paroi de la troisième expansion est intimement appliquée au corps des vertèbres sacrées, autour des doubles orifices de conjugaison destinés à l'issue des racines des nerfs sacrés, aux ganglions nerveux correspondants, à la partie *interne* du foramen costo-transversaire de la septième vertèbre sacrée, la partie interne étant ordinairement occupée par de la substance rénale; elle se prolonge de dehors en dedans au delà du bord interne du rein, qui se trouve écarté de la tige vertébrale, surtout au niveau du sinus rhomboïdal, et jusqu'à la rencontre, sur la ligne médiane, de l'aorte et de l'artère sacrée moyenne. En dehors, l'expansion est adossée à la paroi externe de la fosse rénale inférieure de Vicq-d'Azyr, c'est-à-dire à la portion oblique en bas et en dehors de l'iléon, au faisceau vasculo-nerveux sciatique, à la membrane obturatrice du trou ischiatique et aux insertions des faisceaux supérieurs du muscle obturateur interne.

Nous savons déjà que la troisième expansion péri-rénale n'a jamais de communication indépendante, directe, avec la portion centrale du réceptacle abdominal. Indirectement, elle communique avec lui d'une manière constante par l'intermédiaire des canaux pneumatiques iléo-lombaires et des deux expansions supérieures; ou bien par la deuxième expansion, dans le cas assez fréquent où elle se continue avec elle à travers le foramen costo-transversaire de la première vertèbre sacrée; ou bien encore, mais rarement, par le moyen du prolongement sous-fémoral dans lequel nous avons dit plus haut qu'elle s'ouvrait quelquefois. Lorsqu'elle communique exclusivement avec le canal pneumatique iléo-lombaire, il semble évident qu'elle doit compter comme une expansion distincte; lorsqu'elle est pourvue de sa communication directe avec la deuxième expansion, elle semble pouvoir être considérée comme en faisant partie. Si elle communique d'une manière constante avec le canal iléo-lombaire, comme les deux expansions supérieures, c'est néanmoins par un nombre d'orifices ou de canaux latéraux anastomotiques très-variables. Ces canaux doivent, en effet, traverser les fonticules intertransversaires internes, et l'on sait que ces fonticules, d'autant plus petits et mieux disposés à l'ossification qu'ils sont plus inférieurs, sont au nombre de six à huit pour la totalité du bassin. Par conséquent, il n'y en a que de trois à cinq qui soient en rapport avec la portion supérieure, située dans la fosse ischiatique, de la troisième expansion péri-rénale. Deux fois seulement, dont une sur le sujet qui a fourni la figure 37, j'ai pu constater l'ouverture simultanée des cinq orifices intertransversaires de la fosse ischiatique; mais le plus souvent les fonticules inférieurs sont très-petits et obturés complétement par une membrane fibreuse, ou même font complétement défaut, en sorte que les deux ou trois premiers seulement, et quelquefois même le premier exclusivement, demeurent perméables et permettent le passage des branches de communication.

6. *Canaux pneumatiques iléo-lombaires.* — Nous avons parlé, à la page 16, des canaux osseux iléo-lombaires, *canales ileo-lumbales*, que remplissent, d'une manière à peu près complète, les muscles long-dorsal et sacro-lombaire (*fig.* 46; 6). Dans ces mêmes canaux osseux on trouve deux conduits pneumatiques que je considère comme de véritables prolongements des réceptacles abdominaux, et qu'en raison de leur situation je nomme *canaux pneumatiques iléo-lombaires.* Ils occupent l'angle formé, à la partie postérieure du bassin, par la crête épineuse postérieure et par les apophyses transverses des vertèbres pelviennes les plus élevées, et sont adhérents par tous les points de la surface soit à ces parties osseuses, soit aux muscles dorso-lombo-sacrés, immédiatement situés en arrière d'eux (*fig.* 42; *c*). Ils s'élèvent très-haut, et dépassent non-seulement l'ouverture supérieure des canaux osseux qui les logent en grande partie, mais encore le niveau du bord inférieur des poumons; constamment, en effet, ils atteignent le ligament jaune élastique re-

liant la crête épineuse postérieure de l'os vertébro-dorsal à l'apophyse analogue de la sixième vertèbre du dos ; ils adhèrent intimement à ce ligament et aux ligaments suivants. La terminaison inférieure, bien loin d'être constante comme la supérieure, est au contraire fort variable, et la raison en est, suivant toute apparence, dans le nombre différent, suivant les sujets, des fonticules intertransversaires internes du pelvis, qui se trouvent envahis et obturés par les progrès de l'ossification ; car c'est à travers ces fonticules que passent les branches de communication des canaux pneumatiques iléo-lombaires avec les expansions péri-rénales des réceptacles abdominaux. Je ne les ai jamais vus descendre plus bas que la septième vertèbre sacrée (*fig.* 37 ; *v*), formant, comme on sait, la limite inférieure de la fosse ischiatique ou moyenne du bassin

Coupe légèrement oblique sur le plan longitudinal bilatéral ; elle est parallèle et postérieure aux coupes représentées par les figures 43 et 45, et provient du même sujet qu'elles. Elle montre, sur le côté droit, le canal pneumatique iléo-lombaire et les expansions péri-rénales. Vue d'arrière en avant.

1, Section du 5e nerf intercostal ; — 2, ligament interépineux postérieur, allant de la 6e vertèbre dorsale à la tige vertébro-pelvienne ; — 3, partie la plus interne du muscle dorso-lombo-sacré ; elle recouvre légèrement le canal *pneumatique* iléo-lombaire droit ; — 4, apophyse transverse de la 1re vertèbre lombaire ; — 5, muscle grand fessier du côté gauche ; — 6, muscle dorso-lombo-sacré du côté droit, occupant toute la largeur du canal *osseux* iléo-lombaire, qui est ouvert par la coupe, et recouvrant la portion du canal *pneumatique* iléo-lombaire que l'on voit en C, *fig.* 45 ; — 7, coupe de l'os iliaque gauche ; — 8, portion de la moelle appelée *unterr Gehirn, Cerebrum inferius*, par Barkow, vue à travers l'ouverture artificielle du sinus rhomboïdal, du sacrum ou du *cranium inferius, cranium ischiadicum* du même auteur ; — 9, 10, branches antérieures des nerfs sacrés pour la formation du plexus ischiatique ; — 10, expansion péri-rénale *moyenne* ou *lombaire*, ouverte par la coupe, et dont on voit la paroi antérieure tapissant le lobe supérieur du rein ; — 11, face postérieure du lobe moyen du rein, sillonnée par les branches antérieures des nerfs sacrés, vues à travers la paroi antérieure de la 3e expansion péri-rénale ou expansion *ischiatique* ; — 12, tête fémorale dans la cavité cotyloïdienne ; — 13, aire de l'anneau crural entre l'épine inférieure de l'os iliaque droit et la portion épaissie du bord externe du même os, qui joint l'amphiarthrose sacro-iliaque à la cavité cotyloïde ; — 14, nerf crural ; — 15, section de la 6e ou avant-dernière côte, dans la paroi abdominale ; — 16, surface dorsale du poumon, vue à travers la plèvre ; plus en dedans, la coupe a passé à travers le parenchyme pulmonaire.

a, Cavité pleurale ; — *b*, communication supérieure du canal pneumatique iléo-lombaire avec la 1re expansion péri-rénale, correspondant en C, *fig.* 45 ; — *c*, canal iléo-lombaire, au niveau du 1er des fonticules intertransversaires internes du bassin ; — *d*, canal de communication de la 2e expansion péri-rénale, avec le canal iléo-lombaire au niveau du 3e fonticule pelvien ; c'est la même communication qui est indiquée en 1 sur la *fig.* 45 ; — *e*, sommet de la 5e expansion péri-rénale, sous l'amphiarthrose sacro-iliaque ; — *f*, ouverture irrégulière faite par le couteau dans la 2e expansion péri-rénale, dans la 1re fosse pelvienne, *fovea cruralis* ; — *g*, autre ouverture artificielle dans la paroi postérieure du réceptacle abdominal, limitée en dedans, en *h* par le bord externe du lobe supérieur du rein ; — *hi*, 1re expansion péri-rénale, occupant le dernier espace intercostal

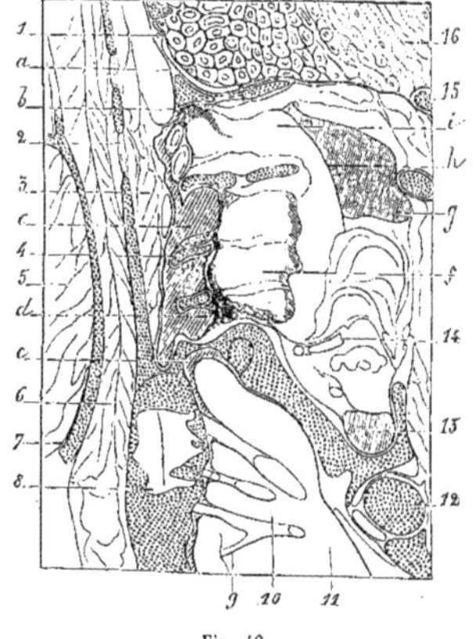

Fig. 46.

(*fig.* 6; 6); mais ordinairement ils se terminent plus haut, le plus souvent au niveau du troisième, et même, quoique très-rarement, au niveau du premier espace intertransversaire du sacrum.

La forme et les dimensions du canal pneumatique iléo-lombaire peuvent donc différer suivant les sujets. C'est normalement un conduit membraneux assez étroit, légèrement sinueux, comme les portions de la tige vertébrale auxquelles il est adossé, ayant au maximum de 4 à 5 centimètres de longueur et de 2 à 3 millimètres de diamètre ; il est plus large en haut, plus étroit en bas, et plutôt cylindrique ou conique que prismatique. Mais il présente une série de strictures et de dilatations alternatives plus ou moins fortement exprimées en rapport les premières avec les ponts osseux interfonticulaires, les secondes avec la face postérieure des membranes qui obturent les fonticules (*fig.* 46; *c*). Il arrive parfois que la membrane obturatrice de quelques-uns des fonticules ne laisse aucun espace libre pour le passage de la branche qui relie le canal iléo-lombaire aux trois expansions péri-rénales, et qui dès lors se trouve complétement supprimée ; mais le plus ordinairement elles laissent subsister une ouverture située au côté interne des fonticules pour la transmission des branches de communication latérale. Par elles, les expansions péri-rénales d'un même côté sont réciproquement unies ; et l'expansion ischiatique, que nous savons être parfois complétement indépendante de l'expansion moyenne, conserve toujours un lien avec le réceptacle abdominal par l'intermédiaire du canal iléo-lombaire et des branches latérales qui traversent les cinquième et sixième fonticules, qui ne sont jamais simultanément obturés d'une manière absolue.

7. *Prolongements péri-fémoraux, ou prolongements crural, ischiatique et obturateur.* — Les vrais prolongements du réceptacle inférieur, ou prolongements *péri-fémoraux*, sont au nombre de trois, et on peut les désigner, d'après les orifices qui leur donnent issue, par les noms de prolongements *crural*, *ischiatique* et *obturateur*. Le prolongement *obturateur*, le plus petit des trois, le moins important sous tous les rapports (*fig.* 47; *c*), mérite à peine de nous arrêter un instant ; il a la forme d'une bosselure simple, à surface unie ou quelquefois papilleuse ; il s'étend à peine au delà du trou obturateur, en remontant vers la cavité cotyloïde ; son pédicule, plus ou moins nettement accusé, est situé au côté interne du nerf obturateur, immédiatement au-dessus du tendon du muscle de même nom, en dedans et assez loin des vaisseaux

épigastriques (*fig.* 59; 9); quelquefois l'orifice d'émission est double.

Le prolongement *crural* ou *sus-fémoral* (*fig.* 57; *l; fig.* 47; *f*) est émis par un orifice placé vers le centre, ou un autre point plus déclive, de l'anneau crural (*fig.* 45; *f*). Cet orifice mesure ordinairement 2 millimètres environ de diamètre; presque toujours simple, il est parfois subdivisé par des brides. Le plus souvent le pédicule est soutenu en bas par le fond même de l'*excisura-iliaca*, en haut par le bord inférieur du petit muscle nommé iliaque interne. Le pédicule porte perpendiculairement à son axe deux bosselures allongées, séparées par un repli en forme de cloison incomplète, et qui, par leur réunion, forment une masse semi-circulaire, dont la concavité repose sur le col même du fémur, entre l'os iliaque et la face antérieure de la diaphyse fémorale, entre la tête articulaire et le trochanter de l'os de la cuisse. Elle entoure la demi-circonférence postérieure de la cavité cotyloïde, dont elle semble augmenter la profondeur, et s'étend depuis l'anneau crural jusqu'au trou ischiatique. Les deux bosselures dont se compose le prolongement crural sont, la première, *antéro-supérieure*, généralement bifurquée, comme dans la *fig.* 47, la seconde, *postérieure* et toujours simple. La bosselure *antéro-supérieure* est recouverte par le muscle iliaque interne, les vaisseaux cruraux et le petit fessier. La bosselure postérieure est comprise entre le bas de la fosse

Injection corrodée, particulièrement destinée à montrer dans leur ensemble les prolongements péri-fémoraux et les appendices du réceptacle abdominal ou inférieur du côté gauche.

a, Bosselure fabricienne, médiocrement développée sur ce sujet (voy. *fig.* 40; *f*); — *b*, sillon uro-génital; — *c*, sommet de l'appendice de l'excavation iliaque; — *d*, prolongement ischiatique ou péri-fémoral inférieur; — *e*, petit prolongement obturateur au haut de l'empreinte ischio-pubienne;

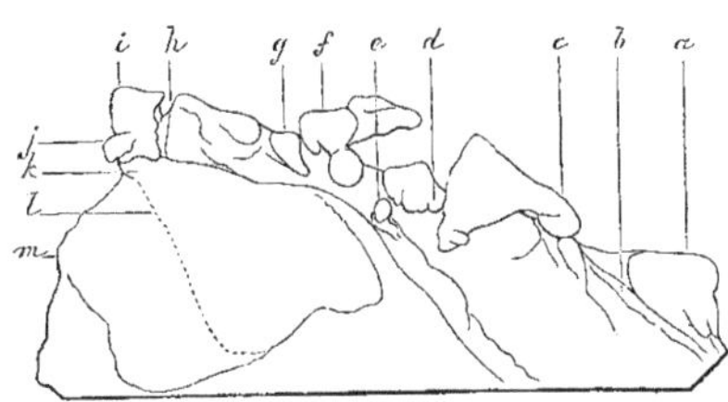

Fig. 47.

— *f*, prolongement crural ou péri-fémoral supérieur; — *g*, mamelon remplissant la dépression circonscrite par l'anneau crural; — *h*, sillon déterminé par la portion postérieure de la 7ᵉ côte; — *i*, portion intercostale ou sous-pulmonaire du réceptacle inférieur portant l'infundibulum broncho-pulmonaire; — *j*, *k*, infundibulum broncho-pulmonaire, sur la partie du réceptacle répondant à l'arcade fibreuse signalée par Sappey comme l'analogue de celle que les piliers du diaphragme, chez l'homme, jettent sur l'extrémité supérieure des muscles psoas; — *l*, ligne ponctuée répondant aux bords de contact des deux réceptacles moyens, qui éloignent la paroi du réceptacle inférieur de la paroi abdominale, et gravent profondément leur empreinte sur les injections corrodées; — *m*, sommet du réceptacle inférieur gauche, qui forme aussi le sommet des deux réceptacles abdominaux réunis.

iliaque externe et la partie correspondante du grand fessier. Comme toujours, la surface externe du prolongement est partout adhérente soit aux muscles, soit aux os avec lesquels elle se trouve en rapport. Une seule fois j'ai vu l'aire circonscrite par l'anneau crural absolument imperforée ; le prolongement sus-fémoral faisait complétement défaut, et l'expansion ischiatique était en communication avec le prolongement sous-fémoral, développé comme à l'ordinaire.

Le prolongement *ischiatique* ou *sous-fémoral* (*fig.* 47; *d*) communique toujours avec la portion externe antérieure de la cavité rétro-musculaire de l'excavation iliaque, et parfois, comme nous l'avons dit plus haut, elle se continue plus ou moins librement avec la terminaison de la troisième expansion péri-rénale. C'est une bosselure pédiculée, simple, à surface généralement peu compliquée, d'une étendue médiocre et fort variable. Le pédicule est limité en arrière par le faisceau vasculo-nerveux ischiatique, en haut et en avant par la portion osseuse comprise entre les trois ouvertures du pelvis, ouvertures *cotyloïdienne*, *obturatrice* et *ischiatique*, en bas par le bord supérieur de l'obturateur interne et la membrane obturatrice du trou ischiatique. La partie renflée s'applique au col fémoral, au point diamétralement opposé à celui qui est occupé par la bosselure supérieure du prolongement sus-fémoral.

C. COMMUNICATIONS DU RÉCEPTACLE INFÉRIEUR AVEC LE POUMON ET LES OS.

Nous avons dit, page 54, que le réceptacle inférieur n'avait qu'une seule ouverture sur le poumon, représentée par le septième et dernier infundibulum broncho-réceptaculaire (*fig.* 11; *h; fig.* 13; C). Il est situé à l'angle inféro-externe du poumon, à côté de l'infundibulum du réceptacle moyen-inférieur (*fig.* 37; *h*); il s'insère à la partie moyenne de la sixième côte vertébrale (*fig.* 38; *b*) en dehors, au bord voisin de la face interne du réceptacle moyen-inférieur en dedans, ainsi qu'à la membrane fibro-musculaire nommée diaphragme thoraco-abdominal par Sappey (*fig.* 47; *j*, *k*); sur la surface de l'infundibulum viennent s'ouvrir six à sept bronches d'ordre différent, que nous avons signalées en traitant du poumon (*fig.* 14, VI; 9; *fig.* 15, XI; E, 5).

Les communications avec les os, chez le Poulet, n'ont pas, à l'exception de deux, une bien grande importance. Elles ont lieu : par la partie centrale du réceptacle, par les expansions péri-rénales et par le canal pneumatique iléo-lombaire. La portion centrale du réceptacle tapisse la fossette située immédiatement sous l'échancrure iliaque, et présente des ouvertures en rapport avec les orifices *ischio-iliaques*, par lesquels est parcimonieusement aérée la portion appendiculaire du bassin. Lorsque les deux derniers espaces intertransversaires sacrés possèdent des pertuis pneumatiques, ils reçoivent l'air par les bosselures ou appendices qu'y envoie la portion centrale. L'orifice moyen de la sixième vertèbre dorsale, ou vertèbre inter-dorso-pelvienne (*fig.* 5, VI; *d*), est desservi par la première expansion péri-rénale, et peut aussi être considéré comme l'aboutissant de la branche latérale la plus élevée du canal pneumatique iléo-lombaire (*fig.* 45; *b*, *c*). Cette communication est remarquable; par son intermédiaire les réceptacles abdominaux sont pneumatiquement liés, quoique à un faible degré, l'un à l'autre; elle lierait de même ces réceptacles au réceptacle postéro-supérieur (p. 111), n'était l'isolement si curieux de la sixième vertèbre dorsale entre deux régions du rachis formées d'os soudés ensemble. L'orifice moyen de la première vertèbre pelvienne, ou septième dorsale (*fig.* 6; *a*), est pourvu d'air par la deuxième expansion péri-rénale; c'est le principal dispensateur de l'air à l'os inter-iliaque. La même expansion dessert les orifices pneumatiques accessoires qu'on rencontre parfois aux vertèbres lombaires. La troisième expansion n'offre d'ouvertures pneumatiques que lorsqu'il en existe à la partie interne du foramen costo-transversaire de la première vertèbre sacrée, et de l'un ou l'autre des trois espaces intertransversaires suivants. Enfin les canaux pneumatiques iléo-lombaires fournissent l'air aux orifices pneumatiques qu'on peut accidentellement rencontrer dans l'angle intérieur-interne des canaux osseux de même nom.

CHAPITRE VI

DE L'INTESTIN ET DES PÉRITOINES

SOMMAIRE : *A. De l'intestin;* 1. Détermination, par l'embryologie comparative, de la division naturelle de l'intestin, chez les vertébrés supérieurs. — 2. Des différentes parties de l'intestin chez les oiseaux, comparativement aux mammifères. — 3. De l'arrangement fondamental de l'intestin chez les vertébrés supérieurs ; de l'influence exercée sur la disposition des séreuses abdominales par cet arrangement et par le développement, variable suivant les groupes zoologiques, des deux segments de l'anse mésentérique. — *B. Des péritoines;* 4. Définitions et généralités. — 5. Des péritoines antérieurs considérés dans leur ensemble. — 6. Du péritoine antérieur gauche. — 7. Du péritoine antérieur droit. — 8. Du grand péritoine, ou péritoine postérieur gauche. Partie mésentérique du grand péritoine : du mésentère commun et de ses trois ailerons ; des arrière-cavités duodéno-pylorique et pneumatogastrique. Partie pariétale du grand péritoine. — 9. Du péritoine postérieur droit, ou péritoine rétro-hépatique. — 10. Procédés pour la démonstration rapide de la multiplicité et de l'indépendance des cavités péritonéales.

Je me propose de traiter, dans ce dernier chapitre, des péritoines des oiseaux, en les décrivant tels qu'on peut les voir chez le poulet. Leur multiplicité est un caractère inattendu, presque étrange, demeuré inconnu jusqu'à ce moment. Ils ont des connexions multiples, difficiles à discerner, avec les réceptacles pneumatiques ; à ce point de vue, ils se rattachent au sujet de ce mémoire. Il serait difficile, sans être incomplet et obscur, de passer sous silence les dispositions péritonéales afférentes à la partie abdominale du tube digestif, au foie, au pancréas et à la rate ; elles sont d'ailleurs intéressantes à connaître à cause de leurs caractères différentiels par rapport aux mammifères. C'est pourquoi je commencerai par donner quelques notions nouvelles sur l'intestin des vertébrés supérieurs, en me restreignant particulièrement à celles qui peuvent faciliter l'intelligence de la constitution anatomique des péritoines.

A. DE L'INTESTIN

1. *Détermination, par l'embryologie comparative, de la division naturelle de l'intestin, chez les vertébrés supérieurs.* — Peut-on établir une division natu-

relle de l'intestin, chez les vertébrés, en s'appuyant exclusivement sur des considérations d'ordre anatomique? A cette question, les zootomistes répondraient aujourd'hui d'une manière négative. La distinction principale, couramment usitée, en *intestin grêle* et *gros intestin*, c'est-à-dire en portions *chylifique* et *excrémentitielle*, n'est guère justifiée que par la valeur qu'on lui accorde en physiologie. H. Milne Edwards[1] fait justement observer que, même dans la classe des Mammifères, souvent il devient difficile de reconnaître la ligne de démarcation entre ces deux portions fondamentales du tube intestinal, bien que généralement elle soit indiquée par des caractères fort nets de structure et de configuration. Quant aux coupes secondaires, connues sous les noms de *duodénum*, *jéjunum*, *iléon*, et de *cæcum*, *côlon* et *rectum*, le même auteur déclare qu'on chercherait en vain à préciser leurs limites naturelles, et qu'il faut les considérer comme des distinctions commodes, mais entièrement arbitraires.

Je crois qu'en tenant compte de certaines phases du développement du tube digestif, chez les vertébrés supérieurs, on peut reconnaître des parties naturellement distinctes et parfaitement limitées dans l'intestin, c'est-à-dire dans la partie du tube digestif qui s'étend du pylore à l'anus. Je ne pourrai développer complétement cette thèse que dans l'un des Mémoires d'anatomie et d'embryologie comparatives qui devront faire suite à celui-ci. En suivant la méthode que je propose, j'ai été conduit à diviser l'intestin des mammifères, ou de l'homme, pour ne pas demeurer dans le vague, en deux parties principales: en raison de la forme qu'elles affectent en apparaissant dans l'embryon, je les nomme *anse duodénale* et *anse ombilicale* ou *mésentérique*. La limite naturelle entre ces deux parties, ou, ce qui revient au même, la terminaison réelle du duodénum, est un point qui conserve plus ou moins rigoureusement sa position primitive contre ou vers la colonne vertébrale; c'est un point fixe relativement à tous les autres points de l'intestin; il est situé immédiatement au delà des vaisseaux mésentériques supérieurs. Il ne diffère que bien peu de la limite inférieure communément assignée au duodénum en anatomie humaine : mais on la regarde à tort comme artificielle. A ce niveau est un angle de l'intestin que je nomme *angle iléo-duodénal* : je dis *iléo-duodénal*, et non *jéjuno-duodénal*, attendu qu'il me paraît impossible de reconnaître, en anatomie comparative, l'existence du *jéjunum*.

De ces deux sections principales, il y en a une au moins, la deuxième,

[1] N° 110, t. VI, p. 346, 1861.

l'anse ombilicale ou mésentérique, qui est susceptible d'être subdivisée. A moins d'évolution normalement rudimentaire, et arrêtée à l'une des phases transitoires de l'évolution typique complète dans certaines espèces, l'anse *ombilicale* ou *mésentérique* tend à se décomposer en deux parties, qui revêtent successivement des caractères différentiels de configuration et de structure d'autant plus nets et d'autant plus nombreux que l'évolution est plus prolongée et moins incomplète. La première de ces parties, la supérieure, correspond plus particulièrement à l'intestin grêle, et peut se nommer *intestin ombilical* ou *mésentérique proprement dit*, *intestin moyen* ou *iléon;* la deuxième, qui n'est autre chose que le *gros intestin*, pourra s'appeler également *intestin recto-colique*, *intestin terminal* ou *anal* (afterdarm). La limite est toujours à la jonction avec l'appendice cæcal, dont la direction ou l'axe ne coïncide jamais avec l'axe de l'intestin moyen, ni avec l'axe général de l'anse mésentérique. Lorsqu'il y a une valvule iléo-cæcale, on la trouve au niveau de cette jonction, à partir de laquelle se manifestent d'ailleurs tous les autres caractères propres à différencier le gros intestin. En l'absence complète de ces caractères et de cæcum, il faudrait admettre que l'évolution de l'anse mésentérique a été rudimentaire par rapport à l'évolution typique, et que par suite il n'y a pas lieu de chercher à reconnaître la distinction en intestins moyen et anal.

2. *Des différentes parties de l'intestin, chez les oiseaux, comparativement aux mammifères.* — Peut-on retrouver sur l'intestin des oiseaux la division de l'intestin des mammifères en anses *duodénale* et *mésentérique*, puis la subdivision de l'anse mésentérique en *portions ombilicale* et *anale?*

Duvernoy s'est particulièrement occupé de résoudre cette question, comme on peut le voir en consultant les *Leçons d'anatomie* comparée de G. Cuvier[1]. D'accord avec la grande majorité des auteurs, il admet une concordance parfaite, quant au nombre des parties intestinales, entre les mammifères et les oiseaux, et il distingue chez ces derniers une *anse duodénale*, une *anse moyenne* (jéjuno-iléon), une *anse colique* munie d'une partie *cæcale*, et un *rectum* (*fig.* 42; 9, 16).

L'*anse duodénale*, chez les oiseaux, est considérée par les zootomistes qui, à l'exemple de Duvernoy, tiennent à en préciser les limites, comme s'étendant du pylore au deuxième coude de l'intestin. Ainsi délimitée, elle est située tout entière, à part l'origine pylorique, à droite de la ligne médiane anté-

[1] N° 78, t. IV, 2e part., p. 269.

rieure; elle est située aussi tout à fait en avant (*fig.* 42; 22) et en long, au lieu d'être située tout à fait en arrière et en travers, par delà le péritoine, comme chez les mammifères. On est frappé en outre de son développement en longueur chez les oiseaux, puisqu'elle occupe toute la hauteur du ventre, depuis la région moyenne du foie jusqu'au cloaque, et que même, à ce niveau, elle se recourbe pour remonter vers le haut. L'anse duodénale, suivant la délimitation que j'adopte, est encore plus longue néanmoins qu'on l'avait cru jusqu'à présent; sa situation en avant, sa direction longitudinale, sont moins anormales, par rapport aux mammifères, qu'on ne serait porté à l'admettre à première vue; toutes ces circonstances sont explicables par un développement exagéré, chez les oiseaux, des portions initiales du duodénum. La véritable terminaison, en effet, reconnue en tenant compte de l'embryologie comparative, est à un point plus éloigné que le deuxième coude intestinal; c'est, chez le poulet, au quatrième coude, mais d'une manière plus générale, au premier coude situé à gauche ou au delà de l'origine de la veine mésentérique commune. Je nomme ce coude *iléo-duodénal*, car je n'admets pas que le jéjunum soit une partie réelle du tube digestif. Le sommet du coude *iléo-duodénal* à gauche, le passage des vaisseaux mésentériques à droite, circonscrivent, à l'extrémité de la portion terminale du duodénum, une petite région très-remarquable de l'intestin: celle de l'*entre-croisement des deux anses principales*. On voit que la délimitation nouvelle du duodénum chez les oiseaux fait reconnaître des connexions conformes à celles qui existent chez les mammifères, en ce qui concerne les vaisseaux mésentériques.

Au delà du duodénum, le surplus de l'intestin forme l'*anse mésentérique;* il comprend les parties que Duvernoy a désignées par les noms d'*anses moyenne*, *colique*, et de *rectum*, dans la pensée que l'*anse moyenne* est la partie similaire du *jéjuno-iléon* des mammifères, l'*anse colique* celle des côlons, et le *rectum* celle de la partie homonyme. Aucune de ces déterminations, à mon avis, n'est exacte. L'*anse mésentérique* des oiseaux, comme celle des mammifères, n'est susceptible que d'une subdivision naturelle en deux parties : l'*intestin moyen* et l'*intestin terminal*, mais avec cette particularité ou cette restriction que l'intestin terminal des oiseaux n'accomplit qu'un développement rudimentaire. La terminaison que j'ai assignée au duodénum sert en même temps d'origine à l'intestin moyen ; quant à la terminaison, elle ne peut se trouver ailleurs, suivant moi, qu'à l'insertion des deux cæcums proprement dits; en sorte que l'intestin moyen comprend la partie séparée par Duvernoy comme appartenant aux côlons. En effet, le prétendu cæcum impair qui limiterait parfois l'anse moyenne par en bas, suivant Duvernoy, n'est autre chose que le vestige persistant du conduit omphalo-mésentérique; et tous les embryologistes savent que ce conduit est constamment inséré sur l'iléon. Par conséquent, il n'y a d'autres cæcums que ceux que l'on voit au delà de ce point, la manière dont ils se développent suffirait à le démontrer; et l'on sent combien est insoutenable l'opinion par laquelle les côlons, conformément aux idées de Duvernoy, seraient en avant des cæcums. En résumé, l'intestin moyen des oiseaux, ou portion grêle de l'anse mésentérique, s'étend de la terminaison du duodénum à l'insertion des cæcums.

Il suit de là que la troisième portion de l'anse mésentérique des oiseaux, répondant au gros intestin ou, en termes plus généraux, à l'intestin terminal des mammifères, s'étend seulement depuis l'insertion des cæcums jusqu'au cloaque. Elle est remarquable par sa brièveté (*fig.* 41; 4, *l*), même lorsque l'on admet, ce qui est juste, que les cæcums en font partie intégrante. Tous les caractères de configuration et de grosse structure qui, à une époque tardive du développement embryonnaire, se produisent sur le gros intestin de le généralité des mammifères (valvule iléo-cæcale, bandes musculaires, bosselures, augmentation de calibre et de longueur), font absolument défaut chez les oiseaux. La longueur proportionnelle de l'intestin terminal demeurant à peu près la même chez l'adulte et chez l'embryon, dans les oiseaux, l'intestin terminal conserve naturellement sa direction rectiligne et sa position originelle médiane le long de la colonne vertébrale, et rien ne se produit qui autorise à distinguer en lui les parties, d'ailleurs absolument arbitraires et constituant un seul tout, que l'on connaît, en anatomie humaine, sous les noms de côlons et de rectum. On voit donc que le développement de l'intestin est prépondérant à la portion initiale, rudimentaire à la portion terminale, chez les oiseaux, et que c'est précisément l'inverse qu'on observe chez les mammifères.

3. *De l'arrangement fondamental de l'intestin chez les vertébrés supérieurs; de l'influence exercée sur la disposition des séreuses abdominales, par cet arrangement et par le développement variable, suivant les groupes zoologiques, des deux segments de l'anse mésentérique.* — Je me propose de terminer le présent mémoire par la description des séreuses péritonéales du poulet. Pour faciliter l'exposé des notions que je me propose de faire connaître, je crois utile

de donner préalablement une idée succincte de la disposition qui constitue, suivant moi, l'*arrangement fondamental de l'intestin*, chez les vertébrés supérieurs. A la vérité, ce dernier sujet, pour être convenablement traité, exigerait qu'on l'envisageât du point de vue embryogénique, et qu'on donnât de nombreuses séries d'observations à l'appui. J'espère qu'il me sera possible un jour de procéder ainsi, dans un mémoire spécial : mais je dois me res treindre, dans celui-ci, au simple énoncé du fait et de ses principales circonstances. Dans l'une des phases du développement du tube digestif, celui-ci apparaît comme un tube cylindrique, rectiligne, d'un calibre uniforme, tube d'un bout à l'autre adossé à la colonne vertébrale. Une nouvelle disposition, une deuxième phase évolutive, est amenée par l'excès d'accroissement, relativement aux parties environnantes, qui se manifeste dans l'intestin proprement dit, c'est-à-dire dans la partie du tuxe digestif consécutive à l'ampliation partielle correspondant à l'estomac. Cet accroissement relatif s'oppose évidemment à ce que l'intestin conserve son trajet rectiligne le long de la colonne vertébrale; il nécessite la formation de *deux anses*, superposées, se suivant immédiatement l'une l'autre, et séparées par une petite portion intestinale, très-remarquable : celle qui forme le premier côté de l'angle iléo-duodénal. Chez les mammifères, le duodénum n'étant pas entouré par le péritoine, ce premier côté de l'angle iléo-duodénal touche directement la colonne vertébrale : c'est un point fixe de l'intestin, qui ne s'éloigne pas du rachis et qui conserve avec lui sa relation originelle ou embryonnaire. Chez les oiseaux, au contraire, où l'intestin tout entier, y compris le duodénum, est complétement environné par les séreuses, et se trouve plus ou moins éloigné par elles de la tige vertébrale, ce point est simplement le plus rapproché de la colonne vertébrale, parmi tous les autres points de l'intestin voisins de lui. De ces deux anses, la seconde est de beaucoup la plus considérable, et celle qui, chez l'adulte, semble totalement s'éloigner, à première vue, de sa forme originelle ou embryonnaire. Mais en étalant, chez le poulet, par exemple, toutes les sinuosités de cette anse, qui, réunies en pelotons (*fig.* 42; 12 à 16, 23), ont seules attiré, jusqu'à présent, et en quelque sorte égaré l'attention des zootomistes, on arrive, sans le secours des instruments tranchants, à restituer une disposition de l'intestin, qui diffère de la disposition en deux anses simples que nous venons de faire connaître, seulement en ce que ces deux anses sont *entre-croisées*. Cet entre-croisement caractérise une disposition nouvelle, une troisième phase du développement de l'intestin.

Elle n'a pas échappé à l'attention des embryologistes, qui la décrivent sous le nom de *torsion de l'anse intestinale primitive;* mais, à mon avis, diverses erreurs ont été commises à ce propos, notamment sur le sens et sur le niveau de la torsion. Au fond, il s'agit d'un fait embryogénique très-simple. Lorsque l'anse mésentérique se forme, on lui reconnaît un sommet : c'est le point qui s'avance le premier du rachis vers l'ombilic, et qui porte l'insertion du conduit omphalo-mésentérique. Simultanément le sommet devient le point de partage de l'anse en *deux branches*, l'une *supérieure*, l'autre *inférieure*. La branche supérieure descend directement de la colonne vertébrale à l'ombilic; la branche inférieure, au contraire, ne représente pas une ligne droite tendue de l'ombilic au cloaque : elle monte d'abord du cloaque vers la terminaison du duodénum verticalement, puis faisant un coude en avant, coude que je nomme *iléo-cæcal*, elle se porte horizontalement à l'ombilic. Or le coude iléo-cæcal, et les deux parties intestinales qui forment ses deux côtés, horizontal et vertical, ou ombilical et anal, se placent *à gauche* de la branche supérieure, et non *à droite*, comme on l'a avancé[1], et même représenté[2], à tort. L'accroissement relatif de l'anse mésentérique continuant à se produire, la branche supérieure descend au-dessous de l'inférieure; l'inférieure, au contraire, s'élève au-dessus de la supérieure; il en résulte que le coude iléo-cæcal se met en croix sur le coude iléo-duodénal. Les deux coudes forment ensemble une sorte d'X, dans lequel la branche représentée par le coude iléo-cæcal est située en avant et à gauche, tandis que la branche représentée par le coude iléo-duodénal, ou, plus exactement, par cette portion terminale du duodénum sur laquelle nous appelions plus haut l'attention, est située en arrière et à droite. L'entre-croisement des deux anses intestinales en un point qui se confond avec leur limite commune, ou l'entre-croisement d'un point de l'intestin mésentérique avec la terminaison du duodénum, représente pour moi l'arrangement fondamental et définitif de l'intestin, chez les vertébrés supérieurs. Par simple voie de déplissement du tube intestinal, on met à nu cet arrangement chez l'adulte. Si l'on cherche à produire un arrangement plus simple, c'est-à-dire conforme à une phase embryonnaire antérieure à la torsion, on ne peut y réussir à moins de léser les membranes séreuses qui contiennent le tube digestif.

Ce qui précède me semble de nature à faire admettre qu'il existe des rapports obligés entre l'arrangement fondamental de l'intestin et la disposition

[1] A. Kölliker, *Entwickl. d. Menschen. u. d. höheren Thiere*, Leipzig, 1861, p. 363. — [2] N° 131 *bis*, p. 41 ; Lineartafel, fig. 68 et 70.

des membranes péritonéales relative au tube digestif. Le point de l'anse mésentérique qui s'élève jusqu'à venir croiser la terminaison du duodénum est variable, si on le considère chez les mammifères en même temps que chez les oiseaux : la raison en est dans le développement inégal de l'intestin terminal dans les deux classes. Les mésocôlons, quoi qu'en ait dit Duvernoy, manquent chez les oiseaux, à cause du développement rudimentaire, chez eux, de l'intestin terminal. C'est pour le même motif, ou pour préciser encore plus, à cause de la brièveté et du défaut d'accroissement en longueur relative, que l'intestin terminal conserve, chez l'oiseau adulte, sa position embryonnaire, médiane-postérieure et rectiligne; tandis qu'un allongement considérable, chez les mammifères, oblige l'intestin recto-colique à décrire un circuit spécial, dans un plan bilatéral, perpendiculaire au plan antéro-postérieur, lequel était primitivement le plan de contention totale de l'intestin.

B. DES PÉRITOINES

4. *Définitions et généralités.*—Bien qu'il existe deux séreuses, deux *plèvres*, dans la cavité thoracique des mammifères, je pense néanmoins qu'on pourra être surpris tout d'abord en apprenant qu'il y a plusieurs péritoines dans la cavité abdominale des oiseaux. Pour démontrer la réalité de cette assertion, il suffit des procédés de dissection les plus ordinaires; mais on pourra y joindre l'insufflation sous l'eau et l'injection successive de chacune des poches péritonéales, de la manière que j'indiquerai plus bas, et comme je l'ai maintes fois pratiquée pour me procurer un supplément d'informations et de preuves, dans un sujet si nouveau. On constatera promptement ainsi que ces péritoines sont bien formés de membranes continues distinctes; que ces membranes représentent des sacs parfaitement clos et sans la moindre ouverture, qu'elles ne renferment aucun organe dans leur cavité, que leur surface interne est libre, tandis que la surface externe s'accole aux viscères, aux sacs pneumatiques, aux parois abdominales, et que par conséquent elles se comportent en tout comme le péritoine unique des mammifères.

On verra, dans la description que je vais en donner d'après le poulet, que ces péritoines sont au nombre de quatre. Il y en a deux en avant : ils se touchent suivant la ligne médiane antérieure, de chaque côté de laquelle ils sont placés; ils sont presque rigoureusement symétriques et de même étendue. Deux autres sont en arrière : celui de gauche est très-vaste ; il fournit le mésentère proprement dit, et répond plus particulièrement au péritoine tel qu'on le connaît chez les mammifères ; celui de droite est au contraire d'une très-médiocre étendue, et l'on croirait volontiers, à première vue, qu'il est une simple dépendance du troisième, n'était l'impossibilité de lui trouver aucun point de continuité avec lui.

En déterminant la circonscription exacte des péritoines, on résout en même temps une difficulté assez importante de l'anatomie des oiseaux. Quand on réfléchit aux notions très-vagues et très-contradictoires qui ont été produites tantôt sur l'absence de diaphragme dans cette classe de vertébrés, tantôt sur l'existence d'un ou plusieurs diaphragmes ou diaphragmites chez eux, il est naturel de se demander si la cavité *abdominale* des oiseaux est bien une cavité partout limitée et distincte, comme chez les mammifères, ou bien si le tronc tout entier ne renfermerait, par simple défaut d'évolution et par persistance de l'état embryonnaire, qu'une cavité unique, c'est-à-dire la cavité *ventrale*, pour employer la désignation des embryologistes. Or, il est évident qu'un pareil doute n'est plus possible, lorsqu'on parvient à délimiter une cavité abdominale entièrement revêtue par des séreuses péritonéales, et l'on peut dès lors affirmer que les oiseaux ne diffèrent pas des mammifères sous le rapport de la séparation de l'abdomen. Pour donner immédiatement une idée de la situation, de l'étendue, de la configuration, et des rapports de la cavité abdominale des oiseaux, je dirai qu'elle ne diffère guère de la cavité que j'ai déjà signalée à l'attention du lecteur, au cours de la description des réceptacles pneumatiques, en la désignant sous le nom de *Grande cavité centrale inter-réceptaculaire*. (*Fig.* 16 et 34.)

Chez les mammifères, la portion abdominale du tube digestif n'obtient pas en tous ses points un revêtement peritonéal complet ; il faut même qu'il se produise chez eux comme un péritoine supplémentaire (par une sorte d'invagination à travers l'hiatus de Winslow de la membrane principale qui s'en va former une deuxième poche séreuse nommée *arrière-cavité des épiploons*), pour suffire au recouvrement de la face postérieure de l'estomac, de la demi-circonférence supérieure de l'arc du côlon, de la troisième portion du duodénum, du pancréas et du lobe de Spigel. Chez les oiseaux, l'enveloppement de la portion abdominale du tube digestif, depuis le col œsophago-proventriculaire jusqu'au cloaque, est complet, de même que l'enveloppement du pancréas ; mais c'est en grande partie à cause de la multiplicité des péritoines, qui logent diverses parties viscérales entre celles de leurs parois qui sont juxtaposées. Ce mode d'enveloppement ressemblerait à celui qui a lieu chez les mammifères par le concours de la poche épiploïque avec le grand péritoine, si toutefois cette poche n'était ni dépendante de la principale, ni incluse dans la cavité de cette dernière. Mais quoique le troisième péritoine possède deux petites arrière-cavités, je ne vois rien d'assimilable chez les oiseaux aux mésocôlons et aux quatre feuillets du grand épiploon ; c'est pourquoi j'éviterai d'employer l'appellation d'*épiploon* dans la description suivante. Seulement je choisis la désignation de *ligament* pour l'affecter aux portions de cloisons, constituées par les faces voisines de deux péritoines distincts, qui s'étendent de la périphérie de la cavité abdominale à une partie viscérale, et qui, par leur constitution, se distinguent nettement des replis mésentériformes des mammifères.

I. Péritoines antérieurs

5. *Des péritoines antérieurs considérés dans leur ensemble.* — Les péritoines antérieurs, au nombre de deux, symétriquement placés de chaque côté de la ligne médiane antérieure, suivant laquelle ils se touchent, ferment en avant la *grande cavité centrale inter-réceptaculaire*, et constituent une sorte de bouclier oblong, interposé à la paroi abdominale antérieure et aux viscères abdominaux. Ils sont recouverts par le sternum, dont la paroi interne ostéo-membraneuse leur fournit une surface d'adhésion, et ils le dépassent un peu par en bas. Longitudinalement, ils s'étendent depuis le repli sterno-cardiaque du réceptacle pneumatique antéro-supérieur, en haut et en avant, jusqu'au voisinage du cloaque, en bas, ou jusqu'à mi-chemin, dans le plus grand nombre des cas, entre le cloaque et la terminaison du sternum. Latéralement, ils occupent en moyenne la demi-circonférence antérieure de la cavité abdominale : un peu plus que cela en haut, un peu moins en bas. Ils ont une configuration symétrique presque absolument semblable, de manière que lorsqu'on en a décrit un, il reste peu de chose à faire connaître de l'autre. Nous leur distinguerons à chacun trois faces : l'*interne*, l'*antérieure* et la *postérieure*, car leur cavité peut passer pour prismatique triangulaire, et deux extrémités : la *supérieure* et l'*inférieure*. Enfin leur situation, en avant de la masse des réceptacles pneumatiques, suggère une dernière remarque : c'est qu'au niveau de la presque totalité de leurs faces antérieures, la paroi abdo-

minale se trouve directement revêtue par une membrane séreuse, comme chez les mammifères; tandis qu'au delà, il y a interposition des réceptacles pneumatiques entre la membrane péritonéale et la paroi osséo-musculaire de l'abdomen. Au-dessous des péritoines antérieurs, jusqu'au pourtour du cloaque, la paroi antérieure de l'abdomen est semblablement revêtue par le grand péritoine, ou péritoine postérieur gauche.

6. *Du péritoine antérieur gauche.* — Nous examinerons successivement les trois faces : *interne*, *antérieure* et *postérieure*, et les deux extrémités : *supérieure* et *inférieure*, qui constituent le péritoine antérieur gauche. (*Fig.* 41, *p*; *fig.* 48, *f*.)

Les faces *internes* des péritoines antérieurs sont réciproquement accolées dans toute leur étendue, sauf en haut, au niveau de la portion ventriculaire du péricarde qui se loge entre elles deux. De cet accolement de deux péritoines distincts résulte une cloison, un *ligament*, ainsi que nous l'appellerons, dont il serait superflu de décrire séparément les deux feuillets, et que nous préférons, par suite, envisager dans sa complexité. Je le nomme *ligament longitudinal médian antérieur* (*fig.* 48, *e*); dans les auteurs, on le voit parfois désigné par les qualifications de *Grande faux du foie*, *ligament falciforme du foie*, de *septum loborum hepatis*, *ligamentum latum hepatis*, et même de *falx magna peritonæi*. Certainement il présente quelques analogies frappantes avec ce qu'on nomme en anatomie humaine le *ligament suspenseur du foie*, ou la *faux de la veine ombilicale* : en particulier la présence manifeste de la veine ombilicale entre ses deux feuillets, chez l'embryon de poulet ; mais il faut noter que la constitution de ce pli péritonéal chez les mammifères, et de cette cloison chez les oiseaux, est essentiellement différente.

La cloison formée par l'adossement des faces internes des péritoines antérieurs, ou le *grand ligament longitudinal médian-antérieur*, a une figure triangulaire, falciforme : la base est en haut, le sommet est en bas. Il s'élève jusqu'à la base du cœur et à l'échancrure cardiaque des réceptacles moyens-supérieurs (*fig.* 33, *f*), et descend jusqu'à un point de la ligne médiane antérieure, le plus souvent placé à mi-chemin entre le sternum et l'anus. Son bord *antérieur* est limité en haut par le repli sterno-cardiaque du réceptacle supérieur-antérieur, et, à partir de ce point, il s'attache sur le milieu et tout le long de la face interne du sternum, puis à la ligne blanche abdominale.

Le *bord postérieur* du grand ligament longitudinal médian a des attaches plus compliquées, très-dignes d'attention ; en outre, son trajet n'est pas direct d'un bout à l'autre : il devient sinueux au niveau du foie. Son origine supérieure doit être cherchée entre le cœur et le foie, sur un point fort remarquable du système veineux : c'est à l'endroit où le tronc commun, fort court, qui résulte de la réunion des deux grandes veines hépatiques avec la veine cave inférieure, traverse le péricarde pour s'ouvrir dans l'oreillette droite. Ce point est en rapport avec le milieu de l'échancrure cardiaque des réceptacles moyens-supérieurs, et avec le sommet de la cloison résultant de l'adossement des faces internes des péritoines postérieurs. Les quatre péritoines se rencontrent en effet autour du tronc commun de la cave inférieure et des grandes hépatiques. — Le bord postérieur s'insère, à partir du point indiqué, le long de la grande fissure longitudinale du

Surface inférieure d'une coupe horizontale transverse fournie par un jeune sujet, et menée un peu au-dessous du cœur par la cinquième vertèbre du dos.

1, poumon gauche ; — 2, cavité du proventricule, dont on distingue nettement les glandes ; — 3, section de la quille sternale, dont l'ossification n'est pas encore achevée en avant ; — 4, muscle moyen pectoral ; — 5, apophyse grêle du sternum à laquelle s'attache le bord antérieur du réceptacle moyen supérieur ; — 6, veine cave inférieure au moment où elle pénètre, de bas en haut, dans la substance du lobe droit du foie ; — 7, artère cœ-

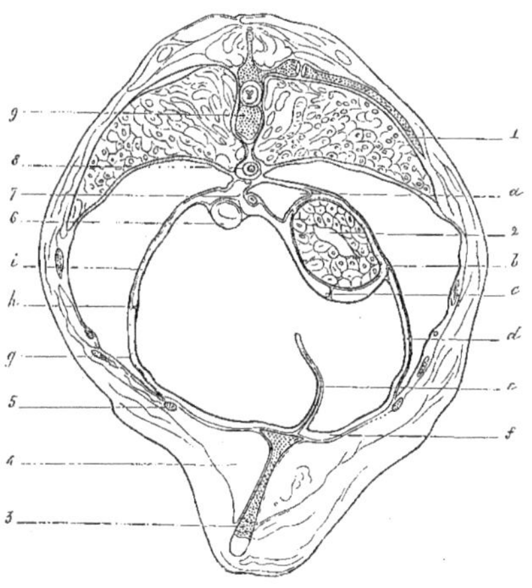

Fig. 48.

liaque ; — 8, aorte ; — 9, section de la cinquième vertèbre dorsale et de la côte vertébrale gauche correspondante.

a, sommet du réceptacle inférieur gauche, dont la surface libre est doublée par les péritoines postérieurs ; — *b*, portion hépatique du grand ligament latéral gauche, espèce de cloison formée par l'adossement des deux péritoines gauches ; — *c*, ligament mésentériforme proventriculo-hépatique séparant, en haut, les cavités contiguës des deux péritoines postérieurs ; — *d*, cavité du péritoine antérieur gauche, entre le réceptacle pneumatique moyen supérieur et le foie ; — *e*, portion hépatique du ligament longitudinal m·dian formé par les faces internes des péritoines antérieurs ; — *f*, péritoine antérieur gauche entre le foie et la fontanelle interne du sternum ; — *g*, feuillet pariétal du péritoine antérieur droit doublant la face interne du réceptacle moyen supérieur droit ; — *h*, portion hépatique du grand ligament latéral droit, formé à ce niveau par l'accolement des deux péritoines de droite ; — *i*, cavité du quatrième péritoine, ou péritoine postérieur droit.

foie, s'attachant préalablement toute la portion émergée hors du foie de la grande veine hépatique gauche, et à l'embouchure, au bas de cette portion de la grande veine, de la veine ombilicale, dont le calibre est très-réduit chez l'adulte. Après avoir parcouru toute la fissure longitudinale du foie, le bord postérieur du grand ligament se replie en arrière de ce viscère, et remonte sur sa face inférieure, jusqu'au sillon transverse ; il le rencontre, après un trajet de quelques millimètres, en un point situé entre la rate à gauche, et la vésicule du fiel à droite, non loin de la veine porte droite, qui est, comme on sait, la veine porte principale. A ce niveau existe un contact du péritoine antérieur gauche avec le péritoine postérieur droit. A partir du sillon transverse, le bord postérieur reprend son trajet descendant, en s'insérant sur le feuillet antérieur longitudinal transverse du grand péritoine, ou péritoine postérieur gauche, qui se prolonge, seul des deux péritoines postérieurs, au-dessous du foie. Le bord postérieur arrive ainsi, en bas, sur la ligne blanche, à son point d'intersection avec le bord antérieur. Le bord de droite du gésier pénètre légèrement entre les deux faces internes du grand ligament longitudinal médian, de manière qu'à son niveau le bord postérieur de la face interne gauche de la cloison péritonéale antérieure, au lieu de s'insérer, comme la droite, sur le grand péritoine, s'attache pendant une petite partie de son trajet sur la face gauche du gésier lui-même (*fig.* 42; *g*).

Nous avons peu de choses à dire du *bord supérieur* ou *base* du grand ligament longitudinal médian, dont nous avons déjà fait connaître les deux points extrêmes d'insertion, en parlant des bords antérieur et postérieur. Les deux lèvres qui le composent ne sont en contact qu'au voisinage de ces points extrêmes : partout ailleurs ils s'écartent de manière à s'adapter circulairement à la base du cœur, ou plus exactement du péricarde, *en dedans;* tandis qu'ils s'adossent à l'échancrure cardiaque des réceptacles moyens-supérieurs, et au bord inférieur du repli sterno-cardiaque du réceptacle antéro-supérieur, *en dehors* (*fig.* 18; 8,1, *j*).

Le *grand ligament longitudinal médian*, qui résulte de l'accolement des faces internes des péritoines antérieurs, contient donc entre ses deux feuillets : en haut, la portion ventriculaire du péricarde, dont le sommet est situé un centimètre environ au-dessous du sommet du cœur ; plus bas, la portion la plus saillante en avant du gésier. Centralement, son interstice est parcouru par la veine ombilicale. Il y a adhésion médiocrement serrée, par filaments de tissu conjonctif, entre le péricarde et les péritoines antérieurs.

La seconde face du péritoine antérieur gauche que nous ayons à examiner est l'*antérieure*, celle qui pourrait être nommée *pariétale* mieux que toute autre. C'est aussi la plus simple. Elle revêt le quart antérieur gauche environ du pourtour de la cavité abdominale; longitudinalement, elle s'étend du repli sterno-cardiaque du réceptacle antéro-supérieur à plus de deux centimètres, ordinairement, au-dessous du gésier; transversalement elle va du plan longitudinal médian au plan longitudinal latéral. Elle tapisse la moitié gauche du sternum, à l'exception d'une petite partie de la fontanelle externe, et la portion, sous-jacente au sternum, de la paroi musculaire du ventre, jusqu'à la rencontre, en arrière, de la ligne antérieure d'adhérence du réceptacle inférieur. En haut et en arrière, le réceptacle moyen-supérieur vient s'interposer entre elle et la paroi du tronc (*fig.* 48; *d*).

La troisième et dernière face du péritoine antérieur gauche est celle qui est tournée vers les viscères, et que nous avons nommée *postérieure*. Nous la considérerons successivement dans ses portions supérieure et inférieure, c'est-à-dire au niveau du foie et au niveau du gésier.

Au niveau du foie, elle commence tout le long de la scissure médiane, à l'insertion du grand ligament longitudinal médian, et se portant transversalement vers le bord latéral gauche du viscère, forme la partie correspondante de la tunique péritonéale de ce dernier. Mais, dans ce trajet, elle ne s'arrête pas exactement au bord latéral gauche du foie : la ligne suivant laquelle elle abandonne le foie pour se porter sur le côté de la paroi abdominale ne coïncide pas avec ce bord, en effet, mais le croise en X : en sorte qu'elle est située au devant de lui, c'est-à-dire sur la continuité de la face antéro-latérale, en haut; qu'elle coïncide avec lui, au milieu (*fig.* 48; *b*), et qu'en bas, elle passe au delà, c'est-à-dire sur la face postérieure. On voit que le péritoine antérieur gauche ne recouvre pas l'angle supérieur de la face antéro-latérale du foie : cet angle est revêtu, nous le verrons plus tard, par l'arrière-cavité pneumato-gastrique du péritoine postérieur gauche. Le péritoine antérieur revêt, comme par compensation, l'angle inférieur de la face postérieure du foie. La ligne qui limite le péritoine antérieur gauche sur la face postérieure du foie ne descend pas d'ailleurs jusqu'au bout de cette face : un peu avant d'y parvenir, elle change de direction et se porte en dedans et en haut pour gagner le sillon transverse et le suivre jusqu'à rencontre du grand ligament longitudinal antérieur. En considérant dans le sens vertical le trajet de la face postérieure du péritoine antérieur gauche, on trouve qu'après avoir tapissé la moitié gauche de la face antéro-latérale du foie, à l'exception de l'angle supérieur, elle se réfléchit vers sa face inférieure, qu'elle recouvre jusqu'au sillon transverse ; et qu'au sillon transverse, elle abandonne le foie, pour se réfléchir de haut en bas vers le gésier, s'adossant au péritoine postérieur gauche. Le péritoine antérieur gauche, en d'autres termes, forme un *sinus* entre le foie et le gésier, dont le sommet est un sillon transverse. Un semblable *sinus sous-hépatique* est également formé par le péritoine antérieur droit.

Au niveau du gésier, la face postérieure de la membrane péritonéale passe au-devant de cet organe et contracte adhérence avec la presque totalité de sa paroi gauche ou antéro-externe, c'est-à-dire avec la portion centrale et saillante vers la ligne médiane de cette paroi ; le surplus de la superficie du gésier est presque en totalité recouvert, comme nous le verrons plus bas, par le péritoine postérieur gauche, ou grand péritoine ; entre les deux péritoines, tout le long du bord droit du gésier, vient s'interposer la marge antérieure du réceptacle abdominal gauche : c'est la seule portion de la section abdominale du tube digestif qui échappe au contact des péritoines, et elle n'a vraiment qu'une étendue insignifiante. Au delà du gésier, dans le sens vertical, le feuillet postérieur s'accole de nouveau au péritoine postérieur gauche, et après un trajet qui peut varier de 1 à 3 centimètres, suivant les sujets, rencontre la paroi abdominale antérieure, en joignant la face antérieure du péritoine antérieur gauche. Entre le bord inférieur du gésier et la paroi abdominale antérieure existe donc une cloison résultant de l'adossement des deux péritoines gauches : c'est une partie de la grande cloison longitudinale bilatérale, et on peut la nommer *ligament transverse inférieur gauche* (*fig.* 41 ; *o*).

Des insertions latérales au foie et au gésier, et des points intermédiaires à ces deux organes ou inférieurs au dernier, la face postérieure se porte transversalement à la rencontre de la paroi latérale de l'abdomen, formant une sorte de cloison dont elle est le feuillet antérieur, tandis que le troisième péritoine, en dedans, et la membrane du réceptacle pneumatique gauche en dehors, en fournissent le feuillet postérieur (*fig.* 48 ; *b*) ; j'appelle cette cloison *grand ligament longitudinal du côté gauche*, ou *grand ligament latéral des péritoines gauches* (*fig.* 48 ; *b*, *h*). Ses insertions externes, au niveau du foie, se font sur la face interne du réceptacle moyen-supérieur gauche ; elles en occupent toute la hauteur, à deux centimètres environ en arrière du bord antérieur, en moyenne, depuis le *sinus* compris entre les deux sommets du réceptacle (*fig.* 32; *b*) jusqu'à son angle antéro-inférieur (*ibid.*, *k*). Au-dessous du réceptacle, les insertions externes se font sur la paroi abdominale proprement dite. Le ligament longitudinal gauche mesure dix centimètres environ de hauteur, et un demi-centimètre de largeur au niveau du foie.

Pour terminer l'examen du péritoine antérieur gauche, il ne reste plus qu'à parler de ses extrémités supérieure et inférieure. Elles ferment la cavité en haut et en bas, et ont la forme de plis, suivant lesquels les faces péritonéales se continuent ou se réfléchissent les unes dans les autres. Le *pli supérieur* est linéaire (*fig.* 41; *b*); il représente un demi-cercle appliqué à la base du péricarde et allant de la veine cave, en arrière, au sternum, en avant. Il répond au demi-cercle formé par le bord supérieur du réceptacle moyen, et le bord inférieur du repli sterno-cardiaque du réceptacle antéro-supérieur. Il est donc latéralement situé. Du côté interne, il se continue, sur le péricarde, avec la face interne; du côté externe, il se prolonge dans les deux autres faces. Son étendue est de 5 à 6 centimètres. Sa partie postérieure double en avant le péritoine postérieur gauche, et forme avec lui une sorte de cloison, ou de *ligament transverse supérieur des deux péritoines gauches*. Le *pli inférieur* est plus simple que le supérieur, et un peu moins long, ne représentant qu'un quart de cercle au lieu d'un demi. Il s'étend de l'extrémité inférieure du grand ligament longitudinal médian, qui est punctiforme, à l'extrémité inférieure du grand ligament latéral. Sa direction est presque transverse horizontale; il a 4 centimètres de longueur; c'est un simple pli linéaire et plan, constitué par la réflexion des faces postérieure et antérieure, l'une dans l'autre. Il double en avant le grand péritoine et forme avec lui un *ligament transverse inférieur des deux péritoines gauches* (*fig.* 41; *o*). Remarquons en terminant qu'on pourrait nommer *ligament transverse moyen des péritoines gauches* celui qui est formé d'une manière assez analogue aux deux précédents, par l'accolement du sinus sous-hépathique du péritoine antérieur avec le péritoine postérieur gauche, et qui existe entre le foie et le gésier. Il a quelque analogie avec l'épiploon gastro-hépatique des mammifères, ou petit épiploon, quant aux connexions viscérales; mais sa constitution anatomique est évidemment toute différente.

7. *Du péritoine antérieur droit.* — La cavité péritonéale antérieure droite est la répétition symétrique de la gauche, et il serait sans utilité de décrire ses faces *interne* et *antérieure* (*fig.* 48; *g.*), en tout semblables à leurs homo-

nymes de l'autre côté; mais la face *postérieure* mérite à quelques égards l'attention, car l'asymétrie des parties abdominales entraîne des différences dans les rapports et les connexions qui la concernent, et même dans la constitution du *grand ligament longitudinal du côté droit.*

Si nous portons d'abord l'examen sur la ligne insertionnelle suivant laquelle la face postérieure du péritoine antérieure doit abandonner la face antéro-latérale du lobe droit du foie pour se porter sur la face interne du réceptacle moyen-supérieur de droite, nous constatons qu'elle croise en X, comme nous l'avons remarqué à gauche, le bord qui termine cette face; seulement ici la portion du viscère qui, par en haut, demeure en arrière de la ligne d'insertion péritonéale, n'est plus de forme triangulaire; elle est carrée, beaucoup plus étendue qu'à gauche, et s'enfonce dans la cavité du péritoine postérieur droit, qui semble en quelque sorte motivé par elle (*fig.* 48; *h*, 1). Cela tient à la configuration du foie, qui, à droite, se rapproche de la colonne vertébrale, en s'avançant en quelque sorte au-devant de la veine cave inférieure, qui doit traverser son tissu avant d'arriver au cœur. La face postérieure, en se portant transversalement du lobe droit du foie au réceptacle moyen supérieur, s'applique à la portion correspondante du quatrième péritoine, ou *péritoine postérieur droit*, tandis qu'un adossement identique se produit bien à gauche, mais avec le troisième péritoine, ou *péritoine postérieur gauche.*

Le *sinus sous-hépatique du péritoine antérieur droit* diffère du gauche en ce que sa lame postérieure, en dedans et près du grand ligament longitudinal antérieur, tapisse la face antérieure de la vésicule du fiel, les canaux biliaires, et les vaisseaux portes du côté droit, et qu'elle arrive au contact du quatrième péritoine (postérieur droit) au lieu du troisième (postérieur gauche). Enfin, si nous considérons, dans son trajet transversal, la portion de la face postérieure du péritoine antérieur droit qui est placée au-dessous du sinus péritonéal sous-hépatique, nous voyons que l'absence d'un organe volumineux, tel que le gésier, détermine son contact général avec le péritoine postérieur *gauche* : celui-ci, à cause de sa grande étendue, occupant le côté *droit* de la cavité abdominale au-dessous du foie. Le péritoine postérieur gauche n'atteint pas la paroi latérale de l'abdomen à droite, il s'arrête un peu en deçà, sur la membrane du réceptacle inférieur de droite : et c'est pourquoi la portion inférieure du *grand ligament longitudinal* du côté droit, au lieu d'être entièrement constituée par la superposition de deux feuillets péritonéaux indépendants, n'offre de feuillet péritonéal continu qu'en avant, tandis qu'il est complété par une portion de membrane pneumatique en arrière. Quant au ligament transverse supérieur du côté droit, il ne diffère de celui du côté gauche, il est à peine besoin de le dire, que parce que ses feuillets appartiennent aux deux péritoines du côté droit.

De ce qui précède, on peut déjà conclure qu'il existe une grande cloison longitudinale, étendue d'un côté à l'autre transversalement, et de la base du cœur au voisinage de l'anus, longitudinalement, laquelle est formée par le contact réciproque des quatre péritoines. Dans l'intervalle des deux feuillets de cette cloison, des organes divers sont logés : le foie, le gésier, la vésicule du fiel, les canaux biliaires, les vaisseaux portes; et tous ces organes, sans parler de la portion ventriculaire du péricarde qui est située dans la cloison longitudinale antérieure, obtiennent par ce moyen, qui constitue une disposition fort étrangère aux mammifères, leur enveloppement péritonéal. Les insertions en forme de circuit périphérique de la cloison bilatérale des péritoines comprennent les deux grands *ligaments latéraux*, *droit* et *gauche*, et les deux *ligaments transverses supérieur* et *inférieur ;* dans la constitution des deux premiers, nous avons vu que les réceptacles pneumatiques inférieurs entraient pour une petite part.

II. — Péritoines postérieurs

8. *Du grand péritoine, ou péritoine postérieur gauche. — Partie mésentérique : du mésentère commun et de ses trois ailerons, des arrière-cavités duodéno-pylorique et pneumato-gastrique. Partie pariétale.* — Nous venons de voir que le gésier doit son revêtement péritonéal, qui est presque absolument complet, à cette circonstance qu'il est contenu dans l'interstice de la *grande cloison longitudinale bilatérale* des péritoines. De son côté, le proventricule s'entoure d'une enveloppe séreuse, en pénétrant dans l'interstice d'une autre cloison péritonéale, analogue à la première, mais beaucoup moins étendue, et dirigée d'arrière en avant, laquelle résulte de l'adossement des deux péritoines postérieurs. L'intestin se distingue pleinement de la portion gastrique du tube digestif, en ce qui concerne le mode d'enveloppement péritonéal ; celui-ci, pour ce qui concerne l'intestin, ne diffère plus que par quelques particularités peu importantes du *mode mésentérique*, qui est celui que présentent les mammifères, et qui consiste dans la formation, par la membrane d'un

seul et même péritoine, d'un certain nombre de plis récepteurs des viscères. Des quatre péritoines du poulet, le troisième, ou *péritoine postérieur gauche*, dont nous nous occupons en ce moment, est celui qui, en raison de sa grande étendue, et des plis que seul il fournit pour la réception de l'intestin, mérite le mieux d'être comparé au péritoine unique des mammifères. Pour le décrire, nous emploierons un procédé analogue à celui qui sert en anatomie humaine, et nous suivrons *circulairement*, dans le sens transversal, la série des parties qui le composent, de manière qu'à la fin nous soyons ramenés, sans interruption, au point de départ.

Si l'on tient compte de la multiplicité des péritoines, chez le poulet, et du mode particulier de revêtement péritonéal qui en résulte pour le foie et la partie gastrique du tube digestif, on concevra qu'on ne rencontre pas chez lui quelque chose d'exactement semblable au grand *épiploon* et à l'*arrière-cavité* épiploïque des mammifères. Ce que nous avons dit touchant le développement rudimentaire du gros intestin et le défaut de production de circuit colique chez l'oiseau, explique qu'on n'y trouve point non plus de *mésocôlons*. Le poulet ne présente, en effet, qu'un seul grand pli mésentériforme, dont la direction est verticale, parce que toute l'anse mésentérique, iléon et gros intestin, conserve définitivement, durant l'état adulte, la position embryonnaire dans le plan médian antéro-postérieur. En isolant par la pensée le *péritoine postérieur gauche*, que l'on peut nommer indifféremment *grand péritoine* ou *péritoine mésentérique*, on verra que, suivant le plan médian antéro-postérieur, sa paroi s'infléchit en un pli qui cloisonne la cavité d'une manière assez étendue. Dans l'interstice des deux feuillets qui forment ce pli, dans son bord libre, et dans l'interstice et le bord libre de plis secondaires fournis par les deux feuillets principaux et que je nomme *ailerons mésentériques*, est renfermé l'intestin tout entier. Ainsi le grand péritoine, le plus compliqué de tous, outre la partie périphérique, que les trois autres péritoines possèdent comme lui, présente encore une deuxième partie infléchie vers le centre de sa cavité, pouvant se décomposer en *mésentère initial* et *ailerons du mésentère*. Les *ailerons* sont au nombre de trois, savoir : l'*aileron duodénal* ou *de droite;* l'*aileron moyen* ou *de l'iléon*, le plus considérable de tous; et l'*aileron cæcal*, ou *de gauche*, qui est le plus petit. Il nous faut étudier ces différentes parties.

La portion initiale ou simple du *mésentère*, avons-nous dit, est médiane verticale (*fig.* 41; *h*); pour bien la distinguer, nous la nommerons, au besoin, *pli mésentérique initial* ou *commun*. Les insertions *pariétales* ou *originelles* sont

La préparation représentée par la figure 49 a été obtenue de la manière suivante : la paroi abdominale antérieure a été fixée sur une planchette horizontale, de manière que la région dorsale, demeurée libre, fût directement tournée en haut. Deux traits de scie parallèles, menés de chaque côté de la colonne vertébro-pelvienne, préalablement séparée de la colonne dorsale par un coup de sécateur, ont permis d'érigner le rachis près du cloaque et de faire décrire à celui-ci un quart de cercle en haut et en avant. La colonne vertébro-pelvienne et le gros intestin ont ainsi pris une position verticale indiquée par la figure. On a défait alors les agglomérations intestinales ou pelotons constitués par les sinuosités de l'iléon, et redressé le plus possible ce dernier dans le sens indiqué par les replis mésentériques. La disposition fondamentale de l'intestin, ou son entre-croisement en X, et l'arrangement des diverses parties du mésentère, deviennent ainsi facilement appréciables.

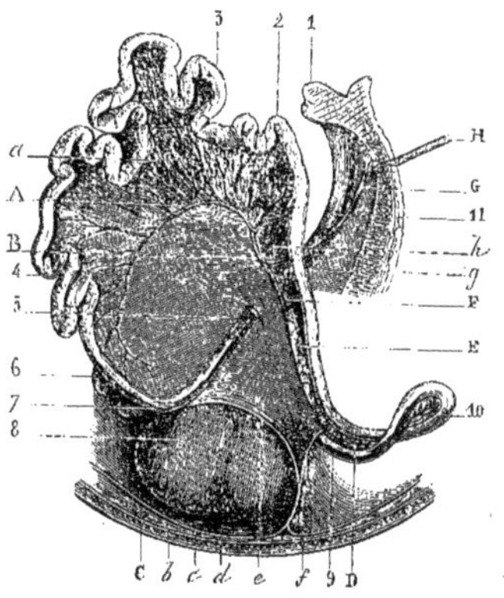

Fig. 40.

1, anus; — 2, portion iléale du coude iléo-duodénal, qui a été redressé par la préparation; — 3, sinuosités variables de l'iléon, qu'on ne peut redresser d'une manière absolue; — 4, vestige du conduit omphalo-mésentérique inséré sur la continuité de l'iléon; — 5, portion iléale du coude iléo-cæcal, entre-croisé avec le coude iléo-duodénal ; on constate que dans l'entre-croisement le gros intestin occupe le côté gauche par rapport à l'iléon et au duodénum; — 6, extrémités aveugles des cæcums, enveloppées dans les méso-cæcums; — 7, portion terminale ou récurrente de l'iléon, représentant, aux yeux de Duvernoy, les côlons des mammifères; elle forme la partie initiale du coude iléo-cæcal, et pour cela elle quitte le bord libre de l'aileron moyen du mésentère et chemine dans l'interstice de ses deux feuillets; — 8, extrémité inférieure du bord gauche du gésier; — 9, branche descendante ou initiale du duodénum, au moment où elle dépasse l'ouverture de l'arrière-cavité duodéno-pylorique; — 10, coude des deux branches duodénales ou biduodénales; on voit que la portion inférieure de l'anse duodénale est tordue en boucle et redressée vers le haut; — 11, gros intes'in, sans distinction possible des parties colique et rectale, comme chez les jeunes embryons de mammifères; il occupe le bord concave de la portion simple ou initiale du mésentère, et représente un côté de l'angle libre ou vide de l'entre-croisement intestinal; l'autre angle, désigné par la lettre E, contient les portions contiguës des ailerons iléal et duodénal, que Duvernoy assimilait au mésocôlon.

A, veine mésentérique proprement dite, ou mésentérique antérieure, formant un circuit, concentrique à celui de l'iléon, dans l'interstice de l'aileron moyen ou iléal du mésentère; — B, rencontre de la veine mésentérique antérieure avec l'hypogastrico-mésentérique, ou mésentérique postérieure, formant l'origine de la veine mésentérique commune; — C, paroi abdominale antérieure droite; — D, pancréas entre les deux branches de l'anse duodénale, et veine pancréatico-duodénale entre ses lobes; — E, veine pancréatico-duodénale montant vers la terminaison de la mésentérique commune pour former avec elle l'origine de la veine porte droite ou principale; — F, veine mésentérique commune à sa terminaison : elle marque l'arête insertionnelle des deux ailerons iléal et duodénal sur le pli mésentérique commun ou initial; — G, veine hypogastrico-mésentérique traversant obliquement l'interstice du pli mésentérique commun, au côté droit du coude iléo-cæcal; — H, portion vertébro-pelvienne de la colonne vertébrale ramenée par l'érigne en haut et en avant.

a, Feuillet droit de l'aileron moyen ou iléal du mésentère; — *b*, cavité du péritoine antérieur gauche; — *c*, portion gauche de la grande cloison longitudinale bilatérale, résultant, en ce point, de l'adossement des péritoines antérieur et postérieur gauches; le gésier est contenu dans l'interstice de cette cloison; — *d*, cavité du péritoine postérieur gauche, au niveau de l'entrée de l'arrière-cavité pneumato-gastrique; — *e*, cloison inter-iléo-duodénale, remplissant l'angle antérieur de l'entre-croisement intestinal, formée des parties antérieures contiguës des ailerons iléal et duodénal du mésentère; — *f*, bord de la cloison séparative des arrière-cavités pneumatico-gastrique et duodéno-pylorique; — *g*, feuillet droit du mésentère initial ou commun; on a coupé les attaches de ce mésentère aux ailerons duodénal et iléal, qui se font le long de la veine mésentérique commune, pour ne laisser subsister que l'insertion au petit aileron de gauche ou iléo-cæcal; — *h*, feuillet gauche de l'aileron duodénal se continuant sans ligne de démarcation dans le feuillet droit de l'aileron iléal.

très-étendues; sa figure est triangulaire, falciforme. Les masses qui remplissent les réceptacles abdominaux, dans une injection corrodée, présentent une empreinte très-nette de cette portion fondamentale de l'appareil mésentérique. Nous lui distinguerons : un bord *postérieur*, légèrement convexe; un bord concave, ou *antérieur;* un *sommet*, situé en bas, et une *base*, située en haut, sous le foie. Le bord *postérieur* commence en bas à la troisième vertèbre coccygienne, et s'élève le long du rachis, entre les bords internes des reins, jusqu'à l'interstice dorso-pelvien, c'est-à-dire jusqu'à l'interstice des sixième et septième vertèbres dorsales. Il est compris, peut-on dire également, entre le sommet de la bourse de Fabricius et les origines aortiques des artères cœliaque et mésentérique, situées immédiatement sous le col œsophago-proventriculaire, dans l'échancrure interceptée par les bords internes des réceptacles moyens-supérieurs. Le bord concave ou *antérieur* s'étend de l'interstice compris entre la bourse fabricienne et le cloaque jusqu'à l'extrémité droite du sillon transverse du foie, et, par suite, jusqu'à la veine porte droite ou principale. Il est d'abord adhérent au cloaque et au gros intestin; mais celui-ci quittant le plan médian, un peu avant l'origine des cæcums, pour se loger à la racine de l'aileron gauche du mésentère, la ligne d'insertion de cet aileron et la portion la plus élevée de la veine hypogastrico-mésentérique, qui coïncide avec elle, marquent une deuxième portion du bord postérieur. La troisième et dernière portion, qui est la plus élevée, est nettement indiquée par la veine mésentérique commune et l'origine de la veine porte droite, vaisseaux qui forment l'arête de bifurcation du mésentère initial en ailerons *iléal* et *duodénal*. Enfin, la *base*, ou le bord *supérieur* du mésentère commun, presque rectiligne, et située sous le foie, est comprise entre le côté droit du col œsophago-proventriculaire, et la veine porte droite ou principale. Sa direction est légèrement oblique d'arrière en avant, de haut en bas, et de gauche à droite, l'interstice supérieur des réceptacles abdominaux ayant cette même obliquité. L'insertion de la base a lieu sur la paroi postérieure du péritoine postérieur droit, c'est-à-dire sur la cloison qui résulte du contact des deux péritoines postérieurs.

Nous allons maintenant procéder à l'examen des ailerons fournis par la portion supérieure, non adhérente à l'intestin, du mésentère commun, et pour cela, il suffit de suivre le trajet ultérieur de ses feuillets *droit* et *gauche*. Mais il convient de remarquer d'abord que ces ailerons, qui naissent au haut de la cavité abdominale et assez en avant sous le foie, sont orientés tout autrement que le mésentère des mammifères, qu'ainsi leur bord intestinal est tourné en arrière, et non en avant, comme on aurait pu s'y attendre d'après les notions fournies par la première classe des vertébrés; en sorte qu'au lieu de se projeter directement en avant, ils s'infléchissent en arrière, en tournant sur leur ligne d'implantation au mésentère commun, savoir : les ailerons iléal et duodénal à droite, du plan médian antéro-postérieur, ou, ce qui revient au même, du plan du mésentère commun; et l'aileron iléo-cæcal, à gauche du même plan, au moins dans sa portion originelle ou la plus élevée, car la portion inférieure de cet aileron cesse d'être indépendante de l'aileron moyen et adhère au feuillet gauche de l'aileron iléal.

Ces notions préliminaires étant acquises, suivons le trajet du feuillet droit du mésentère initial, à partir de la ligne par laquelle il donne naissance aux deux ailerons de droite, l'*iléal* et le *duodénal*. Examinons ce trajet dans un plan horizontal, passant dans la région supérieure de la cavité abdominale. Le feuillet droit du mésentère commun, par la portion la plus élevée de son bord antérieur, adhérente à la veine mésentérique commune, se continue en dehors et à droite avec le feuillet droit de l'aileron duodénal. Les insertions de ce feuillet ne sont pas bornées à la veine mésentérique commune et à l'origine de la veine porte droite : elles se continuent dans la même direction à partir de cette dernière sur une longueur de quatre centimètres environ, et ont lieu sur la paroi postérieure du sinus sous-hépatique du péritoine antérieur droit. La ligne insertionnelle de l'aileron duodénal, concentrique au coude formé par la terminaison du duodénum, a une partie initiale, située au delà du sillon transverse, et correspondant aux veines mésentérique commune et porte droite, et une partie terminale, située en deçà du sillon transverse, et correspondant au péritoine antérieur droit. De cette ligne, le feuillet droit de l'aileron se porte vers l'interstice des deux branches duodénales, occupé par le pancréas, pour s'insérer à la portion la plus élevée, courbe, de la branche montante du duodénum, portion qui forme l'une des branches de l'*entre-croisement intestinal*. Il recouvre la terminaison du duodénum, et se continue ensuite avec le feuillet gauche de l'aileron duodénal. Celui-ci, dans son trajet rétrograde, revient à son point de départ, aux veines mésentérique commune et porte droite; mais en deçà du sillon transverse, il ne s'adosse plus au feuillet droit : il s'en écarte, au contraire, pour une raison que nous ferons connaître dans un instant, et s'arrête aux vaisseaux pancréatico-duodénaux, dans l'interstice des lobes pancréatiques (*fig.* 49; F, E, D).

Suivant les vaisseaux qui viennent d'être indiqués a lieu la réflexion, d'avant en arrière, de la membrane séreuse, et le départ du feuillet droit de l'aileron moyen ou l'*iléal*. Tout à fait en haut, c'est-à-dire au niveau de la terminaison de la veine mésentérique commune, l'aileron duodénal se continue de droite à gauche, dans l'aileron iléal, sans ligne de démarcation sensible (*fig.* 49; *h*), et le feuillet droit du repli iléal se rendant directement, d'avant en arrière, à l'iléon, revêt sa face droite et se termine à son bord libre. En bas, il n'en est plus de même. La portion terminale de l'iléon abandonne le bord terminal de l'aileron iléal, et devant remonter en haut et en avant pour former le coude iléo-cæcal, pénètre dans l'interstice de l'aileron, et traverse le champ de ce dernier (*ibid.*; 5, 7). Il en résulte : 1° que la partie inféro-antérieure de la circonférence de l'aileron moyen ne contient pas d'intestins; 2° que dans l'angle premier ou antérieur de l'entre-croisement intestinal, entre les terminaisons du duodénum et de l'iléon, s'étend une cloison péritonéale, dont le feuillet postérieur est simplement une partie du feuillet droit de l'aileron iléal, et dont nous ferons connaître plus bas le feuillet antérieur. Cette cloison inter-iléo-duodénale avait beaucoup attiré l'attention de Duvernoy, qui la comparait, tout à fait à tort, suivant moi, au mésocôlon des mammifères (*ibid.*, *e*). Avant de quitter le feuillet droit de l'aileron moyen, faisons encore remarquer que, par son union à angle aigu avec le feuillet gauche de l'aileron duodénal, il constitue une sorte de cavité prismatique ou conique, dont les faces, de longueur inégale, s'appuient sur le duodénum et sur l'iléon, et dont le sommet est situé sur la veine mésentérique commune, au niveau de l'entre-croisement intestinal.

Parvenu au bord libre de l'iléon, le feuillet droit de l'aileron moyen se réfléchit pour se continuer, d'arrière en avant, avec le feuillet gauche. Après avoir doublé étroitement le feuillet droit, le feuillet gauche s'en écarte brusquement, et forme un premier pli, dans lequel est reçue toute la portion retombante du cæcum droit. Il y a là un véritable *mésocæcum*, formé aux dépens du feuillet gauche de l'aileron moyen. Celui-ci, après avoir fourni le *mésocæcum droit*, s'adosse de nouveau à son feuillet congénère, passe tangentiellement à la portion remontante, interstitielle ou intra-mésentérienne de l'iléon, et forme au delà un second pli, un *mésocæcum gauche*, en tout semblable au premier. Revenu à son point de départ, et de nouveau juxtaposé à son feuillet congénère, il se dirige en avant; il parvient, après un court trajet, près du bord antérieur du réceptacle pneumatique inférieur gauche ; mais avant de l'atteindre, il se jette à gauche sur sa face interne, et se soude intimement à elle. Il rétrograde alors vers la colonne vertébrale, confondu avec la face interne du réceptacle, et devenu désormais péritoine pariétal gauche.

Il faut revenir un instant sur la portion intercæcale de l'iléon. Au moment où elle quitte le bord de l'aileron moyen, pour remonter, entre les feuillets de cet aileron, vers le point d'entre-croisement intestinal (*fig.* 49; 7), elle fait une saillie très-apparente contre le feuillet droit, lequel enveloppe les trois quarts au moins de sa circonférence ; mais aussitôt parvenue au voisinage de la veine mésentérique commune (*ibid.*, 5), elle cesse brusquement d'être visible. La raison en est qu'elle se dévie alors à gauche, et que le feuillet gauche l'entoure, à son tour, d'une manière totale. Le pli à peine complet qui en résulte se prolonge un peu sur la portion la plus élevée de la veine hypogastrico-mésentérique, en d'autres termes, se forme aussi aux dépens du feuillet gauche du mésentère initial. Il s'élargit et s'élève même assez à ce niveau, pour donner naissance à deux petits plis secondaires pour les portions initiales des cæcums. Je désigne par le nom collectif d'*aileron cæcal* du feuillet gauche, l'ensemble des replis formés aux dépens des feuillets gauches du mésentère commun et de l'aileron moyen, pour la réception des deux cæcums et de la portion ultime de l'iléon intercæcal.

Dans notre examen de l'arrangement des diverses portions mésentériques, nous sommes allés du feuillet droit du mésentère initial à son feuillet gauche sans interruption. Nous avons nommé les différentes parties du tube digestif que nous avons rencontrées et que nous avons vu cerner par la marche de la membrane séreuse. Ces parties comprennent toute la portion abdominale du tube digestif, sauf les deux tiers inférieurs de la branche montante du duodénum, toute la branche descendante, enfin le gésier et le proventricule. La section initiale du canal alimentaire abdominal échappe, comme on voit, aux replis mésentériques proprement dits ou directs. On a dû remarquer, en outre, qu'en décrivant les insertions antéro-inférieures de l'aileron duodénal, nous avons noté qu'au delà de la veine mésentérique commune et de l'origine de la veine porte droite, ces insertions suivaient une double ligne, attendu que les deux feuillets de l'aileron ne s'adossaient plus l'un à l'autre et demeuraient écartés. Enfin, à propos du feuillet droit de l'aileron moyen, nous avons noté qu'il s'étendait, sous forme de cloison, dans l'angle inter-iléo-duodénal (*fig.* 49; *e*); mais nous n'avons pas dit d'où provenait le feuillet gauche de cette cloison. Tous ces points ont été passés intentionnellement sous silence. Nous nous en occuperons maintenant sans nous exposer à l'inconvénient d'interrompre la description de la disposition générale des plis mésentériques. Il s'agit, en effet, de complications secondaires de la membrane du péritoine postérieur gauche, et pour les élucider il suffira d'exposer comment se forment deux *arrière-cavités* de ce péritoine : l'arrière-cavité *duodéno-pylorique*, située à droite, l'arrière-cavité *pneumato-gastrique*, située à gauche : toutes deux très-rapprochées l'une de l'autre, de chaque côté de la ligne médiane antérieure.

L'arrière-cavité *duodéno-pylorique* est une cavité assez étroite, en forme de doigt de gant, dont l'ouverture, grande et oblique, regarde en bas et en dehors, tandis que l'extrémité supérieure, qui semble d'abord aveugle, mais que nous verrons être l'origine d'un pli de contention pour la branche descendante du duodénum et pour le pancréas, s'appuie au pylore et à l'extrémité droite du sillon transverse du foie. Elle est limitée, *en avant*, par la face postérieure du péritoine antérieur droit; *en arrière*, par la portion inter-iléo-duodénale du feuillet droit de l'aileron moyen du mésentère ; *en dedans*, par l'arrière-cavité et le réceptacle pneumatique gauche ; *en dehors*, par le feuillet droit de l'aileron duodénal. Pour étudier son mode formateur, suivons de haut en bas le feuillet droit de l'aileron duodénal, à partir de l'extrémité droite du sillon transverse du foie. Au niveau de l'union du tiers moyen avec le tiers supérieur de la branche montante du duodénum, ce feuillet s'arrête brusquement dans son trajet descendant, immédiatement au-dessous de l'embouchure intestinale des conduits pancréatiques, et forme un bord libre, étendu de la branche montante duodénale, ou plus exactement des vaisseaux pancréatico-duodénaux, au péritoine antérieur droit. Ce bord représente la commissure droite de l'ouverture de l'arrière-cavité duodéno-pylorique. Le feuillet, se réfléchissant de bas en haut sur lui, s'adosse à lui-même et remonte jusqu'au dessus du pylore ; il devient ainsi paroi antérieure de l'arrière-cavité. Si nous suivons transversalement cette paroi, nous la voyons doubler la face postérieure du péritoine antérieur droit, jusqu'à la ligne médiane, et entrer ainsi dans la composition du feuillet postérieur de la grande *cloison longitudinale latérale des péritoines*. A partir de la ligne médiane, elle se réfléchit à angle droit en arrière, et s'adosse à la face interne du réceptacle pneumatique gauche, à la partie moyenne et tout à fait antérieure de cette face et à la hauteur de la loge constituée par le réceptacle au gésier. De cet adossement résulte une sorte de cloison, de nature mixte, pneumatico-péritonéale, étendue des péritoines antérieurs, en avant, à l'insertion iléale de la cloison inter-iléo-duodénale en arrière. Elle est située dans le plan médian antéro-postérieur, comme la cloison des péritoines antérieurs, et comme l'aileron iléal; et ces trois parties ensemble, avec la partie la plus élevée du mésentère commun, constituent un plan membraneux unique, coupant crucialement la *grande cloison longitudinale bilatérale des péritoines.* — La portion, ainsi adossée, de l'arrière-cavité duodéno-pylorique arrive donc, en arrière, au feuillet postérieur de la cloison inter-iléo-duodénale, et, se réfléchissant sur lui, produit le feuillet antérieur de cette même cloison, jusqu'à la rencontre, dans l'interstice de l'anse duodénale, des vaisseaux pancréatico-duodénaux. A ces mêmes vaisseaux s'insère, on se le rappelle, le feuillet gauche de l'aileron duodénal (*fig.* 49; D.). A leur niveau, la membrane de l'arrière-cavité duodéno-pylorique cesse d'être pariétale; elle s'avance librement dans le vide cavitaire, pour revenir ensuite aux vaisseaux pancréatico-duodénaux, en formant de la sorte un pli mésentériforme qui enferme successivement le lobe postérieur du pancréas, la branche descendante du duodénum, à partir du pylore, et le lobe antérieur du pancréas. Puis la membrane cavitaire redevient pariétale et pénètre dans l'écartement des deux lignes insertionnelles de l'aileron duodénal. Nous sommes par là ramenés au point de départ, et au bord de réflexion qui représente la commissure droite de l'entrée de la cavité. Une semblable commissure existe au côté gauche, à un niveau inférieur de deux à trois centimètres à celui de la commissure droite. Les deux commissures se rejoignent presque par leurs extrémités, situées sur le parcours des vaisseaux pancréatico-duodénaux. Les deux feuillets de la cloison inter-iléo-duodénale se continuent l'un dans l'autre, le long de la commissure gauche. La première veine que la pancrético-duodénale reçoit de la portion inter-cæcale de l'iléon et des cæcums chemine dans le pli de la commissure gauche.

Nous venons de voir qu'en haut la branche *descendante* du duodénum et le pancréas sont enfermés dans un pli mésentériforme, produit par la membrane de l'arrière-cavité duodéno-pylorique. L'aileron duodénal, à son bord de réflexion, forme de son côté un canal enfermant la portion la plus élevée de la branche montante du duodénum. Si l'on conçoit que le pli mésentériforme de l'arrière-cavité duodéno-pylorique et le canal de l'aileron duodénal, adossés l'un à l'autre suivant les vaisseaux pancréatico-duodénaux, se prolongent au delà des commissures de l'ouverture d'entrée jusqu'au coude bi-duodénal, et que là ils se continuent l'un dans l'autre, on comprendra comment l'anse duodénale tout entière, y compris le pancréas, peut être revêtue par le péritoine postérieur gauche. Quant à la configuration générale de l'arrière-cavité duodéno-pylorique, on parvient à se la représenter aisément. Il suffit d'imaginer qu'elle résulte d'une double invagination, en sens alterne, de la séreuse. La première invagination a lieu de bas en haut, suivant les commissures droite et gauche ; elle permet à la membrane de monter jusqu'au pylore et à l'extrémité droite du sillon transverse du foie. La seconde invagination se fait de haut en bas, à partir de ces deux points, et la cavité secondaire qui en résulte, continuée par la cavité de l'aileron duodénal, forme une sorte d'étui péritonéal pour la totalité du duodénum et du pancréas. Remarquons encore, pour en finir avec l'arrière-cavité duodéno-pylorique, que sa paroi antérieure double la paroi postérieure du péritoine antérieur droit, à partir du sillon transverse du foie en haut, jusqu'au ligament transverse inférieur droit en bas. Au-dessous du péritoine antérieur elle se continue sans ligne de démarcation appréciable avec la portion pariétale antérieure du péritoine postérieur gauche, adhérente aux muscles abdominaux.

Occupons-nous maintenant de la seconde arrière-cavité du péritoine postérieur gauche, c'est-à-dire de l'*arrière-cavité gauche*. Nous l'avons nommée *pneumato-gastrique*, parce qu'elle répond à l'espèce de loge viscérale fournie par la face *externe* du réceptacle abdominal gauche, au gésier, au proventricule et à la rate. A la page 158, nous avions déjà fait remarquer la position exceptionnelle de la section gastrique du tube digestif, qui, seule, n'est pas contenue entre les faces *internes* des réceptacles abdominaux. L'arrière-cavité pneumato-gastrique est typiquement disposée comme l'arrière-cavité duodéno-pylorique, et la répète, en quelque sorte, au côté gauche de la ligne médiane antérieure. Elle est plus vaste, mais aussi d'une disposition peut-être moins compliquée, en ce sens du moins que sa partie viscérale ne résulte pas d'une invagination secondaire comme celle qui est nécessitée pour l'engaînement des diverses parties de l'anse duodénale. L'arrière-cavité pneumato-gastrique commence *en bas*, où est l'ouverture d'entrée, au niveau du bord inférieur du gésier ; *en haut*, elle atteint le sommet du réceptacle abdominal gauche et le col œsophago-proventriculaire, c'est-à-dire la portion la plus élevée de la cavité abdominale ; *en dedans*, elle s'étend jusqu'au bord interne ou antérieur de la loge viscérale formée par la face pariétale du réceptacle abdominal gauche, et n'est séparée de l'arrière-cavité duodéno-pylorique que par le bord du réceptacle ; *en dehors*, elle est limitée par le bord externe, ou postérieur, de la même loge viscérale, bord qui se confond avec la ligne interne d'insertion au gésier du grand ligament latéral-longitudinal du côté gauche.

Pour compléter la notion d'ensemble que nous venons de donner sur la situation, l'étendue et les rapports de l'arrière-cavité pneumato-gastrique, nous allons en délimiter avec précision l'ouverture d'entrée, qui nous servira comme lieu de départ et d'arrivée pour suivre le trajet circulaire de la paroi. Cette ouverture est fort grande et s'étend de l'extrémité inférieure du ligament latéral-longitudinal gauche à l'extrémité inférieure de la cloison des péritoines antérieurs. La demi-circonférence postérieure est formée : à gauche, par une portion saillante du réceptacle abdominal gauche, lequel forme le bord inférieur de la loge viscérale du réceptacle ; à droite, par l'extrémité médiane du ligament transverse inférieur droit. La demi-circonférence antérieure répond à l'insertion du ligament transverse inférieur gauche sur le bord inférieur du gésier. Si nous suivons de bas en haut la membrane séreuse à partir de la demi-circonférence antérieure de l'ouverture d'entrée, nous la voyons s'élever sur la face postérieure du gésier (*fig.* 39 ; *k*). Parvenue à la hauteur du proventricule et de la rate, entre le cardia et le pylore, elle s'avance entre ces parties, par-dessus le petit prolongement sous-splénique du réceptacle abdominal gauche, et va s'insérer à la lèvre supérieure du sillon transverse, depuis la veine porte gauche jusqu'à la veine porte droite. Là elle est en contact avec les trois membranes des autres péritoines, et, aussi, au niveau de la porte droite, avec le sommet de l'arrière-cavité duodéno-pylorique. Continuant son trajet ascendant, le long du proventricule à gauche et de la portion initiale de l'artère pancréatico-duodénale à droite, elle double le quatrième péritoine ou péritoine postérieur droit, et forme une cloison rétro-hépatique avec lui. C'est ainsi qu'elle parvient au col œsophago-proventriculaire. Là se termine son trajet ascendant. Elle se réfléchit alors, d'avant en arrière et de haut en bas, sur le feuillet externe du sommet du réceptacle abdominal gauche (*fig.* 48, *a*), et revêtant toute la portion flottante de ce feuillet, en d'autres termes, toute la surface de la loge viscérale externe du réceptacle, elle arrive à la demi-circonférence postérieure de l'ouverture d'entrée. On voit que la paroi postérieure de l'arrière-cavité pneumato-gastrique, par sa constitution, mérite le nom de *pneumato-péritonéale*, étant constituée en avant par la membrane du grand péritoine, et en arrière par le feuillet externe du réceptacle abdominal gauche. A la commissure droite de l'ouverture d'entrée, laquelle est située sous la partie du réceptacle inférieur gauche qui s'avance entre le gésier et le duodénum, il y a réflexion péritonéale de la membrane de l'arrière-cavité gauche dans celle de l'arrière-cavité droite, de même qu'il y a réflexion du feuillet externe du réceptacle sur le feuillet interne.

Nous aurons achevé de faire connaître, dans ses dispositions et ses rapports, l'arrière-cavité pneumato-gastrique, lorsque nous aurons suivi transversalement le circuit accompli par sa membrane. Procédons de dehors en dedans, c'est-à-dire de gauche à droite, à partir des insertions internes du grand ligament longitudinal-latéral gauche : 1° *En haut*, au niveau du proventricule, entre le ligament transverse-supérieur gauche et le ligament transverse-moyen, ces insertions ont lieu d'abord sur la face latérale, puis sur la face postérieure du foie ; elles décrivent une ligne verticale qui, sur la face postérieure, ne tarde pas à s'infléchir vers l'extrémité gauche du sillon transverse. La membrane de l'arrière-cavité pneumato-gastrique, à partir de cette ligne d'insertion, tapisse le feuillet antérieur du ligament transverse-supérieur gauche, une partie de la face latérale du lobe gauche du foie, et enfin la plus grande partie de la face postérieure, jusqu'au milieu de la fosse hépatique proventriculaire et à l'extrémité gauche du sillon transverse (*fig.* 48 ; *c*). Au niveau de ces points elle abandonne la face postérieure du foie, se réfléchit d'avant en arrière, et marche vers le proventricule, adossée au quatrième péritoine. Dans cette partie du trajet, elle entre, comme feuillet gauche, dans la composition de la partie *antérieure*, *hépato-proventriculaire*, de la *cloison des péritoines postérieurs gauches*. Dans l'interstice de cette cloison, exclusivement péritonéale en avant, et pneumato-péritonéale en arrière, on trouve, entre le col proventriculo-ventriculaire et l'extrémité gauche du sillon transverse, la veine porte et l'artère hépatique du côté gauche. La marche en arrière de la membrane de l'arrière-cavité se continue sous forme de cloison péritonéale jusqu'au proventricule ; ce viscère est en grande partie contenu dans la cloison des péritoines postérieurs ; la membrane de l'arrière-cavité quitte donc la cloison pour contourner le proventricule, et constitue un pli mésentériforme triangulaire, dont le sommet atteint très-près du col œsophago-proventriculaire, et dont la base s'étend entre le col proventriculo-ventriculaire et le foie, sur la veine porte gauche et le gésier. Au delà du repli proventriculaire, *près du sommet*, la membrane reprend sa marche d'avant en arrière et double la membrane pneumatique formatrice de la loge proventriculaire du réceptacle abdominal gauche. Elle la tapisse d'avant en arrière jusqu'à ce qu'elle arrive à la ligne d'adhérence du réceptacle abdominal gauche, avec la face interne du réceptacle moyen supérieur situé du même côté; elle se réfléchit alors, d'arrière en avant, sur cette dernière, la suit jusqu'à la ligne d'insertion externe du grand ligament latéral longitudinal gauche, double le feuillet antérieur de ce ligament de gauche à droite, et parvient à sa ligne insertionnelle interne ou hépatique, que nous avions prise pour lieu d'origine du circuit que nous voulions examiner. *Au-dessous du sommet du repli*, dont les deux lèvres insertionnelles n'arrivent pas toujours en parfait contact l'une de l'autre, et immédiatement au delà de lui, la membrane de l'arrière-cavité revient former la *partie postérieure* de la cloison des péritoines postérieurs; elle s'avance en arrière jusqu'à la veine proventriculo-liénale et à la portion initiale de l'artère pancréatico-duodénale; se réfléchit brusquement de droite à gauche pour envelopper complétement la rate, dans un repli splénique; retourne à la veine proventriculo-liénale, base du repli splénique; aborde alors la portion splénique de la loge viscérale du réceptacle inférieur gauche, et atteint en dernier lieu le ligament latéral-longitudinal gauche et ses insertions au foie. 2° *En bas, au niveau du gésier*, la séreuse passe du ligament latéral-longitudinal gauche sur la face antérieure du gésier, la suit jusqu'au bord gauche, arrive sur la face postérieure, et la revêt non pas jusqu'au bord droit, mais seulement jusqu'à l'artère pancréatico-duodénale et aux artères gastriques postérieures. Elle abandonne alors le gésier, et se réfléchit sur la face externe du réceptacle abdominal gauche, près du bord antérieur de la loge viscérale de ce réceptacle. Il en résulte que le bord droit du gésier est en partie dépourvu de péritoine, parce qu'il adhère à la partie pneumatique de la cloison *pneumato-péritonéale* des arrière-cavités du troisième péritoine.

On peut considérer à l'arrière-cavité pneumato-gastrique, d'après la description qui précède, une partie spéciale à un certain degré: c'est une partie infléchie, de droite à gauche et d'arrière en avant, autour du bord gauche du proventricule et du gésier. Elle pénètre entre la face postérieure du lobe gauche du foie, en avant, le proventricule et le gésier en arrière. *En haut*, elle s'élève jusqu'au ligament transverse supérieur. *En bas*, elle descend au delà du sillon transverse du foie, et s'adosse en avant à la paroi postérieure du péritoine antérieur gauche, entrant ainsi dans la composition de la grande cloison longitudinale bilatérale, tandis qu'en arrière elle revêt la partie sous-hépatique de la face antérieure du gésier. *En dedans*, elle se termine par un pli de réflexion allant du proventricule et du gésier à la face postérieure du foie et du péritoine antérieur gauche. Nous avions déjà parlé de la partie supérieure de ce pli : c'est lui, en effet, qui forme le feuillet gauche du repli proventriculo-hépatique ; il va du ligament transverse supérieur au ligament transverse moyen, puis, se continuant sans interruption par en bas, au-dessous de l'extrémité gauche du sillon transverse, il marche obliquement en bas et en dehors, accolé au péritoine antérieur gauche, et vient rencontrer le ligament longitudinal-latéral et la commissure gauche de l'ouverture d'entrée de l'arrière-cavité pneumato-gastrique. *En dehors*, on voit se continuer l'une dans l'autre la partie directe et la partie réfléchie de l'arrière-cavité. Ainsi l'on peut dire qu'il existe une *portion réfléchie hépato-gastrique* de l'arrière-cavité pneumato-gastrique ; la portion réfléchie contourne la marge gauche des renflements gastriques du tube digestif pour venir se placer au-devant d'eux, derrière le péritoine antérieur gauche et le lobe hépatique correspondant.

Afin d'épuiser la description du trajet accompli par le péritoine postérieur gauche, nous examinerons maintenant son parcours pariétal proprement dit. Nous avons choisi comme partie initiale, en commençant l'examen du troisième péritoine, le feuillet droit du mésentère commun. Nous avons montré que par la portion la plus élevée de son bord antérieur, c'est-à-dire par celle qui n'adhère pas à l'intestin et qui s'étend de la veine porte droite, par la veine mésentérique commune, à la portion terminale de la veine hypogastrico-mésentérique, il donnait successivement naissance à l'aileron *droit* ou *duodénal*, à l'*arrière-cavité duodéno-pylorique*, à l'*aileron moyen* ou *iléal*, et finalement à l'*arrière-cavité pneumato-gastrique*. Toute la portion intestinale du tube digestif d'un côté, le pancréas, la rate et le foie de l'autre, obtiennent un revêtement séreux complet, grâce à la marche variée des parties du grand péritoine déjà décrites, avec le concours, il est vrai, des trois autres péritoines, en ce qui concerne le proventricule, le gésier et le foie. C'est pourquoi l'on peut considérer comme viscérales les parties du grand péritoine précédemment étudiées. Si la portion initiale, *gastrique*, du tube digestif, n'était exceptionnellement placée, ainsi que la rate, dans la *loge viscérale* du réceptacle pneumatique gauche, c'est-à-dire dans une dépendance du feuillet *externe* du réceptacle, on pourrait dire que, sauf deux étroites zones longitudinales, situées l'une sur la ligne médiane postérieure, l'autre sur la ligne médiane antérieure, toute la cavité du grand péritoine est pariétalement limitée par les faces *internes* des réceptacles pneumatiques abdominaux. Cette conception ne doit pas pourtant être absolument rejetée; car, d'un côté, il faut tenir compte : 1° que la loge viscérale du feuillet réceptaculaire *externe* est une simple dépendance de la cavité circonscrite par les feuillets réceptaculaires internes, et communique largement avec elle, au moyen de l'ouverture très-large de l'arrière-cavité pneumato-gastrique : 2° que les sacs pneumatiques, par rapport aux séreuses de l'abdomen, font certainement partie de la paroi ventrale, autant que les muscles et les os de cette paroi. Aussi tenons-nous, en abordant la description de la partie pariétale du grand péritoine, à affirmer qu'elle consiste surtout dans le revêtement séreux des faces *internes* des réceptacles abdominaux, ou plus correctement des parties non adhérentes des membranes pneumatiques abdominales. Il consiste encore dans les parties réfléchies, mais d'ailleurs très-étroites, nécessaires pour combler, sur les lignes médianes postérieure et antérieure, l'espace existant entre les bords des réceptacles abdominaux d'un côté, le mésentère et ses dépendances de l'autre.

Le feuillet pariétal *droit* commence en arrière au bord postérieur ou rachidien du mésentère commun, et part des artères aorte et sacrée moyenne. Il se porte en dehors vers le rein, et *revêt seulement sa partie la plus interne* dans une étendue presque insignifiante. Il est intéressant de noter que, chez les oiseaux, les reins échappent presque entièrement à l'enveloppement péritonéal et sont étroitement recouverts de membranes pneumatiques au lieu de membranes séreuses. Au niveau du faisceau composé du conduit déférent, de la grande veine rénale et de l'uretère, le péritoine rencontre le bord postérieur du feuillet interne du réceptacle inférieur droit, et, se réfléchissant sur lui, le revêt sans interruption, d'arrière en avant, dans toute son étendue. Si nous l'examinons *à la région supérieure* de la cavité abdominale, nous voyons qu'il commence par former un repli dans lequel est enfermé le testicule, et dont la racine est marquée par l'épididyme. De la glande sexuelle il passe à la loge testiculaire du feuillet interne du réceptacle, et continuant son chemin en avant, il rencontre, au delà de ce feuillet : 1° la portion supérieure du feuillet droit du mésentère commun, qu'il suit, d'avant en arrière et de haut en bas, jusqu'à la veine mésentérique commune ; 2° la paroi postérieure du quatrième péritoine (péritoine postérieur droit), et, au-dessous d'elle, la zone interne du feuillet antérieur du grand ligament latéral-longitudinal droit. Par ces parties il est conduit jusqu'à la racine du feuillet droit de l'aileron duodénal. Or, l'insertion du feuillet externe, ou feuillet droit de l'aileron duodénal, est la limite choisie, au début de notre description, entre la section mésentérique et viscérale du grand péritoine et sa section pariétale ; de sorte que les deux parties complètent, au niveau de cette limite, le circuit que nous devions parcourir. *Au-dessous de l'aileron duodénal*, ou, ce qui revient au même, au-dessous de la commissure externe de l'ouverture conduisant dans l'arrière-cavité duodéno-pylorique, le feuillet pariétal droit du grand péritoine, après avoir dépassé le bord antérieur de la face interne du réceptacle abdominal, rencontre la face postérieure du péritoine antérieur droit, et lui forme doublure : de bas en haut, il s'adosse à ce péritoine dans l'arrière-cavité duodéno-pylorique ; de haut en bas, il la revêt encore, pour constituer la partie inférieure de la grande cloison longitudinale bilatérale ; et enfin, au-dessous d'elle, il devient le péritoine pariétal antérieur de l'abdomen. Dans le sens transversal, le feuillet pariétal droit du grand péritoine rencontre sur la ligne médiane antérieure : *en haut*, la cloison *pneumato-péritonéale* qui sépare les deux arrière-cavités du péritoine postérieur gauche, et qui est formée de l'*avance inter-duodéno-gastrique* du réceptacle inférieur gauche, revêtue par les faces internes des membranes des arrière-cavités ; en bas, il franchit la ligne médiane antérieure et se continue, sans ligne de démarcation appréciable, avec le péritoine pariétal gauche.

Si nous recommençons pour le feuillet pariétal *gauche* du grand péritoine l'examen que nous venons de faire pour le feuillet *droit*, nous ne trouvons de différence à signaler qu'au niveau de la marge antérieure du réceptacle inférieur gauche ; non au-dessous du gésier, où nous avons déjà vu que la séreuse pariétale se continue de droite à gauche sans démarcation appréciable, mais depuis l'ouverture de l'arrière-cavité pneumato-gastrique en bas, jusqu'à l'origine aortique de l'artère mésentérique en haut. Entre ces deux points s'étend le pli de réflexion qui établit la continuité entre les deux sections pariétale et mésentérique-viscérale gauches. En haut de ce pli, le feuillet pariétal, venant du rachis et du feuillet gauche du mésentère commun, abandonne la face interne du réceptacle gauche au moment où celle-ci contracte adhérence avec la paroi postérieure du quatrième péritoine, suivant une ligne étendue entre l'origine aortique de l'artère mésentérique et l'extrémité droite du sillon transverse du foie : ligne oblique de haut en bas, de gauche à droite et d'arrière en avant. C'est par cette ligne qu'il revient se continuer avec le feuillet gauche du mésentère initial, et par conséquent avec le feuillet gauche de l'aileron moyen, par l'intermédiaire de l'aileron iléo-cœcal. De la veine porte droite au saillant interduodéno-gastrique du réceptacle inférieur gauche, qui limite en dedans l'entrée de l'arrière-cavité pneumato-ventriculaire, le feuillet pariétal se continue directement avec le feuillet gauche de l'aileron iléal. Dans le sens vertical, il se réfléchit de la face interne du réceptacle dans la portion de la face externe du même réceptacle qui constitue la loge viscérale, et y devient le feuillet pariétal de l'arrière-cavité pneumato-gastrique. Enfin le péritoine qui tapisse, en bas et à gauche, la paroi abdominale antérieure, monte directement sur la face postérieure du gésier, où il se continue avec la portion viscérale de la même arrière-cavité (*fig.* 41; *o*).

9. *Du péritoine postérieur droit, petit péritoine, ou péritoine rétro-hépatique.* — La dernière cavité péritonéale que nous ayons à examiner, la quatrième, est de beaucoup la moins considérable comme étendue. Elle occupe l'angle postéro-supérieur droit de la cavité abdominale, en arrière du lobe droit du foie, et on peut la nommer indifféremment *cavité péritonéale postérieure droite*, *petit péritoine*, ou péritoine rétro-hépatique (*fig.* 48; 1). Il recouvre le sommet du réceptacle pneumatique inférieur droit, et s'étend quelque peu sur le sommet du réceptacle inférieur gauche. Il s'élève jusqu'à la base du cœur, et, par conséquent, bien au-dessus, comme niveau, du bord inférieur du poumon. L'angle très-saillant formé en arrière par le lobe droit du foie, celui que traverse la veine cave inférieure lorsqu'elle se détache de la colonne vertébrale pour se diriger vers le cœur, est la seule partie viscérale importante qui emprunte sa tunique séreuse au quatrième péritoine. Elle le force, en quelque sorte, à se plier en fer à cheval autour d'elle (*voy.* la coupe du quatrième péritoine, sur la *fig.* 48, de h en c), et la veine cave marque précisément le point moyen de la courbe. Pour donner une notion d'ensemble de la circonscription du quatrième péritoine, il me suffit de faire observer qu'il s'étend transversalement depuis la portion hépatique du grand ligament latéral-longitudinal droit jusqu'à la cloison proventriculo-hépatique; que de

l'un à l'autre de ces points, il confine successivement au péritoine antérieur droit, aux réceptacles pneumatiques moyens supérieur et inférieur droit, et aux sommets du réceptacle inférieur gauche et de l'arrière-cavité gauche du troisième péritoine; qu'enfin, il est borné en avant par le lobe droit du foie, et qu'il y adhère depuis le ligament transverse-supérieur droit, jusqu'au sillon transverse hépatique.

Pour préciser encore plus, nous suivrons le trajet circulaire de la membrane du petit péritoine, suivant un plan horizontal. Prenons pour ligne de départ celle qui partage en deux moitiés longitudinales la fosse proventriculaire de la face postérieure du foie et qui tombe sur les vaisseaux portes gauches. Cette ligne est l'insertion de la cloison formée par l'adossement du quatrième péritoine avec le péritoine postérieur gauche, en avant, et avec la face interne du réceptacle gauche, en arrière. A partir de cette ligne, la membrane du péritoine rétro-hépatique se porte d'avant en arrière du foie au proventricule. En haut, elle passe au côté droit du proventricule et contracte adhérence avec lui; en bas, elle se trouve plus ou moins éloignée du proventricule par le repli mésentériforme que fournit à ce dernier la membrane de l'arrière-cavité pneumato-gastrique, et elle se borne à recevoir l'insertion de ce repli. Continuant son trajet en arrière, elle dépasse bientôt la limite postérieure de l'arrière-cavité pneumato-gastrique, et se trouve en contact avec la région supérieure de la face externe du réceptacle abdominal gauche. Elle forme avec elle la partie pneumato-péritonéale, ou postérieure de la cloison des péritoines postérieurs. La cloison des péritoines postérieurs contient dans son interstice l'origine de la veine porte gauche, la veine proventriculo-liénale, le tronc cœliaque, et le tronc commun des artères hépatique gauche et gastrique postérieure. Dans sa marche en arrière, elle parvient à l'interstice des réceptacles abdominaux, à celui des réceptacles moyens-supérieurs, à la fente inter-réceptaculaire qui sépare en bas leurs bords internes (*fig.* 33; *l*), et, par suite, au point précis où la veine cave inférieure se détache de la tige vertébrale pour monter au foie. La séreuse, au niveau de ces points, se réfléchit en avant et à droite, et revêt la face interne du réceptacle moyen-supérieur, une petite partie de la face interne du réceptacle moyen-inférieur, et la portion libre du sommet du réceptacle abdominal droit, comprise entre le réceptacle moyen-inférieur en dehors et l'interstice des réceptacles abdominaux en dedans. Par ces diverses parties pneumatiques, la membrane séreuse du quatrième péritoine gagne le grand ligament latéral-longitudinal droit, forme son feuillet postérieur, et s'insère, comme le ligament lui-même, sur la face latérale droite du foie. Elle y adhère et la recouvre d'avant en arrière; par en bas, elle la déborde, afin de former le feuillet droit du *repli hépato-pneumatique de la veine cave inférieure*. Arrivée au bord postérieur droit du foie et à cette portion de la veine cave qui lui fait suite jusqu'à la tige vertébrale, elle contourne les deux, de droite à gauche, et forme le bord de réflexion du repli de la veine cave inférieure; puis elle se continue : en bas, dans le feuillet gauche de ce repli; en haut, dans le revêtement péritonéal de la face postérieure du foie, jusqu'à la fosse proventriculaire et au ligament proventriculo-hépatique, que nous avions pris pour commencement du circuit que nous avions à parcourir.

Je crois inutile de décrire en détail un deuxième circuit du quatrième péritoine, dans le sens vertical, parce que nous ne trouverions à nommer aucune partie nouvelle. Il me suffira de mentionner les principales particularités que l'on rencontrerait en le suivant. Le *repli hépato-pneumatique de la veine cave inférieure* a ses deux feuillets verticalement placés entre le foie, en haut, et le sommet du réceptacle abdominal droit, en bas. Il s'étend depuis le grand ligament latéral-longitudinal droit jusqu'à la portion inter-hépato rachidienne de la veine cave inférieure, laquelle se loge dans le pli de réflexion ou de continuation des deux feuillets. Le quatrième péritoine fournit le feuillet postérieur du ligament transverse-supérieur, qui représente, comme on sait, le bord supérieur droit de la grande cloison longitudinale bilatérale, et il se réfléchit de ce ligament sur la face interne du réceptacle moyen-supérieur droit. Le pli de réflexion inférieur est marqué par le sillon transverse du foie, et s'étend des vaisseaux portes de gauche, en passant par ceux de droite, jusqu'au ligament latéral-longitudinal droit. Le quatrième péritoine est en contact, le long de ce pli, avec les petites cavités sous-hépatiques des péritoines antérieurs, et plus particulièrement avec celle de droite. Du sillon transverse, il se porte en arrière et en haut pour aller former une cloison pneumato-péritonéale avec le sommet du réceptacle abdominal gauche, cloison étendue depuis le sillon transverse, en avant, jusqu'à l'interstice des réceptacles moyens-supérieurs, en arrière.

10. *Procédés pour la démonstration rapide de la multiplicité et de l'indépendance des cavités péritonéales*. — Il est facile de prouver expéditivement que les péritoines antérieurs constituent des cavités closes de toutes parts, indépen-

dantes, et parfaitement distinctes des cavités pneumatiques. De chaque côté de l'extrémité inférieure de la quille sternale, on pratique, sous l'eau, deux petites ouvertures intéressant les aponévroses obturatrices des échancrures internes du sternum. Cela fait, le sujet étant toujours maintenu sous l'eau, on pratique l'insufflation des voies pneumatiques par la trachée. On constate alors que l'on peut pousser très-loin la distension des réceptacles pneumatiques, sans qu'une seule bulle d'air s'échappe hors des ouvertures pratiquées à la paroi de l'abdomen. *On en conclut l'absence de toute communication entre l'appareil respiratoire et les cavités péritonéales antérieures.*

On adapte une canule à l'une des deux ouvertures péritonéales, la droite ou la gauche, ayant soin que le corps tout entier, y compris la tête, soit bien immergé sous l'eau. L'insufflation pratiquée dans ces nouvelles conditions ne donne lieu à l'issue d'aucune bulle gazeuse, soit par la bouche, soit par l'ouverture abdominale laissée béante. Le résultat déjà acquis par l'expérience précédente se trouve donc confirmé par cette seconde expérience, qui démontre, de plus, *qu'il n'existe aucune communication entre les deux péritoines antérieurs.*

Si on pratique une troisième ouverture à la paroi abdominale antérieure, immédiatement au-dessus de l'anus, en opérant toujours sous l'eau, et après avoir pris soin d'aspirer par la trachée l'air des voies pneumatiques, afin d'amener le retrait des membranes des réceptacles inférieurs, et de les prémunir ainsi contre toute lésion de l'instrument tranchant, on pourra, en employant l'insufflation, comme il a été dit plus haut, d'abord par la trachée, ensuite par l'ouverture sus-anale, *constater l'indépendance totale du grand péritoine par rapport aux voies respiratoires et aux péritoines antérieurs.*

J'ai maintes fois répété ces expériences, et toujours avec succès. J'ai même utilisé les ouvertures artificiellement faites à la paroi antérieure de l'abdomen, pour injecter séparément, à la gélatine, les trois principales cavités péritonéales. C'est un moyen excellent pour étudier la circonscription exacte de ces cavités, et les limites qui les séparent des réceptacles pneumatiques. Il fournit une confirmation sérieuse des résultats obtenus plus rapidement par l'insufflation. Je n'ai pas cru nécessaire d'appliquer cette méthode d'insufflation et d'injection au quatrième péritoine; la simplicité de sa disposition, en effet, et son exiguïté permettent d'en saisir l'ensemble d'un coup-d'œil, et de constater qu'il constitue une cavité séreuse parfaitement close et indépendante des autres; mais je pense qu'il est possible de l'injecter ou de l'insuffler sans difficulté sérieuse, en ouvrant largement le réceptacle moyen-supérieur du côté droit, et en pratiquant l'ouverture nécessaire à l'introduction de la canule dans sa paroi interne, en arrière du grand ligament latéral-longitudinal. On peut recommander également d'injecter sur un même sujet, avec des masses de couleur ou de nature distincte, les réceptacles pneumatiques et une ou plusieurs des cavités péritonéales, et cela dans le but de reconnaître avec promptitude et netteté les connexions des membranes pneumatiques et péritonéales. Nous n'avons accordé d'ailleurs, et nous ne conseillons d'accorder à ces méthodes d'investigation qu'une valeur relative; les résultats qu'elles fournissent peuvent être faussés dans un sens ou dans l'autre par des circonstances de toute nature (adhérences mobides, ruptures, oblitérations accidentelles), qui peuvent se dérober plus ou moins à la connaissance de l'opérateur.

CHAPITRE VII

RESUME, HISTORIQUE, ET CONCLUSIONS.

SOMMAIRE : I. Ostéologie. — II. Ostéopneumatisme. — III. Système bronchique des oiseaux. — IV. Connexions des circuits bronchiques avec les réceptacles pneumatiques. — V. Structure intime des poumons. NOTE SUR LES FONCTIONS DE L'APPAREIL RESPIRATOIRE CHEZ LES OISEAUX. — VI. Système des réceptacles pneumatiques. Communications broncho-réceptaculaires, inter-réceptaculaires, et interosséo-réceptaculaires. Idée générale de l'ensemble des réceptacles pneumatiques. NOTE SUR LA PHYSIOLOGIE DU PNEUMATISME OSSÉO-RÉCEPTACULAIRE. — VII. Des différentes parties et de l'arrangement de l'intestin. — VIII. Système péritonéal. — IX. Cavités inter-réceptaculaire et abdominale.

§ Ier. — OSTÉOLOGIE.

1° Dans le premier chapitre de ce mémoire, je me suis occupé accessoirement de quelques déterminations ostéologiques ; je les résume ici :

a) Les vertèbres cervicales du poulet sont au nombre de 14 (*voy*. p. 8). Des chiffres différents ont été proposés ; ils varient de 13 à 16 ;

b) Il y a 7 vertèbres dorsales (p. 8). On en a indiqué de 4 à 8 ;

c) Contrairement à l'opinion de quelques auteurs, le poulet est pourvu de vertèbres lombaires ; il en a 2 seulement (p. 11) ;

d) Darwin et beaucoup d'autres savants pensent qu'il n'est guère possible de compter les vertèbres sacrées, parce qu'elles se soudent réciproquement de manière à former un os unique. On arrive très-bien à compter les vertèbres sacrées des oiseaux, et j'en ai trouvé 14 chez le poulet (p. 15) ;

e) Le nombre des vertèbres coccygiennes indiqué par les auteurs varie de 5 à 7. J'en ai toujours compté 6 ;

2° Au point de vue morphologique j'ai reconnu que le type de la vertèbre cervicale se transforme graduellement, de haut en bas, de manière à rendre presque insensible le passage au type de la vertèbre dorsale. Il est intéressant d'examiner au même point de vue les stylets latéraux des vertèbres cervicales.

Ils représentent de véritables côtes, et leur ressemblent d'autant plus, par les dimensions et par l'orientation, qu'ils sont plus rapprochés de la cage dorsale.

3° Les vertèbres extrêmes demeurent libres toute la vie : ce sont les vertèbres coccygiennes d'un côté, les vertèbres cervicales et la première vertèbre dorsale de l'autre. Il n'en est pas de même des vertèbres qui répondent à la cavité thoraco-abdominale ; après la période embryonnaire, elles subissent un processus de coalescence, dont le résultat est la formation de deux os longs, que je nomme *vertébro-dorsal* et *vertébro-pelvien;* ils sont séparés par une seule vertèbre demeurée libre, la sixième dorsale.

4° Le squelette des races gallines a particulièrement attiré l'attention de Ch. Darwin[1] sous le rapport de la faculté de *variation*. Il croit très-vraisemblable la variation dans le nombre des vertèbres cervicales, et je ne partage aucunement cette opinion (*voy.* p. 5). Il signale aussi dans les vertèbres dorsales des variations qui étant dues, suivant moi, à de simples accidents de l'évolution normale, me paraissent dénuées de signification en faveur du *transformisme*. Mais j'ai rencontré, pour mon compte, un cas de véritable absence de la deuxième vertèbre dorsale, et j'ai montré que la possession et l'examen très-minutieux du squelette *tout entier* avait été nécessaire pour l'interprétation vraie de l'anomalie. D'une manière générale, la variation du squelette de l'une à l'autre des 5 races gallines que j'ai examinées m'a paru extrêmement faible, sous le rapport morphologique du moins.

§ II. — Ostéopneumatisme.

Dans le premier chapitre de ce mémoire, la tâche principale a été de faire une reconnaissance complète des dispositions pneumatiques du squelette, chez le poulet. D'un côté, l'ostéopneumatisme n'avait été étudié que d'une manière très-superficielle[2] ; d'un autre côté, il me semblait que je ne saurais donner trop d'attention à tout ce qui concerne l'organisation d'un animal

[1] N° 132, t. Ier, p. 283.

[2] J. Hunter (1792), par exemple, a écrit : « Chez la poule commune, l'air ne paraît pénétrer dans « aucun os, excepté l'humérus. » N° 48^{b}, p. 254. « Parmi tous les gallinacés, » dit E. Jacquemin (1836), « le coq et la poule domestiques, vivant dans nos basses-cours, et exerçant rarement leur vol « pénible, présentent la pneumaticité la moins développée ; à peine l'air s'avance-t-il dans les « extrémités jusqu'au cubitus et au fémur laissant tout le reste du bras et de la jambe remplis de « moelle ;..; et quand l'individu soumis à l'examen n'est guère avancé en âge, on remarque même que « la pneumaticité du bassin et des os de l'épaule n'est pas complète. » N° 77^{c}, p. 314. Or le cubitus et le fémur ne sont pneumatisés à aucun degré, chez le coq ; l'omoplate est dans le même cas, et jamais la pneumaticité du bassin n'est complète. Quant à une description complète, exacte, des dispositions

que j'avais choisi pour servir comme terme de comparaison à une classe entière de vertébrés. On me pardonnera pour ces motifs d'avoir minutieusement décrit et figuré les *fossettes* et *pertuis pneumatiques* de tous les os aérés sans exception, et d'avoir exactement dénombré les autres os, qui sont privés d'air. Je me bornerai à formuler brièvement les résultats les plus généraux seulement de cette partie de mon travail.

5° Chez les oiseaux, on doit, à mon avis, distinguer les os en *pneumatiques*, *médullaires* et *pneumato-médullaires*. J'ai néanmoins observé que même parmi les os les mieux pneumatisés on n'en trouve point qui soient absolument privés de moelle. Dans les épiphyses de l'humérus, par exemple, on en rencontre toujours quelques traces. Il m'a paru utile de distinguer un groupe d'os mixtes ou *pneumato-médullaires*, et d'y faire entrer tous les os dans lesquels le volume d'air ne dépasse pas le volume de moelle et lui est, le plus souvent, très-inférieur. Chez le poulet, on peut citer comme spécimens de cette nouvelle catégorie d'os mixtes, non reconnue avant moi[1], l'*ischion* et l'*iléon*, les *coracoïdes* et le *sternum*.

6° Je pense que la répartition de l'air dans le squelette des oiseaux est régie par des règles précises. Il me semble reconnaître, quoique je ne dispose encore que de séries d'observations incomplètes, que le processus de pneu-

pneumatiques osseuses, dans n'importe quelle espèce ornithologique, on la chercherait vainement dans toute notre littérature anatomique.

[1] Les anatomistes ont bien observé parfois des os mixtes, c'est-à-dire des os en partie médullaires, en partie pneumatiques. Mais ils ont rapporté cet état ou bien au non achèvement du processus de pneumatisation, ou ce qui revient au même, à la jeunesse de l'animal observé ; ou bien au mode anormal d'existence, à la captivité dans les ménageries, à la domesticité dans les basses-cours, et, d'une manière plus générale, à l'insuffisance de l'acte du vol (E. Jacquemin, N° 77[c], p. 297 et 324). Chez les animaux adultes, ou même pouvant se reproduire, le départ entre les parties osseuses médullaires et pneumatique est toujours achevé, et ce départ est régi par des règles fixes pour chaque espèce, absolument indépendantes du genre de vie de l'*individu* observé. Je ne voudrais pas nier cependant que sous certaines influences anormales, et peut-être même physiologiques, la proportion respective d'air et de moelle d'un os mixte ne pût varier passagèrement. Voici par exemple une observation intéressante de W. K. Parker (1866) relative à la disparition de la moelle osseuse, par suite d'un jeûne excessif : « Much has been saïd and written upon the degree in which air enters « the bones of birds ; part of the discrepancy in authors arises undoubtely from the different conditions « of the individual specimens examined. Many years ago i prepared the skeleton of a cuckoo (cuculus « canorus) in which all the bones of the limbs, except the humeri, contained marrow. A few years « afterwards i obtained an adult Cuckoo, which had died of starvation, and there was positively no « oil in the bones. » N° 128, p. 185. — *Observons ici, pour éviter toute possibilité de méprise, qu'il est* NÉCESSAIRE *et* SUFFISANT *pour qu'un os puisse compter comme os pneumatique que sa paroi soit percée d'un ou plusieurs pertuis en communication avec le système des réceptacles. Les os de la tête pneumatisés par la trompe d'Eustache, constituent en outre une section tout à fait distincte dans les os pneumatisés; ils présentent aussi d'ailleurs des ouvertures pour l'admission de l'air extérieur, en sorte que ces ouvertures deviennent la caractéristique générale de tous les os pneumatisés.*

matisation part du centre ou de l'axe du squelette pour s'avancer plus ou moins loin vers la périphérie et les membres, avec prédominance manifeste à l'envahissement des régions supérieures. En un mot, le *processus d'ostéo-pneumatisation* serait *centrifugal-supérieur*. Je rappelle ici, comme faits à l'appui, que, chez le poulet, j'ai observé que tout l'axe vertébral est très-abondamment pneumatisé, sauf les *six* dernières et *deux* premières vertèbres; que l'air pénètre dans tous les stylets costoïdes des vertèbres cervicales, dans la première et souvent dans la seconde côtes vertébrales; tandis qu'il n'arrive jamais ni dans les cinq côtes vertébrales inférieures, ni dans les pubis, ni dans la plupart des côtes sternales; que les coracoïdes et surtout le sternum et le pelvis sont en grande partie médullaires; et qu'enfin au membre supérieur on trouve encore un os pneumatisé, l'*humérus*, tandis que tous les os du membre inférieur sont absolument apneumatiques.

7° J'ai reconnu que les orifices de pneumatisation des vertèbres sont de trois sortes: *supérieurs*, *moyens* et *inférieurs*. Les orifices *supérieurs* appartiennent à la région supérieure de la colonne vertébrale, c'est-à-dire aux vertèbres cervicales pneumatisées et aux deux premières dorsales. Les orifices *moyens*, non signalés avant moi, appartiennent spécialement à la sixième vertèbre dorsale (vertèbre interdorso-pelvienne), et aux premières vertèbres constitutives de l'os interiliaque. Les orifices moyens ne sont pas exclus d'ailleurs de la région cervicale qui plus richement dotée que les autres possède seule, réunies plus d'une fois dans la même vertèbre, les trois catégories d'orifices. Enfin les orifices *inférieurs* sont intrarachidiens et spéciaux à la colonne cervicale. Au point de vue critique, je dois faire observer que l'on ne saurait admettre l'assertion[1] qu'il y a des os constamment aérifères chez tous les oiseaux, entre autres les vertèbres cervicales.

8° Ce qu'il y a de plus *variable*, et, en apparence, de plus irrégulièrement variable, dans le squelette des races gallines, ce sont les diverses dispositions pneumatiques. Mais en examinant l'ensemble de ces variations avec la pensée d'en découvrir la loi, je ne suis jamais arrivé à reconnaître que cette loi fût une tendance ou aboutît à un résultat *finalistes* quelconques, (tendance au perfectionnement physiologique, amélioration des *moyens de lutte pour l'existence*). Il m'a semblé que les cas de variation pneumatique rencontrés par moi, et consistant soit en un *défaut*, soit en un *excès*

[1] N° 94ᵉ, p. 37.

du pneumatisme normal de l'espèce en observation, n'étaient jamais que des *degrés de l'évolution générale du pneumatisme, envisagée dans la classe entière des oiseaux, ou dans un groupe mineur* de cette classe, groupe que je ne saurait limiter actuellement, en l'état d'imperfection où sont encore mes recherches. Les variations que Ch. Darwin[1] a signalées dans la coalescence des vertèbres, chez les races gallines, n'échappent aucunement à cette explication. Le processus de pneumatisation, de même que celui de coalescence, est purement secondaire, comme on sait, chez les oiseaux. Les cas par *défaut* dans la pneumatisation s'observent principalement dans les parties périphériques ou extrêmes, dans lesquels vient s'éteindre *normalement* le processus formateur des dispositions ostéopneumatiques. Ainsi j'ai pu observer l'apneumatisme de la deuxième paire de côtes vertébrales, et, plus fréquemment, des côtes sternales et des coracoïdes. Qu'on me permette de noter encore à ce sujet, comme argument à l'appui de ma thèse, que les os reçoivent généralement l'air par un groupe de pertuis situés non pas directement à leur surface, mais bien au fond d'une petite cavité spéciale creusée *ad hoc* à l'endroit convenable. Or, il m'est arrivé plus d'une fois de rencontrer sur des os pneumatiques à l'état normal, entre autres sur les coracoïdes (*voy.* p. 22, *fig.* 10), la fossette destinée aux pertuis aérifères parfaitement développée, mais absolument privée de ces pertuis ; en sorte, qu'au point de vue du finalisme elle semblait sans raison d'être, l'os étant demeuré apneumatique. Mais pour moi il s'agissait là d'un simple cas de variation par *défaut*, dû à un épuisement un peu prématuré de l'évolution normale de l'ostéopneumatisme. Par contre, lorsque des pertuis pneumatiques se forment sur des os qui en sont régulièrement privés chez le poulet, les dispositions nouvelles reproduisent celles qui existent normalement sur des espèces à évolution pneumatique plus complète. A cette catégorie exceptionnelle appartiennent les orifices que j'ai rencontrés sur les côtés des sixième et septième vertèbres sacrées (p. 16 ; *fig.* 6, *f*, *g*), ou ceux que j'ai vus dans les canaux osseux iléo-lombaires, de chaque côté de la crête épineuse postérieure (p. 16), ou bien encore d'autres que j'ai observés dans les fosses hyo-sternales (p. 21). Ces considérations pourront être plus utilement développées dans la partie comparative de cet ouvrage, lorsque nous aurons recueilli plus de matériaux sur les *variations analogiques* de l'ostéopneumatisme. Nous nous résumons provisoirement dans

[1] N° 132, t. Ier, p. 283.

la formule suivante : *Certains processus formateurs secondaires, tels que les processus de coalescence ou de pneumatisation des pièces osseuses, peuvent s'arrêter en deçà, ou se prolonger au delà de leurs limites ordinaires, dans une espèce donnée. Les cas de variation qui en résultent ont ceci de remarquable qu'ils reproduisent les dispositions normales chez d'autres espèces plus ou moins voisines.*

§ III. — Système bronchique chez les oiseaux.

9° Dans le deuxième chapitre de ce mémoire, j'ai minutieusement étudié la structure du poumon chez le poulet. La constitution de cet organe, dans la classe des oiseaux, était demeurée absolument inconnue dans ses dispositions fondamentales. On avait été dominé par la pensée que l'organe de l'hématose ne pouvait être essentiellement différent dans les deux classes d'animaux à sang chaud. L'influence de ce préjugé a dû considérablement retarder la solution d'un problème dont la difficulté n'était point supérieure à nos moyens ordinaires d'investigation anatomique. Quoi qu'il en soit, je crois pouvoir affirmer ici que les *structures pulmonaires, chez les mammifères et les oiseaux, ne sont nullement homologues, comme on l'a toujours cru, mais simplement analogues* (semblables par la fonction, différentes par la constitution).

10° Il n'existe pas d'*arbre bronchique*[1] chez les oiseaux. Les canaux destinés

[1] La notion de l'existence d'un arbre bronchique, chez les oiseaux comme chez les mammifères, se trouve nettement exposée par la généralité des auteurs. Voici, par exemple, comme s'exprime Tiedemann (1810) : « Die bronchien verzweigen sich bei ihrem Eintritt in mehrere Aeste, diese wieder « in kleinere Aeste und Zweige, und endigen sich endlich in Luftblaschen oder Luftzellchen wie im « Menschen und in den Säugthieren. » N° 56, p. 608.

Une sorte de réaction contre l'idée de ramification bronchique s'est manifestée dans la dissertation, remarquable sous plus d'un rapport, de L. Fuld (1816), dissertation spécialement consacrée à l'anatomie du poumon des oiseaux, « quæ nimis negligenter usque huc pertracta esse videbatur, » ainsi que s'exprime l'auteur. Suivant Fuld, les bronches secondaires « quasi ramos bronchiales repræsen- « tant,... in eo tamen a ramis bronchialibus mammalium differunt, quod sine omni partitionis lege « et ramificationis specie oriantur, nec progredeuntes in minores dividantur... Hanc telam cellulosam « (la trame du poumon) quaquaversus perreptant tenues fistulæ (bronches tertiaires), vel rectæ vel « flexuosæ longiores brevioresque, omnes ejusdem ubique diametri sine omni ramificationis specie... » N° 60, p. 15 et 16.

L'expression de *subdivision bronchique* appliquée au mode de génération, non certes des bronches secondaires par la bronche trachéale, mais au mode de génération des tertiaires par les secondaires exclusivement, peut être acceptée, à condition d'associer l'idée de la recomposition de nouvelles secondaires, par les tertiaires déjà produites, à l'idée de la subdivision des premières secondaires.

au parcours de l'air forment cependant la charpente et l'unique élément pneumatique du parenchyme des poumons. Mais si nous continuons à donner aux deux catégories principales de ces canaux pneumatiques les noms habituels de *bronches* et de *canalicules respirateurs*, pour éviter l'emploi de noms nouveaux, il n'en est pas moins vrai que la configuration et l'agencement de ces parties se font conformément à un plan qui diffère absolument de celui qui appartient au poumon des mammifères. Ainsi *les bronches, à l'exception de la primaire, figurent chez les oiseaux, des* CIRCUITS SPIRIFORMES ; *et quant aux canalicules respirateurs, ils constituent des réseaux conformés comme les réseaux capillaires sanguins.* Après ces généralités, nous passons aux détails, que nous pouvons résumer de la manière suivante :

a) La bronche primaire ne peut être assimilée aux autres conduits aériens, dans le poumon des oiseaux ; elle s'en distingue par plusieurs caractères importants. Elle sert de support et d'origine au poumon, mais n'en fait partie qu'à ce titre. De tous les canaux de l'air c'est le seul qui, par analogie avec la trachée, contienne à sa partie supérieure quelques segments cartilagineux ; c'est aussi le seul qui ait un trajet sensiblement rectiligne et un calibre régulièrement décroissant. Elle semble ne faire que traverser le poumon, pour se rendre par le plus court chemin au sommet du réceptacle pneumatique inférieur; elle ne contracte de connexions intimes ou d'adhérences avec l'organe de l'hématose qu'aux points d'insertion (sur sa paroi latérale, et notamment sur les côtés de sa remarquable dilatation vestibulaire), des circuits spiriformes bronchiques (voy. p. 58). Elle est donc la *bronche trachéale*, par opposition à toutes les autres, qui sont les *bronches pulmonaires*.

b) Le système bronchique (nous n'employons ce mot que pour éviter un néologisme) est uniquement composé de *circuits spiriformes*, dont la part de beaucoup la plus grande a les côtés de la bronche trachéale ou primaire pour points extrêmes d'origine et de terminaison. La bronche primaire sert donc à compléter, à former les circuits. On peut considérer à ceux-ci trois sections, dont l'initiale et la terminale peuvent être nommées, à cause de leur calibre plus considérable, bronches *secondaires*, tandis que la section moyenne, de moindre calibre et toujours multiple, comprend l'ensemble des bronches *tertiaires*. Au delà des *tertiaires*, il n'existe plus que des *bronchioles*, ou *cana-*

Mais je n'ai trouvé nulle part, dans les auteurs, trace quelconque de la notion des circuits spiroïdes : circuits commençant et finissant à la bronche trachéale, et se transformant chacun en un groupe nombreux de canaux plus étroits dans la région moyenne de leur parcours.

licules respirateurs, qui, sans le moindre doute possible, font partie intégrante du parenchyme pulmonaire.

c) Les bronches secondaires, d'après ce qui précède, doivent naturellement être réparties en deux groupes opposés l'un à l'autre, de manière à comprendre entre eux le système des bronches tertiaires. Le premier groupe des secondaires est composé des grandes bronches divergentes (p. 34, *fig.* 11). Elles occupent l'ensemble de la moitié ventrale de la superficie du poumon. Elles ont, outre la position superficielle, beaucoup d'autres particularités caractéristiques; elles sont peu nombreuses, cinq seulement; leur calibre est très-considérable; leur direction diverge en rayons d'étoile, et la région occupée par la première de ces bronches est si étendue que pour la remplir elle doit, contrairement au plan général, suivre un trajet curviligne, et émettre par le côté convexe un grand nombre de branches, qui remplissent exactement le rôle des autres bronches secondaires, bien qu'au sens strict du mot elles ne soient pas des secondaires. Les grandes bronches divergentes ont aussi une origine spéciale, concentrée sur une très-petite étendue, au côté interne de la dilatation vestibulaire de la bronche primaire, tout près du hile pulmonaire; elles y naissent par une série rectiligne d'orifices contigus, très-grands, et seuls munis de cartilages. Enfin la portion de la paroi des divergentes qu'on voit à nu sur le côté ventral des poumons est constituée par une membrane lisse, flottante, que ne recouvre aucune parcelle de parenchyme pulmonaire. Dans cette partie de leur paroi, elles sont susceptibles d'éprouver un mouvement de va-et-vient, d'ampliation et de coarctation, en opposition avec les mouvements semblables effectués par les réceptacles pneumatiques moyens-supérieurs. Le deuxième groupe des secondaires est la contre-partie du premier, et comme lui il répond à l'ensemble du poumon. Il est néanmoins caractérisé par des propriétés bien différentes. Ses éléments sont très-nombreux, mais en revanche leur calibre n'est pas très-considérable; même il décroît progressivement de haut en bas jusqu'à ne plus différer beaucoup du calibre des bronches tertiaires. Leur direction n'est nullement divergente; ces bronches sont parallèles, contiguës, et rangées en séries *penniformes* (voy. *fig.* 12, p. 40). Leur situation n'est pas non plus superficielle, mais profonde; on peut indifféremment les nommer bronches secondaires *dorsales* ou *penniformes*. Elles s'insèrent, comme les divergentes sur la bronche trachéale, non plus à sa partie supérieure, mais à sa moitié inférieure. Leur paroi est partout occupée soit par les insertions des bronches tertiaires, soit par le parenchyme pulmonaire, et elle n'est susceptible d'aucun mouvement rhythmique de resserrement ou d'ampliation. Je les distingue en *internes*, *externes*, et *postérieures* ou *dorsales directes*. (*Voy.* p. 39-43)[1].

d) Ce sont les bronches *tertiaires* qui représentent la plus grande partie de la masse pulmonaire ; elles sont incomparablement plus nombreuses que les bronches secondaires. Elles naissent en effet non-seulement des extrémités terminales des secondaires, mais encore de tous les points de leur pourtour, à l'exception près relative aux secondaires divergentes, dont nous avons dit que la paroi, dans sa partie visible à la surface du poumon, ne portait ni insertions bronchiques, ni trace aucune de parenchyme pulmonaire. Les bronches tertiaires sont émises par la paroi des bronches secondaires sous un angle à peu près constant pour chacune de ces dernières, en sorte que leur arrangement est dit *penniforme;* il reproduit assez bien le mode d'implantation et de succession des barbes sur le rachis d'une plume. Se rendre compte de l'origine et de la terminaison d'une bronche tertiaire est indispensable pour comprendre l'arrangement des voies bronchiques chez les oiseaux ; or, l'invariabilité du calibre des tertiaires, de l'une à l'autre de leurs extrémités, est un indice très-significatif, bien que demeuré sans signification jusqu'à présent, du mode dont elles se comportent. Parties de l'une des secondaires du système *ventral*, elles aboutissent infailliblement à l'une des secondaires du système opposé ou *dorsal*. Il existe une régularité et une correspondance parfaites dans la situation des deux secondaires ainsi reliées entre elles par la tertiaire, et même dans les deux points opposés qui servent d'attache à cette dernière. Il est clair que l'invariabilité de calibre de chacune des tertiaires est motivée par cette circonstance que les tertiaires n'aboutissent pas, dans le poumon des oiseaux, à des bronches plus étroites ou quaternaires, comme il arrive chez les mammifères, mais qu'elles relient, en nombre d'ailleurs plus ou moins considérable, et paire par paire, deux

[1] Suivant SAPPEY (1847), « la structure des poumons a été étudiée en 1816 par Fuld, en 1818 par « Geoffroy-Saint-Hilaire, en 1825 par M. Colas, en 1832 par M. Retzius ; le premier de ces anatomistes « a décrit exactement les canalicules pulmonaires (tertiaires). Le second a fait connaître les bronches « costales (dorsales postérieures ou directes), le troisième les bronches diaphragmatiques (secondaires « antérieures ou divergentes), le quatrième la disposition celluleuse des conduits aérifères (prétendues « cellules pulmonaires, disposées autour des bronches tertiaires). » N° 94[a], p. 81. Personne n'avait encore décrit, à ma connaissance, les dorsales externes et internes. Sappey, à la vérité, mentionne, ainsi que beaucoup d'autres auteurs, la deuxième secondaire externe ; mais ils la considèrent, bien à tort, comme l'une des branches d'une prétendue bifurcation terminale de la bronche trachéale. N° 94[a], p. 5.

systèmes opposés de bronches secondaires, insérés l'un comme l'autre à la bronche trachéale. Donc *il n'y a pas chez les oiseaux* D'ARBRE BRONCHIQUE, *ni de* BRONCHES *à proprement parler, sauf la* BRONCHE PRIMAIRE OU TRACHÉALE ; *mais, chez eux, les bronches sont remplacées par des* CIRCUITS SPIRIFORMES, *dont la partie moyenne est multipliée en canaux plus étroits (tertiaires), tandis que les parties extrêmes (secondaires) aboutissent à la bronche primaire*[1].

[1] L'idée et l'expression de *terminaison bronchique*, appliquées aux bronches tertiaires, sont fautives ; elles ont été un obstacle invincible à l'intelligence de la réalité. Les auteurs, entraînés par la pensée de la parfaite homologie du poumon dans les deux premières classes de vertébrés, ont admis que les tertiaires avaient une terminaison, et ont essayé de la connaître et de la décrire. Toutes les solutions qu'un semblable problème comporte ont été données, à ce que je crois. Ainsi, 1° on a supposé que les bronches se terminaient par une extrémité aveugle. WILLIAMS (1859), suivi en cela par OWEN, est l'un des derniers et des principaux représentants de cette opinion. Il dit à ce sujet : « The bronchi in « the case of birds, on entering the substance of the lungs, divide and subdivide without decreasing « in diameter... The deep bronchi, resembling cylindrical tubes, traverse the lungs in many directions, « and freely communicate with each other, not however, to form a network, for they run in nearly « parallel directions... The are lined internally by a well-marked ciliated epithelium... Those bronchi « which do not end in open orifices on the surface of the lung terminate cœcally. These cœcal « extremities are perfecly defined by a prominent lining of fibrous and mucous membrane. » N° 113, p. 277.

2° L'opinion opposée à la précédente, celle qui suppose que les bronches se terminent par des ouvertures béantes à la surface du poumon, est ancienne dans la science ; elle a été adoptée, entre autres auteurs, par LEREBOULLET (1838) : « L'intérieur de ces tubes secondaires, » dit-il, « comme « l'intérieur du tube principal, est lui-même criblé d'une multitude de trous d'un diamètre beaucoup « plus petit ; ce sont les orifices de nombreux tuyaux (bronches tertiaires) qui s'ouvrent les uns « dans les autres et aboutissent tous à la surface du poumon par des ouvertures béantes, munies « d'un rebord valvulaire, ouvertures que l'on ne découvre qu'après avoir enlevé le tissu cellulaire qui « enveloppe le poumon..... Ainsi, en dernière analyse, le poumon des oiseaux consiste dans une « agglomération de tuyaux de plus en plus fins, diversement inclinés les uns par rapport aux autres, « communiquant tous entre eux et ne se terminant jamais par des culs-de-sac, mais toujours par « des orifices béants. C'est une véritable éponge qui se remplit promptement d'eau quand on la plonge « dans ce liquide. » N° 84, p. 57 et 58.

Pour faire la préparation démonstrative de cette doctrine, ce n'est pas « le tissu cellulaire qui enveloppe le poumon », ainsi que le dit Lereboullet, mais bien les propres parois du poumon qu'il faut enlever ; préparation en harmonie avec cette idée fort ancienne, que les voies pulmonaires, chez les oiseaux, sont incapables de retenir l'air, et que ce viscère a la structure d'une véritable éponge. Cette conception remonte jusqu'à Aristote. On la trouve exposée dans la dissertation déjà citée de L. FULD. Mais comme ce dernier auteur pense que la bronche principale se termine en cul-de-sac, il se trouve jusqu'à un certain point, que son opinion est une combinaison des deux opinions précédentes. N° 60, p. 14.

3° Une autre hypothèse sur ce que deviennent les prétendues extrémités des bronches consiste à supposer qu'à leur terminaison elles s'ouvrent toutes les unes dans les autres. SAPPEY (1847) ayant fait beaucoup d'expériences pour la démonstration de cette doctrine, peut être choisi comme l'un de ses principaux représentants. Voici quelques citations empruntées à l'important mémoire de cet anatomiste : « Quel est le mode de terminaison de tous ces conduits (bronches tertiaires) ? Malgré « l'importance que présente cette question, elle a été généralement négligée ; et cependant, de sa « solution seule pouvaient naître les analogies et les différences nécessaires pour le parallèle qu'on a « voulu de tout temps établir entre le poumon des oiseaux et celui des autres vertébrés : nos « recherches spéciales pour arriver à des données précises sur ce point d'anatomie nous conduisent

c) On peut reconnaître plusieurs groupes de *circuits bronchiques*, non d'après leur mode constitutionnel, qui est le même pour tous, mais d'après la région pulmonaire et les différents couples de bronches secondaires qui forment les parties extrêmes des circuits. Suivant une indication donnée par le trajet de la bronche trachéale, qui est le collecteur direct, sauf de minimes et insignifiantes exceptions, de tous ces circuits, je les ai partagés en *circuits bronchiques internes*, occupant la moitié interne du poumon, et en *circuits bronchiques externes*, occupant la moitié externe du même organe. Ces deux groupes principaux ont été ensuite subdivisés chacun en trois groupes secondaires : *supérieur*, *moyen* et *inférieur*. Les circuits internes, par cela même qu'ils répondent à la moitié la plus épaisse du poumon, sont très-multipliés dans leur portion moyenne ou tertiaire : leur forme est très-régulière et très-peu variée. Les trois premières divergentes d'un côté, de l'autre les penniformes (grand-dorsales et internes), représentent leurs positions secondaires

« à conclure que tous les canalicules aérifères (tertiaires) s'ouvrent les uns dans les autres, et « constituent par ces anastomoses un plexus inextricable, dont les diverses parties communiquent « entre elles..... » Sappey me paraît se contredire lui-même un peu plus loin et proposer des hypothèses et des explications inacceptables. « ..... Nous ajouterons que les orifices par lesquels les conduits aéri- « fères communiquent entre eux paraissent être peu nombreux et d'un très-petit diamètre ; car si les « conduits qui s'anastomosent étaient nombreux, et si ces conduits s'anastomosaient à plein canal, « par une seule bronche, on pourrait injecter ou insuffler toutes les autres. Or cette injection ou « cette insufflation générale de tous les conduits aérifères par un seul est un résultat que nous avons « souvent cherché à obtenir, mais dans la réalisation duquel nous avons constamment échoué. Par- « fois, en poussant de l'air dans une bronche, on insuffle bien la totalité du poumon ; mais ce « succès apparent est dû à ce que le fluide reflue des bronches voisines dans le tronc principal, et « passe ensuite de ce tronc dans toutes les parties de l'organe..... Ces objections ne détruisent pas « les faits que nous avons rapportés, mais elles nous semblent démontrer que les canalicules qui « composent le parenchyme pulmonaire (tertiaires) communiquent entre eux par des conduits dont « le diamètre est inférieur au leur, et par conséquent que chaque bronche forme un petit départe- « ment qui tend à devenir indépendant de tous les autres. Ces départements sont les analogues des « lobules qui composent le poumon des mammifères. » N° 94*, p. 8 et 9. Je n'ai pas besoin de dire « que le prétendu *reflux* de Sappey est parfaitement normal ; en d'autres termes, que l'air chemine dans des circuits qui le ramènent fatalement à son point de départ, c'est-à-dire à la bronche trachéale. Quant aux départements bronchiques ou prétendus lobules pulmonaires des oiseaux, ils ne sont autre chose que les circuits, composés chacun de deux secondaires reliées par un groupe de tertiaires.

Duvernoy, dans la deuxième édition de l'Anatomie comparée de Cuvier, donne, sur la terminaison des bronches des oiseaux, une opinion mixte, dans laquelle sont combinées les opinions n° 2 et n° 3 ; voici deux extraits qui le prouvent : « Les canaux aériens intra-pulmonaires secondaires, ceux qui « partent de la bronche (primaire) ; et tertiaires, ceux qui ont leur origine dans les canaux secon- « daires, traversent le poumon dans tous les sens, se rencontrent souvent, se terminent les uns dans « les autres..... Les canaux aériens tertiaires qui pénètrent dans tous les sens le tissu pulmonaire, « viennent se terminer à la surface du poumon, où leurs nombreux orifices ronds seraient béants, « s'ils n'étaient pas fermés par la plèvre, à la surface viscérale, ou par le tissu cellulaire, à la surface « vertébro-costale de ce viscère. » N° 86, p. 116 et 117.

opposées. Quant aux circuits externes, compris dans la moitié externe et amincie du poumon, ils sont moins nombreux, et aussi plus irréguliers dans leur forme et leur disposition. Les groupes supérieur et moyen des circuits externes ont pour secondaires : du côté ventral, la divergente curviligne y compris ses divisions, et la branche transverse de la quatrième divergente ; du côté dorsal, les penniformes les plus élevées externe, dorsales, et interne. Enfin le groupe inférieur des circuits externes se complique d'une disposition nouvelle : c'est-à-dire que ces circuits sont doubles, mais en partie seulement, l'un des deux systèmes secondaires demeurant commun, et servant de lien à la double couche de spires bronchiques. Le système secondaire intermédiaire ou commun est celui des penniformes externes ; les systèmes secondaires non-communs sont les penniformes petites dorsales pour les circuits postérieurs, la quatrième divergente et sa branche transverse pour les circuits antérieurs.

11° La question des ANASTOMOSES BRONCHIQUES, chez les oiseaux, a beaucoup attiré l'attention des observateurs, mais sans aboutir à des résultats décisifs[1]. Nous n'avons à parler présentement que des anastomoses du système bronchique proprement dit. A ce sujet le premier fait à noter est l'*absence complète d'anastomoses directes entre les segments des circuits bronchiques précédemment désignés sous le nom de bronches secondaires.* Les plus petites d'entre elles, celles qui font la transition aux tertiaires, peuvent seules faire exception à la règle, en présentant quelques anastomoses comme les tertiaires elles-mêmes. *Quant à celles-ci, elles sont toutes reliées entre elles par un système peu abondant, mais très-régulier, d'anastomoses, qui tend à convertir leur ensemble en un véritable réseau* (*fig.* 14, *a*). Les tertiaires anastomotiques sont, en effet, identiques, par le calibre et par la structure, aux tertiaires qu'elles mettent en communication. Elles vont perpendiculairement de l'une à l'autre, et conséquemment sont très-courtes. Le plus souvent elles se suivent l'une l'autre avec tant de régularité, dans leur niveau et leur direction, qu'elles forment des lignes continues ; et grâce au parallélisme et à la juxtaposition des tertiaires proprement dites, elles simulent assez bien des liens qui attacheraient transversalement, et à une assez grande distance l'un de l'autre, des faisceaux de tubes. Si l'on préfère considérer la combinaison des tertiaires proprement dites et anastomotiques comme constituant de véritables

[1] Voy. entre autres, N° 94[a], p. 9, et N° 119, p. 9.

réseaux bronchiques, on remarquera que les réseaux profonds sont à mailles linéaires, extrêmement allongées et bien régulières, tandis que les réseaux superficiels, occupant les faces du poumon (*fig.* 11 et 13), n'ont que des mailles punctiformes et irrégulières.

Le *réseau anastomotique central* de la face dorsale du poumon (*fig.* 13, *d*), bien que n'ayant jamais attiré l'attention des observateurs, mérite à plusieurs égards une mention spéciale. Il se distingue notablement des autres par sa constitution et sa fonction. Ce réseau est constitué par les tertiaires entrecroisées d'un groupe spécial de secondaires, les plus petites de toutes, et que pour cette raison je nomme *petites dorsales* (*fig.* 14, VI, 7). L'ensemble des petites dorsales et de leurs tertiaires mutuellement anastomosées peut être regardé comme un groupe distinct de circuits bronchiques complets, les plus petits de tous. Ils se distinguent encore de tous les autres circuits par cette particularité, que les secondaires constituant les parties extrêmes de ces petits circuits, au lieu d'appartenir à deux systèmes opposés, appartiennent à un seul et même système secondaire. On verra que la structure intime de la portion pneumatique du parenchyme pulmonaire, dont j'aurai à parler dans un instant, a de grandes analogies avec la constitution de ce petit groupe de circuits bronchiques. La place occupée par lui dans la masse pulmonaire est centrale par rapport à la partie postérieure de tous les grands circuits bronchiques. Une conséquence importante en résulte : c'est qu'il entre en communication anastomotique, par les tertiaires situées à son pourtour, avec les tertiaires superficielles de tous les grands circuits. Il établit donc, en premier lieu, une communication générale de tous les circuits spiriformes ; et, en second lieu, par l'intermédiaire des petites dorsales, une communication subsidiaire entre eux et la bronche trachéale. En outre, quelques-unes de ces tertiaires vont déboucher dans l'infundibulum du réceptacle pneumatique abdominal, qui me paraît avoir, plus que les autres réceptacles, la faculté d'être une sorte de régulateur de la respiration des oiseaux. J'avais donc raison de signaler, comme digne d'intérêt, même au point de vue physiologique, le réseau anastomotique central. (Voy. p. 56.)

§ IV. — CONNEXIONS ENTRE LE SYSTÈME BRONCHIQUE ET LES RÉCEPTACLES PNEUMATIQUES [1].

12° Pour se rendre compte des relations qui existent entre l'air atmosphérique d'un côté, et l'appareil *pneumatique-pulmonaire* de l'autre, il faut rechercher quelles sont les dispositions réciproques d'un assez grand nombre de parties anatomiques, savoir : la *bronche trachéale*, les *circuits bronchiques*, les *réceptacles pneumatiques*, et les *infundibula broncho-réceptaculaires*. Il est inutile de revenir sur la *bronche trachéale* et les *circuits bronchiques*, ils sont bien connus du lecteur. Les *réceptacles pneumatiques* sont au nombre de huit en tout ; néanmoins chaque poumon communique avec cinq réceptacles distincts, attendu que les deux réceptacles de l'étage supérieur sont, par exception, communs aux deux poumons. — Quant aux *infundibula broncho-réceptaculaires*, ils s'élèvent au chiffre de quatorze : sept à droite, et sept à gauche; et la raison de ce chiffre si différent de celui des réceptacles est que, des deux côtés, le poumon communique à la vérité par un seul infundibulum avec chacun des trois réceptacles *supérieur-postérieur*, *moyen-inférieur* et *inférieur*, mais qu'il communique par deux infundibula avec chacun des deux autres réceptacles, le *supérieur-antérieur* et le *moyen-supérieur*. Chacun de ces deux derniers réceptacles possède donc quatre infundibula, tandis que tous les autres n'en ont qu'un seul : circonstance bien digne de remarque.

Mes recherches sur les connexions des différents départements bronchiques avec les infundibula me permettent de séparer ces derniers en infundibula *monobronchiques*, *polybronchiques simples*, et *polybronchiques mixtes*. Les infundibula *monobronchiques* sont situés près du côté interne du poumon. Il y en a deux pour chaque poumon ; ils communiquent avec une seule bronche, par un point latéral situé à l'origine de cette bronche, qui est une grande secondaire. Les infundibula *polybronchiques simples* sont situés au côté externe du poumon. Il y en a trois; ils communiquent chacun avec plusieurs bronches tertiaires, parfois avec la terminaison d'une petite secondaire. Enfin,

[1] Jusqu'à présent personne ne s'était encore occupé de déterminer les connexions que les divers réceptacles peuvent avoir avec les divers départements bronchiques du poumon. Je n'ai par conséquent aucune remarque historique ou critique à présenter sur ce sujet.

les infundibula *polybronchiques mixtes*, outre la multiplicité des bronches qu'ils reçoivent, ont ceci de spécial : qu'ils sont *interréceptaculaires* ou *interréceptaculo-atmosphériques :* c'est-à-dire, qu'ils mettent en communication directe soit deux réceptacles différents, soit un réceptacle avec l'air atmosphérique. Il y en a deux de chaque côté, et leur position sur le poumon est intermédiaire par rapport aux deux autres séries d'infundibula. Passons maintenant à l'examen des connexions spéciales qui relient les différentes parties que nous venons de nommer et de définir.

a) Nous avons dit que les *infundibula monobronchiques* sont au nombre de deux. Le premier n'est autre que l'infundibulum unique du réceptacle pneumatique supérieur-postérieur. Il est fixé à la paroi de la première des grandes bronches secondaires divergentes (p. 34 ; *fig.* 11, *a*). Le deuxième infundibulum monobronchique est l'un de ceux qui appartiennent au réceptacle moyen-supérieur, savoir : l'*interne*. Il est attaché à la paroi de la troisième bronche divergente (*ibid.*, *e*). Plusieurs circonstances relatives aux deux infundibula monobronchiques sont dignes d'intérêt ; ils appartiennent à la section antérieure ou ventrale des bronches secondaires, et précisément aux deux bronches secondaires les plus considérables de toutes ; ils s'insèrent à la portion initiale de ces bronches, qui, pour le calibre le cèdent à peine à la bronche primaire elle-même, et par suite *cette insertion confine au hile pulmonaire ;* en d'autres termes, elle met les deux infundibula en communication presque immédiate avec la portion extra-pulmonaire de la bronche trachéale, et cela par le moyen des grandes ouvertures vestibulaires, maintenues toujours béantes par un appareil cartilagineux spécial. C'est là une circonstance d'une grande importance physiologique, et qui rapproche extrêmement les deux infundibula monobronchiques des infundibula interréceptaculo-atmosphériques. Enfin les deux infundibula monobronchiques appartiennent à deux réceptacles dont la fonction, ainsi que nous l'expliquerons dans un instant, est *antagoniste*. Ils desservent les circuits *bronchiques* qui composent la moitié *interne* du poumon.

b) Les *infundibula polybronchiques simples*, avons-nous dit, sont au nombre de trois, situés au côté externe du poumon. Le premier est l'un des infundibula du réceptacle supérieur-antérieur, à savoir : l'*externe* (p. 34, *fig.* 11, *b*). Ses orifices bronchiques sont placés à l'origine des grosses tertiaires émises par la bronche curviligne de la première divergente (retombantes externes). Le deuxième infundibulum polybronchique simple confine au premier : c'est l'infundibulum *externe* du réceptacle moyen-supérieur (p. 34, *fig.* 11, *c*, *d*). Les tertiaires assez nombreuses qu'il dessert appartiennent presque exclusivement à la cinquième divergente. Enfin le troisième infundibulum est celui du réceptacle moyen-inférieur. Sous le rapport de ses communications bronchiques, il est plus compliqué que les deux précédents (p. 34, *fig.* 11, *f*, *g*; et p. 52, *fig.* 15, XI, D). Il reçoit, en effet, outre un assez grand nombre de tertiaires émanant des secondaires externes et souvent aussi de la quatrième divergente, la plus importante des bronches secondaires externes, c'est-à-dire la deuxième. On voit donc que les trois infundibula polybronchiques simples sont affectés aux circuits bronchiques dont est formée la moitié *externe* du poumon ; qu'à une exception près, relative à la principale bronche secondaire externe, ils n'ont de communications directes qu'avec des bronches tertiaires, tout en se maintenant dans le voisinage immédiat de la portion externe des divergentes, laquelle précisément n'appartient pas aux deux infundibula monobronchiques ; qu'enfin ils desservent un groupe réceptaculaire *antagoniste :* d'un côté un réceptacle *expirateur*, de l'autre deux réceptacles *inspirateurs.*

c) Il reste un troisième et dernier groupe d'infundibula c'est-à-dire les infundibula *polybronchiques mixtes*, dont la caractéristique est d'établir des communications *directes* entre deux réceptacles distincts, ou bien entre un réceptacle et l'air extérieur par la bronche trachéale, sans préjudice d'ailleurs des communications ordinaires avec les bronches. Ces infundibula sont au nombre de deux seulement. Le premier est l'infundibulum interne du réceptacle supérieur-antérieur. Il ne reçoit guère que des tertiaires profondes appartenant aux deux premières secondaires externe et interne ; mais, ce qui est bien remarquable, il établit une communication directe entre deux réceptacles pneumatiques *antagonistes :* le supérieur-antérieur et le moyen-supérieur. Le second infundibulum polybronchique mixte est celui du réceptacle pneumatique inférieur (p. 34 ; *fig.* 11, *h*). Il est également très-complexe sous le rapport de ses communications bronchiques. Les tertiaires qu'il reçoit appartiennent principalement aux circuits externes-inférieurs, circuits spéciaux, doubles, ainsi que nous l'avons dit ; elles appartiennent encore à ces circuits minimes engendrés par la masse des petites dorsales. Les secondaires externes, à part la deuxième, ont pour véritable aboutissant l'infundibulum du réceptacle inférieur. Enfin, circonstance digne d'attention, la bronche trachéale se rend en droite à ce réceptacle, et néanmoins ne saurait lui apporter de l'air atmosphérique pur, c'est-à-dire complétement soustrait à l'action du poumon et des réceptacles, ainsi que nous le montrerons dans un instant.

§ V. — Structure intime du poumon.

13° Chez les oiseaux, les deux bronches primaires ou trachéales se rendent en ligne droite aux réceptacles pneumatiques inférieurs; ceux-ci sont leur véritable terminaison. On peut considérer l'ensemble de la trachée, des deux bronches primaires, et des deux réceptacles abdominaux, comme un tout organique, et comme un appareil distinct. Cet appareil se développe avant le poumon, et ne saurait être entièrement confondu avec lui sous aucun point de vue.

La masse dite pulmonaire, en ornithotomie, ne résulte pas, en effet, d'une division dichotomique et prolongée de la trachée; elle n'est pas formée en somme d'une grande quantité de ramuscules bronchiques, qui tous aboutissent à un *lobule principal*, lequel ne manque peut-être pas de ressemblance analogique avec un très-petit réceptacle pneumatique, plus ou moins subdivisé et cloisonné. Le parenchyme pulmonaire des oiseaux, au contraire, forme une masse distincte qui vient s'ajouter à la bronche trachéale, et n'entre en communication avec elle qu'afin d'avoir accès pour sa part sur l'air extérieur. Je dois me borner ici à la simple indication d'une vue qui pour être développée et dûment contrôlée exigerait un examen de l'appareil respiratoire dans toute la série des vertébrés pulmonés. Au point de vue de la disposition morphologique nous avons fait remarquer que les oiseaux ne possèdent à proprement parler d'autres bronches que la bronche trachéale. Ce qui correspond chez eux au système bronchique des mammifères consiste en circuits spiriformes. Quant à la structure du parenchyme respirateur, elle n'a rien de commun avec la structure des lobes, lobules pulmonaires, et bronchioles ultimes, de la première classe des vertébrés. Il semble, encore une fois, que chez les oiseaux la bronche primaire ne fasse que traverser le poumon. Elle n'a de continuité véritable avec lui que par les origines des circuits bronchiques; elle possède seule des segments cartilagineux; enfin l'aspect de sa surface interne est spécial, et conforme à celui de la muqueuse trachéale, cette conformité subsistante encore au point de vue histologique (voy. p. 58 et suiv.). Au contraire les circuits bronchiques diffèrent à bien des points de vue et de la trachée et de la bronche trachéale; peut-être même en diffèrent-ils par leur épithélium, quoique je n'aie pas d'observations personnelles qui me permettent de me prononcer définitivement sur ce point.

14° Dans l'organe qui par sa fonction est l'analogue du poumon des mammifères et qui est appendu, ainsi que nous venons de le dire, à la bronche trachéale, nous avons à considérer la structure des conduits spiriformes; d'abord la structure des portions extrêmes, plus larges, et moins nombreuses, que nous avons nommées bronches secondaires; ensuite celle des portions moyennes, plus étroites et très-multipliées, appelées semblablement bronches tertiaires. Tout ce qui est au delà de ces circuits, dans le poumon, fait partie du parenchyme respirateur.

a) Les agents de la distribution dans le poumon du mélange de gaz destiné à l'hématose (mélange d'air atmosphérique et d'air réceptaculaire), sont exclusivement les circuits spiriformes. Les *portions larges de ces circuits, les bronches secondaires*, ont une tunique muqueuse différente de celle qui revêt la bronche trachéale, beaucoup plus mince, sèche, pâle, et dépourvue des plis longitudinaux et onduleux que nous avons signalés dans la muqueuse trachéo-bronchique. On dirait une simple membrane fibreuse, surtout dans la portion des divergentes qui apparaît saillante à la surface du poumon. Partout ailleurs cette membrane acquiert des caractères spéciaux qui appartiennent également, en grande partie du moins, aux portions rétrécies des circuits spiriformes, c'est-à-dire aux bronches tertiaires. La paroi des secondaires se distingue immédiatement : 1° par la distribution très-régulière sur toute son étendue des orifices des tertiaires; 2° par un beau réseau, très en relief, de tractus fibro-musculaires sous-épithéliaux, circonscrivant des alvéoles de différents ordres, qui couvrent sans discontinuité la surface interne des circuits bronchiques; 3° par une innombrable quantité de fins pertuis, groupés au fond de chaque alvéole, et représentant l'entrée des canalicules respirateurs.

Sur les bronches secondaires, les alvéoles délimitées par les faisceaux fibro-musculaires sont de trois ordres. Les plus grandes de ces mailles ou alvéoles sont assez irrégulières; elles se rencontrent en plus grand nombre, et moins compliquées d'autres mailles secondaires, aux lieux d'origine du réseau fibro-musculaire, réseau étendu, avons-nous dit, à tout le système bronchique. Ces lieux d'origine sont principalement les côtés des divergentes, et la zone pulmonaire des infundibula polybronchiques. Les grandes mailles originelles du réseau fibro-musculaire sont étroites, mais allongées dans le sens de la circonférence bronchique. Au delà des points d'origine, les mailles primaires se subdivisent bientôt en mailles secondaires. Les orifices des bronches tertiaires, répartis fort régulièrement sur la paroi des secondaires, à une distance réciproque d'un millimètre à un millimètre et demi, occupent généralement le centre d'une maille de second ordre. Les mailles intermédiaires, celles qui n'encadrent pas les tertiaires, sont subdivisées à leur tour en mailles encore plus petites, ou de troisième ordre, toujours limitées par des fascicules fibro-musculaires. Ces dernières mailles ne mesurent guère plus de deux dixièmes de millimètre ($0^{mm},2$); leur centre est toujours occupé par un groupe de trois à quatre pertuis, mesurant chacun un vingtième de millimètre à peine ($0^{mm},05$). Ces pertuis sont les orifices de ce que RAINEY appelle *passages intercellulaires*, et de ce que nous regardons, nous, comme les premiers canalicules respirateurs, attendu que d'après nos recherches il n'existe ni *passages* (ce mot étant pris au sens que lui donne RAINEY), ni *cellules*, dans le parenchyme pulmonaire des oiseaux.

b) La structure des *bronches tertiaires* ne diffère en rien d'essentiel de la structure des bronches secondaires. En d'autres termes, il n'y a qu'une seule et même structure pour les deux portions *large* et *étroite* des circuits bronchiques. Seulement la structure des tertiaires est uniforme. Elle comprend un réseau de trabécules fibro-musculaires; mais les mailles, d'une régularité admirable, sont toutes semblables, et toutes identiques à ce que nous avons appelé, dans les bronches secondaires, des mailles de troisième ordre. Si l'on fait abstraction des orifices peu nombreux appartenant aux tertiaires anastomotiques, on peut dire que la paroi des tertiaires ne présente que les pertuis des canalicules respirateurs primaires, pertuis réunis au nombre de trois ou quatre, suivant le mode précédemment indiqué, dans chacune des alvéoles tertiaires. L'uniformité de calibre soit entre les différentes tertiaires, soit d'une extrémité à l'autre d'une même tertiaire, s'ajoute à l'uniformité de structure, et complète la parfaite similitude de toutes les parties du système tertiaire. La parité de diamètre à ces deux points de vue apparaît comme la conséquence de la similitude générale des conduits spiriformes, et comme la conséquence des connexions interbronchiques des tertiaires qui, parties d'une secondaire, retournent à une secondaire, au lieu d'aboutir à une quaternaire, comme dans le système bronchique des mammifères.

15° Le *parenchyme pulmonaire* des oiseaux ne ressemble en rien à celui des mammifères. Il existe des différences radicales entre eux, comme il en existe entre les systèmes bronchiques de ces deux premières classes de vertébrés. Chez les oiseaux, les dernières voies où l'air respirable ait accès constituent un véritable *réseau capillaire*, très-riche, très-régulier, très-uniforme dans ses dernières mailles. L'ensemble des circuits des petites dorsales, dont la portion tertiaire, fort courte et fréquemment anastomosée, constitue également un réseau (p. 46, *fig.* 13, *d*), offre un type macroscopique et simplifié des réseaux respirateurs du parenchyme.

a) Rien de plus facile que d'assigner les *limites*, et la *situation* du parenchyme pulmonaire. *Le tissu respirateur occupe exclusivement, et sans en excepter un seul point, l'ensemble des espaces interstitiels compris entre les bronches tertiaires.* En d'autres termes, les vides qui résultent du rétrécissement de la portion moyenne des circuits bronchiques sont exactement remplis par le tissu respirateur du poumon. Celui-ci forme une sorte de manchon prismatique à chaque bronche tertiaire, et les extrémités de ces manchons adhèrent aux bronches secondaires, autour des attaches des tertiaires. Ainsi les secondaires contribuent pour une petite part au support du parenchyme pulmonaire. C'est par les portions de leur paroi comprises entre les orifices régulièrement espacés des tertiaires ; sur ces portions, en effet, nous avons précédemment signalé des alvéoles ternaires, avec leurs groupes de pertuis microscopiques appartenant aux canalicules respirateurs. Les manchons pressés les uns contre les autres ont la forme de prismes réguliers, presque toujours hexagonaux. Chaque bronche tertiaire occupe l'axe de l'un de ces prismes, et chaque prisme est enfermé dans une enveloppe de tissu conjonctif. Dans les interstices des prismes, au sein de ce tissu conjonctif, passent les ramifications des vaisseaux pulmonaires[1].

[1] A. Retzius (1831) est le premier qui ait donné une idée juste du siége spécial du parenchyme pulmonaire chez les oiseaux. Les voies ultimes du poumon sont formées chez eux, à ce qu'il croit, de trabécules aréolaires et de cellules ; mais quant au siége, dit-il, les cellules pulmonaires sont *pariétales*, tandis qu'elles sont *terminales* chez les mammifères (p. 7). Je transcris le passage de son mémoire suivant moi le plus intéressant : « Wo sind die Gebilde, welche den Lungenzellen bei den « Saügthieren entsprechen? Sie können, wenn sie uberhaupt existiren, sich nirgends anderswo befinden « als gerade in den Wänden der Luftröhrchen und Pfeifen selbst. Schneidet man diese auf,... so findet « man die Wände, sowohl der Röhren (bronches secondaires) als am meisten der Pfeifen (bronches « tertiaires), auf das schönste bekleidet mit einem feinem Netze von kleine Scheidewänden, Höhlchen « und Zellchen... In jeder Masche dieses Netzes entdeckt man ferner durch das Vergrösserungs glas ein « noch feineres Netz, mit noch feineren œffnungen, und diese führen endlich in die Kurzen, fast sechs-

b) Nous avons donné, par comparaison, une idée de la constitution histologique de la partie fondamentale ou pneumatique du parenchyme pulmonaire, c'est-à-dire de ces prismes hexagonaux, dont nous venons de faire connaître la situation exacte; *les dernières voies de l'air consistent en un véritable réseau de capillaires pneumatiques, munis d'une paroi propre en continuité avec la paroi des circuits bronchiques.* Il y a trois ordres de ces capillaires. Le premier ordre comprend tous les capillaires initiaux, c'est-à-dire tous ceux qui s'ouvent directement sur la paroi des circuits spiriformes, sur laquelle ils sont implantés à la manière des filaments du velours; on conçoit, vu l'innombrable quantité de ces pertuis, *quelle parfaite et universelle communication il existe entre le tissu respirateur et le système bronchique.* Nous avons décrit les orifices de ces capillaires initiaux du tissu respirateur : ce sont de véritables pertuis microscopiques, groupés au fond des alvéoles tertiaires, ou dernières mailles du réseau fibro-musculaire des circuits bronchiques. Le diamètre des ces premiers capillaires pneumatiques mesure en moyenne cinq centièmes de millimètre (0^{mm},05). Ils sont implantés comme les filaments du velours sur la paroi des tertiaires. Chacun d'eux est l'origine d'un groupe de capillaires pneumatiques du second ordre, anastomosés entre eux, et dont le diamètre, déjà réduit de moitié, n'a guère plus de vingt-cinq millièmes de millimètre (0^{mm},025). Enfin les capillaires pneumatiques terminaux, ou de troisième ordre, c'est-à-dire les plus nombreux, les plus éloignés de l'axe des prismes pulmonaires, constituent un réseau d'une régularité et d'une uniformité admirables, et n'ont plus comme diamètre que douze millièmes de millimètre (0^{mm},012). Il faut remarquer ce chiffre, qui, déterminé par moi en dehors de toute espèce de préoccupation, se trouve, par une coïncidence remarquable, mesurer le grand diamètre des globules sanguins elliptiques du coq domestique avec précision. Les capillaires et les mailles du réseau ultime, pneumatique ou sanguin, ont exactement le même diamètre

« seitigen Raüme, welche die Lungenzellchen ausmachen, in denen sich die haarrohrchen der Lungen« schlagader ausbreiten. Die dickeren wände der tiefen Pfeifen bestehen fast allein aus diesen gebil« den... » N° 75, p. 6.

G. Rainey. (1849) a étendu, sous plusieurs rapports, l'exposé précédent de Retzius, comme on en pourra juger par les citations suivantes : « The bronchial tubes in birds are membranous passages « surroundet by the air-cells... The air-cells are situated all around the bronchial tubes, filling up the « interval between them and the spaces which separate the lobules, the interlobular fissures appearing, « in the uninjected lung, to be merely the cellular walls of these passages... These several structures « have an investment of cellular tissue more or less complete, by which an entire lung is divided into « lobules, as in the lung of the mammal. These lobules are generally distinguished in the bird by their « great length... » N° 97, p. 49, 50 et 51.

($0^{mm},012$). Un mélange de gaz peut néanmoins se mouvoir avec la plus grande facilité à travers des canaux d'une si grande étroitesse. D'après RAINEY le chiffre qui conviendrait aux dernières voies pulmonaires descendrait même bien au-dessous de celui que nous indiquons ; il serait seulement de vingt-sept dix-millièmes de millimètre ($0^{mm},0027$); mais j'ai dit ailleurs qu'il y avait là une erreur à mettre sur le compte du genre de préparations qui ont probablement servi au savant anglais[1].

[1] Le travail publié par G. RAINEY en 1849 fait époque dans la suite des travaux analogues destinés à élucider la structure du poumon des oiseaux. Le principal mérite de ce travail est d'avoir contribué plus que tout autre à briser la tradition si accréditée d'après laquelle il y aurait similitude de structure ou homologie, entre le poumon des mammifères et celui des oiseaux. Je suis obligé d'avouer qu'en formulant ce jugement, je me mets en contradiction avec des autorités très-recommandables ; mais je crois ne pas me tromper, bien que Rainey lui-même, par l'expression littérale qu'il donne à ses idées, par l'emploi constant, en particulier, d'appellations qui ne conviennent qu'au poumon des mammifères (cellules pulmonaires, bronches ou passages intercellulaires, etc., etc.), semble me démentir ; il dit par exemple (p. 49) : « The respiratory apparatus in birds, as in mammals, consists « of trachea, bronchi, intercellular passages and air-cells... » Des faits exposés par Rainey, et déjà entrevus, paraît-il, par Bowman[a], on peut conclure que les dernières bronches des oiseaux, nombreuses, communiquant entre elles, très-larges et presque toutes d'égal diamètre, ont leurs parois criblées de pertuis, par lesquels s'échappe l'air qui chemine dans leur cavité. Cet air épanché hors des bronches, où est-il reçu ? Dans les mailles du réseau capillaire sanguin, suivant Rainey, au contact immédiat de ces capillaires, dont la paroi se trouve en quelque sorte baignée d'air à nu. Par conséquent les oiseaux n'auraient point de parenchyme pulmonaire proprement dit ; on ne trouverait chez eux ni bronchioles, ni canalicules respirateurs, ni infundibula à parois aréo-cellulaires. Leur poumon, en fait de voies pneumatiques indépendantes, ne contiendrait qu'un système de grosses bronches à parois cribriformes. Qu'est-ce alors que les *air-cells* si souvent nommées par Rainey ? Ces *air-cells* sont plutôt, dit-il, des *air-spaces* (p. 51) ; les mailles vasculaires remplissent les fonctions des cellules pulmonaires des mammifères ; c'est pourquoi il leur en confère le nom : « Althoug i have called these air-cells, « because they receive and retain the inspired air,... yet i may observe that the ultimate form of the « air-passages in birds is not that of cells as in the human lung. The capillaries (les capillaires « sanguins), instead of being connected together by a membrane, and placed several of them upon the « same plane... form by their frequent anastomoses upon different planes, and without any membrane « connecting them, excepting those capillaries which are situated nearest to the surface of the lobules, « a kind of dense solid plexus, with no other separation between its vessels than the open areolæ or « mashes of the plexus, which communicate freely throug the whole of a lobule » (p. 50). Veut-on une seconde preuve qu'aucune partie de la paroi des bronches, suivant Rainey, ne se prolonge par la circonférence des pertuis de cette paroi, dans les *passages intercellulaires ?*... « The bronchial tubes in birds « are lined by a distinct fibrous membrane, similar in appearance to that lining these passages in « mammals ; and at those parts of the tube from which the intercellular passages procced this mem- « brane is « perforated », so that the bronchial membrane, like that in the human lung, does not « extend further than the bronchial tubes » (p. 50). Et à la page suivaute : « The membrane lining « the bronchial tubes does not extend into the intercellular passages, but terminates by a distinct « circular border at the commencement of those passages from the tubes, giving the membrane in this « situation a cribriform appearance. Neither does the ciliated epithelium lining the bronchial tubes « extend into the intercellular passages... »

Je ne puis admettre un seul instant qu'on ait tort, ainsi que le prétend EBERTH, entre autres, de

[a] R. B. TODD AND W. BOWMAN, *The physiological anatomy and physiology of man* ; vol. 2, p. 594 à 596 ; 8°, London, 1856.

Le réseau des trabécules fibro-musculaires que nous avons vu exister sur toute l'étendue des circuits bronchiques fait absolument défaut dans le réseau des capillaires pneumatiques. Je n'ai rencontré non plus aucun indice de l'existence soit d'une muqueuse, soit d'un véritable épithélium, dans les capillaires même du premier ordre, qui pourtant s'ouvrent directement

compter Rainey parmi ceux qui dénient tout épithélium aux derniers espaces auxquels l'air accède dans le poumon. (N° 119, 1862, p. 11.) Je puis invoquer en faveur de mon opinion le témoignage de Williams (1859) : « It was first proved by Mr. Rainey that in the lungs of birds the mucous membrane « does not extend inwards in the direction of the interior of the lungs beyond the limits of the bronchi... « By this observer it is maintened that all parts of the lungs of birds *beyond* the extremes of the bronchi « are literally devoid of all epithelial covering whatever, the extreme capillary vessels being included in « nothing but their own proper tunics. » N° 113, p. 277.

Depuis Rainey, aucune vue nouvelle, aucune constatation matérielle de sérieuse importance, n'a été produite relativement à la structure intime du poumon ; mais on a cherché à atténuer les invraisemblances de sa doctrine, et à rétablir les analogies les plus importantes avec les mammifères. Fr. Leydig (1857) dit simplement : « ... es ist mir bis jetzt nicht einmal gelungen, das Epithel in den Lungen-« zellen der Vögel (Reiher, Taube) zweifellos zu sehen[1] » Suivant Th. Williams (1859) l'air inspiré arrive bien dans chacune des mailles du réseau des capillaires sanguins, réseau dont il donne une figure qui me paraît essentiellement différente de ce que j'ai vu sur mes préparations (fig. 225, B, p. 276) ; mais ces mailles peuvent ne pas être limitées par des capillaires à nu, elles doivent être limitées par des capillaires recouverts d'un épithélium pavimenteux : « The vessels (when injected) *do* « appear to be literally naked. But in the recent structure, in their sections through the bronchi and « intercellular passages, it is perfectly easy to the practised eye to trace the epithelium of the bronchi « over the larger vessels amid the intercellular passages just before the former break into the mass « of the ultimate capillaries. The continuity of the pavement epithelium of the larger vessels with the « *cylindrical* of the bronchi may be undoubtedly traced by the eye. Now, what is true of the larger « vessels is very probably true also of the smaller. » On peut objecter que les gros capillaires sur lesquels Williams croit avoir sûrement observé l'épithélium pavimenteux en continuité avec l'épithélium des bronches, ne sont pas situés, comme il résulte de sa description, dans le voisinage de ces bronches et parmi les passages intercellulaires, mais tout à fait à l'opposite, c'est-à-dire contre les cloisons interprismatiques ou interlobulaires. N° 113, p. 278.

J.-C. Schrœder v. d. Kolk (1860), a émis sur la structure du poumon des oiseaux des idées qui font en partie retour à celles de Retzius. Il admet l'existence d'un parenchyme *aréolaire;* les trabécules qui délimitent les aréoles ont une structure complexe ; elles ont un revêtement épithélial à l'extérieur, et contiennent à l'intérieur les capillaires sanguins : « ... aus denselben (les gros tuyaux bronchiques) « geht nach allen Seiten ein feines Balkengewebe hervor, in welchen ein dicht zusammengedrängtes « sehr feines Capillarnetz verläuft, dessen gefässe viel feiner sind als irgend einer Saügethier-Lunge. « Der durchmesser dieser Gefässe beim Huhne betrag $\frac{1}{500}$ mm., während er beim Menschen « nur $\frac{1}{300}$ mm. beträgt ; als das maas der kleinsten Luftgänge in dem balkengewebe der Vögellunge fand « ich 0,012 mm.; nirgends aber sind die Gefässe in der Vögellunge isolirt, so dass die Luft durch « einzelne nakte Gefässe durchstreichen könnte. Die Gefässe sind vielmehr in dem Balkengewebe « enthalten, das mit sehr dünnen Epithelialzellen bekleidet ist... Die Vögellunge besteht mithin aus « einem feinem Balkengewebe, dessen maschen überall mit Luft gefüllt sind, und welche überall in « der ganzen Lunge mit einander zu communiciren scheinen. » N° 115, p. 94 et 95. La théorie de Schrœder n'est d'ailleurs qu'une atténuation discrète de celle de Al. Ecker (1854) : cet auteur compose le parenchyme pulmonaire de toutes les structures et dispositions élémentaires qu'on y a décrites avant lui, et y ajoute encore. Il mentionne des bronches ramifiées extrêmement fines, des cellules et un tissu terminal des plus compliqués ; les trabécules de ce réseau contiennent, en effet,

[1] Lehrbuch der Histologie d. Menschen u. d. Thiere, p. 374; gr. 8°, Hamm.

soit dans les tertiaires, soit dans les secondaires. Néanmoins j'ai positivement reconnu, contrairement à l'opinion de Rainey, que *tous les capillaires pneumatiques, y compris les plus fins, sont pourvus d'une paroi propre, continue à la paroi des circuits bronchiques*. Cette paroi est extrêmement mince, à la vérité; elle est dépourvue, à ce qu'il m'a semblé, de tout élément figuré quelconque, et ce n'est que par analogie, et par suite de ses connexions, que je puis la supposer de nature épithélio-conjonctive.

des fibres élastiques, des fibres musculaires, et des capillaires sanguins. Ces derniers ne sont même pas exclusivement contenus dans l'épaisseur des trabécules, ils les traversent pour venir se répandre à leur surface : « in der Wand dieser *canaliculi aeriferi* (bronches tertiaires) sieht man zahlreiche « œffnungen, welche in verzweigte kanäle führen, die senkrecht auf der axe der ersteren stehen, mit « zellen ausgekleidet sind und nach allen richtungen untereinander zusammenhangen. Das gewebe « der Lungen, das zwischen diesen zahllosen Kanälen übrig bleibt, ist ein Balkengewebe, das aus « elastichen fasern und theilweise auch organischen Muskelfasern besteht, und in und auf welchem « die ausserordentlich engmaschigen Capillarnetze, in welche sich die Gefässe auflösen, ausgebreitet « sind. » N° 100. X° *pl.*, *fig.* XI. Rainey pour qui le parenchyme pulmonaire consistait exclusivement en un réseau capillaire sanguin, dans les mailles duquel l'air avait accès direct, réduisait le plus possible les dimensions de ces mailles (pour les dernières d'entre elles moins de $\frac{1}{9600}$ *d'inch*, c'est-à-moins $0^{mm},0025$), en sorte qu'il assimilait le réseau capillaire sanguin à une masse presque solide, tant il la trouvait dense (a kind of dense solid plexus), et qu'il ne se préoccupait aucunement de l'insignifiance de la quantité d'air qui pouvait traverser ces longues suites de mailles, ou plutôt de pores véritables, pour venir hématoser une quantité tout à fait disproportionnée de sang. Ecker et Schrœder ont indiqué à leur tour un diamètre singulièrement réduit pour les capillaires sanguins ; à la vérité cela permet de placer autour d'eux le tissu très-complexe des trabécules aréolaires, sans recourir à la raréfaction du réseau sanguin ; quoi qu'il en soit, ils ont assigné aux derniers capillaires, Ecker un diamètre de $\frac{1}{200}^{mm}$., Schrœder un diamètre de $\frac{1}{500}^{mm}$. Mais alors, comment les globules rouges peuvent-ils traverser la cavité de semblables capillaires ? Chez les oiseaux le petit diamètre de ces globules ne descend jamais, croit-on, au-dessous de $\frac{1}{158}^{mm}$, et d'après Gulliver les globules du *Gallus domesticus* en particulier ont comme diamètres $\frac{1}{83}$ et $\frac{1}{156}^{mm}$. (*Voy.* H. Milne-Edwards, N° 110, t. Ier, p. 86 et 88.)

Nous terminerons ces remarques de critique historique en mentionnant encore un consciencieux travail, assez incertain néanmoins dans ses conclusions, dû à C.-J. Eberth (1862). Ce travail ayant servi de point de départ à mes recherches, j'en extrais quelques passages qui feront comprendre à quel degré était parvenue la solution du problème relatif à la structure du parenchyme pulmonaire des oiseaux, lorsque j'ai commencé à m'en occuper : « Um die feinsten Bronchen herum — die « eigentlichen Lungenpfeifen (bronches tertiaires) — sitzen die Luftzellen, un bilden mit jenen « Schöne sechseckige, durch feine Septa von einander getrennte Säulen... Ich muss darum die frage, « ob die Luftzellen der Vogellunge nur aus einem Balkengerüste nackter Capillaren oder neben einem « solchen noch aus geschlossenen Bläschen bestehen, noch als eine offene betrachten... Das jedoch « steht fest, dass in den Luftzellen wirklich ein feines capillares Netzwerk besteht, welches ringsum « von Luft umspült wird.., Ich erkenne ein sehr feines, aus zartem Bindegewebe bestehendes Gerüst « ohne glatte Muskeln und elastiche Fasern, welches die Gefässe trägt. An manchen Orten ist dasselbe « jedoch so gering, dass kaum etwas davon sichtbar ist, und es den Anschein hat, als sei nur ein « Maschenwerk von Capillaren vorhanden... habe ich mich uberzeugt dass am Beginn der Lungenpfeifen « das Flimmerepithel aufhört, und dass die durchbrochene, vorzugsveise Muskeln aber keine Gefässe « enthaltende Membran derselben mit sehr zarten, $\frac{1}{200}-\frac{1}{250}^{mm}$ grossen zerstreut liegenden Platten- « epithelien überkleidet ist. Die Capillargefässe der feinsten Luftwege sind vorzugsweise nackt, nur da « und dort liegen ihnen einzelne zarte Plattenzellen auf. » N° 119, p. 9, 10, 11. Ainsi les recherches personnelles d'Eberth l'ont conduit, en dehors de quelques perfectionnements de détail, à adopter une doctrine qui équivaut aux doctrines de Retzius et de Rainey, éclectiquement combinées.

Les *réseaux pneumatiques* du poumon sont assemblés en petites masses représentant des prismes réguliers, à cinq ou six pans, dans la majorité des cas. Chaque prisme entoure une bronche tertiaire, qui fait en quelque sorte fonction d'axe creux. Il y a autant de ces prismes qu'il y a de bronches tertiaires; et tous sont enfermés dans une enveloppe de tissu conjonctif. Le parenchyme pneumatique dont chaque tertiaire est comme engaînée ne peut directement communiquer avec celui d'une tertiaire voisine que par le parenchyme d'une tertiaire anastomotique. Les tertiaires anastomotiques sont rares, surtout dans la profondeur du poumon; mais je pense qu'il n'existe que peu ou point de tertiaires qui ne présentent aucune anastomose sur toute l'étendue de leur trajet. Les secondaires, sur les parois desquelles on voit les orifices des tertiaires entourés des pertuis des gros capillaires pneumatiques appartenant aux deux bases des prismes parenchymateux, sont un second moyen de communication, mais de communication médiate, servant à des groupes nombreux de ces prismes. On voit déjà, qu'au point de vue de la fonction, les prismes péribronchiques du poumon des oiseaux répondent aux derniers lobules pulmonaires des mammifères; tandis qu'au point de vue de la constitution anatomique, on ne saisit aucune similitude entre les uns et les autres. Ils sont *analogues*, plutôt qu'*homologues*, et les prismes sont d'une structure supérieure à celle des lobules. On le reconnaîtra mieux encore, en examinant maintenant leur système capillaire sanguin.

c) Nous avons dit que les prismes pulmonaires péribronchiques sont entourés d'une membrane celluleuse, formant une loge fermée pour chacun d'eux. C'est par les parois de cette loge que pénètrent les vaisseaux qui desservent leur appareil circulatoire sanguin. Celui-ci consiste en réseaux de vaisseaux capillaires, réciproques des réseaux de capillaires pneumatiques, pour le calibre des mailles et des vaisseaux, et formant ensemble une masse continue unique. La réciprocité de connexions qui existe entre les deux réseaux, pneumatique et vasculaire, consiste en ce que toute maille de l'un des deux est non-seulement *traversée* mais encore exactement *remplie* par un capillaire de l'autre. *Chez les oiseaux les capillaires sanguins sont absolument environnés d'air, et les capillaires pneumatiques sont de même partout entourés de sang.* Une plus grande division de l'air à respirer; une multiplication des capillaires telle qu'ils forment une couche aussi épaisse que le prisme parenchymateux; une grande extension, un contact parfaitement général, des surfaces réagissant pour produire l'hématose, sont la conséquence de ces dispositions anatomiques, si nous les envisageons comparativement avec celles que nous connaissons dans le poumon des mammifères.

Note sur les fonctions de l'appareil respiratoire chez les oiseaux.

Qu'on me permette d'*essayer* de résoudre par voie anatomique-inductive, c'est-à-dire par une méthode d'une légitimité suspecte, je l'avoue, certaines questions relatives à la respiration des oiseaux. Ces problèmes appartiennent aux physiologistes, il est vrai ; et d'une manière générale, leur solution *définitive* ne saurait être donnée que par la physiologie expérimentale. Mais ils font partie, dans les limites où je m'en occuperai, de ce groupe de problèmes qu'on pourrait appeler anatomo-physiologiques, parce qu'ils dépendent étroitement du simple agencement des parties. Il est utile que ces problèmes-là soient d'abord posés, discutés, et résolus hypothétiquement par les anatomistes, afin d'éclairer les physiologistes sur l'importance et le rôle probables des dispositions morphologiques. Ils se trouvent dès lors en position meilleure pour instituer des expériences plus décisives, parce qu'elles sont mieux appropriées aux conditions anatomiques.

Au point de vue fonctionnel, les huit réceptacles pneumatiques peuvent être rangés en deux groupes qui agissent chacun à la manière d'un agent unique, et dont l'action, à quelque moment qu'on la considère, est toujours en complet antagonisme. Le premier de ces groupes comprend les quatre réceptacles moyens, tandis que le deuxième groupe réunit les quatre réceptacles extrêmes (les deux supérieurs et les deux inférieurs). On sait depuis longtemps que les réceptacles moyens se dilatent pendant l'ampliation de la cage costale, et au moment de l'introduction de l'air extérieur par les narines et la trachée. Durant tout le temps que les réceptacles moyens sont ainsi en inspiration, les réceptacles extrêmes au contraire sont en expiration : d'où les qualifications d'*inspirateurs* donnée aux premiers, et d'*expirateurs* aux derniers : qualifications peu rigoureuses, du moins en ce sens que durant l'expiration trachéale, les réceptacles inspirateurs deviennent à leur tour expirateurs, et que les expirateurs se transforment aussi en inspirateurs. L'action des deux groupes réceptaculaires est antagoniste-alternative, et chacun à son tour est inspirateur et expirateur.

L'application récente des appareils enregistreurs à l'étude de la respiration des oiseaux permet d'ajouter quelques détails intéressants aux notions qui précèdent, et qui sont connues depuis Perrault et Méry, c'est-à-dire depuis la seconde moitié du dix-septième siècle. Il résulte, par exemple, des *Graphiques* recueillis par P. Bert[1], et publiés en 1870, que l'inspiration et l'expiration se succèdent chez les oiseaux d'une manière parfaitement continue, sans la moindre pause ou repos entre les deux. L'inspiration a lieu d'un mouvement uniforme, l'expiration au contraire est brusque au début, et devient ensuite sensiblement plus lente. L'expiration dure aussi plus longtemps, d'un quart environ, que l'inspiration; mais cette différence dépend à peu près exclusivement d'une occlusion de la glotte plus ou moins prononcée pendant l'expiration. Chez les oiseaux, en effet, la glotte peut se fermer complétement sous l'influence de la volonté. Enfin le jeu des réceptacles inspirateurs et expirateurs est non-seulement alternatif et antagoniste, mais pour les premiers comme pour les seconds la contraction et la dilatation se suivent sans intervalle, et les actions opposées des deux groupes réceptaculaires commencent et finissent ensemble[2]. Il va de soi que la contraction des réceptacles inspirateurs, coïncidant avec l'expiration trachéale, soit plus longue que leur dilatation, et que précisément l'inverse ait lieu pour les réceptacles expirateurs : circonstance, comme on verra, favorable à l'hématose, si du moins l'idée que nous nous faisons de la respiration des oiseaux est vraie.

On paraît être dans l'incertitude sur la manière dont les poumons et le diaphragme pulmonaire se comportent pendant l'ampliation et le resserrement de l'enceinte costale. On croit que les poumons participent au mouvement d'ampliation thoracique, mais à un moindre degré que les réceptacles inspirateurs[3], et cela en raison de la position des poumons contre les inser-

[1] N° 136, p. 318 et suiv.

[2] N° 136, p. 323, *fig.* 71 et 72, Graphiques de la respiration d'un Canard, par P. Bert.

[3] Les idées de Sappey (1847), sur l'existence ou la non-existence de l'aspiration pulmonaire ne paraissent pas très-arrêtées. Voici comment il s'exprime : « Les réservoirs moyens et les poumons « agissant de concert pour produire le phénomène de l'aspiration, il n'est pas sans intérêt de recher- « cher la part pour laquelle chacun de ces organes concourt à la production de ce phénomène. Lors- « qu'on examine les mouvements respiratoires sur un oiseau auquel on a préalablement ouvert les « réservoirs moyens, on reconnaît que les poumons se dilatent peu, que ces réservoirs se dilatent « considérablement, et que la dilatation des uns et des autres est en raison directe de leur capacité... « Le poumon intermédiaire à la trachée et à ces réservoirs (les réservoirs moyens) peut être comparé « à une éponge vasculaire, placée sur le trajet du courant atmosphérique. Les mailles de cette éponge « s'entr'ouvrent devant le fluide régénérateur, moins pour l'attirer que pour subir l'influence « vivifiante de son contact. — Dans les oiseaux, l'aspiration a donc son siége en dehors de l'organe « de l'hématose... » N° 94[a], p. 42.

P. Bert (1870) a écrit sur le même sujet : « Quant au poumon, pris entre les côtes et l'aponévrose « du diaphragme costal, il n'a qu'une très-faible tendance à suivre l'expansion thoracique, puisque

tions spinales des côtes, région où vient s'éteindre le mouvement de dilatation thoracique. Suivant moi, les seuls réceptacles qui ressentent tout l'effet de l'agrandissement de l'enceinte costale sont les deux réceptacles moyens-supérieurs, parce que seuls ils sont en rapport avec les côtes sternales et la portion correspondante des côtes vertébrales, et que d'ailleurs ils s'étendent en arrière jusqu'à la crête épineuse antérieure des vertèbres dorsales. Les réceptacles moyens-inférieurs, situés plus en arrière, ressentent plus faiblement l'effet de l'ampliation thoracique. Enfin les poumons, dont la partie la plus épaisse est cachée dans l'angle vertébro-costal, et se trouve en contact avec une portion des côtes qui est immobile dans le sens transversal, et peu mobile dans le sens longitudinal, ne sauraient être influencés à un degré notable par le jeu des côtes. On ne semble pas avoir tenu compte en outre de cette circonstance que, chez les oiseaux, la surface pulmonaire est étroitement adhérente par toute son étendue; pour ne pas être tiraillée et même déchirée, il faut que les parties étrangères auxquelles elle tient ne puissent, même sous l'influence de la volonté, subir de déplacement considérable; elles le transmettraient au viscère sous-jacent à son grand détriment[1]. Les poumons sont d'ailleurs préservés de l'influence du vide qui tend à se former, plutôt qu'il ne se forme en réalité, dans les régions antérieures et très-dilatables de l'enceinte sterno-costale par la cloison fibro-musculaire nommée diaphragme pulmonaire. Le diaphragme pulmonaire des oiseaux ne saurait à la vérité se contracter sans amener la dilatation de la portion contiguë superficielle du poumon. Mais ici encore on a beaucoup trop assimilé, à mon avis, le diaphragme des oiseaux à celui des mammifères, soit au point de vue anatomique, soit au point de vue physiologique. Le diaphragme pulmonaire des oiseaux est surtout une membrane aponévrotique; les languettes musculaires que cette membrane possède sur une partie de la circonférence règlent avant tout sa tension et la tension circonférentielle des infundibula. C'est la partie aponévrotique, remarquons-le bien, qui recouvre chez le poulet, le poumon,

« les cellules (réceptacles) qui l'accompagnent y satisfont incessamment. » Mais dans un autre passage le même physiologiste se montre plus partisan de la dilatation pulmonaire, conçue comme une suite inévitable de la dilatation thoracique : « L'oiseau fait une inspiration, et la raréfaction de l'air contenu dans « ses poumons et ses cellules intra-thoraciques, a pour effet de faire affluer à la fois, dans le thorax « dilaté, et l'air extérieur, et celui que renferment les sacs extra-thoraciques. » N° 136, p. 321, p. 325.

[1] Williams a noté que les poumons des oiseaux sont plus fragiles que ceux des mammifères. (N° 113; p. 276).

et même *lui adhère* lâchement. Elle est solidement fixée, sur toute l'étendue de la ligne médiane, à la crête épineuse antérieure. Son déplacement est donc fort limité. Je crois en outre probable que le diaphragme pulmonaire se contracte pendant l'expiration et non pendant l'inspiration, à l'opposé de ce qui a lieu chez les mammifères, et qu'il ne peut influer, par sa contraction, que sur la partie antérieure de la superficie pulmonaire, favorablement disposée pour subir cette influence. Nous allons voir d'ailleurs que les poumons des oiseaux ne cessent jamais d'être distendus : l'action des deux groupes réceptaculaires antagonistes n'éprouve, en effet, aucune intermittence, et cette action se traduit par une injection d'air, si l'on peut dire, alternative mais continue, dans les poumons. Ainsi, *les poumons des oiseaux, tenus en distension permanente par les contractions alternes des réceptacles antagonistes, lesquelles se succèdent sans intermission, d'ailleurs isolés dans une loge osséo-membraneuse à laquelle ils adhèrent par toute leur superficie, ne varient pas notablement de volume, ni pendant l'agrandissement, ni pendant le rétrécissement de l'enceinte costale. L'action dilatante partielle, éprouvée par eux au moment de la contraction du diaphragme pulmonaire (contraction peu étendue, comparativement à celle du diaphragme des mammifères) a lieu, suivant moi, pendant le rétrécissement de l'enceinte costale, et l'expiration trachéale. Au point de vue du volume du poumon en général, l'action du diaphragme tendrait donc à annuler l'influence opposée des mouvements de l'enceinte costale; tandis qu'au point de vue du volume relatif des parties, le diaphragme pulmonaire dilaterait partiellement la surface ventrale des poumons, en même temps que l'enceinte costale tendrait à resserrer la surface dorsale, et inversement.*

Cherchons maintenant quelle peut être la composition de l'air qui s'introduit dans les *circuits bronchiques*, pendant les deux mouvements opposés de la respiration. Pour élucider ce point, il convient de bien se représenter la répartition et la nature des divers infundibula broncho-réceptaculaires. Si nous considérons les infundibula en un seul des côtés du corps, nous trouvons que les deux réceptacles inspirateurs en possèdent trois, tandis que les trois réceptacles expirateurs en ont quatre. Chacun des deux groupes réceptaculaires compte un infundibulum monobronchique, attaché à une grosse bronche divergente, dans des conditions telles qu'il est permis de le considérer, au point de vue fonctionnel, comme se trouvant en communication directe, proche le hile pulmonaire, avec la bronche trachéale. Chacun des deux groupes est en outre muni d'un infundibulum en communication avec une deuxième série de bronches secondaires, savoir les secondaires externes. Enfin deux infundibula, pour les réceptacles inspirateurs, trois pour les expirateurs, communiquent avec les bronches tertiaires. Il résulte de là que les infundibula des réceptacles inspirateurs, de même que les infundibula des réceptacles expirateurs, tiennent sous leur dépendance l'universalité des circuits bronchiques, soit par communication directe avec eux, soit par l'intermédiaire des communications qui unissent les circuits entre eux. Les infundibula antagonistes sont groupés deux à deux, afin de pouvoir agir simultanément sur la même région pulmonaire; quant à leur répartition, elle répond évidemment à celles des principaux groupes de circuits bronchiques.

Examinons, en tenant compte de ces notions préliminaires, les principaux faits qui s'accomplissent dans l'appareil respiratoire pendant l'inspiration, et pendant l'expiration trachéales. Au moment de l'inspiration trachéale, l'enceinte costale est agrandie par l'action de ses muscles dilatateurs. Cet agrandissement n'a qu'une influence négligeable, nous l'avons déjà dit, sur le volume du poumon, tandis qu'il entraîne la dilatation étendue des réceptacles inspirateurs, et particulièrment des réceptacles moyens-supérieurs. Dans le même temps, les réceptacles expirateurs sont comprimés par les muscles dont ils sont environnés, et ils chassent avec plus ou moins d'énergie l'air qu'ils contiennent à travers les poumons. Ainsi, les réceptacles inspirateurs sont *seuls* en état de vide relatif, et *seuls* ils appellent par conséquent l'air extérieur, pendant l'inspiration trachéale. Les poumons, déjà gorgés d'air pendant la dernière expiration trachéale, comme nous le verrons dans un instant, envahis maintenant par l'air qui leur est insufflé par les quatre infundibula des réceptacles expirateurs, ne peuvent guère participer à l'aspiration de l'air extérieur, durant l'inspiration trachéale. La plus grande quantité de cet air extérieur, descendant par la trachée passe directement dans le réceptacle moyen-supérieur par le grand infundibulum de la troisième divergente, et y arrive sans avoir aucunement subi l'action respiratoire du poumon. On peut en dire autant d'une deuxième et moindre partie de cet air extérieur qui est acheminée par la deuxième secondaire externe vers le réceptacle moyen-inférieur. Quant à la troisième et dernière partie, celle qui traverse les tertiaires des infundibula inspirateurs, il est difficile d'admettre qu'elle n'arrive pas à peu près intégralement dans les réceptacles inspirateurs, vu l'aspiration exercée par ces derniers et l'envahissement des circuits par l'air expulsé à travers les quatre infundibula expirateurs.

Il ne faut pas s'exagérer l'importance du *renouvellement* exercé sur la composition de l'atmosphère des réceptacles inspirateurs par cet apport de l'air extérieur effectué pendant l'inspiration trachéale. D'abord l'air introduit n'est évidemment qu'une faible partie de celui qui existait auparavant dans ces réceptacles. Puis, l'air extérieur n'est pas le seul qui arrive dans leur cavité, pendant l'accomplissement de l'inspiration trachéale. Il est accompagné d'air *pulmonaire* plus ou moins complétement respiré, et surtout d'air venu des réceptacles expirateurs soit directement, soit par l'intermédiaire du poumon. Dans le réceptacle moyen-supérieur est directement versé, pendant l'inspiration trachéale, l'air du réceptacle antéro-supérieur, par le moyen du canal interréceptaculaire ; on peut en dire à peu près autant de l'air du réceptacle postéro-supérieur à cause de la proximité des orifices de la première et de la troisième bronche divergente. L'air chassé par le réceptacle inférieur dans la bronche primaire, s'y mêle avec celui qui vient du réceptacle postéro-supérieur, et, par la deuxième secondaire externe, ils se rendent ensemble au réceptacle moyen-inférieur. On doit en conclure que *l'air des réceptacles inspirateurs est composé d'une manière essentiellement différente de l'air atmosphérique, bien qu'il soit pour le poumon l'air pur ou respirable par excellence, puisque seul il reçoit à chaque révolution de l'appareil respiratoire l'apport d'air extérieur.* Il y aura donc à déterminer expérimentalement un premier et principal coefficient de ventilation, celui des réceptacles moyens.

Passons maintenant à l'examen des actes accomplis pendant l'expiration trachéale. L'enceinte costale est rétrécie par la contraction des muscles compresseurs. Le volume du poumon n'en est pas sensiblement influencé, on le sait, tandis que celui des réceptacles inspirateurs se réduit à son minimum. Les réceptacles expirateurs tombent en relâchement complet ; au début de l'expiration trachéale, ils ont leur minimum de charge ; et ce minimum de charge existe simultanément pour le poumon, bien que la charge de cet organe ne varie qu'entre des limites très-rapprochées. La contraction du diaphragme a lieu vraisemblablement pendant l'expiration trachéale ; à ce moment, en effet, elle a une action utile et en harmonie avec les autres actes respiratoires. C'est une action inspiratrice, arrivant dans le temps le plus opportun, pour le poumon. C'est aussi une action compressive ou expiratrice par rapport aux réceptacles moyens-supérieurs. Il est donc naturel qu'elle ait lieu pendant que les réceptacles moyens se vident et pendant que le poumon est injecté d'air porté au maximum de renouvellement[1]. Les réceptacles moyens, pendant l'expiration trachéale, sont constitués en état de tension dominante vis-à-vis de toutes les portions de l'appareil respiratoire et vis-à-vis de l'air extérieur. Le réceptacle moyen-supérieur envoie directement ou presque directement de l'air dans le réceptacle antéro-supérieur, par le canal interréceptaculaire; dans le postéro-supérieur, par la bronche trachéale et l'infundibulum de la première divergente; dans le réceptacle inférieur, par la bronche trachéale et la plupart des secondaires externes. Il fournit aussi à la majeure partie de l'expiration trachéale. Par les tertiaires de son infundibulum externe, aussi bien que par l'intermédiaire de la bronche trachéale, il injecte le poumon d'air renouvelé, et déplace l'air qu'il y rencontre vers la trachée, mais principalement vers les réceptacles expirateurs. Le réceptacle moyen-inférieur agit semblablement au réceptacle moyen-supérieur, mais son action est plutôt dirigée vers le poumon et vers la trachée que vers les réceptacles expirateurs. *Les réceptacles expirateurs reçoivent en définitive un mélange gazeux, de composition entièrement semblable à celui des réceptacles inspirateurs, mais dans lequel l'air extérieur, obtenu seulement par la voie détournée des réceptacles inspirateurs* (canal interréceptaculaire), *ou par la voie de ces réceptacles et des bronches secondaires, entre naturellement dans une proportion*

[1] Une tout autre manière de concevoir le jeu du diaphragme pulmonaire est celle de J. Hunter (1792) : « La fonction de cette membrane (le diaphragme) paraît être de diminuer la concavité des « poumons du côté de l'abdomem *au moment de l'inspiration*, et de concourir par là à la *dilatation* des « cellules aériennes; par conséquent, on doit la considérer comme répondant à un des principaux « usages propres à un diaphragme. » N° 48[b], p. 251.

Sappey (1847) a développé dans les termes suivants la même doctrine : « Que le plan pulmonaire « (diaphragme pulmonaire) se contracte, il se redressera, s'abaissera par conséquent et entraînera en « bas la paroi pariétale des bronches diaphragmatiques (divergentes) auxquelles il adhère; ces bron- « ches se dilateront, s'abaisseront à leur tour, attireront dans la même direction les canalicules pul- « monaires qui en naissent, et l'air passera successivement des gros troncs aérifères aux plus petits, « en cheminant de la surface au centre de l'organe. Pendant que ces phénomènes s'accomplissent du « côté du diaphragme, les côtes se portent légèrement en haut et en avant, attirent dans ce sens la « paroi pariétale des bronches costales.... » N° 94[a], p. 26.

P. Bert (1870) a judicieusement suspendu son jugement relativement au temps de la contraction du diaphragme, en alléguant des motifs très-plausibles; il n'a pas simplement conclu, ainsi que ses prédécesseurs, des mammifères aux oiseaux. Voici comment il s'exprime : « Son jeu (le jeu du poumon) paraît entièrement subordonné « à celui du diaphragme costal; celui-ci peut, en effet, en se contrac- « tant, maintenir béants les méats bronchiques. Mais à quel moment se contracte-t-il? Pendant l'in- « spiration, pour aider l'action de l'expansion thoracique, ou pendant l'expiration, « pour que le poumon « reste perméable à l'air qui reflue des réservoirs sous-cutanés, » comme nous allons le dire? Personne « ne saurait prononcer sur cette question, et je ne vois pas comment on pourrait arriver à la résoudre « expérimentalement sans troubler gravement les actes respiratoires. » N° 136, p. 323.

un peu moindre que dans les réceptacles inspirateurs. Le coefficient de ventilation des réceptacles expirateurs doit être légèrement inférieur à celui des réceptacles inspirateurs[1].

Si nous essayons de formuler les conclusions principales à déduire des précédentes remarques, nous trouvons que : *a) les réceptacles moyens sont l'agent véritable, à l'exclusion plus ou moins absolue des poumons, de l'introduction de l'air extérieur dans l'appareil respiratoire. Ils appellent ou expulsent les fluides aériformes toujours d'une manière active, c'est-à-dire par la contraction de muscles antagonistes agissant sur l'enceinte sterno-costale ;*

b) Les réceptacles expirateurs se vident sous contraction musculaire, et surtout par aspiration siégeant en dehors d'eux, dans les réceptacles inspirateurs. Ils se remplissent d'une manière passive ;

c) Les poumons sont insufflés d'air respirable sans intermittence aucune, par les deux groupes antagonistes de réceptacles. Ils reçoivent alternativement l'air des réceptacles expirateurs, et l'air des réceptacles inspirateurs. De la même manière, et par les mêmes agents ils sont purgés de l'air respiré ou vicié, sans la moindre discontinuité. Leur coefficient de ventilation est presque nul, et égal

[1] La doctrine de COLAS, suivant laquelle le poumon des oiseaux est traversé non-seulement par l'air inspiré mais encore par l'air expiré, a été combattue par SAPPEY (1847) dans les termes suivants : « Il est vrai que l'air inspiré traverse deux fois le poumon à chaque mouvement respiratoire ; mais « de ce fait on ne saurait conclure que la muqueuse pulmonaire est deux fois imprégnée par le fluide « atmosphérique : dans l'expiration, en effet, le bruit respiratoire est suspendu, et le poumon s'affaisse ; sous l'influence de cet affaissement l'air reflue de toutes parts du centre de l'organe vers la « surface, et de cette surface en partie vers les réservoirs antérieurs et postérieurs, et en partie vers « le tronc commun des conduits aérifères ; d'une autre part, l'air qui sort des réservoirs diaphragmatiques (moyens) arrive dans ce même tronc au même moment ; les deux courants se trouvent donc « en présence ; ni l'un ni l'autre ne pourant rétrograder, ils se confondent pour prendre ensemble le « chemin de la trachée. Ainsi l'air que le poumon expulse pendant l'expiration ne permet pas à celui « qui vient des réservoirs moyens de pénétrer dans sa substance ; par conséquent, il n'existe pas dans « les oiseaux une double respiration ; dans tous les animaux de cette classe, ainsi que dans l'homme « et les mammifères, l'hématose s'accomplit exclusivement dans l'inspiration. » N° 94[a], p. 78. On voit par cette citation combien la théorie de Sappey sur la respiration des oiseaux diffère de celle que je propose. L'opinion de Colas, suivant laquelle les oiseaux auraient une respiration double, tandis que la respiration des mammifères serait simple, est insoutenable, je n'ai pas besoin de le dire : la respiration, dans le sens que lui donnent évidemment Sappey et Colas, dans leurs mémoires, n'est pas intermittente comme ils le supposent, dans les mammifères ; elle est continue chez les mammifères comme chez les oiseaux. Colas croyait d'ailleurs, de même que Sappey, que le poumon « se dilate et se resserre alternativement dans l'inspiration et l'expiration, reçoit et renvoie de l'air par « ses propres moyens, » et cette conviction, affermie par ses expériences physiologiques, l'empêchait d'avoir confiance dans le rôle prédominant que, par une sorte d'intuition très-judicieuse, il était tenté d'attribuer aux réceptacles. Il s'était fait à lui-même l'objection que Sappey lui oppose, et n'avait pu ni la résoudre, ni renoncer néanmoins, d'une manière définitive, à sa théorie de la double respiration. Voy. N° 63, p. 106 et 107, et p. 300 et 301 ; voy. aussi notre note de la p. 236.

à la différence des coefficients de ventilation des réceptacles inspirateurs et expirateurs ;

d) La contraction du septum nommé diaphragme pulmonaire a lieu, suivant moi, pendant l'expiration trachéale et le rétrécissement de l'enceinte costale. Son action tendante à l'amplification du poumon est relativement faible, et en opposition avec l'action restreinte, exercée par l'abaissement des côtes sur l'organe de l'hématose. Le volume du poumon, pendant que la respiration demeure normale, est sensiblement constant ; par suite, et contrairement à ce qui a lieu chez les mammifères, le poumon ne joue aucun rôle notable dans le mouvement du fluide respiratoire;

e) L'air extérieur, qui s'introduit par la trachée dans l'appareil respiratoire ne pénètre que peu ou point dans le parenchyme pulmonaire, et se rend dans les réceptacles moyens [1]. *Il s'y mélange à de l'air venu (soit directement, soit par l'intermédiaire des circuits bronchiques) des réceptacles expirateurs. Il s'y mélange encore à l'air plus ou moins respiré venu directement des poumons. La composition de l'air contenu dans les réceptacles expirateurs comprend les mêmes éléments; mais l'air extérieur ne parvenant aux réceptacles extrêmes que par l'intermédiaire des réceptacles moyens, s'y trouve naturellement en proportion un peu moindre que dans ces derniers. L'air respirable est donc en première ligne celui des réceptacles moyens; en seconde ligne, mais néanmoins à très-faible distance, celui des réceptacles expirateurs. Le premier est injecté dans les poumons pendant l'expiration trachéale, la dépression de l'enceinte costale et la contraction du diaphragme; le second y est injecté au contraire pendant l'inspiration trachéale et le rétrécissement de l'enceinte costale. Le poumon ne reçoit probablement pas l'air extérieur à l'état de pureté; mais il est parcouru sans intermission et en sens alternatif, par un courant d'air de composition faiblement variable, pas très-différente de la composition même de l'air expiré par la trachée, et venant tour à tour des réceptacles expirateurs et des réceptacles inspirateurs;*

f) Une grand partie de l'air expiré par la trachée provient des réceptacles inspirateurs, une partie complémentaire du poumon. Les réceptacles moyens apparaissent donc comme les agents à peu près exclusifs de l'introduction et de l'expulsion des fluides respiratoires.

Nous essayerons encore de comprendre de quelle manière se meut le

[1] La doctrine adoptée par P. Bert est différente : «... chaque inspiration appelle dans le poumon « non-seulement de l'air extérieur, mais de l'air intérieur, qui provient des réservoirs sus-clavicu- « laires et abdominaux. » N° 156, p. 329.

fluide respirable au sein du parenchyme pulmonaire, c'est-à-dire dans le réseau des canalicules respirateurs. Rappelons d'abord ce qui a lieu chez les mammifères. Chez l'homme, par exemple, les divers mouvements de l'air, en quelque région que ce soit du poumon, ont une cause unique : les variations alternatives des capacités pulmonaire et thoracique. L'augmentation de la contenance pulmonaire reconnaît pour agent la contraction musculaire (diaphragme principalement, et plusieurs autres muscles ou partie de muscles dits inspirateurs.) La diminution de contenance, au contraire, ne paraît dépendre aucunement, en dehors bien entendu de tout effort commandé par la volonté, des parois du tronc et de leurs muscles : ces parois suivent simplement le retrait du poumon, et ce retrait est dû à l'*élasticité* de l'organe[1]. Or l'agrandissement inspiratoire prend origine aux extrémités de l'arbre bronchique, surtout aux surfaces en rapport avec les parois costale et diaphragmatique; par suite il affecte en premier lieu la zone parenchymateuse de l'organe. Il en est de même pour le retrait expiratoire, puisque l'élasticité réside essentiellement dans le parenchyme. De plus les bronches ultimes des mammifères, celles qui portent à leur terminaison le lobule de substance aréolaire (*infundibulum* de Rossignol), sont relativement très-larges, leur diamètre moyen surpassant au delà de vingt fois le diamètre des derniers canalicules respirateurs des oiseaux. On ne sera donc par surpris de la facilité, de la perfection avec laquelle l'air inspiré se répartit instantanément dans les profondeurs du poumon des mammifères. Cette perfection est telle que, chez l'homme, d'après les intéressantes recherches de N. Gréhant, toute partie du poumon, par exemple une de ses vésicules quelconques, se trouve posséder à la fin de chaque expiration un mélange *homogène de divers gaz*, parmi lesquels l'air nouveau, introduit par la dernière inspiration, entre pour un peu plus d'un dixième du volume gazeux total. Ainsi, chez un homme dont les poumons ont une contenance de 2^{l},93, lorsque l'expiration est terminée, si l'inspiration a été d'un demi-litre, on trouvera dans chaque centaine de centimètres cubes de gaz restés dans les poumons 11^{cc},3 d'air renouvelé. Ce nombre 0,113 est donc le *coefficient de ventilation*. Chez l'homme, enfin, l'air contenu dans le parenchyme pulmonaire, après avoir été révivifié par l'air extérieur, contient, sur cent parties en volume, 16,2 d'oxygène et 4 d'acide carbonique. Les échanges

[1] N° 136, p. 357 et suiv.

avec le sang altèrent les proportions de ce mélange de telle sorte qu'à peu de chose près la quantité d'acide carbonique s'élève à 7,1, tandis que la quantité d'oxygène baisse jusqu'à 13,85, comme on peut le conclure des recherches de Gréhant, et jusqu'à 12,9 chez le chien, d'après une expérience de P. Bert[1]. On voit combien le fluide gazeux mis en présence du sang par le jeu de l'appareil respiratoire, diffère de l'air atmosphérique, puisque celui-ci contient 20,8 d'oxygène et quelques millièmes seulement d'acide carbonique. L'air expiré est lui-même beaucoup plus riche en oxygène (17,5 en moyenne), et bien moins vicié par l'acide carbonique (4), que l'air réellement employé à l'hématose.

Examinons parallèlement chez les oiseaux les diverses circonstances de la fonction respiratoire, les mêmes que nous venons de passer en revue chez les mammifères. Le mouvement du fluide respiratoire n'est point causé chez les oiseaux par la variation du volume du poumon. Les seules parties de l'appareil respiratoire dont le volume subisse chez eux des changements alternatifs efficaces sont les réceptacles pneumatiques. Ces changements se succèdent sans intermittence dans les deux groupes de réceptacles, et sont toujours de signe opposé à un instant donné quelconque. Or les réceptacles ne peuvent se dilater ou se rétrécir que si des puissances musculaires entrent en action, et en première ligne celles qui agissent sur l'enceinte sterno-costale. La dilatation des réceptacles moyens dépend de l'agrandissement du thorax ; leur rétrécissement ne dépend pas de leur élasticité, qui est sensiblement nulle, mais du rétrécissement du thorax : c'est une différence importante par rapport aux mammifères, chez lesquels le rétrécissement de l'appareil respiratoire en expiration est dû à l'élasticité pulmonaire. C'est de ce même rétrécissement du thorax que dépend la dilatation des réceptacles extrêmes, qui est par conséquent de nature passive. Leur contraction, au contraire, dépend de plusieurs causes de nature différente : contraction musculaire, agrandissement du thorax, et même élasticité des parois, assez appréciable dans les réceptacles inférieurs. En peu de mots, et pour conclure : de l'air est incessamment injecté dans le poumon des oiseaux, d'une manière active; et c'est presque exclusivement au moyen des contractions musculaires nées sur des régions très-étendues, non-seulement pendant l'inspiration, mais encore pendant l'expiration trachéales. Rien donc de

[1] N° 136, p. 163.

comparable, chez les oiseaux, à ces contractions et à ces dilatations de volume qui se produisent, chez les mammifères, aux racines mêmes de l'arbre bronchique, dans les profondeurs du parenchyme, et qui ont pour effet d'y introduire directement une certaine proportion d'air extérieur, et d'en expulser une proportion égale d'air vicié. Chez les oiseaux, l'air extérieur ne pénètre jamais directement dans le parenchyme du poumon; un vrai *coefficient de ventilation* n'existe à rigoureusement parler que pour les réceptacles moyens. Comment pourrait-on comprendre qu'une portion d'air extérieur vînt se mélanger directement à celui des réseaux pneumo-capillaires, si l'analyse que nous avons faite des phénomènes respiratoires est exacte? Nous avons encore à tenir compte de la prodigieuse étroitesse des capillaires pneumatiques relativement aux alvéoles, infundibules, et bronchioles ultimes du poumon des mammifères; elle est peu favorable à l'hypothèse de changement de volume en sens alternatif que suppose dans le réseau pneumo-capillaire la rénovation directe et intermittente de l'air respiré par *mélange* avec l'air venu du dehors. L'existence des infundibula broncho-réceptaculaires, la distribution péribronchique si spéciale du parenchyme, ses innombrables communications avec les circuits bronchiques, les adhérences dites pleurales, tout cela est bien peu favorable à la *mise en état de vide relatif*, comme nous la voyons se produire chez les mammifères en vertu d'une action dilatante exercée à la périphérie de l'arbre bronchique. Le parenchyme pulmonaire des oiseaux est en outre dénué du degré d'élasticité capable d'amener sa rétraction, rétraction qui devrait indispensablement suivre sa dilatation. Enfin, la pénétration réciproque et sans intervalles libres des deux réseaux capillaires pneumatique et sanguin exigerait que la dilatation et la contraction du réseau pneumatique fussent exactement compensées par la contraction et la dilatation du réseau sanguin : hypothèse inadmissible. Nous concluons donc que : *g, le réseau pneumo-capillaire du poumon des oiseaux ne subit aucune variation appréciable et régulière de volume, en coïncidence, comme chez les mammifères, avec les deux temps de la respiration. L'air chassé hors des réceptacles inspirateurs, pendant leur contraction, vient remplir intégralement les circuits bronchiques et le parenchyme pulmonaire; il déplace l'air qui s'y trouve contenu, et qui provient des réceptacles expirateurs, vers ces mêmes réceptacles expirateurs. Semblablement, l'air des réceptacles expirateurs, pendant leur rétrécissement vient à son tour remplir le poumon, et l'air qui occupait le poumon, et que nous avons vu provenir des récep-*

tacles inspirateurs, se trouve déplacé vers ces mêmes réceptacles inspirateurs.

SAPPEY a donné l'analyse de l'air contenu dans un réceptacle expirateur du canard : le réceptacle supérieur-antérieur. Il a comparé les résultats de cette analyse avec les résultats obtenus par ALLEN et PÉPYS dans l'analyse de l'air expulsé par les narines d'un pigeon. Après une judicieuse discussion de l'expérience des auteurs anglais, Sappey a conclu que l'air expulsé par les narines, et celui que renferment les réceptacles expirateurs, sont d'une composition presque identique, sauf une légère prédominance d'oxygène en faveur de l'air chassé par les narines[1]. La composition de ces deux sortes d'air est d'ailleurs peu différente de la composition moyenne de l'air expiré par l'homme, dans lequel on trouve quatre pour cent environ d'acide carbonique, à la place d'une proportion un peu plus forte d'oxygène que contenait l'air atmosphérique et qui a disparu au sein du poumon. Or, d'après notre manière de comprendre le mouvement de l'air dans le poumon des oiseaux, et en tenant compte de la similitude de composition que nous avons admise soit entre l'air des réceptacles expirateurs et inspirateurs, soit entre l'air des réceptacles inspirateurs et celui de l'expiration trachéale, on est amené à conclure que l'hématose chez les oiseaux s'accomplit, à divers points de vue, dans des conditions plus parfaites que chez les mammifères. Ainsi, le réseau pneumo-capillaire est parcouru en sens alternatif, et sans arrêt, par un air non vicié, chaud, humide, riche en éléments respirables, et de composition sensiblement constante. Le renouvellement de cet air est continu; il ne fait que traverser, en effet, le réseau parenchymateux, et passe immédiatement dans les circuits bronchiques, pour se rendre aux réceptacles antagonistes de ceux qui l'ont fourni. Le gaz irrespirable cédé par le sang est immédiatement entraîné hors du parenchyme, et ne saurait y séjourner longuement, comme chez les mammifères. Ainsi, malgré ses contacts bien plus mutipliés, bien

[1] Voici les termes mêmes de l'auteur : « Du rapprochement que nous venons d'établir entre la composition de l'air expulsé par les narines, et la composition de celui qui est expulsé au même moment dans les réservoirs antérieurs et postérieurs, il en résulte que l'un et l'autre présentent les mêmes éléments, combinés à peu près dans les mêmes proportions ; cette analogie de constitution et la pénétration de l'air pulmonaire dans ces réservoirs au moment de l'expiration, ne peuvent donc laisser aucun doute sur la nature du gaz contenu dans ces cavités ; ce gaz est toujours en air respiré ou expiré. » N° 94ᵃ, p. 47. Il va sans dire que cette conclusion terminale est incompatible avec notre manière de comprendre la respiration des oiseaux. Il est fâcheux que le professeur Sappey se soit borné à analyser exclusivement l'air contenu dans un réceptacle expirateur; s'il avait étendu ses recherches chimiques à l'air des réceptacles inspirateurs, peut-être aurait-il interprété tout autrement les phénomènes respiratoires en ce qu'ils ont de spécial chez les oiseaux.

plus intimes entre le tissu respirateur et le système sanguin, jamais, chez les oiseaux, l'air qui sert réellement à l'hématose ne descend à ce degré de viciation qu'on a reconnu dans les alvéoles pulmonaires des mammifères (7 parties d'acide carbonique et 13 d'oxygène); mais il se maintient sensiblement près de la composition de l'air expiré par les narines, soit chez les mammifères, soit chez les oiseaux (4 parties d'acide carbonique, et 16 d'oxygène). Nous concluons que : *h, la respiration pulmonaire des oiseaux, comparée à celle des mammifères, offre deux conditions principales de perfectionnement. Elles consistent d'abord en ce que les membranes des voies ultimes* EXTRÊMEMENT FINES *du poumon possèdent une énorme surface, relativement aux mammifères, et en ce qu'au lieu d'être simplement tangentielles au réseau capillaire sanguin, elles en enveloppent tous les éléments d'une manière absolue; ensuite, en ce que ces voies ultimes sont traversées, sans aucun temps d'arrêt appréciable, par un courant d'air dont la température, l'état hygrométrique, la tension moyenne, et la composition élémentaire sont presque invariables, cette composition se distinguant en outre par sa valeur respiratoire, c'est-à-dire par sa richesse en oxygène, et par sa pauvreté en acide carbonique*[1].

Passons maintenant à l'exposé de nos conclusions sur le système des réceptacles pneumatiques. Nous ferons connaître ensuite quel rôle physiologique nous lui attribuons, particulièrement dans la fonction respiratoire.

§ VI. — Système des réceptacles pneumatiques.

Avant de présenter aucune considération générale sur le système des huit réceptacles pneumatiques du poulet, je récapitulerai successivement pour chacun d'eux les résultats principaux du minutieux examen que j'en ai fait dans les chapitres précédents.

[1] Au point de vue du mouvement de l'air à l'intérieur du poumon, le principal perfectionnement réalisé chez les oiseaux consiste en ce que le parenchyme est incessamment traversé par de l'air sous tension sensiblement constante et se renouvelant d'une manière continue. Ces deux conditions sont bien loin d'être remplies, on le sait, chez les mammifères. Mais il serait inexact, au point de vue physiologique, d'admettre une respiration double chez les oiseaux, comme conséquence de la double injection, dans les voies bronchiques, du fluide respiratoire, pendant l'inspiration et l'expiration. L'air et le sang, quoiqu'on on n'y ait pas songé ou qu'on l'ait oublié, demeurent toujours en présence dans le parenchyme pulmonaire, chez les mammifères comme chez les oiseaux; et l'hématose est continue chez les uns et les autres, *continue très-inégale* chez les mammifères, *continue sensiblement égale* chez les oiseaux. Voy. N° 136, p. 325, et n° 94[a], p. 78.

16°. Le RÉCEPTACLE SUPÉRIEUR-ANTÉRIEUR est le seul qui soit, d'une manière très-nette et absolument constante, médian et impair[1]. Il se divise en deux sections distinctes : l'une centrale, médiane et impaire, qui est le *corps* même du réceptacle ; l'autre périphérique, appendiculaire, latérale et symétrique, intermusculaire enfin, qui représente le *prolongement* du réceptacle.

a). L'*orientation* du corps, ou portion centrale du réceptacle supérieur-antérieur, n'est pas indiquée par les auteurs en général ; c'est exactement l'orientation du plan qui renferme les os coracoïdes. La *situation* a été considérée comme thoracique, opinion que je ne partage point[2], du moins sans grandes restrictions. Ce réceptacle *surmonte* la poitrine, en effet ; il la ferme par en haut et lui constitue comme une voûte. Néanmoins il n'est pas entiè-

[1] CL. PERRAULT (1676), dans sa *Description anatomique de huit autruches*, a représenté le réceptacle supérieur-antérieur sous forme de deux poches latérales symétriques (voy. N° 18). SAPPEY, qui a eu l'opportunité de préparer également l'appareil pneumato-réceptaculaire de l'autruche d'Afrique, a reconnu que Perrault s'était trompé (voy. N° 94^{a}, p. 64). BL. MERREM (1783) décrivit le premier le réceptacle supérieur-antérieur, qu'il nomme *bulla cordis anterior*, *vordere Herzluftblase*, comme un réceptacle médian-impair ; N° 44, p. 526-7. M. GIRARDI (1784) constata le même fait de son côté, dans un mémoire très-justement estimé, N° 46, p. 740. TIEDEMANN (1810), par quelques recherches exécutées sur le pigeon et sur le paon, confirma les observations de Merrem, recueillies de préférence sur le poulet ; N° 56, p. 614. L'unicité du réceptacle supérieur-antérieur, appelé par COLAS (1825) *sac cardiaque*, est admise très-expressément par lui, sinon d'une manière absolue chez tous les oiseaux, du moins chez le pigeon, le coq, le canard, la corneille, etc., N° 65, p. 292-4. Mais avec E. JACQUEMIN (1836) commence une marche rétrograde. Cet auteur, qui a surtout examiné la corneille, et aussi le coq, et qui nomme le réceptacle supérieur-antérieur *poche sous-claviculaire* (bulla sub-clavicula), affirme qu'il y a *deux* poches sous-claviculaires, une par chaque côté, et qu'elles ne communiquent pas ensemble ; N° 77^{c}, p. 289. R. OWEN, vers la même époque (1836), a décrit et figuré chez le cygne trois réceptacles distincts qui ne sont autre chose, à mon avis, que l'unique réceptacle supérieur-antérieur plus ou moins mal délimité ; il nomme ces trois cellules *the anterior thoracic cells* et *the lateral thoracic cells*. Cet auteur est un de ceux qui ont le plus multiplié les réceptacles pneumatiques. Sappey a disséqué l'appareil réceptaculaire du cygne, et n'a pas trouvé que cette espèce se distinguât par un plus grand nombre de réceptacles pneumatiques. R. Owen a reproduit intégralement, en 1866, dans le 2me vol. de son Anatomie comparative, N° 129, p. 211 et suiv., l'article défectueux relatif aux réceptacles pneumatiques des oiseaux, qu'il avait donné à la *Cyclopædia* de *Todd* en 1836, N° 83, p. 342 et suiv. ; dans cet intervalle de trente années, il a paru néanmoins des travaux importants sur la matière, et, dans l'intérêt de la science, on peut regretter que l'illustre savant anglais n'en ait pas tenu compte. L'important travail de SAPPEY (1846-7) effectue le retour à la vraie doctrine, désertée par Guillemin, doctrine suivant laquelle le premier réceptacle est un organe médian-impair, N° 94^{a}, p. 28. N. GUILLOT (1846 ; voy. pour les discussions de priorité avec Sappey, N° 94^{a}, p. 80), H. MILNE EDWARDS (1858, N° 110), V. P. FATIO (1860) professent la même doctrine que Sappey.

[2] SAPPEY décrit le réservoir thoracique (R. supérieur-antérieur) comme étant « situé au-dessus des « clavicules et de l'espace interclaviculaire dans la cavité du thorax (?), dont il franchit l'enceinte « pour se porter de chaque côté vers la racine des ailes autour de l'articulation de l'épaule, N° 94^{a}, p. 29. N. GUILLOT dit plus justement que ce réceptacle est placé « au sommet de la poitrine, » N° 89^{a}, p. 44 ; mais il se contredit évidemment lorsqu'il range tous les réceptacles en deux groupes seulement, l'un *thoracique*, l'autre *abdominal* ; *ibid.*, p. 41. N. Guillot aurait été plus exact en admettant un troisième groupe, le groupe cervical.

rement placé au-dessus de l'enceinte costale, il n'est pas exclusivement cervical ; mais il descend jusqu'aux hiles pulmonaires et jusqu'à la région inférieure de l'antesternum. La complexité de la *forme* a été signalée par plusieurs auteurs, mais ils n'ont pas cherché à la comprendre. Il me paraît plausible de rapprocher cette forme de celle d'une gouttière médiocrement profonde, à concavité tournée en arrière, et subdivisée en deux étages par un plan sécant oblique mené dans l'angle trachéo-bronchique. La section médiane-longitudinale représente bien la lettre grecque λ, dans laquelle le petit jambage répond au plan trachéo-bronchique, et le sinus inférieur à la partie cardiaque de la voûte que les réceptacles supérieurs constituent au thorax. On n'avait pas apporté non plus une suffisante précision dans l'*indication des limites*[1] et la *distinction des parties* telles que les deux *lobes latéraux*, le *lobule moyen* ou *prétrachéal*, la *grande échancrure médiane*, le *repli sterno-cardiaque*,

[1] Beaucoup d'auteurs, même parmi les plus récents, ont rattaché au réceptacle supérieur-antérieur des portions de réceptacles ou même de cavités péritonéales, du moins je le suppose, auquel il demeure absolument étranger. Cette notion vraie et simple, qu'*un réceptacle pneumatique est une poche close de toutes parts au moyen d'une membrane propre, et un organe distinct communiquant toujours par un goulot au moins avec le poumon*, cette notion a fait longtemps défaut aux observateurs, et fait encore aujourd'hui défaut à certains auteurs. Il en est résulté que diverses parties d'un même réceptacle, séparées par une plicature ou un étranglement, ont été décrites sous des noms particuliers comme des réceptacles distincts. Ainsi Bl. Merrem (1783) décrit la portion centrale du R. supérieur-antérieur (*bulla cordis anterior*), comme se joignant, dans la région du cœur, à une *bulla laryngea*, et, par l'intermédiaire de celle-ci, à une *bulla cordis posterior*, attachée à la seconde ouverture du poumon ; N° 44, p. 327. Or la *bulla laryngea* correspond sans aucun doute à la portion du réceptacle comprise dans le plan trachéo-bronchique, c'est-à-dire à ce que j'ai décrit sous le nom de replis laryngo-bronchiques à la p. 79 et suiv. Quant à la *bulla cordis posterior*, Sappey déclare qu'elle n'existe pas, N° 49[a], p. 70 ; mais comme elle a été retrouvée par plusieurs autres auteurs après Merrem, par Tiedemann (1810) entre autres, N° 56, p. 615, il me semble plus naturel d'admettre que la *bulla cordis posterior* de Merrem est une nouvelle portion, très-vaguement délimitée, située en arrière de mes replis trachéo-bronchiques ; il est explicable que les deux cellules cardiaques de cet ancien anatomiste possèdent chacune un goulot pulmonaire, puisque le réceptacle supérieur-antérieur, qui les représente à nos yeux, est muni de quatre infundibula bronchiques. Nitzch (1808), dans sa description très-imparfaite des réceptacles pneumatiques, énumère deux cellules médianes impaires, placées l'une devant l'autre, savoir : la *cella bronchialis* et la *cella cardiaca*, qui équivalent nominalement au corps du réceptacle supérieur antérieur, N° 55, p. 10. De même que Tiedemann, Meckel (1833) ne s'écarte aucunement de Merrem, N° 74, p. 290. On en peut dire autant de Gurlt (1849, N° 96, p. 54). Enfin R. Owen (1866) continue d'accepter le nom et la description de la *cellula cordis posterior* de Merrem, N° 129, p. 212. Fatio (1860) fait communiquer au moyen de deux grandes ouvertures le réceptacle antéro-supérieur (saccus pectoralis) avec un prétendu réceptacle sternal (saccus sternalis), bien que ce dernier n'ait avec lui, à mon avis, absolument rien de commun, N° 114, p. 12 ; nous nous expliquerons à ce sujet dans la note de la p. 248. M. Girardi avait donné en 1784 une description, sinon complète, du moins correcte du réceptacle supérieur-antérieur, N° 46, p. 740. Retrouvée et dignement appréciée par Colas en 1825, N° 65, p. 292, et mieux encore par Sappey en 1846, N° 49[a], p. 71 et 80, confirmée par N. Guillot vers la même époque, N° 89[a], elle n'empêche cependant pas les anciennes erreurs de se reproduire et de s'aggraver dans Owen et dans Fatio ! Des faits semblables me paraissent de nature à bien faire comprendre l'utilité des bonnes informations critiques et bibliographiques.

les quatre *plis trachéo-bronchiques*, la *voûte sus-cardiaque* (voûte qui ferme le vide supérieur de la poitrine, entre les poumons et le sternum), enfin le *canal de communication* des parties centrale et périphérique du réceptacle, et diverses *bosselures* comme celles qui tapissent les fossettes interarticulaires du sternum [1], etc.

Le réceptacle supérieur-antérieur a plusieurs caractères qui le distinguent des autres réceptacles. J'ai noté, comme un de ses traits distinctifs les plus intéressants, la multiplicité et l'intimité des connexions musculaires. Elles méritaient d'être signalées aux physiologistes, parce qu'elles peuvent exercer, dans une certaine mesure, l'action des parois thoraco-abdominales, dont bénéficient les autres réceptacles, et qui fait presque défaut aux deux réceptacles supérieurs. Je rappelle ici les plus remarquables seulement de ces connexions musculaires, qu'il vaudrait la peine d'étudier plus à fond que je ne l'ai fait. Elles concernent un groupe de muscles intéressant qu'on pourrait distinguer par l'épithète de *coracoïdien* (*voy.* p. 76, et *fig.* 25). Ce groupe comprend les deux *sous-claviers externe* et *interne*, que Vicq d'Azyr réputait propres aux oiseaux, le *court claviculaire*, et le *troisième pectoral*. Le sous-clavier externe est formé de trois parties, sternale, coracoïdienne et scapulaire. Elles adhèrent à la membrane du réceptacle. La portion sternale du muscle en est complétement revêtue; les portions coracoïdienne et scapulaire ont une configuration fort curieuse, et constituent une espèce de coiffe contractile pour chacun des lobes latéraux du réceptacle. Les connexions du troisième pectoral, avec la paroi du réceptacle, sont fort analogues à celles de la portion sternale du sous-clavier externe, mais non aussi complètes. Le court claviculaire adhère à presque toute la hauteur du repli sterno-cardiaque.

b). La PORTION PROLONGÉE OU APPENDICULAIRE du réceptacle supérieur-antérieur avait été assez clairement vue et décrite par M. Girardi, ainsi que les trois parties principales (il en admet quatre) dont elle est composée [2]. Mais per-

[1] On ne trouve ni description, ni même mention de la plupart de ces parties, même dans les deux plus importants mémoires que nous possédions sur la matière, ceux de Sappey et de N. Guillot.

[2] Voici comment s'exprime à ce sujet M. GIRARDI dans un Mémoire (1784) qui mérite d'être rangé parmi les *documents-origines* de la question du pneumatisme : « Questa spaziosa cavità aerea (portion centrale « du réceptacle) serve di comunicazione a molte minori laterali vesciche (portion prolongée), che si « veggono fuori della cavità del torace. Queste laterali vesciche sono tre fra i muscoli ed alla artico- « lazione dell'omero mirabilmente distribuite. Queste si distinguono in superiori, medie, ed inferiori... « Oltre queste tre laterali vesciche ve n'è una quarta posta all'estremità della clavicola è dell'ossa

sonne, à mon avis, n'avait examiné avec une suffisante attention le mode suivant lequel se relient entre elles les parties centrale et périphérique du réceptacle [1]. J'ai montré que cette communication a lieu par le moyen d'un *canal* très-long et très-aplati, situé dans un interstice musculaire, et adhérant aux muscles de cet interstice par toute son étendue (voy. *fig.* 16, 4; *fig.* 21, 2; *fig.* 23; *f*); cette circonstance peut intéresser les physiologistes qui voudront renouveler et poursuivre les expériences de J. Hunter et de Albers sur la respiration de l'air atmosphérique et de différents gaz à travers la cavité pneumatique de l'humérus (ou de tout autre os pneumatique), après occlusion complète de la trachée. Les muscles dont l'interstice est occupé par le canal de communication sont le sous-clavier externe (portion sternale) et le troisième pectoral. L'orifice supérieur de ce canal est subdivisé en deux parties par le tendon huméral de ce dernier muscle.

Chez le poulet, le prolongement brachial peut toujours être subdivisé en trois parties : *pectorale*, *humérale* et *scapulaire* [2]. Cette subdivision paraît se

« lunare (?), che all'articolazione di quest'ossa corrisponde. » N° 46, p. 740. Girardi n'a pas décrit, comme l'avait fait Merrem, les communications des diverses parties de l'appendice soit entre elles, soit avec le corps du réceptacle. Comme synonymie : *superiori*, sous-scapulaires ; *medie*, pectorales ; *feriori*, humérales.

[1] Je cite de préférence, lorsque le choix est libre, le Mémoire de M. le Pr. Sappey, parce que c'est incontestablement le plus important et le plus exact de tous ceux que j'ai pu étudier; je n'ai cessé d'y recourir, comme à la meilleure source d'informations, pendant le cours de mes recherches. Relativement à la communication des parties centrale et périphérique du réceptacle supérieur-antérieur, on lit dans ce Mémoire : « Les prolongements qui naissent des parties latérales de ce réservoir, et « traversent les parois du thorax (?) pour se porter autour de l'articulation de l'épaule sont au nombre « de trois : ... Le *prolongement sous-pectoral* sort du réservoir thoracique par un orifice situé en ar- « rière de la clavicule postérieure... Les *prolongements sous-scapulaire* et *huméral* communiquent avec « le réservoir principal par une ouverture commune, placée en arrière du petit muscle adducteur de « l'humérus. » N° 49ᵃ, p. 29. Le canal interréceptaculo-appendiculaire a échappé, on le voit, même à l'attention de Sappey.

[2] Chez d'autres gallinacés, et chez des espèces appartenant à d'autres ordres ornithologiques, le prolongement brachial est plus compliqué dans ses dispositions et ses communications réceptaculaires que chez le poulet. Cela peut expliquer en partie les descriptions parfois très-divergentes des auteurs qui ne nomment pas toujours l'espèce qu'ils ont observée, et qui étendent volontiers à la généralité des oiseaux ce qu'ils ont constaté sur un seul. Merrem (1783), par exemple, distingue par des noms spéciaux quatre cellules dans le prolongement brachial des oiseaux : les *Bullæ scapularis*, *subclavia*, *axillaris*, et *dorsalis*. La *scapularis* sert de point de départ aux prolongements, et seule est en communication directe avec le corps du réceptacle supérieur-antérieur (bulla cordis anterior). De plus, elle a ouverture dans chacune des trois autres bulles; la *subclavia* et l'*axillaris* naissent, en effet, chacune par un point différent de sa paroi; et la *dorsalis*, qui naît de l'axillaris, a néanmoins un canal particulier pour la relier directement à la bulle initiale. Mais la disposition la plus curieuse que rapporte la description de Merrem est celle d'un canal conduisant de la bulle terminale (dorsalis) dans le réceptacle supérieur-postérieur (bulla jugularis) chez les rapaces diurnes et nocturnes, en sorte que, chez ces derniers, le prolongement brachial établirait une communication entre les deux réceptacles

lier à la constitution même du squelette de la région, qui est formé de trois os : le coracoïde, l'humérus et le scapulum. Mais il ne faut pas perdre de vue que ce prolongement est une poche unique plus ou moins lobée, et une simple dépendance du grand réceptacle antérieur. De ces trois principaux lobes, l'*antérieur*, le plus considérable, occupe l'interstice des muscles pectoraux ; le *moyen* ou *externe*, le moins volumineux, pénètre dans les interstices supérieurs des extenseurs et élévateurs du bras, et s'étale sous la face profonde de ces muscles ; le *postérieur et inférieur* est compris entre les muscles grand-pectoral et sus-scapulaire du côté externe, et les muscles grand oblique et dentelés du côté interne. Le canal de communication est

supérieurs. La synonymie la plus plausible de la nomenclature de Merrem me paraît être, en renonçant à toutes limites rigoureuses : *scapularis*, canal de communication inter-réceptaculaire ; *subclavia*, pectorale ; *axillaris*, humérale ; *dorsalis*, sous-scapulaire. N° 44, p. 326 et suiv.

E. Jacquemin (1836) ne décrit pas les subdivisions du prolongement brachial ; il l'appelle en gros *Poche pneumatique sous-scapulaire* (bulla subscapularis) ; il la fait procéder, non-seulement du réceptacle supérieur-antérieur, mais surtout du réceptacle supérieur-postérieur, par le moyen *de très-grandes ouvertures* (?). Il semble d'abord que cette doctrine soit parfaitement conforme à celle de Merrem. étendue des rapaces à la classe entière des oiseaux. Mais au fond cette conformité n'existe point. Le réceptacle supérieur-antérieur, que Jacquemin nomme *poche pneumatique sous-claviculaire* (bulla subclavicula), est décrit par lui comme formé de deux cavités latérales sans communication ni entre elles, ni avec le poumon ; « l'air, dit-il, leur arrive par l'intermédiaire des poches sous-scapulaires qui le tirent de la poche pectorale (réceptacle supérieur-postérieur) ; c'est aussi ce chemin que prend la matière d'injection. » Jacquemin fait donc du réceptacle supérieur-antérieur, qu'il coupe en deux parties indépendantes, une simple subdivision du prolongement brachial. Cette conception de Jacquemin n'a vraiment rien de commun avec la réalité ; et pourtant cette réalité avait été comprise et décrite par Girardi, au moins dans ses dispositions essentielles, plus d'un demi-siècle avant la publication du Mémoire de Jacquemin, N° 77e, p. 289.

N. Guillot (1846) ne décrit qu'une seule communication initiale entre le corps du réceptacle supérieur-antérieur et le prolongement du bras. Elle consiste en un *trou*, garni d'un repli membraneux (?), placé entre le coraco-brachial (sous-clavier externe) et le troisième pectoral. Ce qui est digne d'intérêt, dans la version de cet auteur, c'est une disposition particulière au paon, et consistant en une communication terminale, non pas entre le prolongement et le réceptacle supérieur-postérieur, conformément à ce que Merrem rapporte des oiseaux de proie, mais bien entre le prolongement et la portion centrale du réceptacle supérieur-antérieur ; ainsi le prolongement serait attaché par ses deux extrémités, en manière d'anse, au corps du réceptacle. N° 89^{a}, p. 48.

V. P. Fatio (1860) admet que les prolongements brachiaux, qu'il sait pourtant bien n'être que de simples appendices, forment deux paires de réceptacles latéraux ; il nomme la première paire *sacci axillares*, la deuxième *sacci scapulares*. Cette nomenclature est arbitraire et vicieuse. Il subdivise ensuite le sac axillaire en trois parties qui répondent à la *pectorale*, à l'*humérale* et à une portion de la *sous-scapulaire* ; le surplus de cette dernière forme le sac scapulaire. Fatio admet que les subdivisions pectorale et humérale communiquent chacune directement avec le corps du réceptacle, et cela est conforme à ce que j'ai vu moi-même ; mais Fatio étendant à tous les oiseaux la disposition que N. Guillot attribue au Paon, dit que le sac sous-scapulaire reçoit directement, par une ouverture située au-dessus du plexus brachial, l'air du réceptacle supérieur-antérieur (saccus pectoralis), et je ne l'admets en aucune façon, au moins pour le poulet. N° 114, p. 13.

R. Owen (1866) s'exprime comme suit : « The *lateral thoracic* cells (démembrement du réceptacle

lui-même contenu tout entier dans un interstice musculaire. Par son extrémité supérieure, légèrement bifurquée, il s'ouvre séparément dans les lobes pectoral et huméral; ceux-ci, bien distincts, forment la *gouttière brachiale*, dans laquelle est couché le bras. Quant au lobe sous-scapulaire, sans communication directe avec le corps du réceptacle, et s'ouvrant largement dans le lobe pectoral, il se confond presque avec ce dernier.

En résumé, *le* GRAND RÉCEPTACLE SUPÉRIEUR *ou* RÉCEPTACLE SUPÉRIEUR-ANTÉRIEUR, *l'un des plus importants au point de vue physiologique, à cause de ses prolongements alaires et de ses connexions musculaires, le plus étendu après le réceptacle abdominal, le plus compliqué dans sa configuration, a été démembré à tort en un grand nombre de cellules pneumatiques complétement ou incomplétement séparées de lui* (*bulla cordis anterior* répondant surtout au repli sterno-cardiaque; *lateral thoracic cells* et *poches sous-claviculaires* correspondant particulièrement aux lobes latéraux; *bulla laryngea* et *bulla cordis posterior* qui ne sont probablement autre chose que le lobe moyen et les replis laryngo-bronchiques, etc.). *Le réceptacle supérieur-antérieur est un organe unique, dans lequel on doit distinguer simplement une* PORTION CENTRALE, *moyenne et impaire*, *et une* PORTION PRO-

« supérieur-antérieur, correspondant aux deux poches sous-claviculaires de Jacquemin) ... are covered « by the anterior thoracic air-cell (portion médiane du même réceptacle), and from them the air « passes into the *axillary* and *subscapular* cells, into those of the wing (?), and into the humerus. They « also communicate with the *cellula cordis posterior*, behind the heart and bronchi, which cell is « often subdivided into several small ones. » N° 129, p. 212. La *cellula cordis posterior*, dont il est ici parlé, n'est autre chose que la *bulla cordis posterior* de Merrem, c'est-à-dire une portion mal délimitée du réceptacle supérieur-antérieur, comprenant les replis laryngo-bronchiques postérieurs (voy. la note de la p. 238). Quant aux *cellules de l'aile*, mentionnées par Owen après les cellules axillaire et sous-scapulaire, elles comprennent probablement, outre la portion humérale du prolongement brachial, les *cellules de l'articulation huméro-cubitale* et de l'*articulation* du carpe, dont Jacquemin a donné la figure d'après le *Corvus corone*, dans la 1re planche de son Mémoire, N° 77[c]. Mais Jacquemin croyait, en vertu d'idées théoriques absolument inadmissibles (*ibid.*, p. 323 et suiv.), que les os de l'avant-bras et de la main étaient ordinairement pneumatisés, quoique à un degré variable, chez les oiseaux; et pour lui, la corneille, sans avoir les membres très-pneumatiques, suivait néanmoins la règle (*ibid.*, p. 307). Il a même figuré un orifice pneumatique à l'extrémité inférieure de l'humérus de la corneille, et deux autres à l'extrémité supérieure du cubitus, N° 77[a], *pl.* 14, *fig.* 1, *g*, *f*. Mais sur un *corvus corone* adulte et tué dans les champs, c'est-à-dire sur un sujet présentant les conditions requises par Jacquemin, l'humérus et le cubitus, que je compare en ce moment même à la figure donnée par Jacquemin, ne présentent ni à la place indiquée par lui, ni aux alentours, aucune trace des trois orifices pneumatiques précités. Du reste, je n'avais pas besoin de cette confirmation spéciale pour être assuré du parfait apneumatisme du membre supérieur au-dessous de l'humérus dans la presque totalité des oiseaux. Il vaudra donc mieux, précisément à cause des erreurs commises, ne parler à l'avenir des cellules pneumatiques exceptionnelles du membre supérieur (cellules de l'articulation du coude et de l'articulation du poignet) qu'en mentionnant les espèces sur lesquelles on les verra sûrement; et on évitera surtout de donner à penser, par une rédaction vague, qu'elles constituent une disposition pneumatique à peu près aussi commune que le prolongement brachial lui-même, ce qui serait une erreur pour moi démontrée dès à présent.

LONGÉE, *latérale paire. La* PORTION CENTRALE *s'est toujours montrée impaire et unique, malgré son origine embryonnaire latérale-double, et malgré l'existence de la* GRANDE ÉCHANCRURE MÉDIANE, *qui est la trace représentative permanente de la dualité originelle. La situation étant principalement sus-thoracique et sus-pulmonaire, on doit considérer le réceptacle comme extra-thoracique. Les* REPLIS STERNO-CARDIAQUES *et* LARYNGO-BRONCHIQUES *forment voûte au-dessus du cœur, et ferment l'espace qui demeure libre, chez les oiseaux, par en haut, entre les poumons et le sternum. Le* CANAL DE COMMUNICATION INTER-RÉCEPTACULAIRE *occupe l'interstice de deux muscles, et en reproduit la figure. La poche appendiculaire est unique; on peut lui distinguer trois lobes, dont deux, surtout, formant la* GOUTTIÈRE BRACHIALE, *sont très-distincts : ce sont les* LOBES PECTORAL *et* HUMÉRAL, *qui s'ouvrent chacun par un orifice particulier dans l'extrémité supérieure du canal de communication; le* LOBE SOUS-SCAPULAIRE *n'est qu'une arrière-cavité du lobe pectoral. La poche appendiculaire se comporte, avec les muscles et les os qui la limitent, à peu près comme une synoviale avec les parties articulaires : c'est un organe interstitiel, à cavité séparée de l'extérieur, à contenu propre, interposé à des organes mobiles, placé à la racine du bras, et subissant l'influence des mouvements de l'aile pendant le vol.*

17° Le second réceptacle ou RÉCEPTACLE SUPÉRIEUR-POSTÉRIEUR est normalement, chez le poulet, un réceptacle médian et impair, comme le réceptacle supérieur-antérieur; mais il conserve une trace, parfois beaucoup plus accusée que chez ce dernier, de son premier état embryonnaire, état dans lequel ses deux moitiés latérales étaient complétement séparées, et représentaient chacune une exsertion vésiculeuse bronchiale (voy. N° 130; *fig.* 6; 1). Cette trace permanente consiste en une bifidité de l'extrémité supérieure, s'étendant assez rarement au delà de la portion moyenne de l'organe, et qu'une seule fois j'ai vue comprendre l'organe tout entier [1]. Les portions séparées ne

[1] La croyance générale paraît être que dans toute la classe des oiseaux le réceptacle supérieur-postérieur soit double; même N. Guillot est de cet avis, bien que la majeure partie de ses observations aient été faites, comme les miennes, sur le poulet. M. GIRARDI (1784) s'exprime ainsi : « Nell'collo si « veggono ordinariamente due allungate vesciche, una per ciascun lato, che ascendono, aderenti ai « processi transversi ed ai lati delle vertebre, le quali in molti uccelli terminano verso la 4ª o 5ª « vertebra delle ascendenti. » N° 46, p. 741. COLAS (1825) admet également deux sacs trachéliens (R. supérieur-postérieur) N° 63, p. 289. Suivant JACQUEMIN (1836), il y a deux poches pectorales (R. supérieur-postérieur); mais ces deux réservoirs « communiquent ensemble sous la colonne vertébrale et sont « séparés par la partie inférieure de la trachée-artère et par les œsophages (?) » N° 77ᶜ, p. 290. De même N. GUILLOT (1846) dit, à propos du réservoir supra-laryngien : « Cette cavité est double, symétrique « et ses deux portions droite et gauche sont séparées l'une de l'autre, sur la ligne médiane du corps,

sont jamais rigoureusement symétriques, et c'est généralement la moitié gauche dont le volume prédomine (voy. p. 97 ; *fig.* 24 ; *a*, *g*). Comme le réceptacle supérieur-antérieur, le petit réceptacle supérieur se compose d'une portion centrale et d'une portion prolongée.

a). La PORTION CENTRALE, ou le corps du réceptacle, équivaut sensiblement, en hauteur et en largeur, au corps du réceptacle supérieur-antérieur, mais sa capacité est bien moindre. Il s'étend de la douzième vertèbre cervicale à la troisième vertèbre dorsale. Il est formé de deux parties crucialement jointes, l'une *fusiforme*, l'autre *annulaire* [1]. Le cône supérieur de la portion fusiforme est

« par l'œsophage (?) et par une cloison verticale médiane. » N° 89*, p. 52. SAPPEY (1847) admet que les réceptacles sont au nombre de neuf chez tous les oiseaux sans exception, et qu'il y a dans ce nombre *deux* réservoirs cervicaux, N° 49*, p. 28 et 30. FATIO (1860) se range à l'avis commun : « Ostendit « saccus cervicalis cellulam in utroque œsophagi latere (?), quæ cellulæ inter se non communicant, « ut Jacquemin credit, nam altera dilacerata alteram adhuc bene inflare possumus, quia parte postica « per columnam vertebralem et antica per œsophagum sejunguntur. » N° 114, p. 14. Malgré l'unanimité de ces témoignages, il n'est pas douteux pour moi que le réceptacle supérieur-postérieur soit normalement unique chez le poulet et chez beaucoup d'autres oiseaux. Durant la période du développement, le réceptacle supérieur-postérieur est double et composé de deux vésicules indépendantes; mais celles-ci se rapprochent à mesure qu'elles s'accroissent, et finissent par se toucher, par adhérer l'une à l'autre, et par constituer un réceptacle en apparence unique, mais formé en réalité de deux cavités distinctes, verticalement séparées, d'avant en arrière, par une cloison à double feuillet. Cet état est l'état permanent et normal pour le canard. Sappey, qui paraît avoir choisi cette espèce pour l'étude détaillée, n'a eu d'autre tort que celui de convertir un fait particulier, de la vérité duquel je me suis assuré moi-même sur deux sujets, en un fait général. Mais chez d'autres espèces, et dans une période ultérieure du développement, la cloison médiane se détruit plus ou moins complétement et disparaît graduellement de bas en haut. C'est ainsi que sur un Gécine vert (GECINUS VIRIDIS, *Boie ex L.*), l'extrémité supérieure du réceptacle était seule cloisonnée, tandis que chez une Effraye commune (STRIX FLAMMEA, *L.*) la cloison occupait toute la hauteur du cône supérieur. Je viens d'examiner à nouveau l'existence et l'étendue de cette cloison sur cinq poules ou coqs de race vulgaire; sur un sujet, elle se prolongeait jusqu'à la base du cône inférieur; sur deux jusque vers le milieu de la portion annulaire; sur les deux derniers, elle n'occupait que le cône supérieur. Ces observations ne sont pas dénuées d'intérêt; elles donnent l'explication véritable d'une série de variations individuelles ou analogiques, en montrant qu'elles ne sont que divers degrés d'un même processus évolutif; elles rendent compte des divergences possibles sur le nombre des réceptacles, suivant les espèces observées; enfin elles montrent le péril des généralisations faites par *extension* et non d'après *vérification*.

[1] Je ne saurais expliquer, sinon en supposant l'emploi de procédés d'investigation mal appropriés, tels que l'insufflation ou la dissection directe de pièces fraîches, comment on a pu ignorer jusqu'à présent la forme, les parties et les limites du petit réceptacle supérieur. Je pense même que si on admet avec tant d'unanimité que ce réceptacle est toujours double, c'est qu'on n'a pas donné une suffisante attention à sa partie terminale *inter-pulmonaire*, dans laquelle les deux réceptacles originels commencent à opérer leur fusion mutuelle en un seul. Ainsi nous lisons dans MERREM : « Aus der « dritte œfnung der Lungen wird bey den Hühnern und ähnlichen Vögeln die Halsluftblase (bulla « jugularis) angefüllt... Vermuthlich ist diese Luftblase (réceptacle supérieur-postérieur) mit einer « andern kegelförmigen vereinigt, welche längst dem Rückgrade liegt, deren wahren Ursprung ich « aber nicht entdecken konnte, sowie ich sie auch nur bey zwei hühnern fand. » N° 44, p. 327. Il est à peu près certain que ce prétendu sac n'est autre chose que la moitié inférieure de la portion fusiforme. SAPPEY dit que les deux réceptacles cervicaux sont situés « à la partie inférieure du cou et

toujours bifide, et irrégulièrement bilobé ; au contraire, le cône inférieur est indivis, et curieusement *interposé aux poumons*. Ceux-ci forment, sur les trois quarts de leur hauteur environ, par l'écartement réciproque, en haut et en avant de leurs faces triangulaires-internes, une espèce de sinus, qui est occupé par l'extrémité inférieure de la masse musculaire des fléchisseurs du cou en arrière, et par le cône inférieur de la portion fusiforme du réceptacle en avant (voy. *fig.* 20, IV, 2). La portion transversale ou annulaire coupe crucialement la portion fusiforme juste au-dessus du cône inférieur ; la cavité de l'anneau représenté par cette portion transversale est exactement remplie par les fléchisseurs du cou. En arrière d'eux, les branches de l'anneau arrivent au contact des corps vertébraux, qui demeurent interposés entre elles et s'opposent à leur complète jonction de ce côté. A ce niveau, les extrémités des branches de l'anneau correspondent aux trous de conjugaison, et, dans le sens vertical, aux canaux trachéliens. C'est là que naissent les prolongements du réceptacle, à portée des ouvertures osseuses qu'ils doivent traverser successivement. La portion annulaire repose immédiatement sur les poumons ; la portion fusiforme est comme cachée par la portion de l'œsophage qui fait suite au jabot, et qui s'appuie contre elle, en descendant vers le gésier, par la moitié postérieure de sa surface, mais sans la déprimer aucunement. Enfin le corps du réceptacle supérieur-postérieur est abrité dans la concavité du réceptacle supérieur-antérieur, de telle sorte qu'à l'exception des parties latérales, il est entièrement recouvert par ce dernier.

b) La PORTION PROLONGÉE du réceptacle supérieur-postérieur est assez compliquée, même dans le poulet. Elle consiste en quatre canaux aérifères, ou mieux, en deux paires de conduits, l'une, *extra-rachidienne*, l'autre, *intra-rachidienne*. Des *branches transversales de communication* réunissent horizontalement ces quatre conduits (voy. p. 101, *fig.* 25).

Le conduit *externe* ou *extra-rachidien* provient des trois digitations qui terminent en arrière la moitié correspondante de la portion annulaire du réceptacle. C'est l'unique origine prise par la portion prolongée sur le centre réceptaculaire. Elle occupe le niveau des deux dernières vertèbres cervicales

« antérieure du poumon ; insufflés après avoir été isolés des parties environnantes, ils se présentent « sous la forme de deux cônes, dont la base arrondie regarde en avant (?), et dont le sommet pédi- « culé se dirige en arrière... Par leur sommet (?) ils communiquent avec la bronche diaphragmatique « antérieure. » N° 49ᵃ, p. 30. N. GUILLOT se contente de déclarer qu' « il serait fort difficile d'assigner « une figure à ce réceptacle d'air. » N° 89ᵃ, p. 53.

(13e et 14e) et de la première dorsale. Le conduit extra-rachidien représente un canal cylindrique assez grêle, rectiligne, longitudinal ascendant. Il traverse la série des anneaux osseux *trachéliens*, ou mieux *vertébro-costaux* (voy. p. 103), qui répondent à son parcours. Celui-ci, par en haut, se termine à l'interstice de la troisième vertèbre cervicale et de l'axis, chez le poulet; par en bas, il a pour limite la face latérale du corps de la deuxième vertèbre dorsale.

Le conduit *interne* ou *intra-rachidien*, latéral, pair, comme le conduit *extra-rachidien*, peut être regardé, au point de vue morphologique, comme une dépendance de ce dernier conduit, par l'intermédiaire des branches transverses de communication. Il est situé dans le canal rachidien, au côté de la grande veine médiane longitudinale découverte par Rathke, et communément désignée sous le nom de *veine spinale de Rathke*. En bas, le conduit pneumatique intra-rachidien descend jusqu'à l'interstice des deuxième et troisième vertèbres dorsales. Mais le point jusqu'où il s'élève est variable comme le développement des orifices pneumatiques osseux intra-rachidiens (voy. p. 7 et 8). Sa forme est curieuse; car il résulte d'une suite de *segments* parfaitement distincts ayant tous la hauteur de la vertèbre correspondante. Chacun de ces segments est renflé à son extrémité inférieure, atténué à son extrémité supérieure, et représente assez bien une virgule renversée. Les extrémités correspondent aux espaces membraneux intervertébraux de la région postérieure du cou, et communiquent avec les branches anastomotiques transverses.

Les *branches anastomotiques transverses*, qui unissent transversalement, au moins en bas, les canaux pneumatiques extra et intra-rachidiens, naissent au niveau des trous de conjugaison de la région correspondante du rachis, et sur la paroi postérieure des canaux extra-rachidiens. Leur nombre est variable : il y en a d'autant plus que le canal intra-rachidien s'élève plus haut. Elles décroissent aussi en volume et en longueur à mesure qu'elles sont plus élevées. Les inférieures arrivent en contact et en communication réciproques, celles de droite avec celles de gauche, en arrière de la moelle, sur la ligne médiane (*fig.* 26, *e*); les supérieures s'approchent au contraire de moins en moins de cette ligne médiane, et, restant ainsi séparées, n'unissent plus que les canaux rachidiens d'un même côté. Chacune d'elles, parvenue sur les côtés de la moelle, émet, à angle droit, un rameau longitudinal ascendant, qui va s'ouvrir dans la branche anastomotique supérieure; et, comme ce rameau ascendant n'est autre chose que l'un des *segments* constitutifs du canal intra-rachidien, celui-ci peut être conçu, ainsi que nous l'avons annoncé, comme un simple dérivé du canal principal ou canal pneumatique extra-rachidien[1].

18° Passons maintenant aux réceptacles *moyens*. Ce sont les principaux agents du mouvement alternatif de l'air dans la respiration, circonstance qui donne un intérêt de plus à leur anatomie. A eux seuls appartient légitimement la qualification de *thoraciques*, et, sous ce rapport comme sous beaucoup d'autres, ils se montrent nettement les antagonistes des réceptacles *extrêmes*, c'est-à-dire des réceptacles *supérieurs* et *inférieurs*. Mais il ne faut pas que le mot de *thorax*, appliqué aux oiseaux, réveille l'idée d'une *cavité exactement circonscrite par une enceinte osseuse* sur les côtés, et par un diaphragme en bas, conformément au type du thorax des mammifères. Nous reviendrons sur ce point en terminant le chapitre.

a) Les RÉCEPTACLES MOYENS-SUPÉRIEURS sont au nombre de deux, latéraux, droit et gauche, assez rigoureusement symétriques, sinon dans tous les détails, au moins dans l'ensemble. Ils sont séparés en avant par l'intervalle compris entre les apophyses grêles du sternum ; ils sont au contraire réunis en arrière le long de l'interstice des deux poumons ; là, ils prennent attache sur les apophyses épineuses antérieures des cinquième et sixième vertèbres dorsales, apophyses qui viennent affleurer la surface antérieure des poumons.

[1] SAPPEY est le seul auteur, à ma connaissance, qui ait donné une description des prolongements canaliculés du réceptacle supérieur-antérieur suffisamment étudiée pour mériter les honneurs de la critique. « Ces prolongements, dit-il, se présentent sous la forme de deux conduits étendus de la base « des réservoirs cervicaux à la base du crâne, où ils se terminent (?)..... Sur le côté interne des « mêmes conduits, on voit au niveau de chaque vertèbre un ou plusieurs orifices par lesquels l'air « pénètre dans leur partie antérieure, et à la hauteur de chaque trou de conjugaison un autre orifice « qui verse le même fluide dans l'intérieur du canal rachidien ; de la communication établie par ces « derniers orifices entre l'appareil respiratoire et la cavité du rachis, il suit que chez les oiseaux la « région cervicale est parcourue par trois (!) courants atmosphériques, deux latéraux ou intra-trans-« versaires parallèles aux artères vertébrales (conduits extra-rachidiens), le troisième médian ou « intra-rachidien parallèle à la moelle épinière. » N° 49[2], p. 30 et 31. A l'explication (*ibid.*, p. 90) de « la fig. 2 de la planche III de son mémoire, Sappey mentionne, en B, un « canal sous-musculaire « établissant une communication transversale entre les prolongements des deux réservoirs cervicaux », canal dont je n'ai point trouvé trace chez le poulet. Je ne saurais admettre que chez les oiseaux en général les canaux extra-rachidiens s'élèvent jusqu'à la base du crâne. Le canal intra-rachidien, dont Sappey donne la figure (pl. IV, F. 2 ; expl. p. 91), monte bien jusqu'à ce niveau, mais il me paraît certain que ce canal représente, non un conduit pneumatique, mais la veine spinale de Rathke. (Voy. pour cette veine : RATHKE (1838), *Ueber den Bau und die Entwicklung des Venensystems der Wirbelthiere* in : *Dritter Bericht über d. naturwissensch. Seminar bei der Universität zu Königsberg* ; 4°, Königsberg, p. 9. Voyez aussi L. A. NEUGEBAUER, *Systema venosum avium cum eo mammalium et imprimis hominis collatum*, in *Nova acta Acad. L. C. Nat. Cur.* t. XXI, P. II, 1845, p. 575 et 6.).

On voit que par leurs points extrêmes les réceptacles moyens-supérieurs occupent à peu près toute la profondeur de l'enceinte sterno-costale : circonstance importante en physiologie, et qu'on n'avait pas suffisamment remarquée (voy. *fig.* 48, p. 171). On doit distinguer trois faces à chacun des réceptacles moyens-supérieurs, dont deux adhérentes, et une troisième libre. Ces faces peuvent être nommées : *sterno-costale*, *pulmonaire* et *ventrale*. La face *sterno-costale* adhère à la partie la plus mobile de l'enceinte osseuse du tronc : à l'apophyse grêle du sternum, aux cinq côtes sternales, aux quatrième, cinquième et sixième côtes vertébrales. La face *pulmonaire* adhère, par l'intermédiaire du prétendu diaphragme pulmonaire, à la face antérieure, concave, du poumon. Les faces libres des deux réceptacles, c'est-à-dire les faces *internes* ou *ventrales*, circonscrivent un vaste sinus (voy. p. 119, *fig.* 34 ; *a*), faisant partie de la grande cavité inter-réceptaculaire, dans laquelle sont renfermés le cœur, ses dépendances immédiates, ainsi que le foie et le ventricule succenturié. Les bords supérieurs de ce vaste sinus forment l'*échancrure cardiaque* des réceptacles moyens-supérieurs, échancrure remarquable par ses nombreux rapports viscéraux. En arrière, suivant l'interstice pulmonaire, s'étend la ligne de contact des deux réceptacles. C'est une ligne discontinue, sur laquelle on ne rencontre en réalité que deux points ou facettes d'adhérence, situés immédiatement, l'une au devant, l'autre en arrière de l'ouverture traversée par l'œsophage (voy. p. 116, *fig.* 33). A la suite de l'ouverture œsophagienne, on voit sur la face interne du réceptacle gauche la gouttière déterminée par le passage du même conduit. Un appendice de la face interne de droite convertit la gouttière en un canal plus ou moins complet [1].

[1] Jacquemin rattache aux réceptacles *moyens* et *supérieurs-postérieurs*, une *poche pneumatique sternale* (bulla sternalis), dont il parle en ces termes : « ... elle s'applique immédiatement sur la face interne « du sternum. Sa forme est aplatie de haut en bas. Elle communique, par un nombre de trous cor- « respondant aux apophyses costales, avec les deux poches sous-costales (réceptacles moyens), et en « avant par deux grandes ouvertures arrondies avec la poche pectorale (réceptacle supérieur postérieur). « ... Elle tire son air de cette dernière poche, et s'étend jusqu'à l'extrémité postérieure du sternum, « et suivant principalement la ligne moyenne de cet os, et en lui fournissant de l'air au moyen de trous « souvent très-nombreux, qu'on trouve percés dans sa surface interne ou supérieure. » N° 77, p. 291. De son côté, Fatio admet l'existence de ce prétendu sac sternal (saccus sternalis) ; mais il en fait une dépendance du réceptacle supérieur-antérieur : « Hic saccus impar e pectorali (R. supérieur-antérieur) « pendet, a cujus parte inferiore tenui tantum membrana verticaliter inter sternum, cor, hepar cos- « tasque primas tensas separatus est. Idem saccus sub sterno in cor et hepar expanditur, tum plus, « tum minus in variis avium generibus. Partes ejus laterales ad sternum affixæ sunt, in quod saccus « aerem immittit per foramina, in linea mediana inferiore sita. Ipse aerem a sacco pectorali accipit « per duo rotunda foramina magna, quæ in parte superiore membranæ sejungentis in utroque cordis

b) Le RÉCEPTACLE MOYEN-INFÉRIEUR, chez le poulet, est très-notablement moindre que le précédent, sous le rapport du volume : il semble n'être qu'un réceptacle accessoire ou complémentaire. Il est aplati, auriculiforme, et toute sa surface externe est adhérente ; en dehors, à la paroi osséo-musculaire du tronc et particulièrement au muscle transverse de l'abdomen; en dedans, au réceptacle moyen-supérieur, et surtout au réceptacle abdominal. C'est l'un des points intéressants de son anatomie d'être absolument *interstitiel;* on n'aperçoit aucune de ses parties du côté de la cavité abdominale; il est complétement enfermé dans un espace circonscrit par la paroi du tronc et les parois des deux réceptacles limitrophes. Ses rapports avec le squelette ont un intérêt physiologique. En haut, il ne dépasse point le niveau du réceptacle abdominal, dont il est réputé pourtant l'antagoniste par position. Il est engagé sous les deux dernières côtes vertébrales, il est vrai, mais pour plus de moitié il demeure au-dessous de l'enceinte costale. On sait même que le réceptacle de gauche prend quelquefois un développement exceptionnel par en bas, et peut atteindre le tiers inférieur du pubis [1].

« latere exstant. » N° 114, p. 12. Je ne puis guère douter que la description, en plusieurs points divergente, de Jacquemin et de Fatio ne s'applique à une *partie* de réceptacle, arbitrairement convertie en un réceptacle distinct ; il s'agit probablement du repli sterno-cardiaque du réceptacle supérieur-antérieur. Quoi qu'il en puisse être, cette description doit être signalée comme essentiellement incorrecte et inexacte.

[1] On me saura gré, je pense, de reproduire ici la description que MERREM (1783) a donnée des réceptacles moyens. Le travail de Merrem a été reproduit presque toujours textuellement dans le livre, si estimable à tant de titres, du prof. TIEDEMANN (1810 ; n° 56, p. 612 et suiv.). Or, il ne saurait être douteux, pour quiconque voudra lire *in extenso* la série des travaux relatifs au pneumatisme, que presque tous les auteurs ont travaillé sur la même trame, c'est-à-dire sur le mémoire de Merrem, ou sur la reproduction de Tiedemann. Il n'y a d'exception à faire que pour GIRARDI (1784). Après Merrem et Girardi, c'est l'important travail de SAPPEY (1847) qui, soit directement, soit par l'intermédiaire de N. GUILLOT, forme la substance de tous les autres. On s'expliquera par là notre tendance à citer et à critiquer de préférence Merrem, Girardi et Sappey. Voici donc en quels termes les réceptacles moyens ont été décrits par Merrem : « Die Brust bildet in der Gegend der Lungen einen der grosten und merkwürdigsten « Luftbehalter (il s'agit des deux réceptacles moyens supérieur et inférieur, confondus en un seul à « tort par Merrem), welcher sich an den Seiten bis zur Pfanne des Schenkelbeins erstreckt, und also « den grössten Theil der Brust und einen grossen Theil des Bauchs einnimt. Dieser Brustsack besteht « aus zwei grossen Höhlen die in der mitte durch eine häutige Scheidewand von einander getrennt « sind, und also gar keine Verbindung mit einander haben. Der erste Brustsack empfängt aus der « 4ten Œfnung der Lungen die Luft, und erstrekt sich von der vordern und aussern Spitze derselben « bis zur 5ten Œfnung, also fast bis zum Ende derselben. Er liegt dicht auf der Leber, und reicht bis « am Brustbein. An der andern Seite geht er bis zun Rückrade und schliesst den Schlund (œsophage) « ein. In der Gegend des Rückrads bildet er eine spitze, die der Luftröhre zugekerht ist. Zwischen den « Spitzen der beyden Brustsäke befindet sich die Schlundluftblasse (bulla œsophagi) welche an der « rechten Seite auf dem Sclunde (œsophage) leibt, und sich bis unter den Magen hin erstreckt, und « die Luft beyder Lungen auf diese Weise vereniget (!) Der zweit Brutsack ist weit kleiner wie der « erste ; er bekommt die Luft aus der 5ten Lungenœfnung, von der er bis zun Rande der Leber und der « Spitze des Brustbeins hinaufsteigt, und sich nachher in einer schrägen Linie herunter bis zur Pfanne

19° Il y a deux RÉCEPTACLES ABDOMINAUX, symétriquement situés aux côtés droit et gauche du ventre [1]. Leur capacité dépasse la capacité de tous les autres réceptacles réunis, et leur hauteur équivaut aux trois cinquièmes de

« des Schenkelbeins erstreckt; hier hat eine Œfnung wodurch er die Luft in eine Höhle hinein blässt, « welche von dem Bauchfelle und dem Quermuskel gebildet wird (!). In dieser Höhle ist, soviel ich « wahrnehmen konnte, die Luft in keinen besondern Haüten eingeschlossen, sondern bloss durch das « Zellengewebe ergossen (!). Die Höhle selbst entsteht durch das feste anschliessen des Bauchfells an « der vierten Ribbe und der weissen linie; ich würde sie auch nie für einen Luftbeälter gehalten, son- « dern geglaubt haben dass vielleicht durch zu heftige injection das Wachs dahin gedrungen wäre, « wenn ich dieses Ereigniss nicht bey den mehrsten von mir in dieser Absicht zergleiderten Vögeln « gesehen hätte. » N° 44, p. 328. En plusieurs points, ce passage témoigne de la sagacité de Merrem: il a vu que l'œsophage passe entre les réceptacles moyens (canal inter-réceptaculaire œsophagien; voy. p. 116, fig. 35); il a noté que le réceptacle moyen inférieur descend au-dessous de l'enceinte costale, et qu'il se prolonge dans le ventre jusqu'au niveau de la cavité cotyloïde (voy. p. 130, fig. 37, *l*); il a noté encore que le réceptacle moyen-supérieur s'étend, d'avant en arrière, depuis le sternum jusqu'à la colonne vertébrale; or ces deux dernières observations ont de l'importance pour la physiologie de la respiration. Je m'étonne de ne pas les retrouver mentionnées même dans les meilleurs écrits postérieurs à celui de Merrem. Au contraire, plus d'une erreur commise par cet anatomiste au sujet des réceptacles moyens a été plus ou moins fidèlement reproduite après lui. Merrem, par exemple, a considéré les deux réceptacles moyens comme un réceptacle unique, subdivisé, par une cloison interne, en deux cavités secondaires *n'ayant guère* (!) *de communication entre elles;* c'est une erreur qui a été reproduite avec aggravation par JACQUEMIN (1836); il donne un seul nom, celui de *poche pneumatique sous-costale*, aux deux réceptacles moyens supérieur et inférieur, et se contente de dire que « sa cavité « interne, d'une forme un peu quadrangulaire, est divisée ordinairement (!) par une cloison en deux « portions. » N° 77ᶜ, p. 292. On retrouve encore trace de cette erreur en 1860 dans FATIO, lequel admet deux paires de sacs infracostaux (réceptacles moyens) distinctes, dit-il, comme ne communiquant pas entre elles, bien que cependant « hæc paria tenui solummodo membrana disjuncta sint. » N° 114, p. 16. Or l'étude du développement des réceptacles pneumatiques a démontré à E. SELENKA (1866) que les quatre réceptacles moyens sont originairement distincts (N° 130; 3 et 4, fig. 6), et je me suis moi-même assuré que la prétendue cloison des deux sacs moyens de droite ou de gauche est double et uniquement due au simple contact des parois, parfaitement complètes et nullement confondues, des deux réceptacles. Je pourrais également retrouver dans les mémoires de Jacquemin et de Fatio ce prétendu réceptacle dépendant du réceptacle moyen inférieur, suivant Merrem, et au sujet duquel il dit avoir éprouvé tant de doutes; je pense, en effet, qu'il répond au *sac sternal* décrit par les deux anatomistes précités (*voy.* la note de la p. 248). Je crois reconnaître aussi dans les *sacules infralobulaires* de Fatio (*voy.* p. 119, fig. 34ᵉ, f; et N° 114, p. 16), la prétendue *Bulla œsophagi* de Merrem, malgré que Fatio estime avec une bonne foi qui ne peut être mise en doute, que personne n'avait mentionné ces saccules avant lui. « ... sacculum vidi parem, cujus nemodum mentionem fecit. »

[1] COLAS (1825) est l'un des premiers auteurs qui aient eu la notion claire du nombre et de la circonscription des réceptacles de l'abdomen, qu'il nomme *sacs intestinaux;* mais pour trouver une délimitation complète et suffisamment précise, il faut aller jusqu'au mémoire de SAPPEY (1847). Il est pénible de voir qu'après le travail de Sappey, l'erreur se soit reproduite à nouveau sur ce même sujet. BL. MERREM, en 1783, avait déjà décrit, bien à tort, deux communications spéciales de chaque réceptacle abdominal avec le poumon, mais au moins n'admettait-il que deux et non quatre réceptacles abdominaux N° 44, p. 328. E. JACQUEMIN (1836) décompose les deux réceptacles abdominaux en quatre *poches pneumatiques* qu'il nomme *sous-fémorales*, *abdominale* et *sacrée*. Les deux poches sous-fémorales, l'une à droite, l'autre à gauche, communiquent seules avec le poumon, au moyen *d'une ou deux ouvertures* (!). Quant aux poches pneumatiques *abdominale* et *sacrée*, elles sont médianes-impaires (!!); l'*abdominale* tire l'air des poches sous-fémorales, ainsi que la *sacrée*. Jacquemin ne dit pas un mot des expansions péri-rénales et des prolongements iléo-lombaires N° 77ᶜ, p. 292. Dans son article *Aves*

la hauteur totale du tronc. On doit leur reconnaître une portion centrale et des prolongements.

a) La PORTION CENTRALE ou CORPS des réceptacles abdominaux s'étend longitudinalement, *pendant l'état de réplétion*, des poumons au cloaque, et, dans le sens transversal, de la ligne médiane postérieure à la ligne médiane antérieure. Ils sont surmontés par le foie, s'adossent aux reins qu'ils enveloppent plus ou moins complétement, et entourent la masse des circonvolutions intestinales à partir du pylore même. La figure des deux réceptacles réunis, telle qu'elle résulte d'une bonne injection corrodée, est presque uniforme, et reproduit la forme de la moitié inférieure du tronc. La partie supérieure, celle qui n'est pas en contact avec la paroi abdominale, représente assez bien un cône obtus et oblique. Les deux corps réceptaculaires ne sont ni rigoureusement symétriques, ni rigoureusement égaux et semblables en aucun de leurs points : l'asymétrie de la masse des viscères abdominaux étant en corrélation étroite avec l'asymétrie réceptaculaire. Nous distinguons au corps du réceptacle abdominal une face externe et une face interne, et la face externe elle-même est subdivisée en une portion moyenne et deux extrémités.

Jetons d'abord un coup d'œil sur la *face externe*. *L'extrémité supérieure* de cette face est formée par la portion conique des réceptacles, portion étendue sous et derrière le foie, et sans contact avec les parois du tronc. Le sommet du cône affleure presque la base du cœur; il est exclusivement formé par le réceptacle gauche. La base correspond à la sixième vertèbre dorsale et à ses côtes. La moitié gauche est aussi plus considérable que la moitié droite, le plan de séparation anticipant sur le côté droit pour aboutir de la colonne vertébrale au duodénum. La *partie moyenne* de la face externe va de la sixième côte en haut, jusqu'aux dernières vertèbres sacrées en bas. En avant, elle est plus ou moins libre et flottante ; en arrière, elle constitue la portion *pa-*

de la *Todd's Cyclopædia*, R. OWEN (1836) a donné une description des réceptacles abdominaux tout aussi erronée que celle de Jacquemin. Il admet d'abord deux *cellules abdominales* qui correspondent aux deux *poches sous-fémorales* de Jacquemin; puis chaque cellule abdominale transmet l'air à un nombre indéterminé de cellules paires ou impaires, *pelvic cells*, *duodenal cell*, et d'autres encore, situées parmi et derrière les anses de l'intestin, et auxquelles l'auteur anglais n'a pas donné de noms spéciaux. Les prolongements fémoraux, *glutæal and femoral cells*, procèdent de la cellule *inguinale* (?); il n'est fait aucune mention des autres prolongements. N° 83, p. 342. Owen a textuellement reproduit cette description, à trente années d'intervalle, in N° 129, p. 212. N. GUILLOT (1846) a fait à tort des expansions péri-rénales un réceptacle pneumatique distinct, qu'il nomme *supra-rénal*; par suite il admet quatre réceptacles abdominaux. Il n'a pas vu les canaux pneumatiques iléo-lombaires, malgré leurs nombreuses communications avec le prétendu réceptacle supra-rénal. FATIO ne diffère point de N. Guillot dans la description des sacs abdominaux. N° 114, p 17.

riétale-adhérente du réceptacle. En haut et en arrière est une portion remarquable à plus d'un titre; elle est comprise entre le poumon, le rein et le réceptacle moyen-inférieur (voy. p. 150, *fig.* 57; *k*, *j*), et sert d'origine aux expansions péri-rénales et aux prolongements iléo-lombaires. En arrière, la portion moyenne de la face externe forme revêtement au rein, s'enfonce, immédiatement au-dessous de lui, dans l'*excavation iliaque de Barkow*, et y forme l'appendice de même nom, appendice qui a d'intéressants rapports avec le muscle dit *obturateur interne*. A gauche, la portion moyenne est plus étendue qu'à droite, et remarquable, dans les injections corrodées, par l'empreinte profonde du gésier. L'empreinte du ventricule succenturié se voit immédiatement au-dessus, c'est-à-dire sur la face externe du sommet du réceptacle gauche. Le proventricule, la rate, le gésier, le commencement du duodénum, ont une situation à part, à laquelle on n'avait pris garde jusqu'à présent. Ils sont situés dans un interstice de la paroi ventrale (interstice musculo-réceptaculaire), tandis que le surplus de l'appareil digestif est enfermé dans l'interstice des réceptacles abdominaux eux-mêmes. Les *parties inférieures* ou *terminales* de la face externe sont légèrement inégales, et diverses à droite et à gauche. Même dans l'état de vacuité *post mortem*, elles descendent jusque près du cloaque, et arrivent antérieurement au contact sur la ligne médiane. Mais comme leur paroi est libre, flottante, on ne peut en connaître la forme, telle qu'elle existe dans l'état de réplétion physiologique, qu'en recourant aux injections corrodées (voy. p. 140, *fig.* 40). On leur distingue alors certaines particularités de configuration et de rapports dignes d'intérêt (gaîne rectale, bosselure *fabricienne*, sillon uro-génital, etc.) [1].

Si nous soumettons à notre investigation la *face interne*, nous remarquons immédiatement son orientation, qui est sensiblement celle du plan vertical

[1] J'ai à peine besoin de prévenir le lecteur que, dans ce résumé de mes recherches, je rappelle de préférence (en dehors des faits importants par eux-mêmes ou au point de vue critique et historique) les faits que je crois nouveaux et que je considère comme le produit de mes investigations personnelles. C'est ainsi qu'à propos de la face externe des réceptacles abdominaux on ne trouvera dans les auteurs aucun détail correct et précis relativement à l'énumération, à la délimitation, et surtout à la configuration des parties : l'indication des parties libres et adhérentes, la situation exceptionnelle des estomacs, l'appendice de l'excavation iliaque, la bosselure Fabricienne, les différences qui existent à droite et à gauche, rien de tout cela n'a été vu, ou du moins n'a été jugé digne d'être signalé. Il est évident qu'il serait abusif de mentionner une par une toutes les particularités descriptives qui appartiennent en propre à la présente monographie. A mon avis, une *monographie typique* ne saurait être ni trop détaillée, ni trop précise; il me suffit de dire que cette manière de voir a été ma règle dans la rédaction de ce travail, sans entreprendre de le démontrer pour ainsi dire à chaque paragraphe.

médian antéro-postérieur, son défaut presque absolu d'adhérences, et son contact général avec les circonvolutions intestinales. La face interne est moins étendue que l'externe. On peut dire que sa forme se rapproche d'un triangle équilatéral, dont le sommet serait à l'origine du duodénum, et la base à la colonne vertébrale. Le bord supérieur, ou bord sous-hépatique, va de la sixième vertèbre dorsale à l'origine du duodénum; le bord inférieur se prolonge de ce dernier point jusque près du cloaque. Le tube digestif tout entier, à partir du pylore, est compris, ensemble avec le mésentère, entre les faces internes des réceptacles abdominaux. Celles-ci ne sont pas simplement tangentes aux circonvolutions intestinales, mais les enveloppent entièrement : en sorte qu'on peut se représenter l'intestin comme traversant d'une manière continue un long manchon rempli d'air [1]. La portion *canaliculée* des faces internes est antéro-inférieure et de forme ovalaire; le surplus des faces internes occupe la zone postéro-supérieure, et constitue une deuxième portion, lisse, falciforme, insertionnelle, qui double le mésorectum et les ailerons mésentériques.

b) Passons à l'examen des PROLONGEMENTS des réceptacles abdominaux. Ils correspondent assez fidèlement aux prolongements réunis des deux réceptacles supérieurs, à l'exception toutefois des prolongements intra-rachidiens, qui ne se retrouvent pas à la région pelvienne. Les prolongements des réceptacles inférieurs peuvent être séparés en deux groupes : *pelvien* et *fémoral*. Au nombre des prolongements pelviens nous comprenons les *expansions péri-rénales*, qui forment en quelque sorte la transition entre le corps du réceptacle et son prolongement iléo-lombaire.

On peut admettre *trois expansions péri-rénales* [2], chez le poulet, bien que la

[1] Cette circonstance, demeurée, je crois, inaperçue, mérite l'attention des physiologistes. Le canal *pneumatico-intestinal*, formé par les faces internes des réceptacles inférieurs, qui se dessine avec tant de netteté sur les injections corrodées, n'est pas le résultat purement artificiel d'une injection forcée; on le retrouve sur les pièces durcies dans une solution de bichromate de potasse sans tension, et dans lesquelles les réceptacles ne paraissent nullement distendus. Par suite, je mets fort en doute la réalité d'une assertion que SAPPEY emprunte à BORELLI, et d'après laquelle les réceptacles abdominaux « situés « entre les parois supérieure et latérale de l'abdomen d'une part, et les viscères abdominaux de l'autre, ne peuvent se dilater sans refouler en bas et en dedans la masse intestinale. » N° 49*, p. 34 et 81. Une certaine compression *en tous sens* me paraît évidente; constante ordinairement sous l'action respiratoire normale des parois musculaires et le déplacement régulier des fluides aériformes, il est probable qu'elle peut varier de bien des manières pour coopérer à diverses fonctions : je renvoie, pour ce dernier point, à ma note sur la physiologie des réceptacles.

[2] SAPPEY décrit un seul prolongement sus-rénal, qui « part du réservoir principal, au niveau de la « partie postérieure (?) et externe des reins. » N° 49*, p. 35. N. GUILLOT décrit un réceptacle spécial

troisième expansion, ou expansion inférieure, ne m'ait jamais présenté de communication particulière avec le corps du réceptacle, et que, par suite, on ne doive point la regarder comme une partie rigoureusement distincte. Elles rappellent assez bien les digitations de la portion annulaire du réceptacle supérieur-postérieur. Elles pénètrent entre la face postérieure du rein, et la région osseuse vertébro-pelvienne; elles se prolongent, en sens longitudinal, depuis le poumon jusqu'à l'appendice de l'excavation iliaque. La première, *sus-rénale*, coiffe le sommet du rein; sa communication réceptaculaire se trouve sous l'apophyse somatique de la sixième côte. La deuxième, *cruro-lombaire*, occupe la fosse pelvienne de ce nom; l'orifice de communication avec le réceptacle est ordinairement situé sous l'extrémité articulaire de la septième côte. La dernière expansion répond à la fosse ischiatique du pelvis, et partiellement à la fosse pudendo-hémorrhoïdale; elle répond en avant aux lobes moyen et inférieur du rein. Elle communique le plus ordinairement avec l'expansion moyenne au niveau du foramen costo-transversaire de la première vertèbre sacrée, par en bas, elle se termine d'une manière variable, et assez souvent en franchissant l'abdomen pour aller se continuer avec l'un des prolongements péri-fémoraux (prolongement ischiatique).

Les prolongements rétro-pelviens sont les deux *canaux pneumatiques iléo-lombaires* droit et gauche, situés dans les canaux osseux de même nom. Leur sommet adhère au ligament étendu de l'apophyse épineuse de l'os vertébro-dorsal à l'apophyse épineuse de la sixième vertèbre dorsale. Leur terminaison, assez variable, atteint, comme point le plus déclive, la septième vertèbre sacrée. Ils figurent deux canaux assez grêles, moniliformes, sans communications directes entre eux; mais, par les fonticules intertransversaires, placés en avant d'eux, ils envoient des branches latérales aux trois expansions péri-rénales. Parfois les membranes obturatrices de quelques-uns de ces fonticules sont absolument complètes, et, par suite, interceptent tout passage aux branches qu'elles devaient transmettre, et qui dès lors se trouvent supprimées.

Les *prolongements péri-fémoraux* correspondent au prolongement du réceptacle supérieur-antérieur; ils sont peu importannts, comme étendue, chez

(réservoir supérieur ou supra-rénal de l'abdomen) à la place des expansions péri-rénales; il l'a vu se terminer hors de l'abdomen, ce qui avait échappé à Sappey; mais il donne à tort cette terminaison comme constante, et il désigne, à tort également, le trou obturateur comme servant à transmettre le réceptacle hors l'abdomen. N° 89*, p. 58 et 59.

le poulet. Ils sont multiples et comprennent les *prolongements crural*, *ischiatique* et *obturateur* [1]. Le *crural* ou *sus-fémoral* est émis par l'anneau crural; il se termine par une extrémité en bissac, qui repose sur le col même du fémur. L'*ischiatique* ou *sous-fémoral*, fort variable, est parfois une simple dépendance de la troisième expansion péri-rénale; il s'échappe par le haut de la membrane obturatrice du trou ischiatique. Enfin le prolongement *obturateur* est une simple bosselure qui dépasse à peine, ordinairement, le trou obturateur.

20° Jetons un coup d'œil rapide sur l'ensemble des INFUNDIBULA BRONCHO-RÉCEPTACULAIRES, en les considérant non plus dans leurs rapports avec les voies bronchiques (voy. p. 211), mais plutôt dans leurs relations avec les réceptacles pneumatiques.

Nous savons qu'il y a *huit* réceptacles pneumatiques chez le poulet. Ils sont en communication avec les poumons au moyen de *quatorze* infundibula broncho-réceptaculaires. Les quatre réceptacles les plus inférieurs possèdent chacun un seul infundibulum; mais il y a dix infundibula pour les quatre réceptacles les plus élevés, savoir: quatre pour les deux réceptacles moyens-supérieurs, quatre pour le seul réceptacle supérieur-antérieur, et deux pour le réceptacle supérieur-postérieur. Il est des oiseaux, par exemple, le canard, chez lesquels le réceptacle supérieur-postérieur demeure double toute la vie. Chez eux, on peut dire que tous les réceptacles ont un seul infundibulum chacun, à l'exception seulement du groupe des trois réceptacles que relie entre eux un canal spécial, c'est-à-dire le *canal inter-réceptaculaire*. Ces trois réceptacles sont: le *supérieur-antérieur* et les *moyens-supérieurs*.

a) Le RÉCEPTACLE SUPÉRIEUR-ANTÉRIEUR étant impair-médian a ses quatre infundibula, symétriquement situés deux à droite et deux à gauche [2]. Ils sont situés à la base des replis laryngo-bronchiques (voy. à la p. 79, *fig.* 17, 12). L'infundibulum externe, le plus important des deux, se trouve au-devant

[1] SAPPEY n'admet que deux prolongements péri-fémoraux. N° 49ª, p. 35. N. GUILLOT n'a vu qu'un seul prolongement, qu'il fait émettre d'une manière constante, ainsi que nous l'avons déjà dit, par le réservoir *supra-rénal*. N° 89ª, p. 59. JACQUEMIN réduisait également les prolongements péri-fémoraux à un seul, dépendance de la *poche pneumatique sous-fémorale*. N° 77ª, p. 292.

[2] SAPPEY n'a vu que l'infundibulum externe du réceptacle supérieur-antérieur; suivant lui, ce réceptacle « communique avec l'un et l'autre poumon par un orifice infundibuliforme situé sur le côté externe « de l'embouchure de chaque bronche; cet orifice est dilaté au moment de l'inspiration par la con- « traction des deux premiers faisceaux du diaphragme pulmonaire.» N° 49ª, p. 30. N. GUILLOT, par contre, n'a vu que l'infundibulum interne, et il en donne une description peu correcte. N° 89ª, p. 49. Je ne connais pas d'auteur qui les ait décrits l'un et l'autre.

de l'extrémité libre de la deuxième côte vertébrale; il est en rapport assez étroit avec le sommet du muscle triangulaire du sternum. A l'angle interne de chacun des replis laryngo-bronchiques se voit appuyé contre l'œsophage l'infundibulum inter-réceptaculaire, ou canal de communication directe entre les réceptacles supérieur-antérieur et moyen-supérieur (*fig.* 17; 14). Il est long d'un centimètre environ; à son entrée, il a un millimètre et demi de diamètre; le pavillon est fort large, elliptique, bordé de deux replis valvulo-membraneux, et c'est dans la cavité même qu'on trouve l'ouverture de l'infundibulum monobronchique, ou interne, du réceptacle moyen-supérieur. Qu'on me permette d'appeler toute l'attention des physiologistes sur cette communication entre deux réceptacles antagonistes extrêmement importants, communication d'ailleurs unique de son genre dans l'appareil réceptaculaire. L'infundibulum interne est *polybronchique* mixte; l'infundibulum externe est polybronchique simple.

b) Le RÉCEPTACLE SUPÉRIEUR-POSTÉRIEUR est desservi par deux infundibula *monobronchiques*, symétriquement placés, aux côtés droit et gauche, dans l'angle formé par le cône inférieur avec la portion annulaire (voy. à la p. 97, *fig.* 24; *c*). L'une des moitiés de l'évasement de l'infundibulum est valvuliforme. Je ne vois point de muscles pouvant agir sur les infundibula du réceptacle supérieur-postérieur.

c) Le RÉCEPTACLE MOYEN-SUPÉRIEUR est muni de deux infundibula distincts, l'un interne, l'autre externe. L'infundibulum *interne*, ou *péri-œsophagien*, ou de la grande bronche divergente, est un infundibulum monobronchique (voy. à la p. 114, *fig.* 32; *d*). La portion évasée est commune, ainsi que nous l'avons dit plus haut, avec le canal inter-réceptaculaire. L'infundibulum externe est un infundibulum polybronchique simple. Il est situé au sommet du réceptacle (voy. à la p. 114 la *fig.* 32; *c*), et a des rapports étroits avec les vaisseaux les plus élevés du prétendu diaphragme pulmonaire, faisceaux insérés aux deux premières côtes sternales [1].

[1] SAPPEY s'exprime comme suit au sujet des communications pulmonaires des réceptacles moyens-supérieurs : « Ces sacs aériens communiquent avec l'organe de l'hématose par une ouverture circu- « laire qui a son siége à l'origine même de la grande bronche diaphragmatique postérieure; souvent « il existe une seconde ouverture de communication en dehors de l'embouchure du tronc aérifère; ce « réservoir est le seul qui reçoit l'air du poumon par un double orifice. » N° 49[a]; p. 34. Je n'ai pas besoin de dire que cette dernière assertion est inexacte ; quant à l'infundibulum externe, ce n'est pas *souvent* que je l'ai rencontré, mais *toujours*. Aucun auteur ne parle de la communication inter-réceptaculaire que j'ai décrite entre les réceptacles antéro-supérieur et moyen supérieur, communication

d) Le RÉCEPTACLE MOYEN-INFÉRIEUR est pourvu d'un seul infundibulum, polybronchique simple. Il est situé près du sommet du réceptacle (voy. p. 125, *fig.* 35; *b*), au niveau du crochet de la cinquième côte vertébrale[1]. La portion évasée est fort large et complétement dépendante des vaisseaux musculaires diaphragmatiques des cinquième et sixième côtes vertébrales.

e) Enfin le RÉCEPTACLE INFÉRIEUR, malgré ses grandes dimensions, n'a qu'un seul infundibulum[2], polybronchique mixte (voy. p. 130, *fig.* 37; *h*). Il occupe la partie postéro-supérieure du réceptacle qui donne naissance aux expansions péri-rénales, et prend insertion sur la sixième côte. Je ne puis admettre que le prétendu diaphragme *thoraco-abdominal*, avec la partie contractile duquel il n'a pas de rapport immédiat, ait une action appréciable sur lui; mais le faisceau *diaphragmatique-pulmonaire* de la sixième côte vertébrale agit à la fois sur les infundibula contigus des réceptacles inférieur et moyen-inférieur.

AU POINT DE VUE PHYSIOLOGIQUE, il est bon de signaler spécialement les quatre infundibula qui occupent les deux extrémités du bord externe de chaque poumon (voy. à la p. 34, *fig.* 11; B; *b*, *d*, *c*; *g*, *h*). Ces quatre infundibula sont groupés deux par deux, et chaque paire appartient à deux réceptacles contigus, mais antagoniques dans leurs mouvements respiratoires. Ils sont situés en un lieu du poumon très-influencé par les mouvements de l'enceinte sterno-costale et par la contraction des faisceaux musculaires du prétendu diaphragme pulmonaire.

21° Jetons un coup d'œil sur l'ensemble des COMMUNICATIONS INTER-OSSÉO-RÉCEPTACULAIRES, afin de noter quelques-unes des dispositions fondamentales

d'une haute importance physiologique à mon avis. N. GUILLOT n'a pas vu non plus le canal inter-réceptaculaire; mais il mentionne jusqu'à trois infundibula bronchiques, en termes propres à faire soupçonner quelque erreur de sa part : « Trois orifices plus ou moins larges, bordés par une double lèvre « membraneuse, sont apparents au fond de ce réceptacle aérien. Ces orifices des bronches, dont l'un « surtout a été décrit et figuré par de nombreux observateurs, sont situés à peu près au niveau de la « seconde côte dans le voisinage de la veine pulmonaire. » N° 89[a], p. 56.

[1] N. GUILLOT prétend que suivant les espèces le réceptacle moyen-inférieur peut avoir un ou deux infundibula. Sans vouloir le nier absolument, je demeure dans le doute, à cause du manque de rigoureuse exactitude habituel à cet auteur. Par exemple il dit que ces ouvertures sont situées au niveau de la troisième côte (!); que les réceptacles moyens-inférieurs ont des prolongements cylindriques par le bas, et que le prolongement de gauche est le plus long, s'étendant en partie sur le gésier et lui adhérant (!!), etc., etc. N° 89[a], p. 57.

[2] BL. MERREM est l'un des rares auteurs qui admettent l'arrivée de l'air dans le réceptacle abdominal par deux *ouvertures* pulmonaires distinctes, qu'il dit être la sixième et la septième. N° 44, p. 328. C'est une erreur, sans le moindre doute possible.

du pneumatisme des os. Nous éliminons le pneumatisme qui est sous la dépendance de la trompe d'Eustache, et qui par suite n'est point particulier aux oiseaux.

a) Sur le poulet et beaucoup d'autres espèces ornithologiques que j'ai eu l'occasion d'examiner, sur tous les oiseaux sans exception d'après ma croyance, jamais les os ne sont directement pneumatisés par les poumons [1].

b) Les os reçoivent l'air (introduit par la trachée) au moyen de communications avec les réceptacles *extrêmes* exclusivement. Les réceptacles *moyens* ne communiquent avec aucun des os du squelette [2].

[1] Girardi (1784) a soutenu le contraire : « I polmoni, che come fu detto sono colla parte loro « convessa e posteriore aderenti alla spina ed alle coste, communicano immediatamente l'aria per « alcuni forellini, che si veggonio ai lati delle vertebre del torace, non solo ai corpi delle vertebre « stesse, ed ai processi delle medesime, ma passa ancora nel tubo spinale..... E gia noto che negli « uccelli vi si vegono da ogni lato due serie di coste, cioè le superiori è le inferiori. Le superiori « ricevono aria dai polmoni nelle loro estremità, ove si articolano con le vertebre... » N° 46, p. 743. Fatio (1860) est, je crois, l'auteur le plus récent qui ait reproduit l'erreur de Girardi : « Costæ directe « a pulmonibus et a saccis infracostalibus (réceptacles moyens) (!) aerem accipiunt. » N° 114, p. 22 ; mais elle a été commise par bien d'autres encore, et en particulier par J. Hunter. N° 48ª, p. 254.

[2] J'ai observé (voy. p. 128) qu'aucun des réceptacles moyens n'a de prolongements ou de communications pneumatiques, tandis que chacun des réceptacles extrêmes possède les uns et les autres (chez le poulet et beaucoup d'oiseaux que j'ai examinés à ce point de vue). Sappey, de son côté, avait déjà remarqué l'absence de toute communication entre les réceptacles moyens et les cavités des os, et même, généralisant le fait d'une manière absolue, il avait essayé d'en indiquer les motifs. Voici comment il s'exprime : « Quant aux réservoirs aspirateurs (moyens), il importe de constater que la sphère d'aé- « ration dont ils sont privés était incompatible avec la nature des fonctions qu'ils remplissent ; en effet, « ils jouent le rôle d'une pompe alternativement aspirante et foulante ; en admettant pour un instant « qu'ils communiquent avec les os, on voit que l'air contenu dans les canaux osseux ne pourrait se « renouveler ni dans l'inspiration, puisque au moment où ils se dilatent le fluide atmosphérique « pénètre par un large orifice dans leur cavité et neutralise la tendance au vide, ni dans l'expiration, « puisque ce fluide est alors refoulé dans toutes les directions ; or ce renouvellement paraît néces- « saire à l'intégrité des autres fonctions... » N° 49ª, p. 83. Suivant moi, cette démonstration non-seulement ne prouve pas ce que l'auteur veut lui faire prouver, mais tend plutôt à prouver le contraire. On ne voit pas pourquoi la dilatation des réceptacles moyens n'exercerait d'appel que sur l'air trachéal, et non sur celui des cavités osseuses qui par hypothèse communiqueraient avec eux ; l'aspiration et le refoulement étant d'ailleurs exercés plus énergiquement sans conteste par les réceptacles moyens, c'est à eux qu'aurait dû être confié de préférence *ce renouvellement de l'air des os, nécessaire à cette intégrité des autres* (?) *fonctions*, théléologiquement alléguée par Sappey. Je croirais plutôt qu'il aurait pu y avoir quelque inconvénient à ce que l'air extérieur eût un accès trop facile et trop direct aux cavités des os, s'il y avait été introduit par les réceptacles moyens. Je ne saurais d'ailleurs affirmer, vu le petit nombre d'espèces ornithologiques étudiées par moi jusqu'à présent, que le défaut de communication directe entre les réceptacles moyens et les os soit un fait absolument général. J'incline fort à le croire : mais il est bon de se méfier des affirmations *à priori*, et de l'extension indéfinie du particulier au général par voie d'analogie. Il ne manque pas d'auteurs en outre qui aient décrit, même sur espèces nommées, des communications osseuses appartenant aux réceptacles moyens. C'est ainsi que Jacquemin dit expressément que chez le *Vultur fulvus* les corps des vertèbres dorsales, les apophyses costales, et le sternum reçoivent de l'air par le moyen de la poche sous-costale (réceptacles moyens) N° 77ᵉ, p. 299 et suiv. Plus récemment (1860), Fatio a renouvelé ces mêmes assertions, pour les côtes et le sternum.

c) Le réceptacle *supérieur-postérieur* pneumatise la section supérieure de la colonne vertébrale, chez le poulet, depuis la troisième vertèbre cervicale jusqu'à l'os vertébro-dorsal (cet os, chez le poulet, est formé des 2e, 3e, 4e et 5e vertèbres du dos soudées entre elles). Le réceptacle *abdominal* pneumatise la section inférieure de l'épine, savoir : la vertèbre inter-dorso-pelvienne, ou 6e dorsale, et l'os vertébro-pelvien, comprenant la 7e dorsale, les deux lombaires et les douze sacrées. En d'autres termes, le réceptacle supérieur-postérieur fournit l'air aux dix-sept vertèbres qui succèdent à l'axis, tandis que les seize vertèbres qui font suite à cette première série reçoivent l'air du réceptacle abdominal. Si la vertèbre inter-dorso-pelvienne n'était pas complètement indépendante de l'os vertébro-dorsal, les réceptacles extrêmes communiqueraient entre eux par l'intermédiaire de la tige vertébrale[1], tandis qu'il n'y a pas de lien entre eux, si ce n'est le lien commun des poumons. Le réceptacle *supérieur-postérieur* pneumatise encore les stylets costoïdes des douze dernières vertèbres cervicales, et la première, ou parfois les deux premières côtes vertébrales; le réceptacle *abdominal*, de son côté, pneumatise le bassin.

d) Le réceptacle *supérieur-antérieur* distribue l'air au sternum, aux côtes sternales, lorsqu'elles sont pneumatisées, aux coracoïdes, et à l'os du bras. L'os de la jambe, dans les espèces où il est aérifère, communique avec le réceptacle *inférieur*.

e) Chez les oiseaux où il y a deux réceptacles supérieurs-postérieurs distincts, comme chez le canard, ceux-ci communiquent, non-seulement par les branches anastomotiques transverses des prolongements rachidiens, mais aussi par les corps des vertèbres cervico-dorsales aérées par ces réceptacles.

N° 114, p. 22. Je dois pourtant avouer que le crédit qu'il m'est possible d'accorder à ces deux auteurs est bien diminué par les erreurs que, suivant moi, ils ont commises, erreurs qui, chez Jacquemin, me paraissent dépasser la mesure ordinaire.

[1] N. Guillot admet à tort cette communication entre les réceptacles extrêmes : « Les trous qui conduisent l'air (des prolongements cervicaux du réservoir supra-laryngien) dans les vertèbres cervicales servent à le transmettre de vertèbre en vertèbre jusque dans toute la longueur du rachis (!) .. « On verra bientôt comment, par ces passages ménagés au travers des os de la colonne vertébrale, « l'air peut être introduit jusque dans l'intérieur des réservoirs abdominaux, et comment par cette « voie étroite et indirecte il peut être reporté dans les réservoirs aériens de la poitrine.... On a dû « comprendre, par ce que j'ai dit précédemment du passage de l'air dans les conduits aériens des vertèbres, par le moyen du réservoir supra-laryngien (supérieur-postérieur), que ce réservoir peut « servir à conduire l'air jusque dans l'intérieur du ventre, et que, d'autre part, à l'aide des mêmes « conduits vertébraux, l'air peut trouver une issue qui l'aide à sortir du ventre par les trous situés « entre les apophyses transverses des os du sacrum ou des lombes. » N° 89[a], p. 55 et p. 63.

Chez le poulet, où le réceptacle supérieur-postérieur est unique, les voies parcourues par l'air représentent à ce niveau un circuit complet. Les réceptacles abdominaux communiquent entre eux par l'intermédiaire des deux dernières vertèbres dorsales et des vertèbres lombo-sacrées, mais le circuit réalisé de la sorte demeure incomplet en avant.

f) Je n'ai remarqué aucune trace de valvules aux ouvertures osséo-réceptaculaires.

22° Après avoir étudié chacun des réceptacles pneumatiques en particulier, le sujet semble et a semblé épuisé à bien des auteurs qui l'ont traité. Mais il peut être utile de s'arrêter quelques instants à examiner l'appareil réceptaculaire dans son ensemble, et de consigner quelques-unes des notions complémentaires que ce nouveau point de vue permet de concevoir.

a) Le plus ordinairement, il n'y a que huit réceptacles pneumatiques, ainsi qu'il arrive pour le coq domestique. Lorsqu'il y en a neuf, comme chez le canard, c'est qu'il y a eu arrêt définitif dans l'une des phases de l'évolution générale ou typique du réceptacle supérieur-postérieur [1]. Les deux vésicules qui, se développant à droite et à gauche, représentent primordialement le réceptacle, arrivent bien alors en contact et en union étroite tout le long de la ligne médiane, comme chez le canard, mais elles n'arrivent point à s'ouvrir l'une dans l'autre, et à continuer une cavité et un organe uniques, comme chez le poulet [2].

[1] Le premier auteur qui, à ma connaissance, ait déclaré en termes généraux que le réceptacle supérieur-postérieur est double, c'est GIRARDI (1784) : « Nel' collo si veggono ordinariamente due allun- « gate vesciche, una per ciascun lato, che ascendono aderenti ai processi transversi ed ai lati delle « vertebre... » N° 46, p. 741. COLAS (1825), qui avait certainement étudié les importants mémoires de Merrem et de Girardi, adopta l'opinion de ce dernier anatomiste, et fut imité par Sappey, N. Guillot, et tous les observateurs de seconde main, N° 63, p. 291. Mais c'est bien à tort que Sappey, à propos du nombre total des réceptacles pneumatiques, prétend que Girardi, en 1784, et L. Fuld, en 1816, ont montré qu'il en existait neuf chez tous les oiseaux, N° 49*, p. 80 et 82. Girardi n'avait que des idées très-vagues, très-erronées même à ce sujet, comme on en peut juger par les citations suivantes : « ... Non solo nei differenti generi si riscontrano delle diversità rimarcabili, ma ben anche negli « uccelli della specie medesima, è non di raro mi è avvenuto di vedere che nel'uccello istesso le vesciche « aeree della destra parte non erano nè per la structura, nè pel numero (!) à quelle della sinistra cor- « rispondenti... Ora posta l'enumerazione di queste vesciche non anderebbe egli ingannato di molto « chi volesse asserire su l'altrui autorità che dieci vi sono soltanto (!), cioè otto nel petto, è due nel « ventre? » N° 46, p. 733 et 741. C'est COLAS qui le premier, je pense, a donné le chiffre ferme de neuf réceptacles pneumatiques pour la généralité des oiseaux, savoir, quatre pairs, un seul impair, N° 63, p. 289. Sappey a exagéré l'invariabilité de ce chiffre, en le déclarant valable pour *tous* les oiseaux sans exception. (Voy. N° 49*, p. 28.)

[2] J'ai déjà dit que, d'après mes recherches, j'admettais que le chiffre normal des réceptacles et des infundibula était de 8 pour les réceptacles, de 14 pour les infundibula, abstraction faite du canal inter-réceptaculaire, découvert par moi entre les réceptacles supérieur-antérieur et moyen-supé-

b) Au point de vue physiologique, les réceptacles pneumatiques ont été à juste titre partagés en deux groupes égaux, formés, l'un, des quatre réceptacles moyens, l'autre, des quatre réceptacles extrêmes. Lorsque les réceptacles de l'un de ces groupes reçoivent de l'air, les réceptacles de l'autre groupe en perdent, et réciproquement. Mais, au point de vue anatomique, les réceptacles représentent trois étages distincts, *supérieur*, *moyen*, *infé-*

rieur. Je crois pouvoir revendiquer aussi la détermination du nombre exact des infundibula. Quant à celui des réceptacles, ma part se borne à une rectification explicative du chiffre particulier, adopté d'une manière trop générale par COLAS (1825), et ensuite par SAPPEY (1847), bien que, pour certaines espèces ornithologiques, il soit le chiffre vrai. La fixation de ce chiffre n'a pas à mes yeux une mince valeur, et j'en reporte le principal mérite à Colas, d'autant plus volontiers que c'est bien lui qui a fait justice de cette grave confusion que CUVIER, avec beaucoup d'anatomistes de son école ou de son temps, avait établie entre les séreuses et les membranes propres des cavités broncho-réceptaculaires. L'indépendance des réceptacles, par suite la possibilité de les dénombrer exactement, se perdait en même temps que l'indépendance de leur membrane limitante, et ils devenaient simplement des appendices utriculiformes de la plèvre et du péritoine, ou des membranes qui en tiennent lieu. On peut, à la vérité, trouver dans l'œuvre même de Cuvier des passages qui infirment la doctrine que je lui attribue. Voici, par exemple, l'un de ces passages : « La plupart de ces cellules (réceptacles « pneumatiques) sont ordinairement sous-divisées par des cloisons incomplètes; leurs parois sont, « en général, très-analogues au péritoine, cependant on ne peut pas justement dire qu'elles en soient « des prolongements; on aurait autant de raison de les regarder comme une continuation du périoste « interne. » N° 86, p. 127. Mais voici un autre passage du même auteur en contradiction avec le précédent : « Dans le dernier cas (celui des oiseaux et des reptiles), le péritoine et la plèvre paraissent « confondus, ainsi que les cavités abdominale et thoracique, et ne forment qu'une seule membrane. « La disposition de cette membrane commune a quelque chose de particulier dans les oiseaux. Elle « y forme de grandes cellules (réceptacles pneumatiques), dont une partie sont vides, et les autres « remplies par des viscères; ces cellules communiquent avec les poumons, et se remplissent ou se « vident d'air dans l'inspiration et l'expiration. » N° 78, t. IV, 2e p., p. 650. D'après cette conception, Cuvier réduisait les cellules vides, c'est-à-dire la totalité des vrais réceptacles pneumatiques, à peu près à une seule *grande cellule latérale*, se répétant à droite et à gauche. Il admettait que cette grande cellule latérale était subdivisée en quatre loges, au moyen de trois cloisons transversales *incomplètes*. Les trois *petites* cellules qu'il indique, sans beaucoup de détails, comme existant l'une en avant, les deux autres en arrière de la grande, ne peuvent en être que des appendices; dans la pensée de l'illustre zoologiste, toutes les cellules communiquent bien entre elles et forment un organe unique, *une sorte de poumon accessoire très-étendu et très-compliqué* (*ibid.*, p. 125). Cette confusion de tous les réceptacles, ou au moins des quatre principaux en un seul (car la description de Cuvier est vague et ambiguë) s'est maintenue longtemps sur la foi du maître. La doctrine se retrouve avec plus ou moins de modifications et d'additions médiocrement intéressantes dans les écrits de C. L. NITZSCH (1808), N° 55, p. 10; de F. TIEDEMANN (1810), N° 56, p. 612, § 520 et 521; de L. FULD (1816), N° 60, p. 21; de J.-F. MECKEL (1833), N° 74, p. 290; de E. JACQUEMIN (1836), N° 77c, p. 288 *et suiv.*; de A. LEREBOULLET (1838), N° 84, p. 58. De la singulière description que Jacquemin a donnée des *poches pneumatiques*, on pourrait déduire qu'il n'en existe que deux ou trois au plus de chaque côté. En effet, les poches *sous-claviculaire*, *sous-scapulaire*, *pectorale*, *sternale* et *sous-costale*, communiqueraient toutes ensemble, et constitueraient en définitive une seule cavité cloisonnée, n'ayant de connexions avec le poumon qu'en deux points différents, au niveau des poches pectorale et sous-costale. Les poches *sous-fémorale*, *abdominale* et *sacrée* représenteraient, par la même raison, une poche unique, ayant une seule communication pulmonaire, par le moyen de la poche *sous-fémorale*. Même N. GUILLOT (1846), dans ses premières recherches, antérieures à celles de Sappey, n'admettait en réalité que deux réceptacles pneumatiques, l'un thoracique, l'autre abdominal, N° 89c, p. 211.

rieur. Si on n'attache pas une excessive rigueur aux mots, ces trois étages peuvent être qualifiés de *cervical*, *pectoral* et *abdominal*, ou encore de *sus-pectoral*, *pectoral* et *sous-pectoral*. Il n'y a que deux réceptacles médians-impairs; ils ont le même niveau, la même hauteur, et sont exactement placés l'un au devant de l'autre; ils surmontent l'enceinte sterno-costale, et la ferment par en haut, en lui formant une sorte de voûte; ce sont les deux réceptacles de l'étage supérieur. Les six autres réceptacles sont latéraux-pairs, et disposés trois par trois de chaque côté du tronc. Ils sont, non pas rigoureusement, mais approximativement symétriques, en raison de l'asymétrie générale des viscères avec lesquels ils sont en rapport[1]; mais le défaut de symétrie est simplement un état consécutif aux premiers développements embryonnaires. De ces trois paires de réceptacles, les deux premières appartiennent à l'étage moyen, et la dernière à l'étage inférieur.

c) Les réceptacles extrêmes communiquent seuls avec les cavités des os pneumatisés; seuls aussi ils possèdent des prolongements, lesquels entrent en rapport plus ou moins intime avec le système musculaire, et particulièrement avec les muscles des membres, ou bien pénètrent dans la cavité rachidienne.

d) Même les deux réceptacles supérieurs, qui sont, entre tous, ceux qui sont situés le plus en dehors de la cavité thoraco-abdominale, adhèrent, dans une certaine étendue, aux parois de cette cavité. Les réceptacles pneumatiques, non-seulement au point de vue physiologique, mais encore au point de vue anatomatique, comme le démontre l'examen des séreuses, doivent être considérés comme des organes *pariétaux*. Les réceptacles entourent les poumons, et les recouvrent sans discontinuité, sauf les faces dorsales et les bords internes, sauf, en d'autres termes, leur partie convexe. Puis ils viennent s'étaler, d'une manière successive et continue, sur les parois de la cavité thoraco-abdominale qu'ils revêtent partout, en y adhérant, à l'exception de la zone qui répond aux poumons, et de toute la zone médiane antérieure, au-dessous de la fosse entosternale (voy. p. 19). Aussi une injection corrodée de l'ensemble des voies pneumatico-pulmonaires reproduit-elle d'une manière

[1] Il est singulier que ce défaut de symétrie n'ait pas encore été reconnu; on trouve même la note suivante, à la p. 24 du Mémoire de Sappey : « M. Flourens a signalé le premier la symétrie de l'appareil respiratoire des oiseaux; groupant autour de ce fait principal toute une série de faits analogues, cet illustre physiologiste a montré qu'il n'est pas un organe de la vie nutritive qui, dans un animal ou dans un autre, n'affecte une disposition parfaitement symétrique. » *Mémoires d'anat. et de phys. comp.*, p. 6.

frappante, dans la forme et les dimensions, le tronc, le cou et la racine des membres, c'est-à-dire l'animal presque tout entier, excepté la tête [1] et les membres (voy. à la p. 130 la *fig.* 37, qui représente une injection semblable presque complète). Chez les oiseaux, les moteurs respiratoires ordinaires sont *abdomino-pectoraux;* ils ne sont pas seulement pectoraux, ou diaphragmatico-pectoraux, comme chez les mammifères. Ce n'est pas non plus sans quelque raison, bien que sans grande rigueur littérale, que Carus avait dit que chez les oiseaux les *poumons* (il aurait mieux valu dire l'appareil de la respiration) renferment tous les autres viscères.

e) Le développement embryonnaire des sacs pneumatiques prouve que leur paroi n'a rien de commun avec les séreuses [2]. Il prouve aussi qu'elle est

[1] L'injection corrodée offrirait même des traces représentatives de la tête, s'il était vrai, comme le prétend à tort N. GUILLOT (1846), que le réceptacle supérieur-postérieur « sert principalement à conduire « l'air dans l'intérieur des os, des vertèbres et de la tête. » N° 89[a], p. 54. Plus récemment, V.-P. FATIO (1860) a indiqué le même réceptacle comme l'une des sources du pneumatisme céphalique, N° 114, p. 120. Mais c'est une erreur démontrée pour beaucoup d'oiseaux, et c'est même probablement une erreur pour tous. CAMPER et HUNTER avaient constaté dès 1774 la pneumaticité des os de la tête. Ni l'un ni l'autre n'avaient commis la faute de la faire dépendre de l'appareil réceptaculaire. Camper, croyant à tort que les oiseaux n'ont pas de trompe d'Eustache, et abusé par une expérience d'insufflation où se produisit, à son insu, la rupture du tympan, indiqua d'abord les *trous auditifs* comme la voie d'accès de l'air dans les os de la tête. Hunter, plus heureux, indiqua à son tour la trompe d'Eustache comme source du pneumatisme céphalique, mais avec des réserves expresses pour la mâchoire inférieure, réserves qu'il leva à peu près complétement lorsque, plus tard, il remania son Mémoire pour l'insérer dans ses *Observations on certain parts of the animal œconomy*. Au reste, Camper reconnut son erreur dès le 25 décembre 1774, et adopta pleinement la doctrine de Hunter sur la pneumatisation céphalique au moyen de la trompe d'Eustache seule. On lui doit de l'avoir vérifiée sur un certain nombre d'espèces. et il revendique même pour lui la découverte complémentaire relative à la voie de pneumatisation de la mâchoire inférieure (voy. N° 38, p. 470, 482, 486 et 7; et N° 48[b], t. IV, p. 254 et 5). Du reste, SAPPEY a fait des expériences spéciales d'où il a conclu que « les os du crâne n'ont aucune communication avec l'appareil respiratoire, » et il donne le fait comme valable pour tous les ordres ornithologiques, N° 49[a], p. 33. Je puis confirmer l'assertion de Sappey en ce qui concerne le poulet.

[2] On trouve dans le célèbre Mémoire *Sur la structure des os dans les oiseaux, etc.* (1774), un passage qui permet de se rendre exactement compte de ce que pensait CAMPER de la nature histologique des membranes qui constituent l'appareil réceptaculaire : « Je perforai la lame extérieure du sternum..... (en y soufflant) l'air passait aussi immédiatement dans la poitrine et dans le bas-ventre. Presque tous les oiseaux ont des trous dans l'intérieur de cet os, et la plèvre est la continuation du périoste interne des cellules de cet os. » N° 38, p. 466. Séreuse thoraco-abdominale, membranes réceptaculaires, périoste interne, tout cela était considéré généralement comme un tout unique, vers cette époque. On a pu voir à la note 2, de la p. 260, combien cette fausse doctrine a eu de partisans. Même de nos jours, on en retrouverait quelques traces plus ou moins manifestes; on en peut juger par les lignes suivantes, transcrites du Mémoire de SAPPEY (1847) : « La membrane celluleuse (des réservoirs aériens) « est mince, transparente et continue à la muqueuse pulmonaire; mais cette continuité ne suffit pas « pour ranger cette membrane dans l'ordre des muqueuses; le péritoine se continue avec la mu- « queuse des trompes utérines et des oviductes, et cependant on ne saurait contester à la première de « ces membranes sa nature séreuse; en outre, le caractère des muqueuses, et surtout de la muqueuse

partie intégrante des parois bronchiques. L'examen histologique la montre formée de deux couches : l'une, interne épithélo-pavimenteuse simple, l'autre externe, de nature conjonctive, plus ou moins fibreuse et élastique.

Note sur la physiologie du pneumatisme osséo-réceptaculaire.

Cette note n'est que le complément de la première (voy. p. 223); je réclame pour celle-ci le bénéfice des explications et des réserves que j'ai formulées en tête de l'autre. Je ne prétends rien démontrer d'une manière absolue; je veux simplement esquisser une théorie des principales fonctions de l'appareil pneumatico-pulmonaire, en le déduisant principalement des nouvelles notions anatomiques publiées dans ce mémoire, et de l'examen critique de ce qui a été précédemment publié sur le sujet. Il s'agit ici d'un problème de physiologie où l'agencement des parties joue un rôle capital ; les expérimentateurs qui entreprendraient de le résoudre sans le concours de l'anatomie la plus exacte, ne mèneraient pas à bien leur tentative. Par contre, je suis disposé à croire qu'en recherchant, ainsi que je vais le faire, les rapports probables entre la disposition anatomique des parties et leur fonctionnement, on se mettra parfaitement en état d'instituer de bonnes expériences, de les bien conduire, et d'interpréter sûrement leurs résultats.

I. *Des capacités des organes pneumatiques.* — Pour s'occuper utilement de la physiologie du pneumatisme, pour discuter la valeur de beaucoup d'opinions et d'hypothèses dont il a été l'objet, il est indispensable de se faire une idée tant soit peu précise des capacités des organes pneumatiques[1]. La littérature anatomique ne fournit là-dessus aucun renseignement, ou bien si

« pulmonaire, est une grande vascularité, et les réservoirs aériens sont très-peu vasculaires. Si à « cette faible vascularité on ajoute la transparence de la membrane qui les constitue, l'aspect uni de « celle-ci, le liquide séreux qui l'humecte, on inclinera plutôt à la ranger au nombre des séreuses (!). » N° 49[a], p. 38.

[1] Je crois utile de faire connaître les quelques expériences que j'ai faites au sujet des capacités des organes pneumatiques, à cause de certaines circonstances qui peuvent avoir de l'intérêt pour les expérimentateurs.

Première expérience. — Coq Bantam très-adulte, à jeun depuis dix-huit heures, pesant 506 grammes. Éthérisé jusqu'à insensibilité complète, et rapidement plumé en cet état. Il ne pèse plus alors que 478 grammes. Une grande conserve à bord rodé, fermée par un disque en glace, se trouve exactement remplie d'eau à la température ambiante (21° centigrades environ) ; on y plonge l'animal, après avoir promené une éponge humide sur tout son corps, et l'eau déplacée est recueillie dans une cuvette

on rencontre quelques rares évaluations, on ne peut leur reconnaître aucune valeur. Ce sera œuvre délicate de déterminer rigoureusement les contenances de chacun des organes pneumatiques; mais on peut espérer que des méthodes, analogues à celle que N. Gréhant a trouvée pour la mensuration de la capacité pulmonaire de l'homme, triompheront de toutes les difficultés. N'étant pas en situation d'obtenir les chiffres exacts de ces contenances par

plate. La plénitude de la conserve étant d'abord rétablie avec cette eau, le surplus mesure le volume de l'animal anesthésié, et équivaut à 527 centimètres cubes.

D'autres expériences me portent à croire que le chiffre ainsi obtenu est très-sensiblement supérieur au chiffre normal. L'exagération dépend de la présence de l'éther dans l'appareil pneumatique et toute la substance de l'oiseau endormi. Je pense pouvoir abaisser le chiffre obtenu jusqu'à 507 centimètres cubes.

On sacrifie l'animal en expérience par strangulation; puis, au moyen d'une seringue adaptée à la trachée, on fait à différentes reprises une aspiration aussi complète que possible. Une seconde immersion donne pour volume 467 centimètres cubes.

En dehors des erreurs inhérentes à ce procédé, il y en a d'inévitables qui ont une autre origine. L'affaissement des prolongements intra-rachidiens et iléo-lombaires, ne peut influencer qu'indirectement le volume général, par l'afflux compensateur des liquides normaux, avant leur coagulation *post mortem*. En outre, je n'ai jamais pu obtenir, quelque temps que j'y aie consacré, l'expulsion complète des fluides aériformes que renferme l'appareil pneumatique. Il faut en accuser non-seulement l'imperfection des instruments, mais aussi les gaz et les vapeurs qui se dégagent lentement du sang et des tissus. Ainsi le complet effacement des cavités pneumatiques non rigides ne saurait être obtenue. Je pense toutefois que l'erreur correspondante doit être très-faible

Comme capacité pneumo-réceptaculaire nous avons obtenu par conséquent 507-467, soit 40 centimètres cubes. Ce chiffre représente sensiblement la douzième partie du poids de l'animal déplumé.

Deuxième expérience. — Jeune coq de race cochinchinoise, à jeun depuis vingt-quatre heures; température rectale, 42° centigrades; poids, 1,181 grammes. On lui passe un nœud-coulant au haut du cou; comme il devient inquiet et qu'il respire à peine, je lui fais avaler 3 centimètres cubes de laudanum. Quand il est assoupi, et les yeux couverts, on attend la fin d'une large inspiration pour serrer brusquement le nœud-coulant. La mort arrive au bout de quatre minutes; l'animal plumé ne pèse plus que 1,123 grammes.

En cet état les parois du tronc sont flasques; mais après immersion dans l'eau à 42°, elles paraissent au contraire assez tendues, au bout d'un séjour de quelques minutes. L'eau déplacée ayant un poids de 1,181 grammes représente sensiblement 1,186 centimètres cubes. La densité moyenne de l'animal déplumé en fin d'inspiration peut donc être estimée à 0,947. On constate, en effet, qu'il ne s'immerge pas complétement dans de l'eau à 21°, dont la densité est 0,998. On voit que si on faisait varier entre des limites convenables la densité d'un liquide à 42°, on pourrait obtenir un contrôle efficace du volume trouvé par déplacement de l'eau.

Je pratique l'aspiration trachéale répétée. Une nouvelle immersion dans l'eau à la température ambiante (21°) donne pour volume de l'animal en état de vacuité pneumatique 1,081. Sa densité est alors presque 1,04, et on constate directement que l'animal descend bien au fond de l'eau.

Comme capacité pneumo-réceptaculaire nous obtenons 1,186-1,081, soit 105 centimètres cubes. Ce dernier chiffre équivaut à peu près à la onzième partie du poids de l'animal déplumé.

Troisième expérience. — Jeune poule de race cochinchinoise, dans ses premiers mois de ponte, à jeun depuis vingt heures, pesant 1,597 grammes. Température rectale 41°,8. Mort en 2'40", par occlusion brusque de la trachée, en fin d'inspiration.

Plumée, le poids descend à 1,517 grammes. Immergée dans l'eau à 40°, elle déplace un volume d'eau qui correspond à 1,596 centimètres cubes. La densité moyenne en inspiration est donc 0,953; son léger

l'application de procédés qui exigent la compétence et l'outillage des chimistes, je me suis contenté de les déterminer par approximation, au moyen de procédés expéditifs et faciles, mais peu rigoureux. Je crois néanmoins l'approximation suffisante pour la légitimité des considérations que j'aurai à présenter, et c'est heureusement tout ce qui est nécessaire pour le moment.

D'après les recherches *très-restreintes* que j'ai pu exécuter, et que j'ai rapportées en note, *la capacité totale des poumons et des réceptacles pneumatiques, dans les races gallines, et à la fin de l'inspiration, est approximativement donnée par le chiffre qui représente la onzième partie du poids de l'animal dépouillé de ses plumes et à jeun.*

Quant à la répartition de la capacité totale de l'appareil pneumatique entre les divers organes qui le composent, elle demeure pour nous assez incer-

excès sur la densité du jeune coq de la deuxième expérience tient principalement, je crois, à la présence dans l'oviducte d'un œuf dont la coquille est en voie de formation.

Après aspiration trachéale, une seconde immersion dans l'eau à la température ambiante fait connaître que le volume s'est réduit à 1,492. La capacité pneumo réceptaculaire en inspiration serait donc 1,596-1,492, soit 104 centimètres cubes. Mais ce chiffre est évidemment trop faible, parce que la place de l'œuf en voie d'expulsion est prise aux dépens, pour la majeure partie, de la capacité des réceptacles inférieurs. En estimant cette correction aux deux tiers du volume de l'œuf, nous sommes conduits à convertir la capacité trouvée de 104, en celle de 134 centimètres cubes, qui représente numériquement un peu moins de la onzième partie du poids de l'animal déplumé.

Voulant me rendre compte de la répartition approximative de ces 134 centimètres cubes, entre les poumons et les réceptacles, je pratique sur cette même poule une injection isolable par corrosion. Par déplacement le volume de l'injection est trouvé égal à 310 centimètres cubes. L'isolement obtenu, le poids correspondant est de 281 grammes, répartis comme suit :

1. Réceptacle supérieur-antérieur	portion centrale	16 grammes.
	prolongements	19 —
2. Réceptacle-postérieur		7,8 —
3. Réceptacles moyens-supérieurs	droit	18 —
	gauche	15 —
4. Réceptacles moyens-inférieurs		9 —
5. Réceptacles inférieurs	droit	80 —
	gauche	97 —
6. Poumons		19,9 —
		181,7

Connaissant la densité de la masse d'injection (0,9087, soit 0,91), il est facile de transformer ces poids en volumes; puis de passer de ces volumes aux capacités cherchées, au moyen de la proportion entre la capacité pneumo-réceptaculaire et le volume de l'injection (134 : 255 = 0,525, soit 0,53). Il faut toutefois remarquer qu'une semblable manière de procéder est viciée par cette circonstance que très-certainement la répartition de la masse d'injection n'est pas rigoureusement proportionnelle aux capacités normales des parties pneumatiques. Les réceptacles moyens et les poumons sont mieux préservés de la distension que les réceptacles supérieurs et surtout que les réceptacles inférieurs, parce qu'ils sont maintenus par l'enceinte sterno-costale. D'un autre côté les poumons ne laissent

taine. Pour mieux fixer les idées à propos de cette répartition, nous donnons ici les chiffres que nous avons admis pour une poule de race cochinchinoise mélangée, pesant à jeun 1,597 grammes, et qui a été le sujet de la troisième expérience. Nous donnons parallèlement les estimations des diverses capacités pneumatiques, en les rapportant à la capacité des poumons prise comme unité[1] :

CAPACITÉS PARTIELLES DE L'APPAREIL PNEUMATIQUE

CHEZ UNE POULE COCHINCHINOISE DE 1597 GRAMMES, A LA FIN D'UNE INSPIRATION.

		Capacités en cent. cubes.	Mêmes capacités rapportées à la capacité des poumons.
1. Réceptacle supérieur-antérieur	portion centrale.	9,00	0,70
	prolongements.	10,50	0,80
2. Réceptacle supérieur-postérieur		4,25	0,25
3. Réceptacles moyens-supérieurs	droit.	10,50	1,55
	gauche.	9.00	
4. Réceptacles moyens-inférieurs		5,50	0,45
5. Réceptacles inférieurs	droit.	34,00	5,80
	gauche.	40,00	
6. Poumons		12,75	1,00
7. Cavités pneumatiques des os		14,00	1,10
		149,50	11,65

Je crois pouvoir tirer de l'examen de ce tableau, malgré le degré d'inexactitude dont on peut le soupçonner, quelques notions dignes d'intérêt.

guère pénétrer l'injection céro-résineuse au delà du système bronchique, et sont par suite représentés dans le tableau ci-dessus par un poids trop faible. Il faudra donc corriger approximativement au moins les volumes des réceptacles inférieurs et des poumons.

		Volumes injectés.	Volumes corrigés.	Capacités en inspiration.
1. Réceptacle supérieur-antérieur	portion centrale	17,6	17	9,01
	prolongements	20,9	20	10,60
2. Réceptacle supérieur-postérieur		8,6	8	4,24
3. Réceptacles moyens-supérieurs	droit	19,8	20	10,60
	gauche	16,5	17	9,01
4. Réceptacles moyens inférieurs		9,9	10	5,30
5. Réceptacles inférieurs	droit	88,0	64	33,92
	gauche	106,5	75	39,75
6. Poumons		21,9	24	12,72
Volume total de l'injection =		309,7	255	135,15

Nous avons corrigé les trois derniers volumes arbitrairement, d'après l'idée approximative que nos dissections nous ont donnée de la capacité naturelle des réceptacles inférieurs et des poumons. Malheureusement ces corrections, forcément incertaines, influencent toutes les valeurs assignées aux capacités réceptaculaires.

[1] J'ai cherché à déterminer la capacité pneumatique du squelette d'un coq crève-cœur mélangé, n'ayant pas accompli sa première année, et pesant à jeun 1,339 grammes. Le développement du pneumatisme osseux n'était pas encore absolument complet : les coracoïdes, les iliaques étaient exclusive-

J'essayerai de comparer d'abord la capacité moyenne des poumons chez l'homme et chez le poulet. GRÉHANT appelle *capacité pulmonaire* chez l'homme la capacité des voies respiratoires après l'*expiration :* c'est un nombre qui n'est pas affecté par les valeurs *variables* de l'inspiration et de l'expiration. Ce nombre peut s'élever jusqu'à $3^{l},22$, sans sortir des conditions normales, mais par une estimation plus modérée, on sera très-près de la vérité générale en admettant que chez un homme de 25 ans, il ne s'élève qu'à 2535 centimètres cubes. L'inspiration augmente normalement cette capacité du volume réel de l'expiration ordinaire, qui est suivant le même physiologiste de $551^{cc},4$, en tenant compte de la température et de l'humidité des gaz rendus à l'atmosphère[1]. En ajoutant la moitié de ce chiffre à 2,535, nous aurons 2,810 centimètres cubes, pour représenter la capacité pulmonaire moyenne d'un homme de 25 ans, qui, d'après les recherches de QUETELET, pèsera sensiblement 63 kilogrammes[2]. Ainsi, chez l'homme, la répartition de la capacité respiratoire moyenne donne, pour chaque kilogramme de tissus vivants, un chiffre d'au moins $44^{cc},6$. Appliquons un semblable procédé d'analyse à la poule cochinchinoise qui nous a fourni le tableau des capacités pneumatiques. Elle pesait 1,597 grammes, et je pense que sa capacité pulmonaire moyenne ne devait pas s'écarter beaucoup de 13 centimètres cubes. Par conséquent, le contingent pulmonaire d'un kilogramme de substance, dans les races gallines, ne serait plus que de $8^{cc},14$. L'exiguité de ce chiffre le rend inadmissible, il est à peine besoin de le dire[3]. Si nous considérons maintenant l'ensemble de l'appareil pneumatique-pulmonaire des oiseaux comme

ment médullaires, et le sternum assez faiblement aéré. Les os furent isolés par coction de l'animal entier dans l'eau bouillante pendant sept à huit heures, puis séchés à l'air libre pendant trois jours. Leur poids, toute humidité apparente ayant disparu, était de 71 grammes et demi. Je fis le vide dans une éprouvette à moitié remplie de mercure, au sein duquel les os pneumatiques étaient maintenus immergés. L'injection réussit bien. Du poids du mercure injecté, je déduisis la capacité des cavités aérifères-osseuses, qui se trouva être, au total, de $12^{cc},38$.

[1] N° 122 *bis*, p. 528, 542, 549.

[2] Voy. Sappey, *Traité d'anatomie descriptive*, 2ᵉ éd., t. Iᵉʳ, p. 32.

[3] L'exiguité relative de la capacité des voies intra-pulmonaires chez les oiseaux pourrait être invoquée par les auteurs qui ont prétendu que le poumon des mammifères est considérablement plus développé. Mais cette exiguité est imputable, en grande partie, à la structure plus parfaite de l'organe, consistant en un parenchyme relativement très-serré, et par suite, à surfaces respiratoires très-multipliées. Les auteurs qui ont maintenu la parité de grandeur entre les poumons des mammifères et des oiseaux ont eu particulièrement égard au volume et *surtout au poids* (voy., p. 30). Quant à ceux qui admettent, à l'exemple de GIRARDI, la grandeur prédominante du poumon chez les oiseaux, il est probable qu'ils ont jugé d'après leurs croyances physiologiques, et non d'après le témoignage des yeux. N° 46, p. 747.

le véritable équivalent organique de l'appareil pulmonaire de l'homme, la capacité respiratoire moyenne de la poule s'élève de 15 centimètres cubes à $149^{cc},50$, et le quantum par kilogramme devient $93^{cc},61$, soit un peu plus du double de celui que nous avons trouvé pour l'homme. Ce dernier résultat est bien en harmonie avec les notions fournies par la physiologie comparative de la respiration[1]. Ainsi, en étudiant l'anatomie de texture de l'organe appelé *poumon* chez les oiseaux, nous avons vu qu'il était impossible de le considérer, au point de vue de l'organisation intime, comme le même organe que le *poumon* des mammifères (voy. p. 203). L'embryologie confirmait cette proposition, et la physiologie maintenant la confirme à son tour. Nous pouvons donc répéter : l'*appareil respiratoire des oiseaux n'est qu'un appareil* ANALOGUE *à l'appareil pulmonaire des mammifères. La masse appelée* POUMON, *chez les oiseaux, correspond au point de vue fonctionnel, comme au point de vue histologique, à peu près exclusivement au parenchyme pulmonaire des mammifères ; tandis que l'appareil réceptaculaire, et les conduits qui le relient à la trachée, répondent physiologiquement au système bronchique de la première classe des vertébrés. La séparation et l'indépendance relatives de deux parties, confondues en un seul tout organique, chez les mammifères, la grande capacité et la double action alternative de la partie bronchique, sont autant de preuves de la supériorité de la fonction respiratoire chez les oiseaux.*

II. *Idée générale de la physiologie de l'appareil réceptaculaire.* — Par ce qui précède, on a dû pressentir que les fonctions de l'appareil réceptaculaire des oiseaux ne sont essentiellement, d'après moi, que celles du système bronchique des mammifères ; qu'en d'autres termes, elles consistent, avant tout, à fournir au parenchyme hématosant l'air respirable sous les conditions très-variables de quantité et de qualité voulues par la physiologie propre de l'oiseau. Les perfectionnements apportés à la texture du parenchyme pulmonaire ont une contre-partie nécessaire dans les perfectionnements que nous avons à reconnaître dans le système bronchique. Nous avons montré qu'au point de vue anatomique le parenchyme respirateur de l'oiseau est remar-

[1] D'après ANDRAL et GAVARRET, la consommation *moyenne* de carbone par heure est, chez l'homme, de seize à trente ans, de $11^{gr},2$, soit 41 grammes d'acide carbonique exhalé. Divisant par $61^{k},5$, il vient, par heure et par kilogramme, $0^{gr},66$ d'acide carbonique. D'un autre côté, la moyenne de six expériences pratiquées avec des poules par REGNAULT et REISET donne, par heure et par kilogramme, $1^{gr},368$ d'acide carbonique exhalé, c'est-à-dire un peu plus du double de la quantité exhalée par l'homme (voy. N° 112, p. 539 et 556).

quable par la finesse des voies ultimes de l'air, et par la multiplication de surface qui en résulte ; par une structure qui réalise l'enveloppement complet de chacun des capillaires sanguins par le courant aérien, et réciproquement de chacun des capillaires pneumatiques par le courant sanguin (voy. p. 236). A son tour, *le système bronchique, modifié de manière à devenir un système broncho-réceptaculaire, se distingue par sa grande capacité, et, plus encore, par sa diffusion, au moyen de fines membranes, dans le sein de l'organisme. Il en résulte qu'il bénéficie de rapports très-généralisés, sinon très-efficaces, avec l'appareil circulatoire; d'une surface de chauffe très-considérable, appliquée à l'air destiné à l'hématose; et qu'il peut disposer, pour la locomotion de cet air, de la plus grande partie du système musculaire (muscles du tronc et partiellement des membres). Enfin, le système réceptaculaire, par sa capacité, sa disposition, et son action alternative, équivaut anatomiquement et physiologiquement, à deux systèmes bronchiques distincts, réalisant une injection d'air* CONTINUE *dans le parenchyme pulmonaire.*

Nous comprendrons mieux les divers avantages qui résultent, pour l'oiseau, de la séparation et de l'indépendance relatives des systèmes bronchique et pulmonaire proprement dits, lorsque nous envisagerons, à la fin de cette note, la locomotion aérienne, et surtout le vol hauturier, dans ses rapports avec la respiration. Nous apprécierons mieux aussi, alors, le rôle qu'il convient d'attribuer à la division de l'appareil broncho-réceptaculaire en plusieurs compartiments distincts. Mais il convient d'examiner en premier lieu les opinions courantes sur la physiologie de l'appareil pneumatique. Cet examen préalable servira de préparation pour nous initier aux détails du problème.

III. *Critique de l'ancienne physiologie du pneumatisme ; des allégements de poids attribués à l'existence d'un appareil pneumatique osséo-réceptaculaire.* — De tout temps, semble-t-il, on s'est imaginé que le squelette des oiseaux était d'une remarquable légèreté. Cette propriété, très-célébrée par les finalistes, paraissait admirablement adaptée à la locomotion aérienne. D'autre part, il semblait impossible de la mettre en doute, puisqu'on en connaissait, dans la pneumatisation osseuse, une cause évidente, et, du moins le croyait-on, très-efficace[1]. Convaincu, pour mon compte, qu'il y a toujours utilité à

[1] On rapporte souvent à l'empereur FRÉDÉRIC II le mérite d'avoir le premier fait connaître que les os des oiseaux de fauconnerie, l'humérus en particulier, ne renfermaient point de moelle. D'après une note de J.-G. SCHNEIDER (voy. N° 1*, t. II, p. 224), ce serait à M. SCOT, qui vécut en effet quelque

contrôler expérimentalement, autant que faire se peut, toute matière de science, j'ai commencé quelques recherches, malheureusement bien incomplètes encore, relativement à cette prétendue légèreté du squelette des oiseaux, à sa cause, et à son influence dans la locomotion aérienne. La première question que je me suis posée est celle-ci : *Quelle diminution de poids résulte-t-il au juste, dans un os pneumatique ou médullo-pneumatique, de la substitution plus ou moins complète de l'air à la moelle?* Mais, avant de pouvoir y répondre, il m'était indispensable de savoir quelle est la densité de la moelle osseuse, chez les oiseaux. Or, dans le tableau des densités, publié par l'*Annuaire du bureau des longitudes*, tableau qui renferme une section pour les substances du règne animal[1], on ne trouve pas cette densité, ni même la densité correspondante soit pour l'homme, soit pour les mammifères[2]. Comme chiffres peu éloignés de celui dont nous avons besoin, nous y relevons : 0,94 pour la densité du beurre et la graisse de porc ; 0,92 pour la graisse de mouton. Voulant suppléer, en quelque mesure, à cette absence totale de renseignements précis, j'ai fait une seule série de recherches sur un

temps à la cour du souverain allemand, que reviendrait ce mérite (voy. N° 2, ch. IX). Bien plus tard, au seizième siècle, FABRICE D'ACQUAPENDENTE et GALILÉE, et, au siècle suivant, BORELLI et MARSIGLI, répandirent la connaissance de la légèreté spécifique et du pneumatisme des os, chez les oiseaux. VICQ-D'AZYR (N° 34, p. 268), mais beaucoup plus encore TIEDEMANN (N° 56, notes des p. 162 et 163), ont même revendiqué en faveur de FABRICE, contre CAMPER et HUNTER, la priorité de la découverte du pneumatisme osseux. Pour soutenir cette thèse, tous les deux citent une même phrase empruntée au traité *de Volatu* (N° 7, *de alarum actione, hoc est volatu*, p. 376, 2e col.). « Nicht Camper, » dit Tiedemann « war der erste der angab, dass die Luft in die Knochen eindringe, denn schon Fabricius « ab Aquapendente wusste es, wie aus folgender Stelle erhellet : Neque hic cessat industria naturæ, « sed ad usque ossa sese extendit, quæ in pennato non solum tenuissima, ut minime ponderosa essent, verum etiam intus cava quo plurimum aëris in se contineant, facta sunt. » A mon avis, Tiedemann s'est trompé ; la phrase précédente de Fabrice ne démontre point que l'illustre anatomiste italien ait su avant Camper que l'air *atmosphérique* pénétrait, à travers la trachée, dans les cavités osseuses des oiseaux. Le mot d'AIR n'avait pas de signification précise pour Fabrice, mais signifiait tout fluide invisible, d'origine quelconque. Il dit, par exemple, à propos des muscles des oiseaux, qu'il s'imagine être d'une grande légèreté spécifique (et précisément quelques lignes seulement avant la phrase alléguée par Vicq-d'Azyr et Tiedemann), que ces muscles, plongés dans l'eau bouillante acquièrent beaucoup de blancheur ; « albedo autem diaphano, et diaphanum aëri, et aëreo corpori levissimo, quam simillimum et finitimum est. »

[1] Annuaire pour l'an 1874, publié par le Bureau des longitudes ; Paris. Gauthier-Villars, p. 567.

[2] Je n'ai trouvé que des renseignements très-insuffisants dans les autres ouvrages où il est question de la moelle des os. Voici pourtant ceux que donne le professeur CH. ROBIN : « La moelle rouge « ou d'un gris rougeâtre a une densité supérieure à celle de l'eau... La moelle jaune ou graisseuse, « surnage dans l'eau et a une densité voisine de celle du tissu adipeux, c'est-à-dire de 903 à 924. « Sur les chiens, les chats, les ruminants, l'homme, les oiseaux, etc., elle surnage dès que la présence des vésicules adipeuses fait tourner sa couleur au gris jaunâtre ou au jaune rosé. Dans le cas « contraire elle tombe au fond de l'eau. » in : *Dictionnaire encyclopédique des sciences médicales*, t. IX de la 2e série, 1875 ; art. *moelle des os*, p 4.

jeune coq de race commune, âgé de moins d'un an, chez lequel on pouvait encore séparer les épiphyses des diaphyses, dans la plupart des os. J'inscris au tableau *A* les chiffres trouvés. P, V, D, y désignent le poids, le volume et la densité de l'os examiné; *p*, *v*, *d*, les mêmes éléments pour le tissu dur de l'os; π, υ, δ, les mêmes éléments encore, mais pour la moelle. Les os examinés étaient, autant que possible, j'ai à peine besoin de le dire, à l'état vif :

TABLEAU *A*. — JEUNE COQ DE RACE COMMUNE.

	POIDS.			VOLUMES.			DENSITÉS.		
	P	*p*	π	V	*v*	υ	D	*d*	δ
	gr.			c. c.					
Radius.	0.75	0.63	0.12	0.63	0.47	0.16	1.190	1.340	0.750
Cubitus. . . .	3.27	2.23	1.04	2.67	1.60	1.07	1.224	1.393	0.971
Tibia.	11.75	9.30	2.45	»	»	2.74	»	»	0.894
Tarse.	6.45	5.41	1.04	6.00	4.74	1.26	1.075	1.141	0.825
				Moyennes.			1.163	1.291	0.860

En jetant un coup d'œil sur les chiffres qui expriment les trois sortes de densités propres à chacun des os examinés, on se convaincra immédiatement que, *sur un même individu, la constitution de chacun des os est variable, en ce qui concerne les poids spécifiques de la substance dure et de la substance médullaire.* Par suite, la solution générale des problèmes, auxquels il est fait allusion en tête de ce paragraphe, ne saurait être rigoureusement donnée, qu'après la solution d'un grand nombre de cas particuliers. Nous ne saurions donc avoir la prétention de la donner aujourd'hui. Ainsi nous admettrons, réduits aux quatre seuls chiffres inscrits sous δ, *que la densité moyenne de la moelle osseuse, chez le coq, est de* 0,86[1].

La moelle osseuse des mammifères pourrait bien être plus dense que celle des oiseaux. Je n'ai fait qu'une seule expérience sur de la moelle extraite de la diaphyse fémorale d'une *vache* : je lui ai trouvé pour densité 0,91. La paroi de la diaphyse (tissu compacte exclusivement) avait pour densité 1,88; le tissu spongieux (exclusivement) de l'épiphyse inférieure 1,10. J'ai encore

[1] Sur une buse ♂, dont le poids brut était 891gr,20, j'ai trouvé pour la moelle du cubitus la densité 0,858.

trouvé que la densité générale de l'os du canon, extrait du membre postérieur d'un *mouton*, était 1,66. Or, dans le tableau *A*, les moyennes des chiffres inscrits sous les lettres D et *d* sont 1,163 et 1,291. De ces quelques données on pourrait, je n'ose pas dire conclure, mais *présumer que les os des mammifères sont constitutivement plus lourds que les os des oiseaux, qu'on examine leur densité générale* (1,66 *contre* 1,16), *ou la densité de la paroi dure* (1,80 *contre* 1,29)[1], *ou même la densité de la moelle* (0,91 *contre* 0,86). Par conséquent, si la légèreté du squelette chez les oiseaux était démontrée, il ne faudrait pas l'attribuer exclusivement au pneumatisme : il faudrait encore songer à ce qui peut dépendre de la quantité de matière contenue sous l'unité de volume; sans parler du volume des os lui-même, comparé au volume de l'animal tout entier.

Quoi que l'expérience décide un jour au sujet de la comparaison, au point de vue pondéral, des os d'oiseau et de mammifère, nous nous servirons présentement du nombre 0,86, comme représentant la densité moyenne de la moelle osseuse chez le poulet. Il est clair que si nous parvenons maintenant à connaître le poids et la capacité intérieure des divers os pneumatiques d'un poulet, nous pourrons, en multipliant chacune des capacités par 0,86, et ajoutant les produits ainsi trouvés aux poids réels de ces divers os, résoudre le problème que nous nous sommes posé : c'est-à-dire déterminer combien chacun de ces os en particulier ou tous ensemble, auraient augmenté de poids, si de l'état pneumatique ils passaient à l'état *médullaire moyen*. En procédant ainsi, nous négligerons de soustraire le poids d'air à 42° qui remplit en réalité les cavités ostéo-pneumatiques, et auquel nous substituons imaginairement de la moelle osseuse en égal volume. Le poids de cet air est minime (1^{mgr},12 par centimètre cube); et d'ailleurs, pour la légitimité de nos conclusions, il est préférable de prendre par excès les aggravations de poids qui peuvent résulter de la médullisation théorique des os pneumatiques. Il nous sera facile, en totalisant toutes les aggravations partielles, obtenues en procédant comme il vient d'être dit, d'apprécier le degré d'influence que la non-existence du pneumatisme osseux exercerait sur le poids général du squelette, et même (ce qui est vraiment le point intéressant pour la physiologie), d'apprécier en quelle mesure la densité moyenne de l'oiseau tout entier se trouve abaissée, du fait de la pneumatisation du squelette.

[1] L'annuaire du bureau des longitudes (1874) donne 1,80 à 2,00 pour la densité des os, mais sans aucune indication explicative. Il s'agit probablement de tissu compacte d'os de mammifères.

Voici, rangés en tableau, les chiffres auxquels nous venons de faire allusion. Ils ont été fournis par l'examen du squelette d'une poule commune, âgée de plus de deux ans, hors ponte, et pesant, jabot vide, 1,595 grammes.

TABLEAU *B*. — SQUELETTE D'UNE POULE ADULTE PESANT 1595 GRAMMES.

	POIDS VIFS. 1	POIDS SECS. 2	CAPACITÉS PNEUMATIQUES. 3	MÊMES CAPACITÉS RAPPORTÉES AUX POIDS VIFS DES OS. 4	POIDS MÉDULLAIRES CORRESPONDANTS. 5	POIDS VIFS APNEUMATIQUES 6
OS PNEUMATISÉS.	gr.	gr.	c. c.	c. c.	gr.	gr.
2 humérus.	7.05	5.70	4.80	0.680	4.15	11.18
Sternum.	7.92	5.55	1.36	0.171	1.17	9.09
14 vertèbres.	8.40	5.60	3.97	0.472	3.41	11.81
Os vertébro-dorsal. . .	2.95	1.84	1.64	0.559	1.41	4.34
Os vertébro-pelvien. . .	5.72	3.18	1.87	0.326	1.61	7.33
Os larges pelviens. . .	11.03	6 37	0.35	0.052	0.30	11.33
Coracoïdes.	4.35	2 96	0.45		0.39	4.74
TOTAUX. . .	47.40	31.20	14.44		12.42	59.82
OS MÉDULLAIRES,						
du membre supérieur.	15.01	9.11				
du membre inférieur. .	50.73	33.06				
Côtes et vertèbres. . .	7.04	4.28				
TOTAUX. . .	72.78	46.45				
OS CÉPHALIQUES.	6.00	3.80				

	POIDS DU SQUELETTE VIF RÉEL.	POIDS DU SQUELETTE SEC RÉEL.	POIDS DU SQUELETTE SEC MÉDULLISÉ.	POIDS DU SQUELETTE VIF MÉDULLISÉ.
	gr.	gr.		gr.
SQUELETTE ENTIER.	126.18	81.45	38.16 + 50.25 = 88gr.41	138.60

On peut tirer de ce tableau divers renseignements touchant la constitution pondérale du squelette, dans l'espèce galline. Les os y sont groupés en trois sections distinctes : les os pneumatisés, les os médullaires et les os céphaliques. Ces derniers méritent une place séparée, puisqu'ils sont en partie médullaires et en partie pneumatisés, mais pneumatisés par une voie spéciale : c'est-à-dire par la trompe d'Eustache. Le poids total des os de chacune de ces trois sections, ainsi que les poids particuliers de la plupart de ces os, figurent dans la colonne qui porte le n° 1. Ce sont là des poids vifs, c'est-à-dire le poids des os de l'*état frais*, humide, aussi rapproché que possible de l'état de vie. Le poids vif du squelette tout entier est inscrit au bas de la même colonne. Dans la colonne suivante, j'ai consigné les poids des mêmes os, à l'état *sec*. Les poids à l'état sec ont le grand avantage de permettre la comparaison entre les squelettes disponibles dans toute collection privée ou publique. Il me paraît très-douteux, cependant, que la comparaison à l'état sec puisse légitimement remplacer la comparaison à l'état vif. Mais, toutes les fois que l'une sera impossible, il faudra recourir à l'autre. Il est d'ailleurs possible qu'il existe des rapports peu variables entre les poids des os à l'état vif et à l'état sec; il serait alors facile de ramener le second état au premier. Les quatre dernières colonnes du tableau B sont exclusivement affectées aux os pneumatiques. On trouvera dans les colonnes 5 et 6 la mesure de leurs capacités pneumatiques, et l'aggravation de poids qu'ils subiraient si de la moelle était substituée à l'air, dans ces capacités. Enfin on trouvera au bas du tableau, non-seulement le poids du squelette réel, ou squelette *médullo-pneumatique*, à l'état sec ou vif; mais encore, le poids du même squelette, supposé complètement *apneumatique*, *médullisé* (à l'exception des os pneumatiques de la tête), soit à l'état frais, soit après macération et dessiccation. En définitive, nous avons trouvé les résultats numériques suivants : *le squelette d'une poule adulte de* 1,595 *grammes pèse vif* 126gr,18; *si on suppose la médullisation de tous les os pneumatiques, ceux de la tête exceptés, le poids réel augmente de* 12gr,42, *et devient* 138gr,60; *enfin, passé à l'état de préparation sèche, le squelette réel tombe à* 81gr,45, *et le squelette supposé apneumatique à* 88gr,41.

Les chiffres proportionnels, portés à la quatrième colonne, méritent aussi un instant d'attention. Ils indiquent la capacité pneumatique des os, lorsque ces derniers sont ramenés à un même poids vif. On voit, par ces chiffres, que la capacité pneumatique proportionnelle varie notablement, non-seulement des os mixtes ou *médullo-pneumatiques* aux os pneumatiques, mais encore entre ces derniers eux-mêmes; par exemple, entre les humérus et les vertèbres. Ainsi, *dans les os pneumatiques, il y a toute une série de valeurs pour les capacités aérifères, rapportées à l'unité de poids des os*. Si l'on veut préciser, on remarquera même qu'il existe une capacité pneumatique *maximum*, et qu'elle appartient aux humérus. On pourra noter aussi que, dans la tige vertébrale, la capacité pneumatique diminue de la région moyenne à l'extrémité supérieure; qu'elle diminue plus rapidement encore de la région moyenne vers l'extrémité inférieure, etc.

On peut également utiliser le tableau *B* pour évaluer le *degré de pneumatisation du squelette*. Il montre, en effet, que, sinon dans l'espèce galline, du moins chez le sujet examiné, le poids des os médullaires étant, en chiffres ronds, de 73 grammes, celui des os pneumatiques, ramenés à l'état médullaire, serait de 60 grammes. Ces deux nombres sont entre eux comme 1 et 0,82. On voit donc que, même en faisant abstraction du degré de pneumatisation propre à chaque os, *la pneumatisation générale du squelette, dans l'espèce galline, demeure notablement inférieure à la moitié de la pneumatisation totale*. Le poids des os envahis par l'air est inférieur, préalablement à la pneumatisation, d'environ un cinquième comparativement au poids des autres os, et, de plus, les os mixtes, très-faiblement aérés, représentent en poids plus du tiers des os pneumatiques. Aussi, pour obtenir une évaluation précise, rigoureuse, du degré de pneumatisation, faudrait-il faire la somme des capacités pneumatiques, et la diviser par la somme des capacités médullaires. Mais de semblables déterminations exigent beaucoup de patience, et absorbent malheureusement un temps considérable.

Le tableau *B* est, avant tout, destiné à répondre à la question posée au premier paragraphe de la section III, c'est-à-dire à permettre d'apprécier numériquement la diminution de poids, causée par la substitution de l'air au tissu médullaire dans chaque os pneumatique, et, consécutivement, dans l'ensemble du squelette. Nous déduirons facilement, ensuite, dans quelle mesure le pneumatisme des os abaisse le poids spécifique de l'animal entier. Comme nous l'avons déjà fait remarquer, la capacité pneumatique d'un os aérifère n'est pas dans une proportion constante avec le poids vif de cet os, et par suite l'allégement de poids résultant de la pneumatisation est lui-même fort variable. L'allégement maximum appartient aux humérus. On voit, dans les colonnes 1 et 6 de notre tableau B, que les humérus pneumatiques sont aux humérus médullisés : : 7,05 : 11,18 ; ou : : 1 : 1,582. La pneumatisation fait donc perdre à l'humérus un peu plus que le tiers de son poids. Procédant pour l'ensemble des os pneumatisés comme nous venons de faire pour les humérus ; posons la proportion 47,4 : 59,82 : : 1 : 1,262. Par suite, l'ensemble des os pneumatisés n'a subi dans son poids, comme conséquence de la substitution de l'air à la moelle, qu'un allégement d'un peu plus d'un cinquième. Enfin, par la proportion 126,18 : 138,6 : : 1 : 1,098, nous trouvons que le poids vif total du squelette n'a subi, du fait de la pneumatisation, qu'un abaissement d'un peu moins d'un dixième.

Reste à déterminer l'amoindrissement, qui peut résulter du fait de la pneumatisation osseuse, dans le poids spécifique moyen de l'animal. Admettons que la densité moyenne du corps soit 0,94, dans les races gallines (voy. la note de la p. 265). Par chaque kilogramme de substance moyenne de l'animal, le poids vif appartenant au squelette médullo-pneumatique sera 126,18 : 1595 = 0,0791. Mais si l'on suppose la médullisation des os pneumatiques, ce même poids de tissu osseux montera à 138,6 : 1595 = 0,08689. La différence, c'est-à-dire l'aggravation de poids, est 0,00779. Si nous l'ajoutons au poids du kilogramme de substance moyenne, dont le volume n'est pas affecté par suite de la médullisation, la densité de ce kilogramme s'élèvera à 1,00779 × 0,94 = 0,9473.

Nous concluons des deux paragraphes précédents que : *la pneumatisation du squelette, au degré où elle existe dans l'espèce galline (degré notablement inférieur à la demi-pneumatisation de tout le squelette), n'abaisse le poids vif de l'appareil osseux que de moins d'un dixième* (0,098). *Il en résulte une diminution dans le poids de l'oiseau de* 7 *à* 8 *millièmes de ce poids; et la densité de l'animal diminue seulement de* 0,9473 *à* 0,9400, *c'est-à-dire de moins de* 0,01 [1].

[1] Suivant moi, la généralité des auteurs, entraînée par de prétendues évidences téléologiques, a une tendance des plus vives à exagérer l'allégement de poids qui résulte de la substitution de l'air à la moelle dans une circonscription plus ou moins étendue de l'appareil osseux. Il semblerait, à lire ces auteurs, que la pneumatisation osseuse ne saurait avoir d'autre raison d'être que l'allégement du squelette, en vue de rendre le vol possible, à tout le moins, puissant et facile : doctrine que mille faits contredisent. On peut trouver des preuves de cette exagération même dans des appréciations *chiffrées*, émanées d'auteurs que recommande la rigueur habituelle de leurs observations. Qu'on en juge du moins par la citation suivante : « Deux humérus de « même forme et de mêmes dimensions, pris sur de jeunes coqs, dont l'un est déjà aérifère, « tandis que l'autre ne l'est pas encore, sont entre eux sous le rapport de leur poids :: 1 : 2 ; « par conséquent, par ce fait seul que la moelle disparaît dans un os et qu'elle est remplacée par l'air « extérieur, cet os perd la moitié de son poids ; et si l'on considère que dans les oiseaux le système « osseux est le plus lourd après le système musculaire, et que le squelette, par ses nombreuses com- « munications avec l'appareil respiratoire, perd la moitié environ de son poids, on comprendra com- « bien la diffusion de l'air dans la plus grande partie du système osseux des grands voiliers doit « réduire leur pesanteur spécifique et accroître leur aptitude pour le vol. » N° 94², p. 37 (1847). Il n'y a pas une seule proposition, dans ce passage, si conforme qu'elle paraisse aux idées reçues, à laquelle il nous soit possible de souscrire sans restriction, et sans nous contredire nous-même. A moins de nous être trompés, nous ne pouvons admettre que le rapport de l'humérus pneumatique à l'humérus médullaire soit, chez le coq, comme 1 est à 2; encore moins qu'un os, *en général*, perde la moitié de son poids, lorsque l'air y vient prendre la place de la moelle. Je ne crois pas davantage que, dans les oiseaux, le système osseux, après le système musculaire, soit le plus lourd ; que la diffusion de l'air dans la plus grande partie du squelette des grands voiliers réduise *beaucoup* leur pesanteur spécifique, et rende compte de leur aptitude pour le vol. Je pense, au contraire, que si on répartissait convenablement, sur le corps d'un oiseau de haut vol, une charge de plomb égale au *poids de médullisation* de tous ses os pneumatiques, son allure n'en serait pas visiblement influencée.

Ces conclusions, on le voit, ne permettent guère d'expliquer, par la pneumatisation osseuse, la croyance générale des anatomistes, concernant le poids minime du squelette des oiseaux. Si la légèreté pondérale de ce squelette est bien réelle, si elle n'est pas une erreur accréditée par une doctrine chimérique, elle doit dépendre d'une raison plus efficace et plus générale aussi, que la substitution de l'air à une certaine quantité de moelle osseuse. Je dis *plus générale*, parce que, si l'on maintient que la légèreté du squelette est une condition essentielle de la facilité du vol, je pourrais objecter qu'à ma connaissance certains oiseaux, à squelette apneumatique, figurent, à bon titre, parmi les plus infatigables et les plus rapides voyageurs aériens. De la sorte nous sommes amenés à nous poser une autre question, savoir : si la masse matérielle des os, uniformément répartie entre chaque kilogramme de substance d'un animal, ne serait pas, quelle qu'en pût être la cause efficiente, notablement plus considérable chez les mammifères que chez les oiseaux, sans excepter les oiseaux dont le squelette est apneumatique?

Mon intention n'étant pas d'entreprendre, en ce moment, une longue série de recherches comparatives, mais de les réserver, autant que possible, pour des mémoires spéciaux, j'ai cru d'abord pouvoir me borner à faire usage, pour résoudre provisoirement la question que je viens de poser, des notions consignées dans les traités d'anatomie humaine, touchant le poids du squelette de l'homme. C'est un procédé très-commode, très-usuel aussi, de généraliser par extension ; d'appliquer par exemple, à l'universalité des mammifères, ce que l'observation a révélé de l'homme seulement. Mais nous allons avoir ici même une occasion de montrer à quels mécomptes on s'expose en se fiant à une semblable méthode.

En effet, l'homme pèse en moyenne $63^{kil},29$, à l'âge de 25 à 30 ans ; et le poids de son squelette, en préparation sèche, est de $5^{kil},5$[1]. Par suite, la proportion de substance osseuse sèche, dans chaque kilogramme de substance vive moyenne, sera de $550 : 6329 = 0,0869$. Or si cette même proportion avait existé chez la poule de 1,595 grammes, dont il est question au tableau *B*, nous aurions trouvé pour le poids du squelette sec de cet animal

Sans parler des proies ou butins que de tels oiseaux peuvent emporter à grande distance et sans la moindre gêne, il suffit de dire que les variations physiologiques du poids du corps (repos ou fonctionnement de l'appareil génital, périodes digestives, développement graisseux, état du plumage) peuvent, isolément ou par accumulation, dépasser de beaucoup le *poids de médullisation*.

[1] Voy. Sappey, *Traité d'anatomie descriptive*, 2e éd., t. Ier, p. 52 et 61.

138gr,60. Le chiffre trouvé est bien inférieur : il est seulement de 81gr,45, en réalité ; ou de 88gr,41, lorsqu'on suppose la médullisation de tous les os pneumatiques. Il semble donc bien qu'on ne puisse répondre que par l'affirmative à notre dernière question. L'hypothèse que le squelette du mammifère perd du poids en même proportion que le squelette *médullisé* de l'oiseau, lorsqu'on les réduit à l'état de préparation sèche, nous permet de dresser le tableau suivant, qui met bien en lumière les divers résultats de la comparaison *pondérale* des squelettes, entre espèces humaine et galline :

TABLEAU C. — POULE ADULTE PESANT 1595gr.

		POIDS-GRAMMES DU SQUELETTE SUIVANT SON ÉTAT. 1	POIDS OSSEUX PAR KILO DE SUBSTANCE VIVE MOYENNE. 2	POIDS RELATIFS DES DIVERS TYPES DE SQUELETTE. 3	POIDS SPÉCIFIQUES DE L'ANIMAL CORRÉLAT. A L'ÉTAT DU SQUELETTE. 4
		gr.	kil.		
Squelette sec[1].	réel	81.45	0.0511	1.000	»
	médullisé	88.41	0.0554	1.085	»
	en proport. humaine	138.60	0.0869	1.702	»
Squelette vif.	naturel	126.18	0.0791	1.000	0.9400
	médullisé	138.60	0.0869	1.098	0 9473
	en proport. humaine	217.28	0.1362	1.722	0.9957

Ainsi notre tableau montre (1re colonne) que le squelette sec d'une poule de 1,595 grammes pèse en réalité 81gr,45, ou, si on le suppose apneumatique, 88gr,41 ; et nous y voyons que, pour égaler la proportion pondérale qui

[1] Le squelette, dont il est ici question, ayant un poids vif de 126gr,18, et l'animal tout entier pesant 1,595 grammes, il en résulte que le poids de l'appareil osseux représente les 0,08 à peine, ou, si l'on veut, un peu plus du treizième du poids total. Je dois prévenir que j'ai procédé en me précautionnant minutieusement contre le dessèchement des os, les pesant aussitôt que je les avais isolés, conservant les cartilages, mais ne laissant aucun ligament. Le rapport d'un treizième, obtenu de la sorte, révèle immédiatement une notable légèreté du squelette, dans l'espèce galline, comparativement à l'homme. Mais j'étais fort loin de le prévoir, parce que j'avais d'abord voulu me renseigner à ce sujet dans l'un de nos meilleurs *Poultry books*, et que j'y avais lu que ce rapport était d'un huitième environ ! Dès lors, il fallait reconnaître l'identité à peu près absolue de ce rapport avec le rapport correspondant chez l'homme, qui paraît être 0,136 ou 1 : 7,35, c'est-à-dire un peu plus d'un huitième. Ainsi Ch. Jacque (1861), cherchant à déterminer ce rapport sur un poulet de la race dite de Houdan, âgé de quatre mois et demi, *en état d'engraissement*, et pesant 2,200 grammes, assigne, pour les os, un poids de 250 grammes, c'est-à-dire 1 : 8,8. C'est également le rapport d'un huitième qui, suivant Ch. Jacque, convient, avec de légères variations de valeur, aux squelettes des races à ossature fine, Crèvecœur et La Flèche, (voy. : *Le Poulailler, Monographie des poules indigènes et exotiques*, texte et dessins par Ch. Jacque, in-8°, Paris, 2e éd., p. 127, 138 et 146). Mais j'ai eu, plus tard, la satisfaction

existe chez l'homme, ce poids devrait s'élever jusqu'à 138gr,60. Pour réaliser la même proportion, il faudrait, qu'à l'état frais le squelette de la poule pesât 217gr,28, si toutefois on peut écrire, sans grande erreur, x : 138,60 : : 138,60 : 88,41 (voy. le tabl. *B*), c'est-à-dire si l'on peut admettre que la perte de poids, par dessiccation, de la substance osseuse, est sensiblement la même pour les os médullaires des oiseaux et pour les os des mammifères. Mais à l'état frais, le squelette de la poule ne pesait que 126gr,18 ; même à l'état de complète médullisation, il n'aurait pesé que 138gr,60, chiffre bien inférieur encore à celui de 217gr,28. Nous voyons, par les chiffres inscrits au bas de la troisième colonne du tableau *C*, que si la masse du squelette vif, pneumato-médullaire ou réel, de la poule est représentée par 100, elle deviendrait 110 en cas de complète médullisation, et 172 en cas de péréquation pondérale proportionnelle avec le squelette humain. Dans cette dernière éventualité, le poids de substance osseuse fraîche, répartie au kilogramme, s'élèverait de 8 à 14 (2e colonne), et le poids spécifique de l'animal monterait de 0,94 à 0,99. En effet, le kilogramme de la poule, tout en conservant invariablement son volume, augmenterait de 57gr,12 de tissu osseux frais, et $1{,}05712 \times 0{,}94 = 0{,}99369$ (3e colonne).

De ce qui précède, il semblerait, encore une fois, que nous fussions en droit de conclure : que le squelette des oiseaux est considérablement plus léger que celui des mammifères ; que cette légèreté ne peut être attribuée que pour une très-faible partie à la pneumatisation osseuse, la médullisation des os pneumatiques n'élevant le poids du squelette, dans l'espèce galline, que de moins d'un dixième (0,099) ; mais qu'elle est surtout explicable par la moindre masse de tissu osseux ; puisqu'il faudrait pour que cette masse devienne égale, après répartition par kilogramme, à la masse du squelette humain, qu'on lui fît subir une augmentation près de huit fois aussi considérable (0,722) que l'augmentation résultant de la médullisation des os pneumatiques. Mais, soit qu'on ne puisse légitimement conclure, dans la

de rencontrer une appréciation beaucoup moins discordante avec la mienne, relativement à la proportion pondérale du squelette dans l'espèce galline. Je cite les expressions mêmes de l'auteur Eug. Gayot : « Tandis qu'on admet en fait, par exemple, que, dans les grandes espèces, les os sont à « la viande nette dans le rapport de 1 à 4, nous avons trouvé dans trois poulets divers un rendement beaucoup plus avantageux, car les os n'y existaient que dans le rapport de 1 à 8, et même de 1 à 9... » in : *Encyclopédie pratique de l'agriculteur*, publiée par Didot, sous la direction de L. Moll et Eug. Gayot, art. *Gallinacés*, p. 103, t. VIII, 1863. Or la viande comptant pour 74 pour 100, dans l'espèce galline, d'après Caffin d'Orsigny, le neuvième du poids total devient 0,0822, chiffre très-rapproché de celui de 0,079, qui est le mien.

question qui nous occupe, de l'homme à tous les autres mammifères, soit que les données pondérales sur le squelette humain, que j'ai acceptées sans contrôle expérimental, n'aient pas une suffisante rigueur; toujours est-il, nous allons le prouver, que l'on ne saurait admettre d'une manière générale, que le squelette apneumatique des mammifères soit plus lourd que le squelette pneumatisé des oiseaux. Voici, du reste, sous forme de tableau, les quelques documents que j'ai pu réunir jusqu'à présent, dans la pensée de répondre, plus ou moins définitivement, à la question qui nous occupe.

TABLEAU D[1].

NOMS DES ESPÈCES.	POIDS du squelette rapporté au poids de l'animal. 1	POIDS du résidu alimentaire gastrique par rapport au poids du squelette. 2	POIDS du plumage rapporté au poids de l'animal, et au poids du squelette. 3	POIDS du tégument cutané complet rapporté au poids du squelette. 4	OBSERVATIONS.
1. Caprimulgus europæus ♀ Linn. (6 septembre 1874.)	0.0498	0.07	0.0698 (1.40)	6.14	Extrêmement grasse; pannicule sous-cutané très-abondant.
2. Lanius collurio ♂. . . Linn. (24 août 1874.)	0.0551	0.3	0.0762 (1.38)	3.50	Gras.
3. *Mus rattus* ♂. . . . . Linn. (29 juillet 1874.)	0.0612	0.8	»	2.49	Mort par contusions.
4. *Lepus cuniculus dom*. ♂ (25 juillet 1874.)	0.0673	0.9	»	1.86	Agé de 18 mois; quelques épiphyses osseuses non soudées; gras; tué par strangulation.
5. Chelidon urbica ♂. . . Boie ex Linn. (4 septembre 1874).	0.0717	0.0	0.0777 (1.08)	1.96	Jeune; tuée par asphyxie, après quelques heures d'abstinence.
6. Alcedo ispida ♂. . . . Linn. (17 août 1874.)	0.0740	0.008	0.0735 (0.99)	1.94	»
7. Cuculus canorus ♂. . Linn. (29 août 1874.)	0.0773	0.007	0.1182 (1.53)	2.60	Ossification pas absolument complète.
8. Poule domestique. . .	0.0791	»	»	»	»

[1] Les espèces ornithologiques, pour lesquelles le genre de mort n'est pas mentionné, ont été tuées au fusil. Les dénominations ont été empruntées à l'*Ornithologie européenne* de Degland et Gerbe, 2 tom. in-8°, 1867, 2e éd.

TABLEAU *D*. (*Suite.*)

NOMS DES ESPÈCES.	POIDS du squelette rapporté au poids de l'animal. 1	POIDS du résidu alimentaire gastrique par rapport au poids du squelette. 2	POIDS du plumage rapporté au poids de l'animal, et au poids du squelette 3	POIDS du tégument cutané complet rapporté au poids du squelette. 4	OBSERVATIONS.
9. *Vespertilion noctule*. . . (12 septembre 1874.)	0.0840	0.08	»	1.74	Jeune squelette non complétement ossifié ; tuée par asphyxie.
10. Buteo vulgaris ♀. . . Bechst. ex Linn. (1er août 1874.)	0.0859	0.17	0.1273 (1.48)	2.67	»
11. Otus vulgaris ♀. . . . Flemm. (16 octobre 1874.)	0.0860	0.6	1.1114 (1.50)	2.70	»
12. Noctua minor ♂. . . . Briss. (13 octobre 1874.)	0.0894	0.02	0.1004 (1.12)	2.24	»
13. *Talpa europæa* ♂. . . (21 juillet 1874.)	0.1089	0.2	»	1.77	Mort par contusions.
14. *Vespertilion noctule* ♀. . (21 septembre 1874.)	0.1223	0.00	»	1.43	Adulte ; tuée par asphyxie.
15. *Homme*.	0.1362(?)	»	»	»	»

La première colonne du tableau *D* présente le poids du squelette, chez différentes espèces d'oiseaux et de mammifères, le corps tout entier de l'animal étant pris pour unité. Les chiffres sont rangés par ordre de grandeur croissante, de telle sorte que les espèces à squelette le plus lourd se trouvent portées au bas de la colonne. Un simple coup d'œil suffit pour démontrer l'erreur de la conception qui assigne en principe un squelette plus léger aux oiseaux, un squelette plus pesant aux mammifères. Mais quelques instants d'examen, fait du même point de vue doctrinal, y font découvrir quelques particularités dignes de remarque. N'aurait-il pas été naturel de penser, par exemple, d'après les explications usuelles de la locomotion aérienne, que les chauves-souris, en général, et particulièrement les noctules[1], devaient posséder un squelette moins lourd que celui des autres mammifères? Or les

[1] « L'organisation des chiroptères présente diverses particularités intéressantes à connaître. Le « squelette, toujours léger (!), quoique les os ne contiennent pas dans leur intérieur des espaces

deux noctules, que nous avons pu nous procurer, et qui figurent au tableau *D* sous les numéros 9 et 14, avaient chacune un squelette beaucoup plus lourd que ceux du lapin et du rat. La noctule du n° 14, la seule des deux qui fût adulte, avait un squelette (0,1223) plus pesant que celui de la taupe (0,1089), et presque deux fois (1,9) aussi lourd que celui du rat (0,0642).

Si nous examinons les chiffres qui se rapportent aux squelettes d'oiseaux, dans le même tableau *D*, nous sommes surpris de voir que des oiseaux à vol rapide, tels que le coucou[1] et l'hirondelle de fenêtre, ont le squelette plus lourd qu'on ne le trouve à certains mammifères. Les auteurs qui attachent beaucoup d'importance au poids du squelette, relativement à la facilité de locomotion dans les airs, n'auraient certes point présumé la remarquable légèreté du squelette n° 2, appartenant à une pie-grièche écorcheur[2]. Mais le résultat le plus important à signaler, parce qu'il est en opposition avec une croyance fausse, c'est que, *chez les oiseaux, la légèreté relative du squelette n'est aucunement proportionnelle, ni même en rapport direct avec le degré de pneumatisation osseuse*. En sorte que l'allégement, produit par la substitution de l'air à la moelle, dans les cavités d'un certain nombre d'os, tout réel qu'il est, ne suffit pas néanmoins à déterminer le rang de légèreté pondérale d'un squelette, même d'une manière approchée. Pour s'en convaincre, on n'a qu'à examiner dans le tableau *D*, la place occupée par l'hirondelle et la poule, comparativement aux rapaces numérotés 10, 11 et 12. Mais il ne faut point perdre de vue que ce qui indique, pour nous, le rang de légèreté pondérale d'un squelette, c'est le *rapport* du poids de ce squelette au poids de l'animal tout entier; ou, si l'on veut, la part de pesanteur afférente à l'appareil osseux, dans 1 kilogramme de substance moyenne de l'animal. Il n'y a pas, en effet, d'autre critère de la légèreté de l'appareil osseux que celui-là, dès qu'il s'agit d'apprécier une doctrine suivant laquelle le squelette est un appareil fort lourd (le plus lourd de tous,

« remplis d'air, comme ceux des oiseaux, est cependant solide... La noctule est la plus vigoureuse « de nos chauves-souris; elle vole le plus haut, et apparaît de préférence le soir. On la voit souvent « plusieurs heures avant le coucher du soleil, luttant de vitesse avec les oiseaux de proie, auxquels « elle échappe presque toujours par ses brusques changements de direction; elle se soustrait même « aux serres du hobereau (*Falco subbuteo*), que n'évitent cependant pas toujours les hirondelles. » *La vie des animaux illustrée*, A.-E. Brehm, éd. Gerbe, *Mammifères*, t. Ier, p. 149 et 169.

[1] Brehm dit en parlant du coucou gris : « ... Il arrive d'un vol rapide, élégant, léger, qui rappelle « celui du faucon... son vol agile lui permet d'échapper à presque tous les rapaces,... » *loc. cit.*, p. 172 et 175, t. IIIe.

[2] « Les Laniidés... volent mal. » Brehm, *loc. cit.*, p. 583, t. IIIe.

après l'appareil musculaire, suivant un auteur très-autorisé[1]), par suite un grand obstacle au vol; et la pneumatisation osseuse, un artifice, qui a pour raison d'être l'aplanissement de cet obstacle[2], dans une mesure que révèle, en divers oiseaux, la facilité variable de leur vol.

Quant aux chiffres consignés dans les colonnes 2, 3 et 4 du tableau *D*, ils ont pour but de faire juger quelle importance exagérée les anatomistes attribuent au squelette, sous le rapport de la pesanteur, et combien il est peu conforme à la vérité de le considérer comme un des plus lourds appareils de l'économie. Le poids du tégument cutané *complet*, y compris le pannicule graisseux, est toujours plus pesant que le squelette. Le poids de ce dernier étant représenté par l'unité, nous voyons, dans la 4e colonne, que, pour les mammifères, le poids du tégument variera de 1,43 à 2,49. Chez les oiseaux, le fait est plus frappant encore. En effet, le squelette y étant toujours représenté par l'unité de poids, le tégument pèsera à son tour de 1,94 (*alcedo ispida*) à 3,50 (*lanius collurio*). Nous voyons même que, chez l'engoulevent, le tégument pesait plus de six fois autant que le squelette, mais, à vrai dire, le pannicule graisseux était extraordinairement développé dans cet individu. On peut voir aussi, dans la 3e colonne, que *le simple poids des plumes dépasse le poids du squelette*. Chez le martin-pêcheur seul, ces deux poids étaient sensiblement égaux; et c'est chez le martin-pêcheur aussi que la différence pondérale entre le squelette et le tégument était la moins considérable. Mais chez les autres oiseaux, le poids des plumes, le squelette valant 1, varie de 1,08 (jeune hirondelle) à 1,53 (coucou).

La moyenne des neuf chiffres consignés dans la colonne 1, en face des espèces ornithologiques examinées par nous, étant 0,0743, nous pouvons présumer qu'en général le poids du squelette d'un oiseau représente les 7 à

[1] N° 94*, p. 37. Voy. la citation de la note de la p. 277.

[2] Voici une citation tout aussi expressive que la précédente, et qui émane d'un savant des plus compétents en ornithotomie : « Im allgemeinen gilt folgendes gesetz : um so höher ein Vogel fliegt, « um so mehr hohle und markleere knochen hat er, und umgekehrt, je weniger und niedriger ein « Vogel fliegt, um so weniger hohle und markleere knochen besitzt er;... » TIEDEMANN, N° 56, p. 163. Si l'on veut une preuve que les idées n'ont point encore changé, relativement à la légèreté du squelette des oiseaux, et à la cause de cette légèreté, on la trouvera dans le passage suivant, emprunté à l'ouvrage le plus au courant de l'état actuel de la science : « Dans la classe des oiseaux, le squelette est remarquable par sa légèreté, ainsi que par la délicatesse et cependant la solidité de ses « parties constitutives. Le premier de ces caractères dépend, comme nous l'avons vu précédemment, « de la pénétration de l'air dans l'intérieur de la plupart des os... Le second résulte de la compacité « de la substance osseuse et de la soudure précoce des pièces qui ailleurs restent distinctes entre « elles ou ne s'ankylosent que dans la vieillesse extrême. » N° 110, p. 372, t. X, 1874.

8 centièmes du poids du corps. Plus tard, dans un autre travail, j'essayerai de déterminer avec quelque rigueur l'allégement de poids qu'éprouve l'appareil osseux, *en moyenne*, par suite du pneumatisme ; mais dès à présent, je crois pouvoir estimer, sans erreur grave, à un dixième du poids du squelette, c'est-à-dire à 7 ou 8 millièmes du poids total de l'oiseau, ce moyen allégement. Or, nous ne pouvons douter que les variations physiologiques du poids de l'oiseau ne dépassent notablement les millièmes et aussi les centièmes du poids du corps. Sans parler des variations de poids qui tiennent à la constitution individuelle ; des variations qui tiennent à l'âge, ou à l'état périodique du plumage, de l'appareil génital etc.; il nous suffit de songer aux simples variations normales ou accidentelles de la nutrition journalière. On peut voir, en jetant les yeux sur la colonne 2 du tableau *D*, que le résidu gastrique de l'ingestion alimentaire, chez les oiseaux tués au fusil en pleine vie libre, a varié de 0,007 à 0,6 du poids du squelette. Et pourtant le hibou, auquel appartient ce dernier chiffre, renfermait dans son estomac un seul mulot déjà ramolli et altéré. Or, lorsque nous voyons les aggravations de poids les plus physiologiques, les plus banales, dépasser la moitié du poids du squelette, peut-on admettre que l'allégement d'un seul, ou si l'on veut de quelques dixièmes, du poids de ce squelette, ait une sérieuse influence sur la faculté du vol?

En résumé, *il n'est pas exact de dire que le squelette des oiseaux, même lorsqu'il est pneumatisé, soit plus léger que celui des mammifères; pour s'en convaincre, il suffit de comparer le poids de tissu osseux compris dans le kilogramme de substance vive moyenne chez les mammifères et les oiseaux. Il est encore inexact de prétendre que l'allégement du squelette, produit par la pneumatisation d'un certain nombre d'os, réduise le poids de l'oiseau au point de faciliter notablement le vol, et d'en expliquer la rapidité ou la puissance. Une pareille doctrine s'appuie, non sur des expériences ou des raisonnements légitimes, mais sur des préjugés téléologiques, et sur des erreurs matérielles. Que le poids du squelette n'affecte pas essentiellement la faculté de locomotion aérienne, c'est ce qui peut être déduit du fait que les chauves-souris ont un squelette fort lourd, comparativement à d'autres mammifères qui ne volent point. Une autre erreur importante consiste à donner l'appareil osseux comme l'un des plus lourds de l'économie. Chez les oiseaux, le squelette, sauf exceptions, n'a qu'un poids inférieur, et parfois très-inférieur, au poids des plumes. On peut présumer qu'en moyenne le squelette ne représente que les 7 à 8 centièmes du poids du corps. Quant à la diminution de pesanteur réalisée par la substitution de l'air à la moelle, dans une région plus ou moins étendue du squelette, et à la réduction qui peut en résulter dans la densité de l'animal, j'en ai précédemment donné en chiffres une valeur approchée* (*voy.* p. 285). *Pour qu'on puisse juger combien elle est de peu d'importance, au point de vue de la locomotion aérienne, il suffit de dire que les simples variations du poids de l'animal, imputables à la fonction digestive, à l'ingestion récente d'aliments en quantité très-modérée, par exemple, dépassent de beaucoup l'aggravation de pesanteur que produirait la suppression du pneumatisme du squelette.*

Après avoir ainsi apprécié le rôle physiologique du pneumatisme osseux, en tant que l'un des facteurs les plus importants de la prétendue légèreté du squelette des oiseaux, nous devons encore parler d'une opinion, très-accréditée dans la science facile des finalistes, bien qu'absolument dénuée de preuve expérimentale ou logique. Cette opinion assimile l'appareil pneumatique osséo-réceptaculaire à un véritable appareil aérostatique, doué d'une force ascensionnelle notable, tendant, par suite, à soulever l'oiseau dans l'atmosphère, et à l'y maintenir[1]. Or, un litre d'air, à Paris, à 0° et sous la pression de 76 centimètres cubes, pèse $1^{gr},293$. On peut voir, page 267, que l'appareil pneumatique osséo-réceptaculaire d'une poule de 1,597 grammes jauge 137 centimètres cubes, et nous pouvons remarquer ici que, sous le rapport de la capacité des réceptacles, l'espèce galline est généreusement dotée. 137 centimètres cubes d'air, à 0° et à 76 centimètres cubes, pesant $0^{gr},177$, il en résulte que l'appareil aérostatique de la poule, *même en faisant abstraction de son propre poids*, et dans des conditions atmosphériques exceptionnellement favorables, aurait une poussée moindre de 2 décigrammes et soulèverait à peine la dix-millième partie pesante de l'animal qui en est pourvu ! En vérité, c'est là une force qui, si elle existe, est tout à fait négli-

[1] L'influence de ce préjugé téléologique est si grande qu'elle a prise même sur des physiologistes particulièrement versés dans les sciences exactes. En voici la preuve : « L'obstacle principal à considérer (obstacle au vol), c'est le poids de l'animal, sa pesanteur spécifique mise en regard de celle « du fluide ambiant. Or, la nature a considérablement fait pour diminuer la prédominance de ce rapport. Allez visiter au musée de l'École de Médecine ou dans les galeries du Jardin des Plantes les « belles préparations de M. Sappey, vous serez frappés d'admiration en suivant dans son cours cette « magnifique canalisation aérienne qui pénètre, pour ainsi dire, toutes les parties qui constituent « l'animal destiné au vol. L'air atmosphérique y a partout des réservoirs : depuis l'entrée de la tra- « chée et les deux grandes cavités splanchniques, jusqu'au milieu même des os ! Du dehors, il pé- « nètre encore jusque dans le corps même des plumes... au moment du vol, toutes ces cavités sont « ainsi distendues par l'air inspiré par l'animal, que l'on pourrait, en cet état, comparer à un ballon « environné de parachutes (!). N° 110 *bis*, p. 326.

geable. Mais pour avoir la poussée réelle du prétendu appareil aérostatique, il faudrait soustraire de ces 2 décigrammes le poids vif de cet appareil, c'est-à-dire le poids des membranes limitantes, et celui du fluide qu'elles renferment. Faute de données expérimentales suffisantes, il m'est impossible de dire quel serait numériquement ce résultat; mais je ne doute pas qu'il ne soit négatif. Par suite, si je ne me trompe, l'appareil pseudo-aérostatique des oiseaux n'est même pas capable de soulever son propre poids[1].

L'influence allégeante de l'appareil pneumatique osséo-réceptaculaire a été conçue d'une tout autre manière, dans ces derniers temps. Ce n'est aucunement le poids de l'oiseau, *mais sa densité*, que cet appareil diminuerait, attendu qu'il augmente notablement le volume de l'animal, et n'élève son poids que d'une manière insensible. Pour appliquer de notre côté cette nouvelle conception, il suffit de nous reporter à la deuxième expérience que nous avons relatée en note, p. 265. Un jeune coq, de race cochinchinoise, à

[1] De tous les auteurs qui ont émis une opinion à ce sujet, LONGET me paraît être celui qui s'est le moins écarté de la vérité. « On a aussi pensé, » dit-il, « que les sacs aériens pouvaient avoir pour « usage de diminuer le *poids spécifique* du corps (Camper, J. Hunter, Girardi):... évidemment les sacs « aériens ne peuvent diminuer le poids spécifique (c'est le poids dans l'air, et non le poids *spécifique* « que veut dire le professeur Longet) du corps de l'oiseau qu'en raison de la température de l'air « qu'ils contiennent. Mais la différence de poids qui en résulte n'est pas bien considérable, ainsi « qu'on pourra le voir par les nombres suivants que donnent les formules adoptées par les physi- « ciens. Supposons un air ambiant à 10° centigrades et le corps de l'oiseau à 42° : un litre d'air, « à 10°, pèserait environ $1^{gr},24$ au niveau du sol, et, à 42°, son poids serait réduit à $1^{gr},11$; l'excès de « poids de l'air froid serait donc de 13 centigrammes seulement pour un volume déjà considérable « et avec une différence très-notable de température. Aussi nous semble-t-il qu'il ne faut pas tenir « un bien grand compte du rôle que peuvent jouer les réservoirs aériens des oiseaux comme appareil « aérostatique, propre à rendre leur corps plus léger. » N° 112, p. 478. En raisonnant de la sorte, Longet trouve $1^{mill},3$ d'allégement pour chaque 100 centimètres cubes de capacité à l'appareil pneumatique. Si minime que soit une pareille proportion, encore ne pouvons-nous l'accepter. Longet ne tient compte ni de la *tension*, ni de la *composition* de l'air que renferme l'appareil réceptaculaire. Nous prouverons que pendant le vol, et particulièrement le vol ascensionnel et hauturier, l'appareil respiratoire des oiseaux, n'est que temporairement et très-partiellement soumis à la pression barométrique extérieure; en sorte que, dans la plus grande partie de son étendue, il contient de l'air *comprimé*. Même au repos, les poumons et les réceptacles extrêmes ne peuvent recevoir d'air que sous pression, et jamais par aspiration. Le degré de compression de l'air, pendant le vol, dépend en *grande partie* des battements alaires, et demeure entièrement à la volonté de l'animal. D'un autre côté, la composition élémentaire de l'air réceptaculaire est différente de la composition de l'air atmosphérique. Sans parler de la faible quantité de vapeur d'eau, qui vient s'ajouter à l'air, *après* son introduction dans l'appareil pneumatique, il nous suffit de faire observer que l'air des réceptacles contient partout une certaine proportion d'acide carbonique substitué à proportion sensiblement égale d'oxygène. Or la densité de l'acide carbonique est 1,529, tandis que celle de l'oxygène est 1,106. En raison de cette seule différence, le chiffre de $1^{mill},3$ d'allégement, pour 100 centigrammes cubes de capacité réceptaculaire, se réduirait à 1 milligramme. Or l'enveloppe d'un réceptacle de 100 centigrammes cubes pèse évidemment plus d'un milligramme. D'où il suit qu'on ne saurait assimiler ce réceptacle à un aérostat doué d'une force ascensionnelle quelconque. Ainsi l'appareil réceptaculaire n'allége pas l'oiseau, il l'alourdit plutôt.

jeun depuis vingt-quatre heures, après avoir été tué par oblitération de la trachée, à la fin d'une large inspiration, puis plumé et immergé dans de l'eau à 42°, a pour densité 0,947. Après l'aspiration, aussi complète que possible, de tout l'air contenu dans l'appareil respiratoire, la densité s'élève à 1,038. C'est une augmentation sensible, de moins d'un dixième, pourtant[1], bien que les conditions de l'expérience tendent à l'exagérer. Mais de ce qu'un oiseau de 1,597 grammes, par exemple, perdrait de son volume une quantité égale au volume de son appareil réceptaculaire, soit 123 centimètres cubes (voy. p. 267), sans que ni sa *masse*, ni sa force en fussent altérées, s'ensuivrait-il qu'il aurait moins de facilité à voler? En d'autres termes, aurait-il une plus grande somme de travail mécanique à dépenser, pour obtenir un même résultat de locomotion à travers l'atmosphère? S'il pesait 1,597 grammes, dans l'air à 0° et à 76 centimètres cubes de pression, il y pèsera tout au plus, après suppression de l'air des réceptacles exclusivement 1,597 + (0,001293 × 123), soit 1,597^{gr},16 ; il y pèsera moins de 1,597 grammes, si l'on tient compte du poids des membranes des réceptacles, de la température et de la composition de l'air réceptaculaire. Ainsi donc, le poids à mouvoir ne serait pas réellement augmenté ; tandis que l'air à déplacer (et c'est fort à considérer quand il s'agit de mouvements rapides), diminuerait

[1] Un physiologiste des plus distingués a traité la question en ces termes : « Je dirai d'abord un mot « de l'opinion qui voit dans les sacs pulmonaires des espèces d'aérostats, destinés à diminuer la pesan- « teur spécifique de l'oiseau, et à faciliter son vol. Cet effet est réel, et il faut en tenir compte. Par « exemple, un grand-duc, qui pesait 1,600 grammes, avait pour densité environ 1,3 ; son volume « était donc 1,230 centimètres cubes. Si nous supposons qu'il pouvait introduire dans ses poumons « 200 centimètres cubes d'air (ce qui n'est peut-être pas exagéré), lesquels pesaient 0^{gr},22, sa den- « sité serait devenue :

$$\frac{1600 + 0,22}{1230 + 200} = \frac{1600,22}{1520} = 1,05.$$

« Il y a donc une diminution de 0,25 sur la densité, et cela n'est pas tout à fait à négliger. » N° 136, p. 327. Dans ces calculs, on fait deux fois usage de la formule P = VD. D'abord il s'agit de déterminer V ; et, pour cela, on assigne arbitrairement à D une valeur 1,3 évidemment trop forte. Ensuite, il faut déterminer D ; et, dans ce but, on attribue à V une valeur formée de deux quantités inexactes, savoir : le volume trop faible, attribué par la première opération, à l'animal supposé dépourvu d'appareil réceptaculaire ; plus, le volume de cet appareil (et non des « poumons, » comme le dit, par erreur, l'auteur cité) volume estimé, arbitrairement encore, à 200^{cc}, et certainement trop fort. Aussi le résultat final, qui élève à 0,25 la diminution de densité imputable à la présence des réceptacles, chez le Grand-Duc, pèche-t-il par excès. Mais laissons les chiffres. L'appareil des réceptacles abaisse la densité moyenne de l'oiseau, c'est vrai. En résulte-t-il qu'ils soient assimilables à des « espèces d'aérostats? » Non certes, puisque nous avons montré qu'isolés et abandonnés dans l'atmosphère, ils retomberaient à terre, au lieu de s'élever dans l'air. En résulte-t-il que, mécaniquement, l'appareil réceptaculaire « facilite le vol ? » Non, encore ; puisque d'un côté il n'abaisse pas le poids à mouvoir, et que, de l'autre côté, il augmente notablement le volume de l'air à déplacer, pendant le vol.

d'une manière très-appréciable : de 125 centimètres cubes, c'est-à-dire d'un quinzième, approximativement, du volume total[1].

Quoi qu'il en soit, je n'hésite pas à conclure que l'*on ne peut assimiler à un appareil aérostatique, doué d'une force ascensionnelle appréciable, l'appareil pneumatique osséo-réceptaculaire des oiseaux ; et qu'au point de vue exclusivement physique (que je distingue expressément du point de vue physiologique), l'existence de cet appareil augmente le travail mécanique du vol, et surtout du vol rapide, bien loin de le diminuer en aucune mesure.*

Influence de l'appareil pneumatique osséo-réceptaculaire sur la locomotion aquatique, l'équilibre, la voix, etc., etc. — A. Milne-Edwards a expliqué, par la grande extension de l'appareil pneumatique, la résistance à la submersion, résistance très-considérable chez les Pélicans, les Albatros et quelques autres oiseaux pélagiques. Il fait justement observer que ces grands palmipèdes flottent et dorment sur les vagues d'une mer houleuse, et peuvent porter en nageant de lourds fardeaux, sans risque d'enfoncer[2]. Il n'est pas douteux, pour moi, que l'appareil pneumatique ne soit, je ne dis pas l'unique, mais *l'un des facteurs importants de l'abaissement de la ligne de flottaison des oiseaux nageurs.* Tout le monde a vu des canards et des oies flotter haut sur les mares et les étangs, même après un copieux repas, et parfois y dormir. Dans la deuxième des expériences rapportées dans la note de la page 265, un jeune coq, mort par occlusion de la trachée en inspiration, et déplumé, flottait encore dans de l'eau à 21°, tandis qu'il tombait au fond du vase, en état de submersion complète, après que l'aspiration trachéale avait été pratiquée.

P. Bert a indiqué un autre usage de l'appareil réceptaculaire, chez les oiseaux plongeurs. « Examinez un canard milouin ou une foulque nageant en liberté, dit-il ; de temps à autre, l'oiseau fait un brusque mouvement de bascule, la tête en avant, le croupion en l'air ; il plonge ainsi, pendant un temps, puis, soudain, se retourne et revient sur l'eau, redressé presque

[1] On sait par Robins, l'inventeur du pendule balistique, que la loi de Newton, suivant laquelle la résistance que l'air oppose aux mobiles est proportionnelle au carré de la vitesse, donne des chiffres beaucoup trop faibles pour les grandes vitesses (projectiles d'armes à feu, par exemple), mais suffisamment exacts pour les petites vitesses (28 mètres par seconde : pigeon voyageur). La forme du mobile exerce une grande influence sur la valeur de cette résistance, qui ne dépend pas exclusivement de la grandeur superficielle de la projection sur le plan normal à la trajectoire. Il me paraît probable que la suppression des réceptacles, surtout du réceptacle alaire (antéro-supérieur), ne modifierait pas désavantageusement la forme de l'oiseau, relativement à la résistance que lui oppose le déplacement de l'air.

[2] N° 124, p. 140.

verticalement, ayant ainsi oscillé avec une facilité singulière autour d'un axe transversal fictif. Je ne puis m'empêcher de penser que le déplacement de quelques centimètres cubes d'air, de l'avant à l'arrière de l'animal, et réciproquement, ne puisse aider à cette manœuvre de bascule[1]. » J'admets sans difficulté comme moyen *auxiliaire* de la manœuvre de bascule un changement de la répartition de l'air réceptaculaire, à la volonté de l'animal. J'ajoute qu'il est fréquent de voir une troupe de canards domestiques s'élancer, par ébat, et en criant, dans une pièce d'eau, plonger et disparaître en y entrant, la traverser dans toute sa longueur d'un seul trait, pour reparaître à l'extrémité opposée. Je considère comme très-probable, dans ce cas, l'occlusion de la glotte après une expiration énergique et prolongée, ayant en grande partie vidé les réceptacles au dehors.

L'appareil réceptaculaire exercerait, d'après quelques auteurs, une grande influence sur l'ÉQUILIBRATION de l'oiseau pendant le vol. A mon avis, on s'est trompé, on a du moins exagéré et raisonné d'après des notions inexactes relativement à la situation et à la répartition des réceptacles. La principale raison de la stabilité de l'oiseau dans les airs, c'est, au point de vue statique, la situation des articulations scapulo-humérales. La ligne transversale, menée par les centres des cavités glénoïdes, représente l'axe de suspension de l'animal, axe sur lequel agissent les ailes, en prenant, à chaque battement, appui sur l'air. Or la totalité du corps, à l'exclusion d'une très-faible partie, à l'exclusion d'une certaine étendue de la région cervico-céphalique, en particulier, est placée au-dessous de cet axe. Une verticale, descendant comme un pendule, du milieu de cet axe, porte le centre de gravité. Les auteurs, dont je critique la doctrine, prétendent que l'appareil réceptaculaire, par le simple fait de sa légèreté spécifique et de sa position, abaisse grandement le centre de gravité, circonstance à laquelle ils attachent une importance majeure, que je ne réussis pas à m'expliquer. Mais cet abaissement est-il réel ? Nous ne le croyons pas. On admet à tort que si l'on divisait le pendule dont il vient d'être question en trois parties d'égale longueur, la partie moyenne correspondrait à l'appareil réceptaculaire, et que, par conséquent, la suppression de cet appareil raccourcirait d'un tiers le pendule, et élèverait d'autant le centre de gravité. Que l'on pratique, sur un coq vivant, l'occlusion de la trachée en inspiration, et que l'on mesure, en cet état, le diamètre

[1] N° 136, p. 328.

tergo-abdominal passant par le milieu de l'axe bi-glénoïdien et le centre de gravité; que l'on répète cette mesure une deuxième fois, après avoir aspiré par la trachée, aussi bien que possible, tout l'air contenu dans les organes pneumatiques : certes, malgré la perte de volume subie par les poumons, par surcroît à l'effacement complet des cavités réceptaculaires, on sera bien loin de trouver entre les deux mesures la différence d'un tiers[1]. L'appareil réceptaculaire, en effet, est situé et réparti tout autrement qu'on ne l'a cru, d'après une théorie physiologique imaginaire. Les étages *moyen* et *inférieur* sont pariétaux-latéraux, et c'est par des parties amincies en dièdres aigus que les réceptacles dont ils sont formés se projettent vers le rachis : encore les réceptacles moyens-inférieurs sont-ils absolument pariétaux-latéraux. Quant à l'étage supérieur, il couvre toute la région antérieure de l'animal, et, par les prolongements et les parties qui les avoisinent, il est latéral. J'ai hâte de conclure, en raison de la faible importance du sujet. *L'appareil réceptaculaire n'augmente pas sensiblement la stabilité de l'oiseau pendant le vol; il n'abaisse que d'une quantité négligeable le centre de gravité. Dans mon opinion, il concourt, d'une manière accessoire, à régler l'obliquité de l'axe longitudinal sur l'axe de suspension bi-glénoïdien. Dans la locomotion supra-aquatique, son utilité paraît évidente, et comparable à celle de petites vessies natatoires disposées sur la ligne de flottaison.*

On a remarqué à juste titre la prééminence de la voix de beaucoup d'oi-

[1] L'opinion, qui reconnaît aux sacs aériens la propriété de rendre l'équilibre plus stable, en abaissant le centre de gravité, remonte à Borelli. Sappey l'a développée comme suit : « Tous les diamètres « qui se portent de la face dorsale à la face abdominale du corps de l'oiseau n'offrent pas la même « étendue; le plus considérable est celui qui passe entre les deux ailes; c'est sur ce dernier, et à « l'union de son tiers inférieur avec ses deux supérieurs, que réside le centre de gravité. Un coup « d'œil jeté sur les organes que ce diamètre traverse nous montre que dans son tiers le plus élevé « il répond au rachis et aux poumons, dans son tiers moyen aux réservoirs aérifères, et dans son « tiers inférieur au sternum et aux muscles pectoraux. Si l'on supprime par la pensée la couche « aériforme résultant de l'adossement des réservoirs, les viscères du thorax et de l'abdomen viendront s'appliquer contre la colonne vertébrale, le diamètre vertical du tronc diminuera de longueur, et le centre de gravité remontera d'une quantité égale à ce raccourcissement; si ce diamètre tergo-abdominal est, par exemple, de 9 centimètres, le centre de gravité résidera à « 6 centimètres au-dessous de la face dorsale; mais que les réservoirs disparaissent, le diamètre « sera réduit de 3 centimètres, le centre de gravité s'élèvera de la même quantité et correspondra « à la partie moyenne de ce diamètre : or, un oiseau chez lequel le centre de gravité serait aussi « élevé pourrait difficilement se soutenir sur l'atmosphère;... » N° 49[a], p. 51. Les données anatomiques, admises par Sappey, dans l'argumentation que je viens de transcrire, me semblent, en fait, complétement inacceptables. D'ailleurs, pendant le vol, les réceptacles moyens se vident complétement, ou presque complétement, pendant l'expiration trachéale. Admettra-t-on que l'équilibre de l'oiseau est stable en inspiration, et instable en expiration?...

seaux, comparativement aux mammifères. Deux qualités des oiseaux chanteurs sont en rapport avec la constitution de leur appareil respiratoire : la *portée* et la *durée* de *l'émission vocale :* en d'autres termes, l'oiseau se fait entendre de très-loin, et il peut chanter longtemps sans reprendre haleine, ou sans être obligé de la reprendre à fond. La faculté de disposer d'un grand volume d'air intérieur semble bien être, en dehors de bien d'autres conditions (économie et utilisation de tout l'air disponible, constitution de l'appareil sonore dans ses parties essentielles et de renforcement, etc.), la principale raison organique de l'excellence des deux facultés vocales en question[1]. Or nous avons vu, page 269, que la capacité de l'appareil respiratoire des oiseaux est bien plus considérable que celle des mammifères; que la différence s'élève, par exemple, à plus du double, de l'espèce galline à l'homme, si on rapporte la capacité respiratoire au poids du corps. Mais on a voulu préciser, et on a soutenu que *les réservoirs moyens et les poumons étant les seules cavités qui envoient de l'air au larynx à l'instant où le thorax s'affaisse et où les sons se forment*, ce sont aussi les seules cavités ayant part à la formation de la voix. Cette proposition met son auteur en contradiction avec lui-même, si je ne me trompe : en effet, si la capacité respiratoire des oiseaux, efficace pour la formation de la voix, est réduite aux poumons et aux réceptacles moyens, elle tombe au-dessous de celle des mammifères ($44^{cc},6$ par kilogramme de substance vive moyenne, chez l'homme, et seulement $25^{cc},6$, dans

[1] On attribue généralement à Girardi (1784) d'avoir reconnu l'influence des sacs aériens sur l'intensité et l'étendue de la voix. Mais Buffon (1770) avait déjà traité cette question d'une manière bien remarquable pour le temps, ainsi qu'on pourra s'en convaincre en lisant le *Discours sur la nature des oiseaux.* « Les poumons, » dit-il, « plus grands, plus étendus que ceux des quadrupèdes, ont « plusieurs appendices qui forment des poches, des espèces de réservoirs d'air qui rendent encore le « corps de l'oiseau plus léger, en même temps qu'ils fournissent aisément et abondamment la sub- « stance aérienne qui sert d'aliment à la voix..... Les oiseaux, dont nous entendons la voix d'en haut, « et souvent sans les apercevoir, sont alors élevés à une hauteur égale à 3,436 fois leur diamètre, « puisque ce n'est qu'à cette distance que l'œil humain cesse de voir les objets. Supposons donc que « l'oiseau avec ses ailes étendues fasse un objet de 4 pieds de diamètre, il ne disparaîtra qu'à la hau- « teur de 13,744 pieds ou de plus de 2000 toises (3898 mètres); et si nous supposons une troupe de « trois à quatre cents gros oiseaux, tels que des cigognes, des oies, des canards, dont quelquefois « nous entendons la voix avant de les apercevoir, l'on ne pourra nier que la hauteur à laquelle ils « s'élèvent ne soit encore plus grande, puisque la troupe, pour peu qu'elle soit serrée, forme un « objet dont le diamètre est bien plus grand. Ainsi l'oiseau en se faisant entendre d'une lieue « du haut des airs, et produisant des sons dans un milieu qui en diminue l'intensité et en rac- « courcit de plus de moitié la propagation, a par conséquent la voix quatre fois plus forte que « l'homme ou le quadrupède, qui ne peut se faire entendre à une demi-lieue sur la surface de la « terre; et cette estimation est peut-être plus faible que trop forte, etc., etc. » N° 45, t. Ier, p. 12 et 14.

l'espèce galline; voy. p. 267)[1]. J'ai vu maintes fois que lorsque les coqs veulent chanter de toutes leurs forces, ils débutent par agiter leurs ailes. Il en résulte la distension des prolongements de l'épaule (et par conséquent de l'étage supérieur des réceptacles), comme on en juge par la position de l'aile au début du chant, position dans laquelle elle est détachée du tronc et sensiblement ouverte et relevée. Peu après, l'aile s'abaisse, et parfois à la fin du chant elle touche terre. Cette observation suffit, je n'insiste pas. A l'oiseau qui veut injecter, sous tension supérieure ou non à la tension barométrique, la totalité de son appareil respiratoire, il faut au moins une expiration et une inspiration. La désinjection totale se fait, au contraire, en une seule expiration, comme chez le mammifère. L'oiseau peut très-bien, en effet, non-seulement empêcher la dilatation des réceptacles extrêmes, pendant l'*expiration*, ainsi que cela se passe dans la respiration ordinaire; mais

[1] SAPPEY fait justement remarquer que l'une des principales difficultés du chant, pour l'homme, consiste à bien ménager la petite quantité d'air dont il dispose en expiration, de manière à lui faire produire tout l'effet utile. Mais « dans les oiseaux, » continue-t-il, « une semblable économie n'est « nullement nécessaire; indépendamment de l'air qui reflue de leurs poumons, ils possèdent, dans « celui qui remplit leurs cellules diaphragmatiques (réceptacles moyens), une source six ou huit fois « plus abondante, dont ils disposent librement pour les modulations de leur voix; lorsque ces sacs « aériens s'affaissent au moment de l'expiration, quatre colonnes d'air s'élancent de leur cavité vers le « larynx (!), avec lequel elles peuvent rester longtemps en contact sans cesser de se mouvoir rapide- « ment, leur longueur étant proportionnelle à la capacité des réservoirs. Cette masse d'air, en « quelque sorte indéfinie (!), que l'oiseau peut projeter vers les parois de son larynx, nous explique « très-bien, et l'intensité et l'étendue de sa voix, et les phrases quelquefois si longues qui composent « son chant, et le peu de fatigue que celui-ci détermine. » Suit l'exposition de quelques expériences dans lesquelles on reproduit plus ou moins parfaitement la voix, en insufflant l'appareil respiratoire par l'un des réceptacles; puis l'expérimentateur conclut « que les réservoirs diaphragmatiques et les « poumons étant les seules cavités qui envoient de l'air au larynx à l'instant où le thorax s'affaisse et « où les sons se forment, sont aussi les seules qui participent à la phonation (!). » N° 49[a], p. 56 et 57. A propos des relations qui existent entre l'amplification respiratoire et le vol hauturier, nous démontrerons que l'oiseau peut injecter la totalité de son appareil respiratoire, sous tension plus élevée que la tension atmosphérique extérieure. Cette faculté est absolument déniée aux mammifères pendant l'*inspiration*, c'est-à-dire pendant l'approvisionnement d'air; ils ne peuvent l'exercer qu'en *expiration*, et encore seulement dans les limites de la susceptibilité bien connue du parenchyme pulmonaire pour l'emphysème, et, surtout, dans les limites que comporte le maintien de la circulation du sang à travers les poumons. Chez les oiseaux, l'aspiration pulmonaire est nulle, ou du moins négligeable : elle ne représente pas une force nécessaire au maintien de la circulation, comme chez les mammifères. Ce n'est pas seulement, en effet, pour reprendre de l'air, mais bien encore pour rétablir la circulation, que l'homme est contraint d'abréger l'expiration vocale. La distension variqueuse des veines du cou, la cyanose de la face, chez les grandes cantatrices, lorsque les nécessités du rhythme empêchent les courts relâchements de la glotte et les brèves aspirations pulmonaires, se produisent, tout le monde a pu le remarquer, avec une intensité remarquable. On comprend donc qu'on ne puisse attribuer exclusivement au grand volume possible de l'expiration la prééminence vocale des oiseaux. — On a prétendu aussi, pour expliquer la longue portée de la voix des oiseaux, que les réceptacles pouvaient jouer le rôle d'appareils sonores de renforcement. Voy. à ce sujet P. BERT, N° 136, p. 329. Ce rôle est possible, mais, je crois, d'une médiocre efficacité.

il peut encore, à l'aide de ses muscles, les comprimer tous plus ou moins énergiquement pendant l'*expiration vocale*. C'est là toute la différence essentielle avec le mammifère. En résumé, *la capacité de l'appareil respiratoire, deux fois plus grande, au moins, chez les oiseaux que chez les mammifères, peut être utilisée tout entière, après une expiration et une inspiration (qui l'injectent sous pression supérieure, au besoin, à la pression barométrique), pour la production de la voix : d'où l'on peut tirer une explication partielle de la prééminence du chant des oiseaux, notamment en ce qui concerne la* PORTÉE *et la* DURÉE *de l'émission vocale.*

Je pourrais traiter ici de divers autres usages physiologiques assignés par les auteurs à l'appareil des réceptacles pneumatiques. Mais que dire de la *réaction de l'air à l'intérieur des cavités osseuses, considérée comme agent locomoteur important* (BARTHEZ, JOBARD de Bruxelles)[1] ; ou de l'*assistance fournie aux ailes par les prolongements brachiaux durant le planement* (R. OWEN)[2], ou bien encore de l'*utilité de la résistance* que la distension de ces mêmes prolongements oppose à la contraction commençante des muscles pectoraux (EDMOND ALIX)[3], etc. ? J. HUNTER a brièvement indiqué la part qui revient à l'appareil réceptaculaire dans les manifestations passionnelles volontaires. L'indication est juste, et je pourrais la développer ; mais je le ferai plus opportunément dans la partie comparative de ce travail. Reste encore un certain nombre d'indications physiologiques, très-dignes, celles-là, d'attention et de discussion, parce qu'elles acheminent, avec plus ou moins de rectitude, vers la doctrine véritable, suivant moi, du pneumatisme. J'en traiterai dans le paragraphe suivant, en même temps que j'exposerai mes vues personnelles, sur la fonction respiratoire, dans la seconde classe des vertébrés.

IV. *Des fonctions de l'appareil pneumatique osséo-réceptaculaire chez les oiseaux.* — Comment pourrions-nous, dans le système d'idées suscité par ce travail, rendre compte, à notre tour, du pneumatisme des os ? Pour qu'il nous fût possible de donner une réponse complète, irrécusable, il faudrait préala-

[1] JOBARD de Bruxelles (1851), Hypothèse sur l'explication du vol des oiseaux. *Congrès scientifique de France*, session XVII, t. Ier, p. 399. Nancy. Voy. aussi l'Expérience réfutative de P. BERT, N° 136, p. 327.

[2] Voy. N° 48[b], p. 253.

[3] Voici les expressions mêmes de l'auteur : « Cette distension des vésicules axillaires est également « utile dans le vol ramé, en augmentant la résistance que les muscles pectoraux éprouvent au com- « mencement de leur contraction. » N° 142, p. 542.

blement éclaircir de nombreuses obscurités : connaître à fond, par exemple, la physiologie de la moelle osseuse. Depuis quelques années, on y a beaucoup travaillé, il est vrai, mais, sur bien des points, on n'a pu faire œuvre définitive. Je n'ai pas à me prononcer dans les débats soulevés par la doctrine de Bizzozerro[1], d'après laquelle la moelle osseuse accomplirait une fonction hématopoiétique. Mais je ne doute pas, quant à moi, que la véritable fonction de la moelle ne soit passagère, que son activité n'ait qu'une période principale (qui peut renaître en partie sous des influences accidentelles), et que, hors de cette période, la substance médullaire *proprement dite* n'entre en régression et ne tende à disparaître plus ou moins complétement. Dans une classification des tissus, d'après les modalités de leur genèse et de leur vie propre, à travers la vie totale de l'individu, la moelle osseuse pourrait être rangée entre les organes définitivement transitoires (corps de Wolff, par exemple), et les organes périodiquement et temporellement actifs (la plupart des organes de la génération), assez loin des organes qui ne fonctionnent jamais que très-accidentellement (glandes mammaires et les organes analogues, dans le sexe mâle). Enfin, pour tout dire, j'incline à croire que la moelle osseuse, *lorsqu'elle est en plein développement et en pleine activité* dans un os donné, constitue l'agent de la formation, du maintien et du développement des cavités de l'os, et, accidentellement, de la réparation de ces cavités. A l'appui de ces idées sur l'existence d'une période principale dans la vie de la moelle osseuse, période coïncidant avec celle du développement des os, je puis invoquer les deux états extrêmes sous lesquels on la connaît, et les périodes mêmes de la vie auxquelles ces deux états correspondent. Le premier de ces états est l'état *fœtal;* dans cet état, qui correspond à la période d'activité spécifique, la moelle est rouge, et formée, pour les *huit dixièmes* environ, de médullocelles et de vaisseaux. Le second état est l'état *adulte :* alors la moelle est *jaunâtre*, peu vasculaire, et *presque entièrement convertie en graisse inerte* (95 p. 100 chez le bœuf et le porc, d'après Berzélius; 81,2 p. 100 chez l'homme, d'après Gosselin et Regnauld). Entre ces deux états on trouve tous les états intermédiaires. Tous les degrés possibles dans la régression adipeuse, c'est-à-dire dans l'abaissement de la quantité des vrais éléments constitutifs de la moelle (médullocelles et vaisseaux) et l'élévation correspon-

[1] *Rendiconti dell' Instituto Lombardo*, 1865 et 1869. Sulla funzione œmatopoética del midollo delle ossa; *Gazetta medica lombarda*, 10 novembre 1868, janvier et juin 1869; et Sull midollo dell ossa, Naples, 1869, in-8°, 2 pl.

dante des vésicules adipeuses et d'éléments anatomiques communs en voie d'infiltration graisseuse sont fournis : par l'examen de la moelle d'un même os, en procédant des épiphyses vers le centre de la diaphyse, dans le jeune âge; par l'examen de la moelle d'os différents, chez l'adulte; par l'examen comparatif de ces mêmes os chez le vieillard; enfin, par l'extension de recherches analogues à un certain nombre d'espèces zoologiques. Mais les éléments propres de la moelle ne disparaissent jamais en totalité, pas même, quoi qu'on ait pu en dire, dans les os pneumatisés au maximum des oiseaux (voy. p. 200); et la moindre lésion du tissu osseux les fait se reproduire en grande quantité, et reformer ainsi de la moelle *fœtale*. Nous en concluons que *les oiseaux adultes, à squelette pneumatisé, offrent deux stades différents de la* RÉGRESSION NORMALE DE LA MOELLE OSSEUSE : *dans le premier, la graisse remplace, pour la majeure partie ou pour la presque totalité, le tissu médullaire proprement dit; dans le second, l'air atmosphérique vient à son tour prendre la place de la substance adipeuse.*

Nous pensons avoir démontré que, chez les oiseaux, les organes communément appelés poumons répondent exclusivement au *parenchyme respirateur* des poumons des mammifères (infundibula de Rossignol), à la bronche trachéale et à l'origine des principales grosses bronches. Le système bronchique des mammifères est en grande partie représenté ou remplacé par l'appareil pneumatique osséo-réceptaculaire (voy. p. 269). La situation de cet appareil est pariétale-interstitielle; il occupe les places demeurées libres entre les organes, et peut s'étendre dans les cavités des os, lorsque la moelle, entrant dans la période régressive, les abandonne, en quelque sorte, à une substance de remplissage qui peut être de l'air ou de la graisse. Ainsi, *nous expliquons l'existence du pneumatisme osseux par la coexistence des deux phénomènes suivants : 1° La disparition normale, plus ou moins complète, après la vie fœtale et les premiers temps de la vie libre, du tissu médullaire proprement dit, et son remplacement par une substance de remplissage (graisse et, par hypothèse, toute autre substance indifférente) ; 2° l'indépendance organique, et la tendance à la diffusion, dans tous les espaces libres, du système bronchique des oiseaux.*

Il est inutile, je pense, d'insister sur les différences qui séparent notre manière de concevoir l'appareil de la respiration dans la deuxième classe des vertébrés, et celle qui a présentement cours dans la science. Aux différences d'organisation qui séparent cet appareil dans l'Oiseau et le Mammifère, correspondent des différences dans la fonction. Et ces différences révèlent une grande supériorité du type de la fonction respiratoire, tel qu'il existe chez les oiseaux. La plupart de ces différences physiologiques ont été précédemment exposées avec détail. Ce qui concerne les actes et les agents mécaniques de la respiration ; la composition de l'air contenu dans les deux groupes antagonistes de réceptacles et au sein du parenchyme pulmonaire ; les divers coefficients de ventilation ; les circonstances essentielles qui président au conflit de l'air et du sang, tout cela nous a suffisamment occupé dans la première note physiologique (voy p. 225-236), et fait l'objet de conclusions contenues de *a* en *h*, pages 230, 234 et 236.

La note actuelle est simplement complétive de la précédente ; si elle en est séparée, c'est parce que l'appareil pneumatique osséo-réceptaculaire a été considéré jusqu'à présent comme un appareil particulier, sans analogue dans les mammifères, annexé au poumon sans en être partie intégrante, ayant, par suite, une physiologie propre, distincte de la physiologie de la respiration. Nous pensons avoir démontré que cette prétendue physiologie de l'appareil osséoréceptaculaire, qui est fondamentalement celle des *allégements de pesanteur réputés favorables à la locomotion aérienne*, avec addition de quelques autres usages très-secondaires, est un pur système téléologique, qui ne peut se soutenir ni logiquement, ni expérimentalement. En m'occupant des capacités *pulmonaires*, au point de vue comparatif, dans les deux premières classes de vertébrés, j'ai trouvé une confirmation inattendue de la démonstration déjà fournie par l'examen histologique, que l'organe considéré comme le poumon tout entier, chez les oiseaux, ne répond en réalité qu'au parenchyme pulmonaire et à l'origine du système bronchique des mammifères (voy. p. 268). Du mode de développement propre à l'appareil réceptaculaire et à ses prolongements dans les os pneumatiques, du fait, découvert par moi au début de mes recherches, que la moelle ne disparaît jamais complétement même des os pneumatisés au maximum, des idées, précédemment exposées, sur la modalité vitale de la moelle osseuse en général, j'ai conclu que l'appareil pneumatique osséo-réceptaculaire représentait la presque totalité de l'appareil bronchique des mammifères. L'appareil de la respiration, dans les oiseaux, est comme dédoublé. Les deux parties rendues indépendantes, au point de vue morphologique, ne le sont aucunement au point de vue physiologique : elles offrent, dans un état de séparation et de perfection plus grandes, l'arbre bronchique et le tissu respirateur, que nous étions habitués à trouver confondus en un seul tout organique, dans les mammifères. Mais la physiologie de l'appareil pneumatique n'est pas distincte de la physiologie de la respiration. Quant aux avantages ou propriétés spéciales qui résultent de la séparation, de l'indépendance plus grande et de l'arrangement réciproque des parties fondamentales de l'appareil respiratoire, nous avons déjà commencé à les indiquer partiellement, en termes que, pour la commodité du lecteur, je vais rappeler ici. *Le système bronchique, par sa transformation en système pneumatique osséo-réceptaculaire, acquiert une grande capacité et peut se répandre au loin, et presque dans tout l'organisme, sous forme de fines membranes, en grande partie adhérentes aux os et aux muscles. Il résulte de là qu'en dehors de l'augmentation de capacité, il bénéficie encore : de rapports très-généralisés, sinon très-efficaces, avec l'appareil circulatoire*[1] *; d'une grande extension de la surface de chauffe qui*

[1] Longet a bien exposé, d'après les recherches de Sappey, les principales objections à l'opinion de G. Cuvier, sur la physiologie des réceptacles. Dans cette opinion, les réceptacles seraient des organes directs de l'hématose. « Cette conjecture physiologique, » dit Longet, « est démentie de plusieurs « manières : en premier lieu, les parois membraneuses des sacs aériens sont très-peu vasculaires ; « puis, les vaisseaux veineux qui en remportent le sang s'abouchent avec le système des veines caves « et non avec les veines pulmonaires; enfin, on a vu que les réservoirs thoracique, cervicaux et ab- « dominaux reçoivent de l'air expiré, à peu près impropre à une nouvelle hématose. L'opinion de « Cuvier n'est donc plus admissible aujourd'hui. » N° 112, p. 478. A mon avis, l'opinion de Cuvier, bien qu'inacceptable dans son ensemble, renferme pourtant une part de vérité. Je crois, pour mon compte, que l'appareil bronchique des oiseaux (et l'on sait que je regarde les réceptacles comme formant la partie principale de cet appareil) concourt directement à l'hématose dans une proportion presque aussi forte que l'appareil bronchique des mammifères. Chez l'homme, on le sait, les artères bronchiques viennent de l'aorte, ou de points très-rapprochés de l'aorte ; et les veines bronchiques se déchargent au cœur droit, presque directement, par la veine cave ou, du moins, par des points très-rapprochés, de la veine cave. Il semble donc que, chez l'homme, les bronches ne puissent concourir à l'hématose, puisque, d'un côté, elles reçoivent du sang, non pas veineux, mais artérialisé ; et que de l'autre, elles transmettent immédiatement leur sang, non pas au cœur gauche, mais au cœur droit. Elles y concourent cependant, attendu que : 1° le réseau capillaire des bronches se continue avec le réseau capillaire des vésicules pulmonaires et de la plèvre; 2° il se décharge directement dans les veines pulmonaires (cœur gauche) par un si grand nombre de petites branches, appelées veines *broncho-pulmonaires*, que certains anatomistes identifient le réseau capillaire des vaisseaux bronchiques avec le réseau capillaire des veines pulmonaires ; 3° il existe de nombreuses anastomoses, entre les veines bronchiques et les veines pulmonaires[2]. Or des dispositions propres à réaliser le même résultat, existent pour les oiseaux. *Schrœder v. d. Kolk* (1860) dit à ce sujet : « Es fiel mihr sehr auf, « dass ich die blaue in die Lungenarterie injicirte masse in die Pleura und in die Wände des Luft- « sackes, der in ober Brusthöhle liegt, übergehen ; in einigen Fallen sag ich auch die rothe in die « Venæ pulmonares eingespritzte Masse in die Wände der Luftsäcke, welche ausserdem gelbe von « der aorta aus gefüllte Gefässe besässen, vordringen; mit unter waren sogar blaue Gefässe hinter « der Pleura in den intercostal Muskeln deutlich sichtbar... Hier bei findet jedoch der auffallende « Unterschied statt, dass die Ausdehnung der Kreislaufs bei den Vögeln vorzüglich von der Arteria « pulmonalis ausgeht, die venöses Blut führt, und Aeste an die Wände der Luftsacke abzugeben « scheint, so dass dieses venöse Blut allda der Einwirking der Luft ausgesetzt wird, und mithin dieser « Luftsack als ein ausserordentlich vergrössertes Lungenbläschen oder Lungenanhang, welcher für

[2] Consultez à ce sujet un intéressant mémoire de L. Lefort : *Recherches sur l'anatomie du poumon chez l'homme, grand in-8°, 150 p., 2 pl.; Paris, Adr. Delahaye; p. 88-99; pl. 2, fig. 1 et 2.*

agit sur l'air destiné à l'hématose; et, surtout, de l'action d'une grande partie des muscles volontaires, qui peuvent agir pour l'appel et la distribution de l'air respirable. De plus, le système réceptaculaire équivaut, par sa capacité comme par son action, à deux systèmes bronchiques distincts, et réalise, par suite, une injection d'air continue à travers le parenchyme pulmonaire. Il ne nous reste plus, maintenant, qu'à nous rendre compte des rapports qui, chez les oiseaux, et particulièrement chez les oiseaux de haut vol, me semblent devoir exister entre la respiration de type ornithique et la locomotion aérienne. Je terminerai enfin cette deuxième note sur la physiologie respiratoire des oiseaux, en exposant le rôle auxiliaire que les réceptacles, d'après mes remarques, peuvent jouer dans l'accomplissement de fonctions étrangères à la respiration.

a) *Des rapports qui existent entre la répartition de substance musculaire, la respiration et la locomotion aérienne dans les oiseaux.* — Si les oiseaux de rapine et de grande migration n'étaient capables de déployer, dans le vol, d'autres ressources que celles des mammifères doués de la propriété de se mouvoir dans les airs, j'oserais à peine dire qu'il y a lieu de se préoccuper sérieusement de savoir s'il n'existerait pas quelque important rapport entre la respiration et la locomotion atmosphérique. Pourtant on pourrait citer des observateurs d'après lesquels le vol de certaines chauves-souris serait notablement long et puissant[1]; et un anatomiste très-autorisé, qui pense avoir découvert les dispositions organiques nécessaires à l'exercice du vol (dispositions que nous ferons connaître dans un instant), a précisément noté qu'elles

« die Respiration bestimmt ist, betrachtet werden kann. » N° 115, p. 92 et 93. Ainsi Schrœder a constaté que l'artère pulmonaire fournit du sang à hématoser aux réceptacles et à la plèvre pulmonaire, et que ce sang peut faire retour au cœur gauche par les veines pulmonaires elles-mêmes. NEUGEBAUER a vu de son côté jusqu'à quatre veines, issues des réceptacles abdominaux, qui, chez l'oie, gagnaient le foie et s'y distribuaient comme autant de petites veines portes indépendantes. N° 88 *bis*, p. 648. Il n'en est pas moins vrai que les réceptacles reçoivent surtout du sang de l'aorte et le transmettent aux veines caves. Mais encore peut-on dire que dans les cas où le sang artériel lui-même se charge d'acide carbonique et se dépouille d'oxygène (chez les oiseaux qui plongent, par exemple), les réceptacles peuvent servir à l'hématose par la totalité de leur système vasculaire. La pénurie vasculaire des réceptacles a été d'ailleurs exagérée par Sappey (49ᵃ, p. 49) et par Longet : leurs parois sont couvertes d'un réseau capillaire à mailles d'un diamètre triple ou quadruple de celui des vaisseaux. Quant à l'argument tiré de la composition chimique de l'air réceptaculaire, il est absolument inadmissible.

[1] Voici, par exemple, ce qu'en dit E. CHSE (1857) : « I kneuw, moreower, that most of our bats « (the bones of which are free from air) could keep on the wing for many hours, some of them carrying « their young, whilst probably the sparrow, robin, wren, partridge, and many other birds, could not « sustain a continuous flight for five minutes. » N° 104, p. 10.

se retrouvent également et dans les oiseaux et dans les chauves-souris. Pour avoir quelque élément personnel de conviction, j'ai voulu comparer le poids des quatre grands muscles pectoraux, chez les oiseaux et les chiroptères, en rapportant ces poids à celui du corps. Je n'admets certes pas que la masse des muscles abaisseur et releveur de l'aile soit l'exacte mesure de la puissance de locomotion dans les airs : mais c'en est évidemment le principal facteur. Voici les chiffres que j'ai trouvés pour les poids relatifs des pectoraux, en me servant, pour cette recherche, des mêmes animaux qui sont mentionnés au tableau *D* (voy. p. 281). Au petit nombre de mes observations, je joins avec plaisir des observations de même nature faites par Harting[1], et, pour la commodité du lecteur, je donne la valeur décimale des rapports indiqués sous forme fractionnaire par le savant hollandais.

TABLEAU *E*. — POIDS DES MUSCLES PECTORAUX, LE POIDS DU CORPS ÉTANT L'UNITÉ, CHEZ LES OISEAUX ET LES CHIROPTÈRES.

(Les observations consignées dans la colonne II, appartiennent a P. Harting.)

I.		II.	
Otus vulgaris ♀	0.1261	Fulica atra	0.10 (1:9.56)
Lanius collurio ♂	0.1268	Rallus aquaticus ♂	0.11 (1:8.95)
Noctua minor ♂	0.1430	Larus ridibundus	0.13 (1:7.53)
Buteo vulgaris ♀	0.1754	Parus major	0.14 (1:6.90)
Chelidon urbica ♂ (jeune sujet.)	0.1899	Anas nyroca	0.15 (1:6.63)
Caprimulgus europæus ♀ (très-grasse.)	0.1980	Larus argentatus	0.16 (1:6.08)
Alcedo ispida ♂	0.2000	Alauda arvensis	0.16 (1:6.27)
Cuculus canorus ♂	0.2070	Bombicilla garrula	0.18 (1:5.46)
		Sturnus vulgaris ♂	0.19 (1:5.26)
		Turdus merula ♂	0.22 (1:4.55)
		Turdus pilaris ♂	0.23 (1:4.44)
		Anas crecca ♂	0.23 (1:4.31)
		Machetes pugnax ♂	0.25 (1:3.93)
Vespertilio noctula ♀	0.0608	Vespertilio pipistrellus	0.06 (1:15.5)
Vespertilio noctula (jeune sujet.)	0.0706	Plecotus auritus	0.07 (1:13.8)
		Pteropus edulis	0.09 (1:11.7)

[1] N° 135 *bis*, p. 38.

Les vingt et un oiseaux différents qui figurent au tableau *E* ont fourni des résultats qui me permettent de dire, contrairement à une croyance très-répandue, que le rapport de la masse des muscles pectoraux à la masse totale du corps est très-variable. Nous voyons ce rapport s'élever très-régulièrement, centième par centième, de 0,10 à 0,25, et devenir ainsi, chez le Combattant, deux fois et demie plus grand que chez la Morelle. Chez les Chauves-souris, j'ai quelques doutes sur la parfaite exactitude du rapport 0,09 assigné à la Roussette édule. Harting, en effet, informe le lecteur que, des trois Chiroptères qu'il a pu examiner, deux seulement étaient à l'état frais, et que le troisième était conservé dans l'alcool ; or, je pense que ce troisième était précisément le *Pteropus*. Même en admettant que le chiffre trouvé pour la Roussette n'est pas trop élevé, il nous est encore permis de dire que des oiseaux qui volent très-mal, et qui ont des pectoraux fort peu développés (*Fulica atra*, *Rallus aquaticus*), sont néanmoins supérieurs aux Chiroptères les mieux doués sous ce dernier rapport. Harting[1] a conclu, de son côté, d'une manière générale, que : « Le poids relatif des muscles pectoraux des Chauves-souris, bien qu'environ quatre ou cinq fois plus grand que celui d'autres mammifères, non volants, n'atteint pourtant guère que la moitié ou le tiers de ces mêmes parties chez les oiseaux. » Déjà, pour cette raison, qui est une des principales, mais surtout, comme j'essayerai de le prouver plus loin, à cause du type de l'appareil respiratoire des Chiroptères, type identique à celui des mammifères non volants, je crois devoir admettre que, parmi les appréciations plus ou moins discordantes que la faculté de locomotion atmosphérique des Chiroptères a suggérées aux naturalistes, la suivante, empruntée à Brehm[2], s'écarte le moins de la réalité : « Dans les premiers moments, le vol des Chiroptères est assez rapide, mais il s'exécute toujours avec fatigue. L'on voit les Chauves-souris s'interrompre et se suspendre fréquemment aux branches ou aux aspérités des bâtiments pour se reposer. Aucune d'elles n'est capable de voler aussi longtemps qu'une hirondelle, et l'on n'en connaît point qui émigrent comme les oiseaux. »

Le professeur Sappey[3], après avoir rappelé que « dans l'homme et les mammifères tout effort violent paralyse plus ou moins les mouvements respiratoires, tandis que dans les oiseaux l'effort le plus énergique reste à peu près

[1] N° 135 *bis*, p. 38.
[2] *La vie des animaux illustrée*, édit. Gerbe, J.B. Baillière, t. Ier, p. 151.
[3] N° 49e, p. 54.

sans influence sur ces mouvements, » après avoir, en outre, remarqué que « le vol est le plus grand effort dont l'oiseau soit capable, et que cet effort, si grand qu'il soit, peut être soutenu très-longtemps sans apporter aucun obstacle aux mouvements de la respiration, » explique ce remarquable privilége des oiseaux contre la fatigue et l'anhélation, par « une disposition anatomique extrêmement simple, mais qui semble cependant avoir échappé jusqu'à ce jour à l'attention des naturalistes : dans l'homme et dans les quadrupèdes, les muscles pectoraux s'insèrent à la fois au sternum et aux côtes ; dans les oiseaux, ces muscles s'attachent exclusivement au sternum ; le grand pectoral, malgré son énorme volume, qui égale celui de tous les autres muscles réunis, ne prend jamais un seul point d'insertion sur les côtes[1] ; aucun des muscles qui concourent à l'action du vol ne se fixe aux arcs costaux, en sorte que ceux-ci conservent pendant le vol toute leur mobilité. On a dit que la crête du sternum avait pour but de multiplier la surface d'implantation des muscles grands pectoraux ; cette assertion semble renfermer une explication, et n'explique rien en réalité ; car si ces muscles se fussent insérés aux côtes, comme chez les mammifères, la crête sternale eût été à peu près inutile ; mais cette insertion costale étant incompatible avec la faculté du vol, la crête sternale est devenue nécessaire, afin de suppléer en quelque sorte les côtes dans la surface d'implantation qu'elles ne présentent pas aux muscles abaisseurs de l'aile. Ainsi la crête du sternum a un usage bien autrement important que celui qui lui a été attribué jusqu'à cette époque ; elle a pour effet d'assurer le libre mouvement des côtes pendant la contraction des muscles qui meuvent les ailes et de rendre complétement indépendantes l'une de l'autre la fonction du vol et celle de la respiration. Les sacs aérifères participent à l'indépendance de ces deux fonctions, en augmentant la capacité du thorax et en donnant au sternum une plus grande largeur. — Dans les

[1] C'est, je crois, un peu exagéré ; le grand pectoral, ainsi que j'ai pu le constater moi-même, a bien quelques insertions aux côtes. Edm. Alix (1874), qui a le plus récemment etudié ce sujet, dit : « Le grand pectoral s'attache à la clavicule, à la crête sternale, à la partie postérieure du bouclier « sternal, *et aux côtes sternales très-près de leur articulation avec le sternum*. Il est faux cependant « de dire avec Vicq-d'Azyr et Cuvier qu'il s'insère aux dernières côtes, insertions dont Meckel et « R. Owen ne parlent pas. » N° 142, p. 399. Em. Selenka (1870) a donné une bonne description de la surface d'attache du grand pectoral, et l'a même figurée sur l'autour : « Die Ursprunsgsfläche « des grossen Brustmuskels, » dit-il, « hat ungefähr die Gestalt eines U, dessen Schenkel den kräf- « tigen *Musculus subclavius* (le second pectoral) umfassen. Der eine dieser Schenkel ist länger, und « wird repräsentirt durch den kopf des *Os coracoïdeum* etc ;... der kürzere Schenkelfläche wird ge- « bildet durch den Körper und Aussenrand des Brustbeins *und auch wohl noch durch die letzten* « *Costalrippen*. » N° 134, 3e et 4e livr., p. 121.

chauves-souris, le vol est indépendant de la respiration, comme dans les oiseaux; dans ces mammifères, on retrouve également et la crête du sternum et l'implantation exclusive du grand pectoral à cet os, et le libre mouvement des côtes pendant la contraction de ce muscle[1]. »

On trouvera, dans les notes, l'appréciation critique des dispositions anatomiques invoquées dans le précédent passage : le côté physiologique doit exclusivement attirer notre attention ici. C'est une remarque très-juste que, chez les oiseaux, une indépendance, bien autrement grande que chez les mammifères (et je persiste à ne pas faire d'exception pour les chauves-souris), peut être réalisée entre les mouvements des ailes et ceux de la cage costale. La configuration et l'étendue relative de l'appareil omo-sternal, la concentration presque exclusive sur cette partie du squelette des moteurs alaires, malgré tout leur volume, l'existence de la fourchette et des côtes sternales, nous apparaissent bien comme les vrais motifs qui peuvent s'opposer, chez les oiseaux, à cette gêne que les *mouvements violents* des membres antérieurs imposent à la respiration, chez les mammifères. Mais est-on bien sûr que les oiseaux qui volent en allure normale, ou même accélérée sans précipitation, exécutent des *mouvements violents?* Pouvons-nous admettre que le vol est un *effort*, *le plus grand effort dont l'oiseau soit capable*, suivant les termes de la citation précédente ?

Si on met un oiseau dans la nécessité de se livrer à de véritables *efforts* de locomotion, si, en d'autres termes, il est obligé d'accomplir un travail excessif par rapport à ses ressources physiologiques, les désordres de la respiration, de la circulation, et de la calorification, apparaissent tout aussi promptement chez lui que chez les mammifères, alors même que, chez l'un comme chez l'autre, le jeu des côtes conserve sa liberté absolue. Qu'on poursuive un oiseau de basse-cour, auquel on n'aura laissé d'autre moyen de fuir que la course ; il suffira de peu de temps pour le faire tomber sur le sol, à bout de forces et d'haleine. J'ai vu plus d'une fois employer ce procédé dans les fermes, lorsqu'on voulait s'emparer d'une volaille : on la poursuivait sans chercher à l'atteindre, mais sans lui laisser de répit, et bientôt on pouvait la ramasser à terre. Ainsi le véritable effort produit les mêmes consé-

[1] Je ne puis souscrire à cette assimilation organique des chauves-souris et des oiseaux. Le sternum des chauves-souris est pourvu à la vérité d'une crête médiane rudimentaire, mais il n'en est pas moins un vrai sternum de mammifère. De même, les pectoraux, malgré un notable développement, demeurent des pectoraux de mammifère.

quences dans les deux premières classes de vertébrés. On doit imputer ces conséquences à l'impossibilité physiologique de subvenir à toute la dépense de force vive exigée en un temps trop court, ou pendant un temps trop long, mais qui, dans les deux cas, épuise également les réserves de l'animal et dépasse le taux et le mode de ses ressources pour la production de travail mécanique. La gêne respiratoire causée aux mammifères par l'immobilisation, toujours *incomplète* et *partielle*, de l'enceinte costale, pendant l'effort des muscles pectoraux, me paraît de minime importance ; cette immobilisation pouvant être compensée par un plus grand travail du diaphragme, et des muscles qui agissent sur l'ensemble de la cage costale, ou sur les parties de cette cage qui ne servent point aux attaches des pectoraux. En tout cas, on ne saurait douter que l'anhélation et les autres désordres fonctionnels qui sont la conséquence d'efforts musculaires prolongés ou excessifs, ne se produisent dans les oiseaux aussi bien que dans les mammifères, que les muscles pectoraux participent à ces efforts et gênent les mouvements de quelques paires de côtes, ou bien qu'ils demeurent au repos ou même n'agissent que pour faciliter la respiration.

b) Des conditions respiratoires du vol ordinaire chez les oiseaux. — Les chauves-souris, d'après les autorités que nous avons citées et admises, ne volent pas tout à fait sans *effort :* elles éprouvent de la fatigue au bout de peu de temps, et sont obligées de se reposer fréquemment. Les oiseaux, en général, volent au contraire, sans fatigue ; il y en a, paraît-il, qui peuvent voler plusieurs jours et plusieurs nuits de suite, presque sans repos et, parfois, sans nourriture, et qui exécutent ce prodigieux travail sans épuiser leur vie, ni même leur santé. En dehors de toute raison d'ordre mécanique, telles, par exemple, que la supériorité de l'aile empennée sur l'aile membraneuse, etc., pouvons-nous expliquer cette remarquable différence par des raisons organiques et physiologiques? Nous le croyons possible. Si les oiseaux ont le privilége de pouvoir développer, en volant, et sans provoquer aucun trouble fonctionnel, une si grande quantité de travail locomoteur, ils le doivent surtout à la grande masse de substance contractile dévolue aux mouvements des ailes, et à l'étroite liaison des appareils de respiration et de locomotion.

Voici comment on peut, dans le langage et les idées d'aujourd'hui, justifier cette manière de voir. Le travail des ailes est le résultat de la conversion dynamique du calorique engendré par les muscles de la volation : conversion d'autant plus entière, ou sans perte, que l'appareil instrumental qui l'opère sera plus parfait. Mais, à conditions égales, la quantité de travail alaire, de même que le nombre de calories produites par les agents musculaires, sera proportionnel à la *masse* des agents musculaires. Or nous avons vu p. 301, que le grand développement des muscles pectoraux est une caractéristique de l'organisation des oiseaux, qui se maintient comme telle, même au regard des chiroptères. D'un autre côté, à une production considérable de chaleur à convertir en travail mécanique doit répondre une consommation proportionnelle considérable aussi d'oxygène. Pouvons-nous maintenant démontrer la conséquence imposée par ces prémisses, savoir : que pendant le vol, la respiration des oiseaux, tout en se maintenant absolument régulière, devient néanmoins plus active, et peut ainsi et à la fois 1° fournir à l'animal le supplément d'oxygène, rendu nécessaire par le travail continu des pectoraux ; 2° le débarrasser de l'excès correspondant des résidus gazeux et gazéiformes de la combustion intra-musculaire? Je crois pouvoir répondre affirmativement, et je vais essayer de le prouver.

M'étant trouvé dans l'obligation, au cours des recherches entreprises au sujet du présent mémoire, de pratiquer un très-grand nombre d'injections de l'appareil pneumato-pulmonaire, chez le coq domestique, je ne tardais pas à remarquer plusieurs phénomènes intéressants, qui se reproduisaient fort régulièrement durant chaque injection. Un seul d'entre eux ayant directement trait à la question qui nous occupe, je vais le relater immédiatement, sous les deux formes qu'il revêt. L'animal, immédiatement après la mort, est purgé d'air par aspiration trachéale, après avoir été couché sur le dos, les membres comme au repos, les ailes fermées et longeant le tronc. L'injection commence ; au bout de quelque temps seulement [1], elle pénètre dans les prolongements brachiaux, et aussitôt les ailes commencent à se détacher du corps, et à se déployer ; et finalement, l'humérus prend une position voisine de celle qu'il occupe dans l'acte de la volation, au moment où le second pectoral se contracte [2]. Pour obtenir le mouvement inverse de l'aile, on com-

[1] Il est assez difficile de remplir convenablement les prolongements brachiaux dans une injection générale de l'appareil pneumatique au moyen d'une masse céro-résineuse. J'ai dû les injecter séparément, par les humérus, lorsque j'ai voulu me procurer leur moulage exact, pour mon recueil photographique.

[2] J'ai eu la satisfaction de trouver, dans une note insérée dans le mémoire de J. Hunter sur les *Réceptacles aériens des oiseaux*, que Richard Owen, avait fait, de son côté, à peu près la même observation. Je transcris cette note : « Tandis que je remplissais d'air les cellules aériennes « d'une grande cigogne (*ciconia argala*), chez laquelle ces cellules se continuent le long de l'aile « sous la peau, comme chez le pélican, *les ailes s'étendirent à mesure que les cellules aériennes se*

mence par l'étendre, et on insuffle l'appareil respiratoire ; l'humérus se maintient fort bien alors dans la position qu'on lui a donnée ; mais si on vient alors à pratiquer une aspiration trachéale énergique, et à vider brusquement les prolongements brachiaux, l'aile se referme aussitôt, et l'humérus se déplace comme si le grand pectoral se contractait. Suivant moi, on doit forcément inférer de ces deux observations, que *pendant le vol, l'élévation de l'aile provoque l'expansion proportionnelle des prolongements brachiaux et leur réplétion ; son abaissement, au contraire, produit leur compression et l'évacuation plus ou moins complète de l'air qu'ils contiennent.*

Il vaut la peine, je crois, de supputer les principales conséquences de la proposition qui vient d'être énoncée. La première de ces conséquences est le *synchronisme rhythmique des mouvements alaires et des mouvements réceptaculaires*[1]. En voici le détail : avec l'abaissement de l'aile coïncident le resserrement des réceptacles extrêmes, la dilatation des réceptacles moyens, l'inspiration trachéale, et l'élévation des côtes ; avec l'élévation de l'aile, par contre, coïncident la dilatation des réceptacles extrêmes, le resserrement des

« *remplissaient*. Ce phénomène me donna l'idée d'un usage secondaire des cellules aériennes, qui ne
« paraît pas avoir été signalé, et qui consiste en ce qu'elles prêtent une assistance mécanique aux
« muscles des ailes, en tenant celle-ci étendues pendant la longue volée planante qui est particulière
« à cet oiseau, et en comprimant ainsi qu'en soutenant les muscles, comme font les aponévroses des
« membres chez l'homme. » N° 48[b], p. 253. Il y a là un exemple remarquable que ce n'est pas la même chose de bien *voir* un fait, et de bien le *comprendre*. Ainsi la notion du synchronisme respiratoire-alaire ne s'est nullement produite dans l'esprit de l'anatomiste anglais, et il y a substitué deux autres notions qui, si je ne me trompe, sont absolument inacceptables. Comment serait-il possible, en effet, de prêter aux prolongements pneumato-brachiaux ce rôle de contention musculaire propre aux gaines aponévrotiques, lorsque nous savons que leur forme est, en général, celle d'un croissant posé au-*dessous* de l'articulation huméro-scapulaire, avec appendices inter-musculaires (voy. fig. 21, p. 87) ? Et les ailes *ouvertes* ne sont-elles pas suffisamment soutenues, de bas en haut, pendant la chute planante, par l'air même sur lequel elles appuient? Cela est si vrai que les rapaces qui fondent de très-haut sur leur proie, sont obligés de fermer leurs ailes, et ne les r'ouvrent que pour la *ressource*. On comprendrait mieux la doctrine d'Owen, si les prolongements étaient situés au-*dessus* de l'articulation huméro-scapulaire. Mais ce que nous tenons à noter, dans l'intérêt de la science, c'est qu'Owen a vu, comme nous, que l'injection des prolongements brachiaux, et le déploiement de l'aile, sont deux phénomènes liés l'un à l'autre.

[1] Je dois au professeur Marey une confirmation très-précieuse du synchronisme respiratoire-alaire. Comme je l'entretenais de mes remarques à ce sujet, il m'apprit que lui-même, sans le chercher aucunement, en avait obtenu la constatation graphique au cours de ses études sur la volation, au moyen d'appareils qui transmettaient simultanément les mouvements alaires et respiratoires à des instruments enregistreurs. Ces intéressantes expériences n'ayant pas été publiées, je priai l'habile physiologiste de vouloir bien rédiger une note pour être insérée à cette place. J'obtins un gracieux acquiescement, et, le 5 avril 1874, je reçus la note promise, et que voici : « En 1869 j'étudiai le vol des oiseaux en ex-
« plorant la contraction des muscles pectoraux, et je constatai que l'oiseau au repos donnait par
« ces appareils le tracé de ses mouvements respiratoires. Vingt mouvements environ se produisaient
« à chaque minute ; leur forme a été représentée dans l'ouvrage de P. Bert sur la respiration (voy.

réceptacles moyens, l'expiration trachéale, la contraction du diaphragme, et l'abaissement sterno-costal. La nécessité du synchronisme rhythmique des mouvements respiratoires-alaires, sériés comme il vient d'être dit, me semble résulter invinciblement de ce fait : que l'abaissement et l'élévation complets de l'aile produisent toujours la déplétion et la réplétion complètes des prolongements brachiaux, ainsi que nous l'avons constaté dans les deux expériences relatées plus haut. Or nous savons quels sont les mouvements réceptaculaires qui coïncident ou alternent avec les mouvements similaires des prolongements brachiaux, et l'on ne saurait admettre que l'ordre de ces mouvements se trouve interverti, pour tout ou partie, durant le vol. En effet, l'antagonisme de la totalité des réceptacles supérieurs et moyens est indispensable, en tout temps, à la respiration. Si les prolongements cessaient de se contracter et de se dilater dans le même temps que la portion centrale du réceptacle supérieur-antérieur, durant le vol, ils se transformeraient en obstacles directs des réceptacles moyens, et paralyseraient leur action au lieu de la seconder ; et, comme la capacité des prolongements est au moins égale à celle de la portion centrale, ils ne pourraient jamais ni se vider, ni se remplir, que d'une manière très-incomplète. Nous pouvons donc admettre que, *dans le synchronisme des mouvements des ailes et des mouvements respiratoires de l'appareil réceptaculaire, l'abaissement des ailes coïncide avec l'élévation des*

« n° 136). Désireux de connaître la relation des mouvements de l'air avec ceux de la cage thoracique, « j'adaptai au bec de l'oiseau une sorte de muselière, qui, munie d'un branchement latéral, envoyait « à un levier enregistreur le signal des raréfactions et des compressions alternatives de l'air [1]. Le « tracé obtenu dans ces conditions était identique à celui que donnaient les mouvements de la cage « thoracique. La muselière ne gênait que partiellement la communication de l'air extérieur avec les « voies respiratoires de l'oiseau. Celui-ci pouvait respirer longtemps dans ces conditions sans gêne « appréciable. Si on faisait voler l'oiseau muni à la fois de l'appareil qui signalait les mouvements du « thorax, et de celui qui enregistrait le va et vient de l'air respiré, on voyait : que le tracé des mou- « vements thoraciques traduisait chacun des coups d'ailes, en signalant, à chacun d'eux, le gonfle- « ment des muscles pectoraux. Quant au tracé des mouvements de l'air, ils accusaient, aux premiers « instants du vol, un arrêt absolu de la respiration, comme si l'animal avait fait un effort avec oc- « clusion de la glotte ; puis, après quatre ou cinq coups d'aile, on voyait dans le tracé de la respira- « tion une série d'oscillations pareilles à celles que produisaient les contractions des muscles pecto- « raux. Ces oscillations, de même nombre que celles qui traduisaient les coups d'ailes, montraient « qu'un petit mouvement d'expiration se produit à chacun des abaissements de l'aile, et qu'une « inspiration a lieu chaque fois que l'aile se relève. Le rhythme de la respiration était, dans ces con- « ditions, environ vingt fois plus rapide que chez l'animal au repos (7 à 8 respirations par seconde, « chez le pigeon). Ce rhythme m'a toujours paru se substituer absolument au rhythme ordinaire pen- « dant toute la durée du vol ; mais je n'ai guère pu observer de vol d'une durée plus grande que 6 à « 8 secondes) et jamais je n'ai pu étudier le vol plané, c'est-à-dire sans coups d'aile. »

[1] Voyez le dessin d'un ingénieux appareil de ce genre, inventé par Marey, p. 667 *de la Revue des cours scientifiques* pour 1869 ; ou n° 159, p. 240.

côtes ou la dilatation des réceptacles moyens, et avec le resserrement général des réceptacles extrêmes.

Les considérations précédentes nous peuvent fournir un corollaire bien important, à savoir : que la respiration bénéficie, dans une certaine proportion, du travail destiné à mouvoir les ailes. Ainsi, le muscle grand pectoral ne peut abaisser l'humérus sans comprimer la portion pectorale des prolongements brachiaux ; le muscle sus-scapulaire, qui a part aussi à l'abaissement de l'aile, comprime de son côté, et de concert avec le grand pectoral, la portion axillaire de ces prolongements. Les mouvements de totalité de l'humérus, sans tenir compte des actions musculaires combinées pour les produire, ont leur contre-coup sur les prolongements : l'adduction, par exemple, aide à leur compression. On se souvient, qu'en décrivant le corps du réceptacle supérieur-antérieur, j'ai beaucoup fait remarquer les nombreuses connexions musculaires de la face antérieure, des sommets, et du canal de communication avec les prolongements (voy. p. 239 et *fig.* 23 à la p. 92). Par exemple, le sous-clavier externe (Vicq-d'Azyr) forme une coiffe contractile aux lobes latéraux, et sa contraction, certainement très-efficace pour l'évacuation du réceptacle, est précisément synchronique de celle du grand pectoral, dont il est un coopérateur vis-à-vis de l'humérus. D'un autre côté, Vicq-d'Azyr a décrit une portion *costale* au grand pectoral ; c'est une qualification exagérée, je l'avoue ; mais c'est une exagération en sens contraire de prétendre que « le grand pectoral ne prend jamais un seul point d'insertion sur les côtes. » Le grand pectoral a tout au moins des insertions aux extrémités antérieures des côtes sternales. Ainsi, lorsqu'il abaisse l'aile, il concourt à soulever ces côtes ; et, pendant qu'il contribue à la compression des prolongements brachiaux, il favorise la dilatation des réceptacles moyens. Le tenseur de la membrane axillaire (*musculus plicæ alaris posterioris*), à raison de ses insertions aux côtes inférieures, peut simultanément agir sur le vol et sur l'inspiration. En résumé, *durant la locomotion aérienne, les mouvements des ailes, et plusieurs de leurs agents musculaires, concourent, dans une certaine proportion, aux mouvements respiratoires ; d'où l'augmentation de la quantité de travail mécanique qui est départie à la respiration, pendant le repos, ou même la marche normale de l'oiseau*[1].

[1] Différentes observations semblent bien en rapport avec la réalité et l'efficacité du synchronisme respiratoire-alaire. A la vérité le nombre des battements alaires par minute, l'emporte toujours et suivant une énorme proportion, sur le nombre des mouvements respiratoires de l'oiseau au repos.

C'est durant le vol que se manifestent le mieux les propriétés fonctionnelles caractéristiques, au point de vue de la physiologie comparative, du système broncho-réceptaculaire des oiseaux. Il agit bien alors comme deux systèmes bronchiques distincts, séparés du parenchyme pulmonaire, et formés de deux agents aéro-moteurs, l'un alaire, l'autre thoracique, dont l'action, alternative-opposée, produit l'insufflation continue de l'organe proprement dit de l'hématose. Les réceptacles inférieurs n'ont que le rôle d'agents secondaires, régulateurs auxiliaires de la tension générale et du coefficient de ventilation, ainsi que nous le montrerons plus tard. Dans les mammifères, ce n'est pas le système bronchique, mais bien le parenchyme pulmonaire lui-même, qui par son expansion et sa rétractilité pourvoit à sa propre insufflation, forcément discontinue, et à l'expulsion proportionnelle de l'air inspiré. Chez eux, les grosses bronches, c'est-à-dire une très-notable partie du système bronchique, est sans action motrice sur l'air qui les traverse. Mais pour bien apprécier l'action mécanique des deux principales sections de l'appareil broncho-réceptaculaire des oiseaux, il est utile de se rappeler leur contenance par rapport aux poumons. La capacité réunie de ces derniers étant prise pour unité, celle des réceptacles moyens sera représentée par 2, et celle des réceptacles supérieurs par 1,75. On peut dire, comme mesure approximative, que les réceptacles moyens ont une capacité double de celle des poumons, et que les réceptacles supérieurs, leur vraie contre-partie, ont les mêmes dimensions. Quant aux réceptacles inférieurs, que je considère comme variables et secondaires, sous tous les

Néanmoins, je ne doute point que si on rangeait les espèces ornithologiques en série, d'après la fréquence respiratoire, pendant le repos de l'animal, cette série ne se confondît avec une série analogue, établie d'après la fréquence des battements alaires. D'un autre côté, quelques auteurs avaient avancé que la durée de l'abaissement de l'aile est bien plus courte que la durée de l'élévation : opinion très-plausible si l'aile est considérée comme un agent exclusivement moteur ; opinion improbable, au contraire, si l'aile est encore, en réalité, un agent respiratoire. La compression brusque des poches interpectorales et axillaires pourrait en effet (bien plus facilement que la brusque raréfaction de l'air qu'elles contiennent, amener leur rupture, ou la rupture des voies parenchymateuses du poumon. Or MAREY a précisément vu (sur le canard, le pigeon et la buse), que la descente de l'aile est toujours plus lente que l'ascension, et que la différence croît dans les espèces à grandes ailes et à battements rares. Voy. n° 159, p. 238. Tout ceci porte donc à faire admettre que : *des ailes grandes et puissantes coïncident avec des prolongements axillaires de grande capacité ; avec des mouvements respiratoires rares, mais très-amples; et finalement, avec un vol à battements peu nombreux, dans lesquels l'abaissement dépasse beaucoup l'élévation en durée.* Je puis encore déduire de l'accélération considérable des mouvements respiratoires, pendant le vol, que le volume des poumons et des réceptacles centraux est alors variable au minimum, les changements alternatifs de capacité s'effectuant principalement dans les prolongements des réceptacles supérieurs : condition qui semble plutôt favorable à l'accomplissement de la locomotion aérienne.

rapports, leur capacité, dans l'espèce galline, équivaut à la capacité de toutes les autres parties réunies de l'appareil respiratoire (voy. le tabl. de la p. 267). Il faut encore noter que, dans plusieurs espèces ornithologiques, les réceptacles supérieurs communiquent entre eux par les prolongements brachiaux, et représentent mieux encore, dans ce cas, un seul et unique agent pneumatique; qu'enfin, dans le réceptacle supérieur-antérieur, la capacité des prolongements, et celle de la portion centrale, ne diffèrent pas sensiblement entre elles, et valent chacune la capacité des deux poumons réunis : rapport important au point de vue du vol hauturier.

Si nous poursuivons maintenant l'examen de cette action indirecte que les mouvements des ailes exercent au profit de la respiration, soit en agissant sur la portion centrale du réceptacle supérieur-antérieur, soit surtout en comprimant et en dilatant les prolongements brachiaux, nous apercevons, nettement accusée, l'équivalence motrice, pendant le vol, des deux principaux agents de l'insufflation pulmonaire : l'étage moyen et l'étage supérieur des réceptacles pneumatiques. Non-seulement la capacité aérienne est égale des deux côtés, mais les mouvements alaires sont pour les réceptacles supérieurs ce que sont exactement les mouvements thoraciques pour les réceptacles moyens. La passivité du réceptacle antéro-supérieur, l'inertie des prolongements, à peu près complète durant l'immobilité des ailes, cesse d'exister lorsqu'elles se meuvent. Les ailes compriment alors, et dilatent alternativement ce réceptacle, de telle sorte que la compression et la dilatation qu'il subit vient s'ajouter à la dilatation et à la compression des réceptacles moyens ; et le tout se combine pour faire passer dans le poumon un plus grand volume d'air dans l'unité de temps : en d'autres termes, pour l'insuffler sous plus forte tension. Ainsi l'oiseau, pour suffire à la consommation d'oxygène nécessitée par la volation, a des ressources spéciales, qui font défaut au mammifère, durant une course rapide, par exemple ; ce dernier ne peut jamais qu'accélérer et, jusqu'à un certain point, amplifier les mouvements respiratoires, accélération et amplification qui, avec la dilatation de la glotte, sont à la disposition de tous les êtres qui possèdent un appareil pulmonaire. D'après ce que nous avons dit des réceptacles et des poumons, sous le rapport de la capacité, on comprendra sans peine que, lorsque les réceptacles supérieurs, ou les moyens, sont énergiquement comprimés, ils puissent expulser un volume d'air trop grand pour traverser *utilement* le poumon, puisque le *parenchyme* a une surface limitée, et médiocrement extensible. Mais les réceptacles peuvent encore surélever le taux respiratoire, après que le déploiement du parenchyme a été porté au maximum. Ils agissent alors en augmentant le *coefficient de ventilation*. On pourrait d'abord admettre, en effet, que la rapidité des courants intra-parenchymateux, quand elle atteint son maximum, ne permet pas que ceux-ci éprouvent le même degré d'épuisement et de viciation qu'ils subissent en temps ordinaire. Mais le véritable moyen, que les oiseaux possèdent seuls, pour l'élévation du coefficient de ventilation, ce sont les communications soit *directes*, soit *exclusivement bronchiques*, qui existent entre les réceptacles. C'est naturellement entre les deux principaux groupes réceptaculaires qu'il faut s'attendre à trouver la communication inter-réceptaculaire directe. Elle a été trouvée et décrite à l'occasion de ce mémoire (voy. p. 52, 95 et 256). Grâce à cette communication, lorsque les réceptacles moyens-supérieurs sont énergiquement comprimés, une certaine quantité de l'air expulsé passe directement et sans viciation dans le réceptacle supérieur-antérieur, à peu près comme si ce réceptacle communiquait par la trachée avec l'atmosphère. Réciproquement, que, pendant sa dilatation, le réceptacle moyen-supérieur recueille directement, par le canal inter-réceptaculaire, une notable portion de l'air chassé par le réceptacle antéro-supérieur, au lieu de la recevoir par l'intermédiaire du poumon : n'est-il pas évident que cette portion de surcroît, n'ayant pas traversé le parenchyme respirateur, abaissera moins la richesse du mélange aspiré par le réceptacle moyen, et que le résultat sera pareillement, une élévation du coefficient de ventilation propre à ce réceptacle. Or les grandes bronches secondaires établissent une communication très-facile, quoique moins directe que la précédente, entre tous les autres réceptacles. Ainsi, les réceptacles moyens, par l'origine de la troisième divergente et par la grande secondaire externe, s'ouvrent largement dans le vestibule de la bronche primaire, et de là ont accès, par la première divergente et la primaire elle-même, dans les réceptacles postéro-supérieurs et inférieurs (voy. *fig.* 11, p. 34), sans interposition de parenchyme pulmonaire. Ce trajet broncho-réceptaculaire, de l'étage moyen aux étages extrêmes, est forcément suivi, dans les deux sens, par toute la quantité d'air excédant la capacité pulmonaire, dans tous les cas d'ampliation respiratoire ; et cet excédant ne saurait être contesté, vu la prédominance de la capacité des réceptacles sur celle des poumons. Plus cet excédant sera considérable, plus grande sera la pureté de l'air qui remplira les diverses parties de l'appareil respiratoire, et plus grand sera le coefficient de ventilation pulmonaire. Enfin, remarquons, en terminant, que le travail des ailes devient, pendant le vol, un véritable régulateur de l'activité respiratoire, puisque par son action sur l'étage réceptaculaire supérieur, il commande, en partie, le degré d'expansion et de contraction de l'étage moyen, et par suite l'expansion et la tension du parenchyme, et la composition quantitative des courants aériens qui traversent l'organe de l'hématose. En résumé, *le fonctionnement de l'appareil respiratoire, et notamment de la section broncho-réceptaculaire de cet appareil, n'acquiert toute son intensité que lorsque les ailes entrent en action. Alors les mouvements respiratoires deviennent synchroniques, suivant un ordre de coïncidences invariable, avec l'élévation et l'abaissement des ailes. Une partie du travail accompli par ces dernières, et par quelques-uns des muscles qui les meuvent, bénéficie aux réceptacles des deux groupes antagonistes principaux (supérieur et moyen), et surtout aux prolongements brachiaux. Le surcroît d'oxydations organiques exigé par la locomotion aérienne est dès lors assuré pour la part qui incombe à la respiration, et cette part est mesurée par le travail alaire lui-même, agissant comme un régulateur automatique de sa dépense respiratoire. Le règlement s'effectue, en dehors des moyens ordinaires, communs aux oiseaux et aux mammifères, par la variation imprimée à la tension de l'air chassé à travers le parenchyme pulmonaire, et à sa composition quantitative (au coefficient moyen de ventilation, ou plutôt, à cause du sens trop étroit de ce mot, quand on l'applique à la respiration des oiseaux, au coefficient moyen d'aération). D'où résulte le calme et la régularité de la respiration pendant le vol, même très-prolongé.*

c) *Des conditions respiratoires du vol hauturier.* — D'après ce qui précède, on doit facilement comprendre pourquoi l'anatomie et la physiologie me semblent confirmer l'opinion de ces naturalistes observateurs, qui disent « quelques mammifères peuvent voler ou pour mieux dire *voleter*, mais cet acte n'arrive jamais chez eux à la perfection[1]. » Pour *voleter*, en effet, les poumons d'un mammifère, à la rigueur, suffisent; mais pour *voler*, les perfectionnements organiques de l'appareil respiratoire, que j'ai fait connaître chez les oiseaux, me semblent nécessaires. Pour que les physiologistes soient mieux en état d'apprécier quel degré de vérité peut appartenir à cette opinion, je vais m'occuper, quelques instants encore, non plus du vol ordinaire, mais du vol hauturier, parce que celui-ci me paraît supposer forcé-

[1] A. E. Brehm; *La vie des animaux illustrée*, édit. Gerbe; J.-B. Baillère, t. I, p. 10. Le même auteur dit, t. I, p. 9 : « Les autres animaux voltigent ou tourbillonnent dans l'air; seuls les oiseaux volent. »

ment, sans préjudice d'un certain nombre d'autres conditions, l'existence d'un appareil respiratoire de type ornithique, et par suite, demeurer absoument inaccessible aux mammifères volants. J'entends, par *vol hauturier*, le vol à une altitude où les mammifères ne peuvent plus recueillir, au moyen de leur appareil respiratoire, la quantité d'oxygène nécessaire au maintien de leur température et de leurs autres fonctions, particulièrement les pleines fonctions de leur appareil musculaire.

Nous rencontrons ici, dès le début, une difficulté dont la solution n'est pas de notre compétence. Aucun naturaliste voyageur n'a eu l'idée, que je sache, de mesurer avec exactitude la hauteur des régions atmosphériques parcourues par les oiseaux de haut vol. Je ne saurais donc préciser numériquement où commence, et moins encore, où finit le vol hauturier ; mais il me semble pourtant impossible de nier son existence[1]. Il est certain, par

[1] Le vol hauturier, s'il n'est pas absolument nié par le professeur P. Bert, est pourtant l'objet de restrictions qui ne me semblent pas incontestablement légitimes. Voici comment s'exprime ce physiologiste : « Si maintenant nous considérons la résistance moyenne présentée par les diverses espèces, « nous trouvons que, chez les oiseaux, les rapaces paraissent tout aussi sensibles à la dépression que « les moineaux. Le fait est curieux, lorsqu'on pense aux hauteurs aériennes considérables qu'attei- « gnent les grands oiseaux de proie : *on les a du reste beaucoup exagérées.* » N° 141 ; p. 78. Si nous avons recours aux documents, à mon gré fort insuffisants, je l'avoue, dont la science dispose pour la détermination des hauteurs accessibles aux grands rapaces, nous admettrions volontiers, contrairement à P. Bert, trop de modération dans les appréciations chiffrées. Qu'on en juge par la citation que je vais emprunter à Buffon : « On peut démontrer que l'aigle et les autres oiseaux de haut vol, « s'élèvent à une hauteur supérieure à celle des nuages, en partant même du milieu d'une plaine, « et sans supposer qu'ils gagnent les montagnes qui pourraient leur servir d'échelons; *car on les voit « s'élever si haut qu'ils disparaissent à notre vue.* Or, l'on sait qu'un objet éclairé par la lumière du « jour ne disparaît à nos yeux qu'à la distance de trois mille quatre cent trente-six fois son dia- « mètre, et que, par conséquent, si l'on suppose l'oiseau placé perpendiculairement au-dessus de « l'homme qui le regarde, et que le diamètre du vol ou l'envergure de cet oiseau soit de cinq pieds, « il ne peut disparaître qu'à la distance de dix-sept mille cent quatre-vingts pieds ou deux mille huit « cent soixante-trois toises (5580 mètres), ce qui fait une hauteur bien plus grande que celle des « nuages, surtout de ceux qui produisent les orages. » N° 45, t. I, p. 6. Cinq pieds d'envergure (1m,62), est, pour les aigles, une estimation quelque peu inférieure à la réalité. L'aigle fauve, le plus hauturier des oiseaux connus du temps de Buffon, a certainement plus de cinq pieds d'envergure : Buffon lui-même (*loc. cit.*, p. 61), assigne à la femelle plus de 8 pieds et demi de vol (soit plus de 2m,76), et Brehm indique 2m,20 pour le mâle, et 2m,30 pour la femelle (*Vie des animaux*, t. III, p. 375). Or c'est bien l'aigle fauve, *l'oiseau de Jupiter*, qui s'élève à perte de vue, les ailes largement étendues et, en apparence, immobiles. Quant au rapport de 3436, donné par Buffon, comme représentant celui qui existe entre la distance à laquelle un oiseau, *volant sur le fond du ciel*, cesse d'être visible, et l'envergure des ailes de cet oiseau, il me paraît trop faible. Il est évident, quoique Buffon n'en dise rien, que le point de départ de son calcul est : *que le plus petit angle visuel de perceptibilité*, dans les conditions d'éclairement précitées, exceptionnellement avantageuses comme on sait, *n'est pas inférieur à une minute.* Munck, cependant, admet que le plus petit angle visuel est de trente secondes ; Treviranus aussi, qui distinguait, sur un fond blanc, un point noir de 0mm,017, à la distance de 109 mill., l'apercevait conséquemment à 6411 fois son diamètre et, par suite, sous un angle d'une

exemple, que le condor a été vu à 7,000 mètres de hauteur, en chiffres ronds, au-dessus du niveau de la mer; il est presque certain encore qu'il peut s'élever plus haut; mais jusqu'où? Ni Humbold, ni A. d'Orbigny, ni Franklin, ni personne, n'a pris la peine de recueillir à ce sujet quelques observations précises... tâche qui semble des plus faciles néanmoins, et qui aurait procuré des documents précieux à bien des titres. Il y aurait donc

demi-minute. Ne voulant pas d'ailleurs m'en rapporter exclusivement à ces deux observations (rapportées in *Dictionnaire de Nysten;* 11e édit., par Littré et Robin, 1858; p. 76, art. ANGLE OPTIQUE), j'ai tenté quelques expériences, dont voici les deux principales, faites à Paris, le 21 décembre 1874, de 2 à 3 heures, par un temps gris. Quelques petits carrés de carton noir, ayant 2 millimètres de côté, sont collés à l'un des carreaux d'une fenêtre de mon appartement, à travers laquelle on n'aperçoit de l'intérieur que le mur en pierres de taille d'une maison voisine. Étant très-myope, j'ai recours à un aide, dont la vue est bonne et longue; il s'approche peu à peu de la fenêtre, cherchant à distinguer les petits carrés de carton, et, à 14^{m},82 de distance, il les découvre, les compte, et décrit la figure qu'ils dessinent. Dans ces conditions, il voit donc des objets à la distance de 7410 fois leur diamètre. Pour la seconde expérience, j'avais de même collé des carrés d'un seul millimètre de côté à la fenêtre la plus élevée de l'escalier. En descendant deux étages, j'apercevais le ciel à travers la fenêtre, sous un angle de 25 degrés environ avec la normale, à une distance de 9^{m},05, la plus grande dont la localité choisie me permît de disposer. Le même observateur ne sut pas cette fois découvrir seul, de cette distance, la position des petits carrés; mais ayant été avisé par moi du carreau qui les contenait, il parvint à les distinguer, et à m'en dire le nombre exact et l'arrangement. Le rapport s'était élevé à 9050! D'après ce résultat, un observateur doué d'une vue perçante, pourrait certainement, dans des conditions favorables d'éclairement, distinguer encore un aigle fauve de 2^{m},20 d'envergure, *sous forme de point noir*, à une hauteur, ou plutôt à une distance de vingt kilomètres, sous un angle visuel de 11 à 12 secondes.

Nous ne devons pas oublier que le fait principal, dans la question qui nous occupe, n'est rien moins que démontré. Le vol de l'aigle fauve *à perte de vue et en hauteur*, n'est peut-être qu'une allégation très-accréditée, et non un résultat d'observations prises et enregistrées avec toute la rigueur exigible. Mais pour le vol du condor, il existe des données plus précises, suffisantes en tout cas pour lever le doute sur la grande altitude des régions atmosphériques accessibles, en toute facilité, à certaint rapaces. Ce qu'il faut d'abord connaître, c'est la taille et l'envergure du condor lui-même. Elles ons été mesurées par HUMBOLDT, qui a trouvé, pour le mâle 1^{m},08 de long, et 2^{m},90 d'envergure. Ce sont à peu de choses près, les dimensions du Gypaëte. Quant à l'altitude des régions accessibles aux condors, les renseignements les plus précis dont nous puissions nous servir, sont les suivants, qui ont été recueillis par A. D'ORBIGNY; les condors habitent, dit-il, « depuis le niveau de la mer, où ils nichent « et séjournent, jusqu'aux régions glacées des Andes; car nous les avons vus souvent « *disparaître à nos yeux, étant déjà nous-même à plus de 4700 mètres de hauteur au-dessus du niveau « de la mer*. Le condor est, sans contredit, de tous les oiseaux, celui dont le vol est le plus élevé. « Nous l'avons vu jusqu'au niveau du sommet de l'Ilimani, qui a 3,753 toises de hauteur...[1] » L'Ilimani, un peu moins haut que ne le pense d'Orbigny, a 6445 mètres de hauteur. D'après cette observation, et une observation analogue de Humboldt, faite sur le Chimborazo (6530 mètres), il n'est guère possible de douter que le condor ne vole avec une parfaite facilité au moins jusqu'à 7000 mètres de hauteur. Mais est-ce là une limite infranchissable pour lui? Il est certes permis d'en douter. En effet, puisque nous avons constaté que le diamètre apparent d'un corps, vu contre le ciel, est encore perceptible sous l'angle de 12 secondes, nous nous trouvons obligé d'admettre que le condor, ayant 2^{m},90 d'envergure, pourrait être suivi par les yeux d'un observateur, placé dans les mêmes conditions que d'Orbigny, jusqu'à une distance de près de 28 kilomètres. Par conséquent un condor qui s'envo-

[1] *Page 20, t. IV, 3e part., Oiseaux; Voy. dans l'Amér. mérid.*; 1835-1844.

quelque incertitude à raisonner, dès à présent, comme si nous connaissions les limites supérieures du vol des grands rapaces; mais espérons que l'appel que nous adressons ici aux naturalistes voyageurs sera entendu par eux, et qu'ils répareront, au grand profit de la physiologie comparative de la respiration, l'oubli de leurs prédecesseurs. Nous saurons si les grands rapaces atteignent, dépassent même, la limite hauturière des aérostiers. Aujourd'hui le fait, bien que des plus vraisemblables, certain même, si on pouvait prendre au pied de la lettre les expressions même des voyageurs les plus compétents, ne saurait cependant être affirmé; et les intéressantes conclusions qu'on pourrait en tirer demeurent réservées.

Le beau recueil d'expériences publiées par le professeur P. Bert, dans son récent travail sur l'*influence que les modifications dans la pression barométrique exercent sur les phénomènes de la vie*[1], nous permet de présenter quelques considérations, pouvant servir de préliminaires utiles, pour l'exposition de la question qui nous occupe, question ayant principalement trait aux rapports de la respiration de type ornithique avec le vol, et les autres actes physiologiques, dans l'*air raréfié*. La thèse que j'ai à soutenir est en contradiction ouverte avec des opinions fort accréditées dans la science, et en contradiction apparente avec des faits d'observation incontestables, qu'on n'a pas convenablement interprétés, faute de notions anatomiques suffisantes. Je veux essayer de démontrer, en effet, que les oiseaux de haut vol trouvent dans leur appareil respiratoire les ressources nécessaires pour échapper aux conséquences de la diminution de pression atmosphérique, dans une mesure évidemment très-élevée, mais que le défaut d'observations précises sur les limites supérieures du vol hauturier laisse, au point de vue numérique, dans

lerait du bord de la mer, en décrivant un angle de 15 degrés seulement avec la surface de l'eau, ne s'en élèverait pas moins à une altitude de plus de 7 kilomètres, avant de disparaître à la vue d'un observateur placé sur le rivage : et pourtant il paraîtrait plutôt suivre la surface des vagues que monter vers le ciel. Par conséquent, si d'Orbigny, déjà parvenu *à plus de 4700 mètres de hauteur*, a réellement vu *disparaître* des condors, s'élevant dans la direction des sommets des Andes, on peut être presque certain que ces condors sont parvenus à une altitude bien supérieure à celle de 7 kilomètres. Je sens parfaitement, d'ailleurs que ces raisonnements si plausibles qu'ils soient, ne peuvent remplacer de bonnes observations. Que les naturalistes qui explorent les grandes chaînes de montagnes aient la simple précaution de munir leurs lunettes de voyage d'un micromètre ! L'instrument pourra suffire dès lors, à mesurer l'éloignement de tout oiseau volant, dont l'espèce et l'envergure seront déterminées. En même temps on relèvera approximativement la hauteur angulaire de l'animal, au-dessus de l'horizon, pour chaque distance observée; et rien ne sera plus facile ensuite que de préciser les limites du vol hauturier.

[1] N° 141.

une assez grande incertitude. Pour nous, d'ailleurs, l'essentiel est de démontrer un pouvoir ignoré de la respiration pulmonaire-pneumatique, bien plus que de mesurer exactement ce pouvoir.

Le *mal des montagnes*, le *mal des aéronautes*, objet d'une foule de théories plus ou moins inadmissibles, dépend d'une cause *fondamentale* très-facile à prévoir, semble-t-il, et néanmoins fort méconnue. Pravaz l'avait entrevue, Jourdanet l'avait parfaitement appréciée, P. Bert l'a démontrée. Suivant ce physiologiste[1], les animaux soumis expérimentalement à respirer l'air sous pression amoindrie éprouvent les mêmes phénomènes que les voyageurs qui s'élèvent sur de hautes montagnes, ou les aéronautes qui dépassent 4,000 mètres d'altitude. La diminution de pression barométrique est absolument impuissante à provoquer directement, par elle-même, ces phénomènes anormaux; elle n'agit que par un de ses phénomènes concomitants : la diminution proportionnelle de l'oxygène, en chacune des unités de volume de l'air aspiré par les poumons, chez les mammifères. Une quantité insuffisante d'oxygène à consommer, telle est la véritable raison du mal des montagnes, la raison à laquelle ressortissent toutes les autres[2]. Si l'air dans lequel l'animal est plongé, et où il respire, bien que raréfié, contient cependant une proportion

[1] « Les phénomènes présentés par les animaux soumis à la diminution de pression sont précisé- « ment ceux qui ont été signalés chez les voyageurs en montagnes et les aéronautes. » P. Bert, n° 141 ; p. 69.

[2] « Les modifications dans la pression barométrique n'ont d'influence sur la vie animale et sur la vie « végétale que par les changements qu'elles apportent dans la tension de l'oxygène ambiant, et les chan- « gements qui en résultent dans les processus chimiques de la nutrition..... La diminution de pression « agit comme la privation d'oxygène. Pour les faibles dépressions, en l'absence d'efforts musculaires « considérables, la moindre proportion de l'oxygène contenu dans le sang artériel est compensée, soit « par un épuisement plus considérable de l'oxygène du sang veineux[*], soit par une accélération des mou- « vements respiratoires et circulatoires. Plus bas, lorsque l'animal s'agite, des troubles plus importants « arrivent par suite des altérations nutritives des tissus en présence d'un sang trop peu hématosé. « Les muscles se contractent faiblement, la respiration et le cœur se ralentissent; la température « s'abaisse (2 à 4 degrés chez les chiens), la pression cardiaque diminue; l'acide carbonique, produit « en moindre quantité, diminue dans le sang » P. Bert, n° 141 ; p. 126; p. 80.

[*] L'épuisement plus considérable de l'oxygène du sang *artériel* (l'épuisement correspondant dans le sang veineux en est la simple conséquence) n'est pas une ressource durable : quelques tours circulatoires suffisent probablement à l'annuler, lorsque l'appareil musculaire travaille énergiquement, ainsi que cela a lieu dans les ascensions de hautes montagnes. L'accélération (mais bien plutôt l'*ampliation*) des mouvements respiratoires constitue la véritable ressource. Les médecins, livrés à la pratique de l'auscultation, savent bien que, dans les conditions ordinaires, et au repos, une grande partie du poumon respire à peine, c'est-à-dire se dilate fort peu. L'ampliation totale et généralisée, est ce qui élève le plus la recette d'oxygène réalisable par le sang. L'accélération confine au désordre, c'est-à-dire à la dyspnée. N. Gréhant, n° 122 *bis*, p. 338, a vu, chez l'homme, qu'à des inspirations de 300, 500, 600 et 1,000 centimètres cubes d'air, correspondent les coefficients de ventilation **0,060, 0,135, 0,159, 0,263**. Or si les coefficients ne s'étaient élevés que proportionnellement aux volumes inspirés, ils auraient valu seulement 0,1 (au lieu de 0,135), 0,12 (au lieu de 0,159), et 02, (au lieu de 0,263). Ainsi l'ampliation augmente non-seulement la quantité d'air introduite dans le poumon, mais encore la richesse en oxygène de l'air pulmonaire. Et comme la capacité de l'arbre bronchique est à peu près invariable dans les grosses bronches, la superficie de contact entre l'air et la parenchyme pulmonaire, tout aussi bien que le titre oxygéné de cet air, augmente plus rapidement que le volume même de l'inspiration.

suffisamment augmentée d'oxygène, de telle sorte que la part de tension qui revient à ce gaz demeure, comme dans l'air normal, toujours égale à $0,76 \frac{20,8}{100} = 0,16$, ou, en d'autres termes, pour que la densité de ce gaz ne varie pas, l'animal ne ressentira aucune influence fâcheuse de la dépression barométrique (sauf, bien entendu, les cas de dépression extrêmement brusque et considérable). Si, au contraire, la tension de l'oxygène lui-même vient à baisser, une *anoxihémie* plus ou moins grave, une asphyxie, de type semblable à l'asphyxie d'où résulte le mal des montagnes, se développera aussitôt.

Pour que le parenchyme pulmonaire puisse introduire et maintenir, dans le sang, une proportion d'oxygène suffisante pour alimenter les combustions organiques qu'exige le maintien de la vie, au milieu de conditions très-variables, il est nécessaire que le milieu respirable contienne lui-même l'oxygène sous une certaine tension. Cette tension a donc ses limites, qui, deux par deux, correspondent aux diverses activités propres à chaque espèce animale. Dans la locomotion, les mammifères ne sauraient fournir la même quantité de travail que les oiseaux, *à des altitudes suffisamment grandes*, et la raison en est dans les différences constitutionnelles de l'appareil respiratoire, dans les deux premières classes de vertébrés. Le parenchyme pulmonaire est directement soumis à la tension de l'oxygène ambiant, dans les mammifères. Chez les oiseaux, au contraire, il y a interposition de l'appareil pneumatique. Or, par les raisons que nous avons précédemment exposées, et que nous compléterons dans un instant, la tension propre à l'oxygène, au sein du parenchyme pulmonaire, est automatiquement réglée par l'appareil réceptaculaire *durant le vol*. Elle est rendue ainsi, jusqu'à un certain point, indépendante de la tension de l'oxygène à l'extérieur. Telle est, suivant moi, la raison pour laquelle les oiseaux peuvent s'élever, sans la moindre perturbation fonctionnelle, et avec une prodigieuse rapidité, le long des plus hautes montagnes, tandis que les hommes, par exemple, ne le peuvent qu'au prix de grandes fatigues et de grandes souffrances. Mais pour bien rendre compte d'une si remarquable différence, il est utile de recourir d'abord aux belles expériences[1]

[1] Voy. n° 141 ; p. 47 et 48. Dans toutes ces expériences, il ne s'agit que des gaz qu'il est possible d'extraire du sang par la méthode du vide barométrique, aidé d'une chaleur de 70 à 90 degrés. On sait que, d'après RISLER et SCHUTZENBERGER, l'hémoglobine, à laquelle on a enlevé tout l'oxigène possible par l'action du vide ou de l'oxyde de carbone, en retient encore une quantité, irréductible par ces deux agents, et sensiblement égale à celle qui a pu être retirée ; *C.-R. Ac. d. Sc.;* 17 février 1873, p. 440, t. LXXVI. LEHMAN avait vu, de son côté, que l'action du vide n'enlève au sang que moins d'un cinquième de l'acide carbonique qu'il renferme en totalité; *Journ. für prakt. Chimie;* t. XL, p. 433; 1847.

de P. Bert, d'autant mieux que cet ingénieux physiologiste, ignorant la véritable anatomie de l'appareil respiratoire des oiseaux, était loin de leur supposer aucun privilége respiratoire sur les mammifères, et n'a pu subir l'influence involontaire d'aucune idée préconçue, relativement à ce privilége.

De ces expériences, celles qui portent sur la diminution des gaz du sang, provoquée par des abaissements gradués de la tension atmosphérique, ont été faites exclusivement sur des chiens. On pratiquait une saignée artérielle et une analyse des gaz contenus dans le sang retiré, immédiatement avant l'expérience. L'animal était introduit, immédiatement après la saignée, dans un appareil, dont on interrompait toute communication avec l'air extérieur. On procédait alors à la raréfaction de l'air de l'appareil, à raison d'un centimètre de mercure par minute ; on s'arrêtait dix minutes à la tension voulue, après lesquelles on puisait une deuxième dose de sang artériel, à travers la paroi de l'appareil, pour une seconde analyse, dont il ne restait plus qu'à comparer les résultats avec ceux de la première[1]. P. Bert a pu constater de la sorte que, dans le sang artériel, les gaz oxygène et acide carbonique subissent, dans leur quantité (extractible par la pompe à mercure, avec l'aide de la chaleur), des diminutions *presque* régulièrement proportionnelles aux diminutions de pression du milieu respirable. L'oxygène se rapproche même plus de la proportionnalité rigoureuse que l'acide carbonique. En prenant les valeurs moyennes de l'oxygène artériel (volumes toujours ramenés à 0° et 76^{c}) obtenues par Bert, dans quatre séries d'expériences, où des chiens passaient de la pression atmosphérique normale à des pressions progressivement décroissantes, nous pouvons dresser le tableau suivant, qui nous sera utile :

[1] Voy. n° 141 ; p. 50 (Tabl. VIII), 52 (*Graphique V*), et 53.

TABLEAU *F*.

PRESSIONS INITIALE ET TERMINALE.	VOLUMES CORRESPONDANTS DE L'OXYGÈNE ARTÉRIEL.	MÊMES VOLUMES, 19c,3 ÉTANT LA MOYENNE DE L'OXYGÈNE ARTÉRIEL A 76.	DIMINUTIONS DE L'OXYGÈNE ARTÉRIEL POUR LES QUATRE DÉPRESSIONS AU-DESSOUS DE 76.
	c. c.	c. c.	
76	18.60	19.3	2c.c.5, ou 12 0/0, pour 20 c. de dépression,
56	16.33	17.0	(moyenne de 3 expériences.) Altitude correspondante : 2500 mètres environ.
76	19.66	19.3	4c.c.3, ou 22 0/0, pour 30 c. de dépression,
46	15.33	15.0	(moyenne de 3 expériences.) Altitude correspondante : 4000 mètres environ.
76	17.66	19.3	9c.c.3, ou 48 0/0, pour 40 c. de dépression,
36	9.44	10.0	(moyenne de 5 expériences.) Altitude correspondante : 6000 mètres environ.
76	20.57	19.3	10c.c.ou 53 0/0, pour 50 c. de dépression,
26	9.60	9.0	(moyenne de 3 expériences.) Altitude correspondante : 8400 mètres environ.

Ainsi l'oxygène qu'on peut extraire, chez les chiens, du sang carotidien, par l'action du vide et de la chaleur, étant en moyenne, et sous la pression normale, de 19cc,3 pour 100 centimètres cubes de sang, on voit qu'il baisse, d'après les expériences de P. Bert, de 22 p. 100, lorsque la pression barométrique tombe à 46c (altitude d'environ 4,000 mètres), et de 48 p. 100 lorsque cette même pression descend à 36c (altitude d'environ 6,000 mètres). La diminution de 53 p. 100, correspondant à 26c de pression (altitude d'environ 8,400 mètres), si énorme qu'elle soit, nous paraît faible, en comparaison de la diminution afférente à la pression de 36c...Quoi qu'il en soit, l'intérêt de ces chiffres, au point de vue de la question qui nous occupe, est de toute évidence : les pressions 46 et 26, en effet, paraissent répondre aux limites du vol hauturier, si on les évalue avec modération.

La réduction et la suppression progressives des oxydations intra-organiques, chez les animaux qu'on maintient au sein de milieux atmosphériques plus ou moins raréfiés, sont la véritable cause, on pourrait presque dire la cause unique, de tous les troubles physiologiques importants que ces animaux éprouvent. La mesure, suivant laquelle les combustions vitales, et par suite les actes physiologiques sont diminués, est donnée *en très-grande partie*, du moins, par la diminution correspondante dans la production de l'acide carbonique. Or, les expériences de BERT montrent, qu'entre les pressions 46^{c} et 16^{c}, l'acide carbonique diminue proportionnellement à la pression, non toutefois en même raison, comme c'est le cas pour l'oxygène, mais en raison un peu moindre. Pour bien des motifs, que nous n'avons pas à développer ici, nous inclinons à croire que ces rapports numériques sont en eux-mêmes plutôt approchés que rigoureux ; mais, à coup sûr, leur exactitude est bien suffisante pour la démonstration qui forme notre objectif. On conçoit donc comment et pourquoi il doit exister, pour chaque espèce animale, une limite plus ou moins étroite de la dépression atmosphérique, ou, ce qui revient au même, de la dépression de l'oxygène ambiant, à laquelle la vie s'*éteint* forcément, et d'un seul coup, de même que cela aurait lieu pour un foyer proprement dit. Pour les chiens, grâce à d'ingénieuses expériences de P. BERT, nous connaissons et cette limite de la dépression barométrique, et la limite correspondante de la diminution de l'oxygène et de l'acide carbonique du sang artériel [1]. Les chiens meurent, lorsque l'air qu'ils respirent ne contient plus que 3 centimètres cubes pour 100 d'oxygène, au lieu de 20,9 : c'est-à-dire, lorsque la pression extérieure, dans l'air ordinaire, est descendue de 76^{c} à 11^{c}. En ce moment, le sang artériel, au lieu de 18 centimètres cubes d'oxygène pour 100 centimètres cubes de sang, en contient seulement 0^{cc},7 (pouvant être extraits par le vide et la chaleur); et au lieu de 50^{cc},8, il ne renferme plus que 25 centimètres cubes d'acide carbonique.

Quant à la limite, incompatible avec la vie, de la dépression barométrique, BERT l'a déterminée pour d'autres espèces animales, mais sans tenir compte des diminutions correspondantes dans les gaz du sang. Les animaux en expérience étaient abandonnés au sein d'atmosphères confinées, sous tension initiale variable, mais toujours connue. Par suite de la présence et de la respiration de l'animal, la tension propre de l'oxygène baissait incessamment. Et toujours la mort survenait vers le même degré d'épuisement de l'oxygène [2], pour une espèce animale donnée, sans influence notable de la

[1] Voy. N° 141, p. 56 et Tabl. IX.

[2] P. BERT est convaincu de l'innocuité de l'acide carbonique, dans les conditions où ont eu lieu ses expériences en milieu confiné. Il dit à ce propos : « La mort, aux très-faibles pressions (je n'ai pu

pression ou de la composition initiales du milieu respirable. La réduction mortelle de l'oxygène avait, *en moyenne*, les valeurs portées au tableau suivant en regard de chacune des espèces qu'elles concernent :

TABLEAU G[1].

	I.		II.		
	PRESSION de l'oxygène au moment de la mort, suivant Bert.	PRESSION correspondante dans l'air ordinaire.	TEMPÉRATURES rectales, suivant Despretz.	ABSORPTION d'oxygène, par kilogramme et par heure, suivant Regnault et Reiset.	ACIDE CARBONIQUE exhalé par kilog. et par heure, suivant Regnault et Reiset.
			degrés	grammes	
Falco tinnunculus. . . . . . Cresserelle. (1 expérience.)	5.1	18.6	41.47 (Tiercelet adulte.)	»	4.581 (Crécerelles et tourterelles : Letellier.)
Strix psilodactyla. . . . . . Chevêche. (4 expériences.)	4.37	15.9	41.47 (Chouette adulte.)	»	»
Chat adulte. . . . . (1 expérience.)	4.0	14.6	39.78	»	»
Lapins. . . . . (4 expériences.)	3.8	13.9	39.82 (Moyenne de 6 observations de Delaroche.)	0.883	1.109
Moineau. . . . . (36 expériences.)	3.5	12.8	41.96	9.595	10.583
Chien. . . . . (1 expérience)	3.0	11.0	39.48	1.183	1.195
Cochons d'inde. . . . . . . (8 expériences.)	2.5	9.1	35.76	»	2.526 (Letellier.)
Chats âgés de 3 jours. . . (4 expériences.)	2.2	8.0	»	»	»

« chez les moineaux dépasser 17 centimètres, et encore me fallait-il, pour obtenir ce résultat, de « très-grandes précautions), arrive, en vases clos, dans un air de moins en moins altéré, et vers la fin « dans un air presque pur. Il ressort immédiatement de ceci, qu'il convient d'exonérer complétement « de toute influence sérieuse sur le résultat final l'acide carbonique, dont la proportion finit par devenir insignifiante. Au reste, des expériences dans lesquelles l'acide était absorbé par la potasse, au « fur et à mesure de sa formation, sans que la composition centésimale en oxygène fût modifiée, « prouvent bien qu'il n'est pour rien dans la mort. » N° 141, p. 23.

[1] La première colonne de ce tableau est composée avec des éléments recueillis aux tableaux I (p. 22) et II (p. 30) du mémoire de P. Bert. (N° 141 de l'index bibliographique).

Il semble rationnel de supposer que la richesse de l'oxygène, dans le milieu où l'animal cesse de pouvoir vivre et respirer, doive être d'autant plus grande que la température générale, la consommation ou l'absorption d'oxygène, et la production d'acide carbonique, atteignent un chiffre plus élevé, dans l'espèce en observation. En effet, *à une seule exception près*, l'expérience paraît confirmer cette relation, comme on peut s'en convaincre, en rapprochant les résultats numériques, fournis par les expériences de Bert (rangés en ordre numérique décroissant, dans la 1re colonne du tableau *G*), des renseignements complémentaires, relevés dans divers ouvrages, et consignés dans la deuxième section du même tableau. Mais l'exception signalée, et qui est relative aux moineaux, est de nature à surprendre, ou du moins, semble difficile à concilier avec les doctrines courantes. Comme membres de la classe des oiseaux, comme êtres doués d'une température de 42°, mais surtout comme animaux consommant 11gr,47 d'oxygène, par kilogramme et par heure, et produisant 13gr,03 d'acide carbonique, de petits passereaux ne sont pas au rang qu'on devait prévoir (entre les lapins et les chiens, loin des faucons et des chouettes), dans l'échelle de la résistance vitale contre la pénurie d'air respirable. Si P. Bert, comme on est fondé à le croire, n'a point commis d'erreur, il y a, dans cette exception, matière pour d'intéressantes études. Il semble même que ce physiologiste ait éprouvé quelque surprise devant le fait constaté par lui-même[1]. Quoi qu'il en soit, il paraît

[1] « Si maintenant nous considérons la résistance moyenne présentée par les diverses espèces, nous « trouvons que, chez les oiseaux, les rapaces paraissent tout aussi sensibles à la dépression que les « moineaux. Le fait est curieux, lorsqu'on pense aux hauteurs aériennes considérables qu'atteignent « les grands oiseaux de proie : on les a du reste beaucoup exagérées. » N° 141, p. 78. Je prie de remarquer la différence *considérable* qui existe entre le seul rapace hauturier[a] (Falco tinunculus) mis en expérience par P. Bert, et les moineaux : le premier est mort dans un air qui contenait 5,1 d'oxygène, et les seconds dans un air qui n'en contenait plus que 3,5. Il faut donc admettre que, si les résultats expérimentaux de Bert sont exacts, les rapaces hauturiers sont bien plus sensibles à la raréfaction atmosphérique que les mammifères et même les moineaux. Je suis loin d'ailleurs de m'inscrire en faux contre cette conclusion, puisque si elle venait à être confirmée, elle constituerait une nouvelle preuve de ma doctrine sur les relations du vol hauturier et de la respiration. Quant à l'exagération dont le vol hauturier a pu être l'occasion, de la part d'observateurs aussi dignes de crédit que de Humboldt et Alc. d'Orbigny, admettons-la pour un instant, aussi grande qu'on le voudra ; il n'en restera pas moins assuré que des oiseaux peuvent s'élever et se maintenir, avec une parfaite facilité, à des altitudes que l'homme ne peut atteindre sans éprouver des troubles plus ou moins graves. Or, de cette différence incontestable, qu'il est impossible d'expliquer par une plus grande résistance des oiseaux à la dépression barométrique, il faut pourtant bien qu'il y ait une raison, et une raison tirée des ressources de l'appareil respiratoire ornithique contre la raréfaction atmosphérique.

[a] La cresserelle est un oiseau de grande migration, et de *haute volerie*, comme disaient les fauconniers. Suivant P. Bert lui-même, « les grues et les cresserelles se font souvent entendre d'une hauteur à laquelle elles sont à peu près invisibles... » N° 136, p. 329.

démontré que des oiseaux, tels que les falconiens, capables de migration et de haut vol, meurent, par pénurie d'oxygène, en des milieux qui contiennent une quantité de ce gaz suffisante pour entretenir la respiration des passereaux, malgré leur petite taille, et leur température plus élevée.

Un dernier fait, trop intéressant pour que nous puissions l'omettre, est la constance, presque absolue, de la capacité d'absorption que le sang conserve pour l'oxygène, même en présence d'un air raréfié : constance de capacité qui s'étend, pour une grande part, à l'acide carbonique. Ce fait, déjà en partie connu par les recherches de Fernet, se dégage plus clairement encore, de quelques expériences de P. Bert et N. Gréhant. Nous choisissons les résultats suivants, pour bien préciser une si importante notion [1] :

		Oxygène.
a.	100 vol. de sang de chien, agités avec de l'air à 70°, renferment. . .	20,2
	— — agités avec de l'air à 34°, — . . .	18,9
b.	100 vol. de sang de bœuf, agités avec de l'air à 76°, renferment. . .	19,3
	— — agités avec de l'air à 08°, — . . .	18,5

On pouvait déjà présumer, en effet, d'après les recherches de Berzélius, et de Dumas, que ce n'est pas le sérum, mais les globules du sang, qui s'emparent, en définitive, et grâce à leur activité physiologique spéciale, de la presque totalité de l'oxygène que l'appareil respiratoire soustrait à l'air atmosphérique. Liebig avait précisément invoqué le défaut de proportionnalité entre la quantité des gaz que le sang peut absorber, et la pression que ces gaz exercent sur le sang, pour en déduire que l'oxygène contenu dans le sang y est à l'état combiné, et non à l'état de simple dissolution [2]. Fernet, en 1857, produisit l'entière expression de la vérité, et montrant que l'opinion de Magnus était exacte, seulement en ce sens : qu'une petite partie de l'oxygène du sang, était à la vérité simplement dissoute dans le sérum, et variait proportionnellement à la pression ; mais que l'autre partie de l'oxygène, de beaucoup la plus considérable, demeurait invariable malgré l'augmentation ou la diminution de la pression, parce qu'elle était chimiquement (ou plutôt, physiologiquement) combinée aux globules sanguins [3]. Les expé-

[1] Voy. N° 141, p. 155.

[2] H. Milne Edwards a lucidement exposé tout le détail de cette intéressante question dans le premier tome de ses *Leçons sur la physiol. et l'anat. comparée de l'homme et des anim.*, p. 472-482, 1857.

[3] La citation suivante fera connaître les principaux résultats obtenus par E. Fernet : « De là, je « conclus : 1° Que, relativement à l'acide carbonique proprement dissous, le sang se comporte comme « une solution des sels minéraux qu'il contient ; 2° que, dans l'action chimique du sang sur l'acide

riences de Fernet, bornées à de faibles variations de pression, ont reçu toute l'extension désirable, grâce aux expériences de Bert et de Gréhant, qui ont fait varier les pressions depuis 2c,2 de mercure jusqu'à 18 atmosphères.

Ainsi dans les régions les plus élevées de l'atmosphère, le sang artériel demeure capable, pour ce qui le concerne, d'absorber autant d'oxygène qu'au niveau de la mer : que ce soit d'ailleurs le sang artériel d'un oiseau ou d'un mammifère. Et de même que tout animal des deux premières classes de vertébrés maintient forcément la constance de sa température propre, quelle que soit la température du milieu qu'il habite ; de même il faut, *toutes conditions étant supposées égales*[1], qu'un vertébré, conservant le plein exercice de sa vie spécifique, maintienne la constance de sa consommation moyenne d'oxygène, soit qu'il vive au bord de la mer, au sein d'une atmo-

« carbonique, le principal rôle appartient aux éléments minéraux, une faible part aux éléments orga- « niques dissous, et qu'enfin les globules eux-mêmes n'exercent pas sur l'acide carbonique d'action « chimique capable de modifier beaucoup les quantités de gaz absorbées... Le *coefficient de solubilité* « *propre* (pour l'oxygène), encore un peu inférieur à celui de l'eau pure, n'en diffère pas cependant « beaucoup (ce coefficient est 0,0288, à la température de 16°, pour le sang artériel), car la formule « de M. Bunsen donne 0,0295, à la température de 16° : il est, en cela, comparable au coefficient de « solubilité des dissolutions salines, et presque identique avec celui du sérum. Au contraire, les « volumes d'oxygène chimiquement absorbés et indépendants de la pression ont une valeur relative « si considérable, que ces expériences se distinguent par là immédiatement de celles qui sont rela- « tives aux solutions salines et même au sérum. Non-seulement la marche du phénomène n'est plus « assujétie à la loi de la dissolution simple d'une manière presque complète, mais les volumes ab- « sorbés semblent au premier abord indépendants de la pression, le volume chimiquement combiné « étant presque cinq fois égal au volume proprement dissous, sous la pression atmosphérique. C'est « donc aux globules du sang qu'appartient le rôle principal dans l'absorption de l'oxygène. Tandis « que les solutions de sels minéraux voisines du sérum par la concentration, et le sérum lui-même « avec ses éléments organiques, n'absorbent pas l'oxygène beaucoup plus énergiquement que l'eau « pure, la présence des globules fait intervenir dans le phénomène une combinaison chimique, qui « fixe un volume d'oxygène cinq fois plus grand que le volume dissous par le sérum sous la pression « atmosphérique : *a fortiori*, cette influence paraîtra-t-elle considérable dans la respiration, si l'on « songe que l'oxygène de l'air exerce une pression qui n'entre que pour un cinquième dans la pres- « sion de l'atmosphère, et que le volume proprement dissous dans le sang de l'appareil respiratoire « doit être réduit dans la même proportion. Le volume d'oxygène absorbé à l'état de combinaison par « les globules deviendra alors environ vingt-cinq fois égal au volume qui entre effectivement dans le « sérum à l'état de dissolution proprement dite. » N° 105 *bis*, p. 209-211.

[1] Cette constance de la consommation moyenne d'oxygène, malgré les variations de pression barométrique, tant que l'intégrité fonctionnelle persiste, me paraît incontestable. Mais elle est purement théorique, la manière d'être d'un individu quelconque, même supposé dans un milieu à conditions fixes, étant incessamment variable. Je sais qu'il est peu de quantités aussi changeantes, et d'ailleurs aussi difficiles à mesurer exactement, que la consommation moyenne de carbone, qui suit, presque proportionnellement, la consommation d'oxygène. N'importe : à toutes les altitudes, un même acte physiologique (de calorification, de contraction musculaire, d'innervation, de genèse organique, etc., etc.), suppose une même dépense d'oxygène. Et cela suffit évidemment à justifier ce que j'appelle la *constance de la consommation moyenne d'oxygène, à des altitudes variables, toutes les autres conditions demeurant égales.*

sphère à 20,8 pour 100 d'oxygène ; soit qu'il vive sur les plateaux de l'Amérique centrale et méridionale, dans une atmosphère qui contient moitié moins d'oxygène (10,4 pour 100). Or, il serait impossible à un mammifère, à l'homme en particulier, de maintenir constante sa consommation d'oxygène à des hauteurs comme celles de Potosi et de Calamarca, en Bolivie (plus de 4,000 mètres d'altitude), si l'absorption de l'oxygène par les globules n'était pas indépendante de la pression atmosphérique, d'une manière presque absolue. Même la quantité d'oxygène qui ne peut plus être dissoute par le sérum, quand on vit à des altitudes élevées, peut être compensée par une fixation plus abondante de ce gaz sur les hématies : attendu que le sang n'est pas saturé d'oxygène dans les conditions normales, et à 76^c de pression. Néanmoins cette remarquable propriété des globules du sang, par rapport à l'oxygène, serait sans avantage réel pour l'homme qui habite à de grandes hauteurs, si son appareil respiratoire, trop étroitement limité dans ses moyens d'action sur l'atmosphère, était incapable d'amener au contact du sang qui traverse le poumon, cette *quantité moyenne constante* qu'il demeure capable d'absorber à toute pression. En d'autres termes, il est nécessaire que l'homme qui vit dans l'air à 38^c de pression, fasse quotidiennement passer, à travers son parenchyme pulmonaire, un volume d'air, *presque* double de celui qui suffirait à la pression de 76^c. Or, pour cela, il n'a qu'un moyen réellement efficace : c'est *l'ampliation pulmonaire*[1], c'est-à-dire la mise en activité d'une plus grande étendue de la superficie hémato-

[1] D. Jourdanet, adversaire, ainsi que P. Bert (N° 141, p. 137), de la compensation efficace, intégrale, par la suractivité de la respiration, de la pénurie de l'oxygène atmosphérique, même lorsque cette pénurie est faible, comme sur le plateau du Mexique (2,000 mètres de hauteur environ), et que son influence nuisible est adoucie par une température élevée, (17°, comme moyenne annuelle), Jourdanet pense que les habitants de ce plateau « ne vivent ni si longtemps ni si bien que ceux des niveaux des mers. » Il croit que la raréfaction de l'air produit « l'apathie du système musculaire, » que la fréquence respiratoire diminue, qu'assez souvent on oublie de respirer et qu'on remplace le temps perdu en faisant des « inspirations profondes. » Nous trouvons ici, à côté d'une idée systématique inacceptable pour nous, une portion de vérité, jusque dans cette constatation, on pourrait presque dire involontaire, de l'*ampliation respiratoire*. L. Coindet, au contraire, a nié le ralentissement de la respiration, et il en a parfaitement constaté l'ampliation. Mais, à mon avis, il a fait la part quelque peu grande à l'accélération respiratoire et circulatoire, bien moins grande pourtant, il faut le dire, que celle qui lui a été faite par quelques auteurs, Parrot entre autres. Si le Mexicain, dit Coindet, « entreprend à pied des courses plus ou moins longues, à un pas plus ou moins accéléré, etc., ce « n'est pas que sa *vaste poitrine* le mette à l'aise au milieu de l'air délié des altitudes, mais c'est qu'il « respire « plus vite et plus énergiquement, » de manière à compenser la raréfaction et la légèreté de « l'atmosphère au milieu de laquelle il est habitué à vivre, et où il arrive à une *vieillesse avancée*. » Les observations très-soignées, très-nombreuses, et parfaitement valables *au point de vue comparatif*, faites par Coindet lui-même à Mexico, d'un côté sur les Indiens, de l'autre sur des Européens acclimatés et non acclimatés, permettent, comme on va voir, de jeter beaucoup de lumière sur la question

sante : car une partie seulement de cette surface, bien que la plus grande sans doute, est employée par la respiration, dans les circonstances ordinaires (Voy. à la note 2, la note secondaire *a*, p. 316). On peut aussi remarquer l'influence, considérable chez le mammifère, de la respiration sur les oreillettes du cœur et sur les grosses veines. Grâce à cette influence, ajoutée au déploiement et à l'amincissement des capillaires du poumon, on peut admettre que l'ampliation respiratoire développe automatiquement l'aire sanguine du parenchyme hématosant, autant que l'aire aérienne, sans entraîner par cela, un surcroît de travail pour les ventricules du cœur. Quant à l'accélération des mouvements cardio-pulmonaires, pour peu qu'elle soit notable, elle confine à la dyspnée, et trahit non l'activité, mais l'insuffi-

qui nous occupe. Du tableau des résultats obtenus par Coindet (p. 36, *Gaz. hebd.*), nous déduisons, par de très-simples calculs, les chiffres suivants, qui indiquent exclusivement des rapports :

	INDIENS.	FRANÇAIS NOUVELLEMENT ARRIVÉS AU MEXIQUE ET A MEXICO.	FRANÇAIS DEPUIS PLUSIEURS MOIS SUR LES HAUTS PLATEAUX.	AUGMENTATION PROPORTIONNELLE, DUE A L'ACCLIMATEMENT CHEZ LES FRANÇAIS.
Nombre des mouvements respiratoires. . .	1000	904	952	0.055
Volume d'air inspiré.	1000	895	1034	0.155
Acide carbonique expiré.	1000	780	1040	0.333
Nombre des pulsations cardiaques.	1000	973	978	0.005

Ainsi, pour juger de la compensation respiratoire nécessitée et réalisée par l'acclimatement à une brusque élévation d'altitude, nous prenons, pour terme de comparaison de chacun des éléments de la respiration, la valeur de ce même élément, chez l'indigène, en le représentant par 1,000. Dans cette comparaison, une seule donnée, la race, est disparate. Coindet a démontré que la taille de l'Indien, et, par suite, la capacité totale du thorax, sont légèrement inférieures à celles du Français. Cela est suffisant pour expliquer toutes les différences que le tableau montre entre l'Indien et le Français *acclimaté*. Celui-ci respire, à conditions égales, moins fréquemment, plus amplement, et brûle en somme plus de carbone. La circulation, toujours liée au nombre des inspirations, est aussi moins fréquente. Mais n'était cette différence dans le type original de constitution, l'acclimatement, ou la compensation respiratoire, en d'autres termes, ferait disparaître toute dissemblance dans la fonction pulmonaire de l'Indien et du Français. Quand le Français arrive sur le plateau mexicain, il est évidemment *anoxyhémique, conformément à la doctrine générale de Jourdanet.* Il expire, en effet, beaucoup moins d'acide carbonique que l'Indien, sans avoir d'autre maladie pourtant que cette anoxyhémie elle-même. On ne peut douter de ce dernier point, puisque en dehors de la constatation médicale directe, si compétente, de Coindet, nous voyons que le pouls, les respirations, et les quantités d'air inspiré, demeurent très au-dessous du taux offert par l'Indien. Mais la compensation finit par se faire, et d'une manière *parfaite :* puisque le Français arrive à brûler plus de carbone que l'Indien, et qu'il récupère sa pleine activité fonctionnelle. Mais comment se fait la compensation? L'accélération cardiaque y entre pour la moindre part, pour une part à peu près négligeable ($0,005 \times 4 = 0,02$; Coindet a constaté qu'il y a environ 4 pulsations pour une respiration). L'augmentation de fréquence respiratoire est faible (0,05); l'effet dû à l'ampliation seule est deux fois plus grand, puisque l'augmentation du volume inspiré

sance et le désordre de l'hématose. Comme l'ampliation respiratoire augmente le coefficient de ventilation, répartit l'excès d'air inspiré à peu près exclusivement sur le parenchyme, il est évident que pour maintenir la constance de la recette moyenne d'oxygène, il n'est pas nécessaire, comme nous l'avons déjà fait pressentir, qu'à demi atmosphère, *toutes les autres conditions demeurant égales*, l'inspiration augmente du double, en volume, comme on aurait pu le croire tout d'abord. Ainsi l'ampliation respiratoire, abstraction faite de nombreux moyens accessoires, internes et externes, est la véritable ressource, à notre avis, qui permet à l'homme le maintien de sa consommation moyenne d'oxygène, et par suite le plein exercice de sa vie normale, à d'*assez grandes hauteurs*[1]. Contre la raréfaction atmosphérique,

est 0,15. Mais nous savons que l'ampliation respiratoire est *efficace de deux manières* : car elle élève le coefficient de ventilation, et elle l'élève énergiquement, un peu plus que proportionnellement à elle-même (voy. la note *a* de la p. 316). Aussi, l'augmentation de l'acide carbonique produit n'est-elle pas 0,15, mais bien 0,33. Nous pouvons donc conclure que la compensation respiratoire, dans les conditions ici envisagées, est due, pour la sixième ou la septième partie seulement, à l'*accélération* respiratoire, et, pour le surplus, à l'*ampliation* respiratoire. (Pour toutes les citations, voy. *Gazette hebdomadaire de médecine et de chirurgie*, t. X, p. 777, 781 et 817; t. I, 2e série, p. 36, 1863-1864).

Les considérations qui précèdent ôtent à quelques observations de physiologie respiratoire comparative le caractère d'étrangeté qu'on était porté à leur attribuer, lorsqu'on ne songeait pas à la part très-différente d'efficacité qui revient à l'accélération et à l'ampliation respiratoires, et que l'on ne connaissait pas, en particulier, la grande étendue des limites de l'ampliation chez les oiseaux. La citation suivante rend compte de la pensée que j'exprime ici : « Si nous comparons en premier lieu, les « mammifères et les oiseaux, un premier fait nous frappe : c'est que d'une manière générale, les « oiseaux respirent beaucoup moins fréquemment que les mammifères. Le chiffre maximum que nous « aient fourni les oiseaux est de 100, tandis que chez les mammifères nous avons rencontré le « nombre 320, nombre exceptionnel, il est vrai. Les gros oiseaux respirent même avec une lenteur « étonnante ; le pélican et le marabout du Bengale avec le chiffre de 4 par minute, le condor avec « celui de 6, se placent au-dessous de tous les mammifères, à l'exception de l'énorme rhinocéros qui « arrive à 6. Le minimum même est fourni par un oiseau, le casoar de la Nouvelle-Hollande, qui ne « respire, à l'état de repos, que deux ou trois fois par minute... C'est là un premier fait, curieux en « lui-même, et que ne permettait pas d'attendre la réputation d'énergique respiration justement « méritée par les oiseaux. » P. Bert, N° 136, p. 396. Il était admis, avant les observations comparatives de P. Bert, relativement à la fréquence respiratoire, que plus le volume des animaux est grand, moindre est la fréquence respiratoire : parce que la surface de refroidissement est proportionnellement moindre chez les grands animaux, moindre, par conséquent, la déperdition de la chaleur et la nécessité de l'activité respiratoire. Mais, en raisonnant ainsi, on identifiait à tort l'*activité* avec la *fréquence* de la respiration. P. Bert a pu conclure de ses observations que, *dans un même groupe zoologique naturel*, la respiration est, à la vérité, « d'autant plus fréquente chez les diverses espèces que « la taille est plus petite ; » mais que, pour des groupes zoologiques distincts, « la taille ne permet « plus de rien préjuger. » C'est ainsi, qu'à taille égale, pour citer un exemple emprunté à P. Bert, les rongeurs respirent beaucoup plus fréquemment que les carnassiers. (*Ibid.*, p. 398). Mais ici, comme pour les oiseaux, je suis persuadé que la respiration plus lente des carnassiers est, néanmoins, plus active que la respiration rapide des rongeurs, la valeur plus grande de l'ampliation, compensant, et au delà, l'infériorité du chiffre de fréquence.

[1] D'intéressantes discussions ont eu lieu, relativement à cette constance de la consommation

les oiseaux ont une ressource bien autrement efficace, surtout pendant le vol. Cette ressource consiste bien aussi, pour le fond, dans l'ampliation respiratoire ; mais, d'un côté, elle est réalisée avec des forces auxiliaires qui font défaut au mammifère ; de l'autre côté, l'amplification n'est pas exécutée par le parenchyme respirateur, mais, tout au contraire, par le système broncho-réceptaculaire. Avant de développer les dernières conséquences de ces dispositions organiques, spéciales à l'appareil respiratoire des oiseaux, qu'on me permette de constater rapidement l'insuffisance relative de celles qui appartiennent au même appareil, chez les mammifères.

d'oxygène, chez les habitants des villes situées au niveau de la mer, ou à 4,000 mètres, et plus, de hauteur (Calamarca, 4,161 mètres; Potosi, 4,061 mètres; La Paz, 3,726 mètres; Daba, 4,800 mètres), entre Jourdanet et ses contradicteurs. Au point de vue physiologique, du moment qu'il est établi, par de nombreuses et irréfutables observations, que les habitants des villes situées à de grandes altitudes mènent une vie aussi active, et déploient une aussi grande vigueur musculaire que les habitants de n'importe quelle basse contrée, nous devons admettre qu'ils consomment autant d'oxygène que ces derniers, à égalité de température extérieure, etc... Je ne puis donc accepter ces conclusions d'un mémoire lu par Jourdanet à l'Académie de médecine : « Que beaucoup de tempéraments entreraient « en souffrance entre 65° et 60°, et que peu de sujets jouiraient du bénéfice d'une hématose satis- « faisante au delà de cette dernière limite. » (*Séance du 10 mars 1863.*) Suivant Jourdanet, les habitants des plateaux de l'Amérique tropicale, plateaux élevés de 2,000 mètres et plus, précisément parce qu'ils vivent dans une atmosphère à 60° de pression et moins encore, sont généralement anémiques. Leur anémie n'est pas l'anémie vulgaire, ou l'*anoxémie hypoglobulaire* : c'est l'*anoxémie barométrique*, consistant en un abaissement dans la « *densité de l'oxygène* » uni au sang. Dans l'Amérique tropicale, à 2,000 mètres et bien au-dessus encore, j'estime que la pénurie de l'oxygène atmosphérique demeure parfaitement dans les limites de la compensation possible par l'ampliation respiratoire, et que cette compensation a lieu chez les indigènes, et chez les sujets acclimatés. Mais pour les hauteurs suffisamment grandes, ou bien encore pour des individus prédisposés ou non acclimatés, pour des voyageurs qui, dans un court espace de temps, s'élèvent à de grandes hauteurs, les limites de compensation peuvent être dépassées, d'une manière passagère ou définitive ; dans ces conditions, la doctrine de Jourdanet, il faut le reconnaître, trouve sa juste application. Mais aussi, les individus, qui se trouvent dans ces conditions, ont perdu leur intégrité fonctionnelle, leur activité, leur vigueur, et sont plus ou moins, mais toujours visiblement malades. Les observations très-consciencieuses de L. Coindet, faites à Mexico (altitude 2,274 mètres, pression 585 millimètres, température moyenne annuelle 17°), d'un côté sur les habitants mêmes, de l'autre sur des Européens acclimatés et non acclimatés, fournissent une excellente preuve expérimentale de la doctrine que nous soutenons. On oppose trop radicalement ces observations à Jourdanet ; car elles lui donnent à la fois raison et tort, de la manière et dans la proportion que nous venons de dire. Léon Coindet, médecin-major du corps expéditionnaire français au Mexique, s'exprime ainsi : « Après notre passage « des Cumbres, quand nous arrivâmes au-dessus de 2,000 mètres d'élévation, alors la respiration, la « circulation... éprouvèrent des modifications sensibles... difficulté de respirer qui nous rendait « haletants, anhéleux ;... gêne des mouvements, fatigue plus facile, et ces phénomènes furent surtout « marqués chez les hommes du 95° de ligne qui, comme nous, n'avaient pas séjourné longtemps à « Orizaba, et qui étaient passés assez brusquement du niveau des mers à une élévation assez considérable. Peu à peu l'organisme de tous... s'est adapté progressivement à ce milieu, et aujourd'hui, « après dix mois de séjour sur l'Anahuac, il s'est transformé de telle sorte qu'il se rapproche de « celui de l'Indien. » Comme confirmation chiffrée de ces remarques, Coindet a fait un grand nombre d'expériences sur le volume d'air expiré, en une minute, par diverses catégories d'individus, à Mexico (expériences, par nature, très-sujettes à erreur, on le sait, mais suffisamment probantes au point de

Les désordres fonctionnels qu'un prompt et suffisant abaissement de la pression barométrique produit chez ces derniers, en portant obstacle à l'accomplissement de l'hématose au degré normal, sont bien connus par les observations du *mal des montagnes* et du *mal des aéronautes*. Les expériences de dépression, qu'on peut varier de bien des manières dans les laboratoires, ne sont en somme qu'une reproduction amplifiée, complétée, de ce même mal. Elles prouvent qu'il consiste essentiellement en une asphyxie par défaut d'oxygène. Mais avant de nous occuper de ces expériences, essayons d'abord de nous rendre compte, à notre point de vue, des phénomènes éprouvés par l'homme, lorsqu'il s'efforce de gravir de hautes montagnes, phénomènes auxquels participent les mammifères qui l'accompagnent. Ces phénomènes sont : l'*anhélation*, l'*imminence de suffocation*, pour chaque effort musculaire; les *palpitations*, la *faiblesse* et l'*irrégularité du pouls*, la *cyanose ;* le *refroidissement*, l'*abaissement de la température générale ;* la *diminution*, l'*épuisement des forces musculaires*, avec sentiment d'impuissance, d'insurmontable fatigue; et, secondairement, la céphalalgie, les bourdonnements d'oreilles,

vue comparatif), et sur la proportion centésimale, en poids, d'acide carbonique contenu dans cet air. Voici les moyennes des résultats obtenus :

	FRANÇAIS NOUVELLEMENT ARRIVÉS AU MEXIQUE ET A MEXICO.	INDIENS.	FRANÇAIS DEPUIS PLUSIEURS MOIS SUR LES HAUTS PLATEAUX.
Nombre moyen de litres d'air expiré par minute..	5.47	6.11	6.32
Proportion centésimale en poids d'acide carbonique	3.96	4.51	4.53

Ce tableau est significatif. J'en déduis que : si on représente par 1, le poids d'acide carbonique produit par l'Indien en un temps donné, le Français, alors qu'il subit la première influence d'une altitude de 2,274 mètres, sous une température de 17°, n'en produit, dans le même temps, que 0,78. Il est alors, comme le dit Coindet « haletant, anhéleux, » lourd et facile à fatiguer; il est bien, en d'autres termes, anoxyhémique à un léger degré. Mais il s'acclimate; la compensation à la pénurie d'oxygène atmosphérique, par ampliation respiratoire, se fait de mieux en mieux chaque jour (voyez la note *a* de la p. 316). Au bout de quelques mois la production d'acide carbonique s'élève à 1,04. En ce moment il est aussi dispos, et aussi peu anoxyhémique que l'Indien. S'il produit 0,04 d'acide carbonique de plus que lui, c'est qu'il lui est supérieur par la taille et par l'activité fonctionnelle en général. Et je suis persuadé qu'il consomme alors autant d'oxygène qu'en Europe, déduction faite de toutes les différences de milieu autres que l'altitude. (Pour les citations ci-dessus de Jourdanet et de Coindet, voy. : *Gazette hebdomadaire de médecine et de chirurgie*, 4°, Paris, V. Masson, t. X, mars 1863, p. 171; t. X, décembre 1863, p. 817, de l'acclimatement sur les altitudes du Mexique, et t. Ier, 2e série, janvier 1864, p. 33.

l'hébétude de l'intelligence et des sens, l'affaiblissement de la mémoire, la dépression de l'énergie morale, la somnolence, les vertiges, l'inappétence, les nausées, etc. Le ménagement des forces musculaires, qu'on dépense avec lenteur et régularité, les petites haltes fréquentes, les vêtements chauds, d'un côté ; de l'autre côté, l'amplitude et la fréquence des mouvements respiratoires et circulatoires ; la respiration de mélanges plus ou moins riches d'oxygène et d'air atmosphérique.... tels sont les moyens naturels et artificiels qui combattent le *mal des montagnes*. Ce mal débute ordinairement vers 3,000 mètres, au Mont-Blanc (environ 45°51′ lat. ; 50^{c} de hauteur barométrique ; 13^{c},7 d'oxygène, au lieu de 20^{c},9 pour 100 d'air atmosphérique), tandis qu'on ne le ressent qu'au-desssus de 4,000 mètres, sur le Chimborazo (1°29′ lat., 45^{c} de haut. barom. ; 12^{c},4 pour 100 d'oxygène). Une semblable différence ne reconnaît d'autre cause que la différence même de latitude, ou, plus exactement, de température pour les deux lieux. La limite des neiges perpétuelles, dans les Alpes (45°45′ — 46° lat. N.) est à 2,670 mètres, suivant de Humboldt ; pour les Cordillères de Quito (0° — 1°30′ lat. S.), elle s'élève à 4,795 mètres. Al. d'Orbigny, pourtant, a ressenti le *mal des montagnes* pendant toute la durée de son séjour dans la ville de Paz (16°30′ lat. S.), à 3,726 mètres seulement ; mais il faut simplement en accuser une susceptibilité purement individuelle à la dépression, et le défaut d'accoutumance. Dans des conditions opposées, des ouvriers mexicains sont capables d'extraire le soufre sur les pentes du Popocatepetl (18°59′ lat. N.), par une altitude de 5,000 mètres, dans une atmosphère à 11 pour 100 d'oxygène. Un travail fatigant et continu serait pourtant à peu près impossible, sans exceptions individuelles, sur le sommet du Mont-Blanc. C'est là un sûr indice que le *mal des montagnes* est bien dû à une insuffisance d'oxygène. Ce mal, en effet, ne manque pas de se produire plus hâtivement, et avec plus de violence, lorsqu'une plus grande partie de l'oxygène, recueilli par les poumons, est forcément dépensée pour le maintien de la température générale de l'organisme. Par un motif qui est justement la contre-partie de celui qui vient d'être indiqué, les aéronautes peuvent, à égalité de température, atteindre une plus grande hauteur que les ascensionnistes *à pied*, avant d'éprouver aucun trouble physiologique sérieux. Ce motif, on le devine, c'est l'épargne de la dépense d'oxygène, que nécessite le travail musculaire auto-locomoteur[1]. Ainsi Biot et Gay-Lussac, à Paris, par une température

[1] Le professeur J. Gavarret fait nettement comprendre, dans les lignes suivantes, quelle est la

très-favorable, ont pu s'élever en ballon jusqu'à 3,898 mètres, le 24 août 1804, sans éprouver de malaise. Dans une atmosphère chaude, et au repos, les deux savants pouvaient donc respirer de l'air à 12c,9 pour 100 d'oxygène, sans *éprouver* d'anhélation, mais en réalité avec une accélération considé-

dépense d'oxygène causée par l'ascension à pied d'une hauteur : « Lorsqu'il monte, *à pied*, sur une « haute montagne, l'homme accomplit une quantité de travail mécanique qui varie avec le poids de « son corps, la hauteur d'ascension, la nature et la disposition du terrain sur lequel il marche... Indépendamment de la quantité de chaleur nécessaire au maintien de sa température propre, les « combustions respiratoires doivent donc fournir l'*équivalent calorifique* de la force mécanique dépensée pendant l'ascension. Pour bien saisir les conséquences de cet accroissement forcé de l'activité respiratoire, fixons notre attention sur un exemple déterminé. — Un homme adulte, bien « constitué, du poids de 75 kilogrammes, s'est élevé, *à pied*, à 2,000 mètres de hauteur sur les flancs « d'une montagne. Il a effectué ainsi un travail *utile* de 150,000 kilogrammètres, représentant « 353 unités de chaleur dont l'effet thermique est *nul*, *transformées tout* entières en force mécanique « et fournies par les combustions respiratoires. Les *huit dixièmes* de cette chaleur *transformée* provenant de la combustion du carbone, la création de la force mécanique correspondant au travail *utile*, « accompli pendant l'ascension, nécessite la production de 65 litres d'acide carbonique, en sus des « 22 litres de ce gaz que l'homme forme, par heure,..... pour maintenir sa température propre. — « Les mouvements respiratoires s'accélèrent considérablement, d'une part pour rendre possible « l'absorption de tout l'oxygène nécessaire à des combustions si actives, d'autre part, pour débarrasser le sang d'une telle proportion d'acide carbonique dissous[1]. Lorsque la marche est lente, la « force dépensée, dans un temps donné, est faible et les troubles fonctionnels ne sont pas considérables. — Dans tout ce qui précède, nous avons supposé que *toute* la force mécanique dépensée pendant l'ascension était représentée par le travail *utile* accompli, c'est-à-dire par le produit du *poids* « du corps par la *hauteur d'ascension*. Il n'en est pas certainement ainsi. Sur ces pentes escarpées où « le sol se dérobe à chaque instant sous ses pas... l'homme... dépense une quantité de force mécanique qui dépasse de beaucoup le travail *utile* effectué... » *Dictionnaire encyclopédique des sciences médicales*, 8°, Paris, Masson et Asselin, t. III, (1865), art. *Altitudes*. Si l'on observe que le professeur Gavarret n'a fait entrer en ligne de compte, pour l'estimation des combustions nécessaires à l'ascension d'une hauteur de 2,000 mètres, que des combustions carbonées, suffisantes pour produire les huit dixièmes de la chaleur nécessaire, pour le travail *utile*, on trouvera légitime que j'élève approximativement à un volume double de celui de l'acide carbonique ainsi obtenu, la quantité d'oxygène exigée par toute la chaleur *réellement produite*, perdue comme telle, ou convertie soit en travail *utile*, soit en travail absorbé par des résistances diverses. Je ne doute pas que cette évaluation ne soit très-modérée, puisque d'ailleurs les machines les plus parfaites, sous le rapport de l'utilisation de la force qui les anime, n'en utilisent néanmoins que la moitié environ. De plus, dans ce qui précède, on a complétement omis la portion considérable de travail (et par suite de calorique), absorbée par l'augmentation de l'activité motrice du thorax. C'est pourtant cette augmentation seule qui doit faire face, *dans un air de plus en plus raréfié*, à l'excès de dépense en oxygène, nécessité par l'ascension. Ainsi donc, un homme de 75 kilogrammes, pour s'élever à 2,000 mètres de hauteur, augmente sa consommation d'oxygène de $65 \times 2 = 130$ litres. Or, nous savons (et il ne s'agit évidemment, en tout ceci, que de chiffres approximatifs) que, d'après quelques recherches de Dumas[1], un homme adulte produit

[1] *L'accélération considérable* dont parle ici le professeur Gavarret n'a rien d'utile : c'est un trouble, un désordre, en un mot, de la *dyspnée*. Quant à la théorie de ce physicien distingué, suivant laquelle « la majeure partie des troubles fonctionnels caractéristiques du *mal des montagnes* doit être rapportée à une véritable intoxication par l'acide carbonique dissous en trop forte proportion dans le sang », je suis obligé de dire qu'elle me paraît insoutenable. P. Bert en a fait une judicieuse et suffisante critique (n° 141 ; p. 152). J'ajouterai complémentairement, qu'un ascensionniste à pied, dans les régions atmosphériques *raréfiées* pourra toujours expirer facilement la totalité de l'acide carbonique par lui formée ; l'acide carbonique, en effet, ne peut jamais élever le volume de l'expiration au-dessus du volume de l'inspiration *possible*, un centimètre cube d'acide carbonique à expirer supposant forcément plus d'un centimètre cube d'oxygène inspiré.

[1] Voy. Gavarret ; *De la chaleur produite par les êtres vivants*, p. 540.

rable du pouls (plus du quart), et, bien évidemment, avec une fréquence et une ampliation corrélatives, bien que non perçues, des mouvements respiratoires. Nous pouvons donc admettre que l'homme, *par une température estivale, et au repos*, est capable, sauf exceptions individuelles, de s'élever impunément à 4,000 mètres ; qu'il peut ainsi vivre quelque temps dans une atmosphère à 12 pour 100 d'oxygène, avec une diminution de 22 pour 100 dans la proportion normale de son oxygène artériel (voy. tabl. *F*), sans vrais désordres physiologiques, moyennant une simple augmentation compensatrice du travail cardio-pulmonaire, du travail pulmonaire surtout. Hors de ces conditions et de l'accoutumance, il éprouve des phénomènes plus ou moins graves, même à de moindres altitudes.

Au-dessus de 4,000 mètres, la conservation de l'ordre physiologique, dans l'accomplissement des actes de la vie organique, *commence* à devenir précaire. Il dépend étroitement alors (sans même parler de l'acclimatement) de nombreuses conditions extérieures, exclusives de ce qu'on pourrait appeler la largeur de vie et d'activité de l'*espèce*. Même dans le voisinage de l'équateur, les villes, les villages régulièrement et constamment habités, n'atteignent pas 4,200 mètres ; et cela paraît significatif. Au reste, les observations des ascensionnistes ne peuvent guère laisser de doutes à ce sujet. P. Bouguer et la Condamine ont observé, dans leur ascension sur le Chimborazo (1°29′ lat. S.), que leur respiration, et celle de leurs guides, était extrêmement gênée et devenait haletante sous l'influence des moindres efforts, dès la hauteur de 4,950 mètres. Sur cette même montagne, Humboldt fut abandonné par ses Indiens à 5,067 mètres, à cause de l'anhélation qu'ils éprouvaient ; à

par heure, *en moyenne*, une quantité d'acide carbonique pesant 42^{gr},014, soit 21^{lit},25. D'où, une consommation égale de 21^{lit},25 d'oxygène. L'on peut conclure (si l'on accepte tout ce qui précède), qu'un homme adulte qui mettrait six heures à gravir 2,000 mètres de hauteur, serait obligé, *durant ce même laps de temps*, de doubler le taux de son oxyhématose. En nous reportant au tableau de la note 1, p. 326, nous voyons, qu'il suffirait, pour obtenir ce résultat, d'une faible augmentation de la fréquence respiratoire (2 pour 100) combinée avec une ampliation énergique (50 pour 100 en sus du volume de l'inspiration normale) ; nous faisons d'ailleurs totalement abstraction d'une circonstance aggravante : la raréfaction atmosphérique. Ces évaluations, encore une fois, sont, au point de vue numérique, de simples approximations. Mais elles ont l'avantage de nous faire comprendre à quel point la dyspnée deviendrait imminente pour l'homme qui essayerait de trop abréger la durée de l'ascension, et combien doivent être plus efficaces les ressources spéciales de la respiration des oiseaux, puisque une ascension de 2,000 mètres peut être opérée par eux en quelques instants. Et l'on doit remarquer encore que si le travail *utile* dans une ascension est le même pour les mammifères et pour les oiseaux (poids du corps par la hauteur), il n'en est pas ainsi pour le travail réel. Les mammifères trouvent, en effet, sur le sol un point d'appui incomparablement plus favorable que l'air ; celui-ci représentant, *au point de vue de l'économie du travail*, le sol le plus fuyant possible.

5,574 mètres, lui-même, et ses compagnons Bonpland et Montufar, éprouvèrent, outre la dyspnée, des nausées, des vertiges, etc.[1]. Les ascensions en ballon exposent aux mêmes accidents ; mais les aéronautes ne les éprouvent qu'à une altitude supérieure à celle qui les provoque chez les voyageurs à pied. Dans son ascension du 29 fructidor (septembre) 1804, par les meilleures conditions barométriques et thermométriques (765^{mm},25 ; 27°,75), Gay-Lussac, bien que chaudement vêtu, sentait vivement le froid à 7,016 mètres, et pourtant le thermomètre y marquait 9°,5. Le pouls et la respiration étaient très-accélérés ; il y avait anhélation et malaise[2]. Dans l'ascension de Wolverhampton, si justement célèbre, Glaisher, parvenu à 8,839 mètres (246^{mm},5), par une température très-basse, était malade, à moitié paralysé ; il tomba inanimé, sans connaissance, au fond de sa nacelle, au moment où il tentait de faire un léger mouvement, et faillit périr[3]. A ce moment, l'intrépide aéronaute devait avoir perdu, suivant Bert[4], la moitié au moins de l'oxygène de son sang. Ainsi, au-dessus de 4,000 mètres, la compensation à la pénurie de l'oxygène atmosphérique par la suractivité de l'appareil respiratoire devient problématique. A 6,000 mètres, elle est impossible : il y a désordre plus ou moins grave des actes vitaux, et un certain degré d'asphyxie par privation d'oxygène. Au-dessus de 6,000 mètres, l'asphyxie, *si on lui en laissait le temps*, deviendrait dangereuse pour la vie elle-même. Les chiffres que nous indiquons n'ont rien de rigoureux, il est à peine besoin de le dire. Nous avons insisté sur les principales circonstances qui les font varier, mais il en existe d'autres encore. Nous croyons néanmoins pouvoir considérer ces chiffres comme une expression suffisamment approchée de la vérité, au point de vue des conclusions qui en découlent pour notre doctrine de la respiration ornithique pendant le vol hauturier.

Or, les oiseaux de haut vol s'élèvent au-dessus de 6,000 mètres. Le travail *utile* que cette élévation nécessite est tout aussi grand que pour les mammifères : sa mesure est le produit de la hauteur d'élévation par le poids du corps ; le travail réel est proportionnellement plus grand. Cependant, cir-

[1] Voy. LONGET, N° 112, p. 472.

[2] Voy. BIOT et GAY-LUSSAC, Relation d'un voyage aérostatique ; In *Monit. univ.*, 12 fruct., an XII ; et GAY-LUSSAC, Relation d'un voyage aérostatique fait le 29 fructidor, an XII ; In *Ann. de chim.*, 1re série, t. LII, p. 75, an XIII.

[3] J. GLAISHER, C. FLAMMARION, W. DE FONVIELLE et G. TISSANDIER, *Voyages aériens illustrés*, gr. 8°, 1870, Paris, Hachette, p. 504.

[4] Voy. N° 141, p. 127.

constance fort importante[1], ils accomplissent ce travail avec une merveilleuse rapidité. Ils planent ensuite des heures entières, au sein d'un air asphyxiant et glacial ; ils ont à maintenir une température propre plus élevée que celle des mammifères ; dans les expériences, ils se montrent fort sensibles à la privation d'une suffisante quantité d'oxygène[2] ; et, néanmoins, à ces grandes altitudes, ils jouissent de l'*intégrité absolue de leurs fonctions et de leurs facultés !* D'où il faut évidemment conclure qu'ils peuvent extraire, de cet air raréfié et glacé, où ils se meuvent, pour l'unir à leur sang artériel, autant et plus d'oxygène qu'ils n'en retirent de l'air à la pression normale et à la température moyenne, lorsqu'ils y demeurent au repos, ou même qu'ils s'y meuvent. Ainsi, P. Bert considère comme très-exagérées les limites supérieures que les naturalistes voyageurs assignent au vol des grands rapaces. Dans ses expériences, il a vu des faucons, progressivement déprimés, succomber à la tension de 18^{c},6 (ce qui peut bien correspondre à 12,000 mètres d'altitude), tandis que de simples moineaux persistaient à vivre jusqu'à 12^{c},8, et les chiens jusqu'à 11^{c} (voy. le tabl. *G.*, p. 321). D'un autre côté, les aéronautes qui ont emporté des pigeons vivants dans leurs ballons, les ont vus ne guère mieux résister aux effets de la dépression que les mammifères et les hommes[3]. Mais ces objections n'ont pas de valeur

[1] Voy. la note de la p. 332.

[2] Voy. le tableau *G*, p. 321.

[3] Dans l'intérêt de la science, je me permettrai d'appeler toute la sollicitude des aéronautes sur les observations physiologiques qu'ils peuvent faire sur eux-mêmes, et sur les animaux qu'ils emportent dans leur nacelle. Si d'ailleurs il leur est impossible de consacrer à certaines observations tout ce qu'elles requièrent d'études ou de soins préalables, et de scrupuleuse attention au moment où on les recueille, il vaut peut-être mieux qu'ils s'abstiennent au bénéfice d'autres observations moins difficiles. Qu'il s'agisse, par exemple, de constater expérimentalement si les pigeons sont capables (et pour mon compte je le crois autant que le comporte une parfaite conviction théorique) d'exercer le vol hauturier, c'est-à-dire : *de voler à des altitudes à déterminer, mais auxquelles l'homme n'a plus la force de remuer ; et de conserver la parfaite intégrité de leurs facultés et fonctions, dans le même milieu où l'activité et la vie même de l'homme sont près de s'anéantir.* Il est clair qu'on ne saurait procéder valablement à une constatation aussi difficile, en se bornant à encager une poignée de pigeons *quelconques*, et à les tirer de cage pour les jeter l'un après l'autre, par-dessus bord, à partir de 4 à 5 mille mètres de hauteur. Cela s'est peut-être fait, exactement comme je le dis. Des hommes, fort compétents en mathématique et en physique, mais point physiologistes, peuvent bien avoir oublié que les pigeons doivent *apprendre* à voler, absolument comme l'homme doit apprendre à marcher. Ils ont pu emporter, dans la nacelle de leur aérostat, des pigeons qui n'avaient peut-être jamais volé de leur vie, et sur l'âge et l'état sanitaire desquels ils n'avaient d'ailleurs aucun renseignement. Le professeur MAREY qui, à bon droit, peut être invoqué en une semblable occasion, dit, parlant d'une de ses expériences pour déterminer la trajectoire de l'aile : « Un pigeon servit dans « cette expérience. C'était un mâle de la race dite *Pigeon romain*, très-vigoureux et assez habitué à « voler..... Ce dernier point est d'une extrême importance, car la plupart des oiseaux de volière sont « incapables de servir, à cause de leur inexpérience du vol. » N° 139, p. 261 et 262. Pour l'étude du

contre notre thèse. C'est un fait, indéniable aussi, que Humboldt a vu des condors voler au sommet du Chimborazo, et que d'Orbigny les a vus planer au-dessus de l'Illimani, à 7,000 mètres d'altitude[1]. Or, le vol de ces oiseaux,

vol hauturier, il ne suffirait même pas de se servir de pigeons vigoureux, sans lésions organiques, etc., sachant voler : *il faudrait encore, qu'à partir d'une faible altitude, ils fussent assujétis, de manière ou d'autre, à suivre le ballon au vol*, à peu près comme ce pélican qui suivait si fidèlement, dit-on, perdu au haut des airs, l'armée de l'empereur Maximilien (N° 45, p. 173). Et il serait encore indispensable qu'ils fussent dressés progressivement à voler à de grandes altitudes : parce que, de ce qu'un oiseau, que ni l'instinct, ni la nécessité, ne portent à pratiquer le vol hauturier, se montrerait d'abord incapable à le réaliser, il ne faudrait pas immédiatement conclure que cette incapacité serait définitive et de cause organique. *Ces réserves admises*, on peut essayer de tirer parti des observations, malheureusement très-sommaires, que l'intrépide aéronaute GLAISHER (*loc. cit.*, p. 67), fit sur les six pigeons qui durent participer à sa grande ascension de Wolverhampton. L'un mourut (mais il n'y a pas eu d'autopsie); l'autre, qui avait été très-malade, se remit parfaitement. Des quatre restant, il est dit que le premier, jeté par-dessus bord à 4,807 mètres d'altitude, « tomba comme une feuille de papier; » le troisième, jeté à 8,048 mètres, « tomba comme une pierre et disparut; » était-il mort aussi, ou mourant? Mais, le point intéressant de toute cette relation, c'est que les deux derniers pigeons, dont il reste à parler, ayant été lancés à la hauteur de 6,437 mètres, l'un put s'élever en volant jusque sur le haut du ballon, et s'y reposer; l'autre fit mieux encore : il s'en alla, tourbillonnant et volant avec vigueur; la pression était de 325^{mill},9, à 6,434 mètres. Ces deux pigeons étaient conséquemment les plus vigoureux, et les moins inhabiles à voler, parmi les six encagés par Glaisher. Pour conclure : s'il nous est impossible de dire ce que pourrait être le vol hauturier de pigeons convenablement choisis et exercés, et volant en liberté depuis les couches inférieures riches en oxygène, nous pouvons du moins affirmer, que des pigeons non dressés, et encagés depuis terre jusqu'à 6,437 mètres d'altitude, demeurent capables de s'*élever* au vol, et de voler avec vigueur, dans une atmosphère très-froide, à 9,5 pour 100 d'oxygène seulement, et avec une dépression de 43 à 44 centimètres. Nous trouvons donc, et d'une manière bien inopinée, une confirmation presque absolue de notre hypothèse sur la limite supérieure du vol hauturier; nous l'avions estimée, en effet, d'après des données tout à fait différentes, et pour ce qui concerne le condor et l'Amérique tropicale, à 50^c de dépression (voy. le tableau *F*, p. 319). Je suppose aussi, d'après ce qui précède, que des oiseaux convenablement choisis et *exercés*, arriveraient, même pendant l'immobilité des ailes, à réaliser en partie, et suivant un mécanisme identique, la *compensation respiratoire*, telle que nous la décrirons pour le vol hauturier.

[1] Voy. A. D'ORBIGNY, *Voyage dans l'Amérique méridionale*, t. IV, 3e part., *Oiseaux*, 1835-1844, p. 20. Voy. aussi JON. FRANKLIN, *La Vie des Animaux*, trad. Esquiros, *Oiseaux*, Paris, Hachette. p. 50. — Ces deux auteurs se rencontrent aussi en un point qui a de l'importance pour l'appréciation des limites supérieures du vol hauturier, et pour l'appréciation également de la prodigieuse facilité, avec laquelle les grands rapaces peuvent passer, pour ainsi dire instantanément, d'une altitude, asphyxiante pour les mammifères, aux basses régions de l'atmosphère. Cette propriété, notre doctrine peut en rendre un compte exact, puisqu'elle prouve que la tension des gaz du sang reste sensiblement constante à toute altitude abordée au vol par les oiseaux, de même que la pression pulmonaire : et cela par le fait de la *compensation respiratoire*. D'Orbigny (*loc. cit.*, p. 21), dit : Le condor « monte et descend « toujours rapide; tout à l'heure abaissé jusqu'à raser le sol; perdu, maintenant, dans les nues; « mais que, du haut des airs, une proie vienne frapper sa vue perçante; alors il se précipite ou « plutôt se laisse tomber sur elle, égal en promptitude à la flèche..... Nous avons remarqué que s'il « se trouve quelque animal déjà attaqué par un condor, dans un lieu où l'on n'en aperçoit aucun « autre, il s'en présente sur-le-champ plusieurs, sans qu'on puisse imaginer d'où ils viennent. » J. Franklin, de son côté, s'exprime ainsi : « En traversant les immenses déserts de l'Afrique, où vous « ne voyez pas un brin d'herbe pour attirer un animal vivant, et où, par conséquent, les oiseaux de « proie n'ont aucun motif de faire leur ronde, j'ai été deux ou trois fois témoin d'une scène qui m'a « donné à réfléchir. Si, par hasard, un de nos chameaux ou toute autre bête de somme appartenant « à la caravane, venait à succomber en chemin, en moins d'une demi-heure nous découvrions, dans

avait conservé à cette hauteur sa merveilleuse puissance, et leurs sens, leur vue en particulier, n'avaient rien perdu de leur acuité. Il serait par trop invraisemblable d'ailleurs de supposer que, venus librement dans ces hautes régions, pour satisfaire à leurs instincts, et surveiller une grande étendue de pays dans l'intérêt de leur alimentation et de leurs besoins, ils fussent aucunement en proie à la dyspnée, aux troubles circulatoires, à l'abaissement de température, et à tous les désordres physiologiques que les mammifères éprouveraient infailliblement, dans ces difficiles conditions de travail musculaire, au sein d'un air froid et pauvre en oxygène. Mais j'admettrais sans peine, que ces mêmes condors, ou, mieux encore, des condors pris dans une ménagerie, pourraient bien subir tous ces désordres fonctionnels, si, au lieu de s'élever librement en *volant*, ils participaient, d'une manière passive, à l'ascension d'un aérostat, retenus captifs et immobiles dans une cage, au fond de la nacelle. A plus forte raison, si on les déprimait en vase clos. Il suffit, pour convaincre le lecteur, de rappeler quelles relations étroites s'établissent, chez les oiseaux, entre le vol et la respiration ; et comment les mouvements alaires, et les muscles qui les déterminent, deviennent, par l'intermédiaire des réceptacles, des auxiliaires puissants, et des régulateurs véritables, de la tension et de la ventilation atmosphérique au sein du parenchyme pulmonaire. Nous ne voulons point répéter ici tout ce que nous avons dû exposer, p. 304, à propos de la respiration des oiseaux pendant la locomotion aérienne, en général. Mais on nous permettra d'entrer dans l'examen de quelques développements spéciaux, qui ont particulièrement trait au vol hauturier, comparativement à la locomotion pédestre des mammifères sur les hautes montagnes.

Nul acte physiologique ne peut s'accomplir sans une combustion correspondante des tissus qui l'exécutent et du sang qui les traverse, sans une dépense proportionnelle d'oxygène, supportée par le sang en général. Si l'acte est calorifique, le travail moléculaire, en lequel consiste la combustion, est considéré comme

« les hauteurs de l'air, une multitude de petits points qui se mouvaient lentement, en décrivant des « cercles. De moment en moment, les points grossissaient, et cela à mesure qu'ils descendaient en « spirale vers la terre : c'étaient les vautours..... Si haut qu'ils volent dans le ciel, ils découvrent « leur proie à terre — et d'autant mieux que leur point d'observation étant plus élevé, leur rayon « optique embrasse une étendue plus considérable. Ce que nous prenons pour l'apparition de ces « oiseaux est purement et simplement leur descente des hautes régions de l'atmosphère, où ils échap« paient naguère à nos faibles yeux par la distance. » *Loc. cit.*, p. 40. Quand même il serait démontré que ces récits ne sont pas exempts de toute exagération, ils n'en mériteraient pas moins d'être cités, pour l'édification des physiologistes qui mettent en doute l'existence du vol hauturier.

direct, et s'apprécie thermométriquement. Si l'acte est d'une autre nature, s'il est, par exemple, un mouvement, ou une sensation, le même travail moléculaire ne produit pas d'effet thermique, et la chaleur, qui aurait dû se produire, se convertit, suivant une équivalence précise, en mouvement ou en sensation. C'est pourquoi nous avons admis, qu'à de grandes altitudes, les oiseaux consomment autant et *plus* d'oxygène que dans les basses régions, attendu que les mêmes effets de locomotion et de calorification, ne peuvent être obtenus qu'avec une plus grande quantité d'action, ou de combustion, dans un milieu atmosphérique raréfié et refroidi. De remarquables essais pour l'évaluation approximative de l'oxygène consommé par la contraction musculaire ont déjà été faits par divers physiologistes, par MATTEUCCI, par CLAUDE BERNARD. Le sang artériel d'un animal sous pression atmosphérique normale contient environ, pour 100 vol. de liquide, 20 vol. d'oxygène à 0° et 76^c. Quand il a traversé un muscle en contraction, on le retrouve, dans la veine correspondante, avec une perte en oxygène de douze vingtièmes, ou de 60 pour 100, d'après CLAUDE BERNARD[1]. Nous avons par là une idée de l'excès de dépense en oxygène que la locomotion, en général, impose aux animaux : surtout lorsque cette locomotion, terrestre ou aérienne, qui toujours exige la mise en activité de la plus grande partie du système musculaire, devient *ascensionnelle*, et se combine avec l'abaissement de température des hautes régions. Dans ce cas, la raréfaction atmosphérique diminue la quantité d'oxygène que l'appareil respiratoire peut recueillir et faire passer dans le sérum du sang, et du sérum dans les globules. En sorte que l'animal doit lutter, par la suractivité imprimée à sa respiration et, à un degré très-inférieur, à sa circulation (nouvelles causes de consommation d'oxygène), contre une anoxyhémie provoquée par deux voies différentes, savoir : un excès de dépense, et un abaissement de recette, du gaz vital. Si les résultats bruts des expériences de laboratoire étaient directement applicables à la prévision des phénomènes physiologiques spontanés, naturels, on pourrait affirmer que les chiens, par exemple, seraient dans l'impossibilité, non-seulement de s'élever, mais encore de vivre à 6,000 mètres de hauteur ; attendu que leur sang artériel, à la pression correspondante, en vase clos, ne contient plus que 9^{cc},3 d'oxygène, quantité insuffisante de près d'un tiers à l'exécution de n'importe quel mouvement musculaire un

[1] Cité par P. BERT, N° 141, p. 153.

peu généralisé (voy. tabl. *F*. p. 319). Et il en serait de même, *a fortiori*, pour les oiseaux de haut vol, encagés et immobiles (abstraction momentanément faite des priviléges respiratoires, que nous leur attribuons), puisqu'ils sont bien plus sensibles à la dépression atmosphérique que les chiens, et les mammifères en général (voy. tabl. *G*. p. 319). Mais, si l'expérimentation physiologique ne peut jamais fournir des résultats qu'il soit permis de considérer comme absolument naturels et exacts, néanmoins il serait absurde de ne pas les accepter au moins comme des approximations plus ou moins grandes de la vérité. Or, dans le cas actuel, elles suffisent à prouver, ce que, d'ailleurs, nous savons de bien des manières, savoir : que les *animaux ne peuvent s'élever, par leurs propres forces, d'une manière continue et rapide, sans malaise quelconque, dans les hautes régions de l'atmosphère (de 4 à* 8,000 *mètres, de* 0° *à* 45° *de latitude, en tout temps de l'année), et y jouir de la plénitude de leurs facultés et du bien-être normal de leur vie, à moins d'être capables d'augmenter, dans une très-forte proportion, la quantité d'oxygène qu'ils font passer de l'air atmosphérique à leur sang artériel, dans les conditions ordinaires de pression barométrique, de température extérieure, et d'activité fonctionnelle ; et cette augmentation doit être réalisée malgré la raréfaction de l'air, à toutes les altitudes qu'ils peuvent aborder.* Nous allons voir maintenant que les oiseaux, à ailes développées, ont cette capacité pendant le vol, tandis que les mammifères en sont presque absolument privés.

Les mammifères et les oiseaux, lorsqu'ils sont dans la nécessité de pourvoir à une consommation d'oxygène qui dépasse la quantité fournie par la respiration ordinaire, n'ont de ressource véritable, après l'épuisement de l'oxygène surabondant conservé, à titre d'en cas, si l'on peut dire, dans le poumon et dans le sang artériel, que l'*ampliation* des mouvements respiratoires. L'*accélération* de ces mouvements, et plus encore, celle du pouls, sont des moyens d'une médiocre efficacité, nous l'avons démontré dans la note de la p. 325, et qui, passé des limites fort resserrées, se convertissent en véritables désordres fonctionnels. Pendant la course longue et rapide, cette ampliation est impuissante à prévenir l'anoxyhémie, aussi bien chez les mammifères que chez les oiseaux (et même les oiseaux *coureurs*), et les animaux finissent par tomber à terre, sans haleine et à bout de forces. Mais si les oiseaux volent, au lieu de courir, la grande quantité de tissu musculaire dévolue aux ailes, et le surcroît d'activité qu'elles impriment automatiquement à la respiration, leur permettent de fournir un travail de locomotion extrêmement supérieur, si on l'estimait en kilogrammètres, au travail de locomotion pédestre. Pourtant, l'action des ailes consiste encore en un simple pouvoir d'amplification des mouvements respiratoires. Et ce pouvoir existe aussi à un assez haut degré, quoique dépendant de causes absolument différentes, chez les mammifères. Il est par suite intéressant d'examiner de près la raison du véritable privilége respiratoire qui appartient aux oiseaux, et qu'ils utilisent au maximum dans les cas de complication par raréfaction atmosphérique, c'est-à-dire dans le vol hauturier ascendant. On comprend d'ailleurs que, pour la juste appréciation comparative de ce privilége respiratoire, il faut supposer le cas de l'ascension d'une même très-haute montagne, par un homme à pied, et par un oiseau au vol. Le travail mécanique *nécessaire*, le travail *utile*, est absolument identique pour l'homme et pour l'oiseau ; et le travail réel même est certainement plus grand pour l'oiseau (vu la rapidité de l'ascension, et l'appui très-fuyant que les ailes peuvent prendre sur l'air, et sur un air de plus en plus raréfié).

Expérimentalement, dans un laboratoire, l'homme, dont l'inspiration moyenne vaut à peu près un demi-litre, peut l'exagérer ou l'amplifier, au point de la rendre 7 ou 8 fois plus grande. En réalité naturelle, il ne peut amplifier, d'une manière même modérée, sa respiration, que pendant un laps de temps fort court, et par des efforts de plus en plus fatigants. Ce n'est certes point l'oxygène qui lui fait alors défaut, puisque tout son corps peut être au repos, et que la température et la pression atmosphérique peuvent également être très-élevées. C'est la substance à oxyder, qu'on a le tort de considérer comme étant exclusivement le sang : c'est le tissu des muscles de la respiration qui leur manque[1]. Les médecins qui auscultent, en recomman-

[1] Le concept de la *nutrition*, comme celui de la respiration en partie, me semble exiger quelque réforme. — La nutrition, chez le mammifère, par exemple, n'est, pour chaque tissu en particulier, que la continuation du même processus générateur qui s'accomplissait en lui, dans le *milieu* maternel, à partir du premier moment où il a existé comme tel, sous de minimes proportions. En d'autres termes : un tissu une fois formé, se détruit et se reforme sans cesse, jusqu'à ce qu'il meure. Ces reformations successives donnent l'existence à un tissu qui, spécifiquement et physiologiquement, demeure le même, mais qui cependant n'est jamais, *en tout*, identique à ce qu'il était précédemment, Il croît, décroît, et se *transforme*, suivant une loi déterminée : il *évolue*. Je crois ces notions conformes à la doctrine d'un maître éminent, le docteur Pidoux, au service hospitalier duquel j'ai eu l'honneur d'appartenir, comme *interne en médecine*. Suivant moi, la genèse des tissus a lieu pendant le repos fonctionnel des organes, et surtout pendant le sommeil, au moins pour ce qui concerne les organes de la vie de relation. Leur destruction, au contraire, s'effectue pendant l'activité fonctionnelle. Et l'agent destructeur essentiel est l'oxygène, emprunté, *pour la presque totalité*, à l'air ambiant, au moyen de la respiration.

dant de respirer amplement, connaissent bien la vérité de ce que j'avance ici. Mais, faisons l'hypothèse que l'homme possède une suffisante masse de muscles respiratoires pour dilater, d'une manière continue, régulière, son thorax[1], au point que la superficie des infundibules pulmonaires, c'est-à-dire du

[1] J. HUTCHINSON, qui a donné une remarquable monographie du thorax (voy. TODD's, *Cyclop. of anat. and physiol.*, vol. IV, 1847-1852, p. 1016-1087), nomme *capacité vitale* « the greatest voluntary expi-« ration, following the deepest inspiration. » Il a d'abord constaté que la capacité vitale est une sorte de donnée physiologique, jouissant de l'invariabilité propre à une quantité bien définie; « The vital « capacity is a constant quantity; habit will not increase it (?). But this volume is disturbed directly, « and modified by five circumstances : 1st, by height; 2nd, by position; 3rd, by weight; 4th, by age; « 5th, by disease. » La relation entre la capacité vitale et la stature constitue une intéressante loi, « découverte par Hutchinson, et qu'il formule ainsi : « If we take a man's height, we can tell the « volume of his vital capacity..... for every inch of stature, from 5 feet to 6 feet, eight additional « cubic inches of air, at 60°, are given out by a forced expiration..... If we recollect that at the height « of 5 feet, 8 in. the vital capacity is 230, we can recollect the rest by adding or substracting eight « tô or from this number, for every inch of stature above or below 5 feet 8 in., between 5 and « 6 feet. » Cette loi trouve une application bien curieuse, et fort intéressante à notre point de vue, chez les sujets de stature très-inégale, mais dont le tronc a pourtant la même élévation. « We are at a « loss to assign any just reason why the vital capacity is relative to the height, which is regulated by « the length of the limbs, and not by the length of the trunk of the body. We have found by experi-« ment, that whatever be the standing height, the sitting height is nearly the same in all persons of « between 5 ft. and 6 ft., and if not actually the same, yet it is not a rule that the tallest man sit the « highest; for instance, one man standing 6 ft. 0 ½ in. measured from his seat 2 ft. 11 ⅝ in., while « another who stood 5 ft. 6 in., sat 3 ft. high; therefore the length of the trunk bears no constant « proportion to the length of the legs. And we found that men who stood low, breathed less than « men who stood higher, but who sat the same height. » Et à l'appui, Hutchinson cite, et représente graphiquement, deux hommes de taille très-inégale, quand ils sont debout (4 ft, 4 ½ in; — 5 ft, 9 ½ in); de poids fort inégal aussi (7 st. 2 ½ lb; — 10 st. 3 lb); néanmoins de taille *précisément égale*, étant assis; de *même âge*, d'ailleurs, et de *même circonférence thoracique*. Eh bien! malgré ces trois égalités, d'où l'on est en droit d'inférer un développement pulmonaire *anatomiquement* égal, l'homme de petite taille avait pour *capacité vitale* 152 pouces cub. anglais, et l'autre 236. Cette énorme différence dans l'expiration volontaire maximum (84 pouces cub.), provenant d'appareils pulmonaires de même volume, s'expliquait par ce que, dans notre doctrine, nous appellerions une *compensation ampliatoire :* la mobilité pectorale de l'homme de petite taille n'était, en effet, que de 3 pouces anglais, et celle de l'homme de grande taille, de 4 pouces. Devant de pareils faits, la surprise d'Hutchinson est partagée par le professeur LASÈGUE (*Archives gén. de médecine*, 1856, vol. I, p. 168). « De toutes les « conditions qui font varier le chiffre normal de la capacité pulmonaire (c'est *capacité vitale*, dans le « sens de l'auteur anglais, et nullement *capacité pulmonaire*, que veut dire Lasègue), une seule suffit « presque à constater, et peut-être est celle qu'on aurait par avance le moins pris en considération, « c'est la taille de l'individu. *La stature est en rapport exact* (?) *avec la capacité vitale*..... Cette loi tout « expérimentale, n'a pas d'explication rationnelle, et Hutchinson lui-même insiste sur son étrangeté. « La taille d'un individu ne dépend pas sensiblement de la longueur du tronc, mais de celle des « membres inférieurs... » Or, le fait, constaté par Hutchinson, n'aura certes rien d'étrange pour nos lecteurs. Deux hommes, de même âge, ont le tronc d'égale hauteur, et les poumons de capacité équivalente. Seulement les membres inférieurs ne se sont pas développés en bonne relation proportionnelle avec le tronc. L'appareil musculaire des membres inférieurs, chez l'homme, représente une bien grande partie de tout le système musculaire, et ce dernier, très-vascularisé, ne peut varier dans sa masse sans que les vaisseaux et le sang ne varient en même temps et dans la même proportion que lui. Qu'y a-t-il d'inexplicable à ce que cette disproportion, survenant chez deux individus doués d'un appareil pulmonaire de même puissance, l'un *compense* par ampliation pulmonaire plus grande,

parenchyme, augmente en raison inverse de la pression barométrique ; il n'en résultera pas encore que la tendance à l'anoxyhémie puisse être aussi bien compensée que chez les oiseaux. En effet, la force, qui dilate le parenchyme pulmonaire, chez les mammifères, est la pression barométrique elle-même, diminuée de la force élastique du poumon. Et cette force élastique augmente rapidement avec l'ampliation de l'organe. Ainsi, à 6000 mètres de hauteur, la pression que supporte la surface respiratoire baissera jusqu'à 36^c, diminués encore, du fait de l'élasticité pulmonaire, de 5 à 6^c de mercure[1], soit 30^c ; et alors le *sérum* du sang qui traverse le poumon ne pourra plus dissoudre que les 4 dixièmes de la quantité d'oxygène qu'il dissout à pression normale. Or, si l'on peut supposer que les globules sanguins s'emparent directement de l'oxygène, durant leur passage à travers les capillaires du poumon, il est certain que partout ailleurs ils ne peuvent l'obtenir que par l'intermédiaire du sérum. Donc, *chez les mammifères, le* MAL DES MONTAGNES, *le* MAL DES AÉRONAUTES, *s'explique par l'impossibilité d'une amplification thoracique régulièrement continue et suffisante, due à l'impuissance des muscles qui meuvent le thorax ; et aussi, par l'exposition immédiate d'un parenchyme pulmonaire* RÉTRACTILE *à une pression atmosphérique extérieure, notablement affaiblie, et par l'annulation de la fonction compensatrice de la glotte.*

Dans les mêmes conditions, où le *mal des montagnes* se manifeste chez les mammifères, les oiseaux au vol échappent aux deux précédentes causes d'anoxyhémie, sinon absolument et indéfiniment, du moins à un degré extrêmement supérieur. Nous avons assez longuement parlé de l'application d'une part *proportionnelle* du travail alaire, c'est-à-dire du travail des muscles, nombreux et considérables, qui meuvent les humérus, aux réceptacles supérieurs et moyens. Il est d'ailleurs évident que ce travail croît en raison même de la raréfaction des couches d'air où il s'accomplit, bien que suivant

l'autre par ampliation pulmonaire plus petite que la dilatation qui aurait lieu chez un individu doué de proportions meilleures ? Cette différence dans l'ampliation, commençant *dès la naissance*, il est naturel, qu'à l'âge adulte, et après l'achèvement de l'ossification, il soit devenu à peu près impossible à l'homme de petite taille d'amplifier, et de resserrer volontairement son thorax, au même degré que peut le faire l'homme de grande taille : d'où la différence constatée dans le volume de l'*expiration volontaire maximum qui succède à la plus large inspiration possible*, c'est-à-dire dans la *capacité vitale*. Il suffit donc, pour tout expliquer, de ne pas oublier que le système musculaire a *sa part respiratoire*, qui augmente et diminue avec lui.

[1] L'appréciation de la valeur de l'élasticité pulmonaire, déjà essayée par CARSON (Voy. : On the elasticity of the lungs, *Philosoph. Transactions*, 1820, t. CX, p. 29), a été essayée à nouveau par P. BERT, chez les chiens. Ce physiologiste a trouvé que les poumons d'un chien, *extraits de la poitrine et insufflés*, soutiennent aisément la pression de 6 à 7 centimètres de mercure. N° 136, p. 358.

une loi probablement très-difficile à préciser, *ce qui aide au règlement automatique de la compensation respiratoire, au moyen des ailes.* Le réceptacle supérieur-antérieur, dont la capacité varie faiblement, pendant la respiration ordinaire et l'immobilité de l'animal, dans les basses régions de l'atmosphère, peut donc se vider et se remplir en totalité, pendant le travail alaire, à de grandes altitudes ; et l'on sait que sa capacité équivaut à près du double de la capacité des poumons. La dilatation thoracique, par suite celle des réceptacles moyens, est aidée, accrue, dans une certaine mesure par la contraction du grand pectoral (voy. p. 308). Voilà les forces nouvelles dont les oiseaux seuls[1] disposent, lorsqu'ils volent pour l'ampliation des mouvements respiratoires. Possèdent-ils, en outre, quelque moyen de soustraire le parenchyme pulmonaire, et, jusqu'à un certain point, les réceptacles moyens eux-mêmes à cette absolue dépendance de la pression barométrique que les poumons des mammifères subissent forcément pendant l'inspiration? Je n'hésite pas à répondre affirmativement. Mais pour s'en convaincre, en ce qui concerne les réceptacles, il faut se bien représenter certaines particularités relatives

[1] Une conséquence également aggravante de l'exposition directe, chez les mammifères de la capacité pulmonaire à un air ambiant décomprimé, résulte d'un fait connu, mais élégamment démontré, en ces derniers temps, par P. Bert (N° 136, p. 331), savoir : que l'*orifice glottique ne suffit au débit de la pompe respiratoire ni pendant l'inspiration, ni pendant l'expiration.* Il s'ensuit que, dans les conditions ordinaires de pression atmosphérique, et chez les mammifères (dont les gros tuyaux bronchiques ont toujours suffisamment de rigidité pour conserver leurs dimensions invariables), l'*inspiration* attire à la fois, dans les bronches, et l'air extérieur, et aussi, bien qu'à un moindre degré, l'air contenu dans le parenchyme : circonstance favorable à la *ventilation* pulmonaire, à raison de l'impureté *maximum* de l'air qui a séjourné au contact des surfaces hématosantes. Le défaut passager de pression intra-pulmonaire représente, en outre, une force d'accélération pour le sang veineux qui aborde le poumon par le système de l'artère pulmonaire. Pendant l'*expiration*, au contraire, l'excès de pression intra-pulmonaire, causée par l'insuffisance du débit de l'air chassé à travers la glotte, favorise l'oxydation du sang, soit en accroissant l'endosmose gazeuse, soit en allongeant et en amincissant les capillaires (ce qui augmente progressivement la surface de chaque petit cylindre sanguin), soit en retardant l'accès d'une nouvelle quantité de sang veineux vers le parenchyme; et lorsque l'expiration touche à sa fin, l'excès de pression intra-pulmonaire favorise encore la déplétion sanguine du parenchyme. D'autres effets utiles, extra-pulmonaires, du resserrement glottique, sont trop connus, pour que je m'en occupe ici... Or, selon moi, ce resserrement glottique, par ses effets avantageux, constitue un mode de *compensation* à l'excès de *respiration musculaire*, pendant l'*effort*. Mais, pour ne pas nous écarter de notre sujet, hâtons-nous de conclure de cette note, que lorsque les mammifères éprouvent le *mal des montagnes*, la raréfaction atmosphérique exige, avant tout, *pendant l'inspiration*, un agrandissement progressif de l'orifice glottique, et que, par suite, tous les avantages de la *compensation glottique* s'affaiblissent et se perdent. D'ailleurs, il va sans dire que le resserrement de la glotte, tout en demeurant possible en expiration, perd cependant une partie de son efficacité. Il ne peut, en effet, dépasser certaines limites, en deçà de l'occlusion, chez les mammifères; et l'abaissement des côtes est de son côté rigoureusement limité. La compression de l'air *raréfié*, introduit dans le poumon pendant l'inspiration, est donc limitée elle-même, et d'autant plus étroitement que l'altitude est plus grande.

à la succession et à la coïncidence des mouvements des trois groupes réceptaculaires. Examinons ces mouvements pendant le vol ascendant de l'oiseau, vers les couches raréfiées de l'atmosphère. En inspiration, au début, la glotte s'ouvre largement, et la pénétration de l'air extérieur dans les réceptacles moyens, que nous supposons vides et en train de se dilater, est à son maximum. Simultanément le diaphragme se relâche, et les orifices par lesquels l'air des poumons et des réceptacles extrêmes peut arriver dans les réceptacles moyens sont presque fermés. De leur côté, les réceptacles extrêmes se vident *dans les poumons;* l'antéro-supérieur, énergiquement, sous l'influence de l'abaissement progressif de l'aile ; l'inférieur, modérément, et suivant le degré plus ou moins grand de tension auquel il était parvenu *à la fin de l'expiration précédente.* Les poumons se gorgent ainsi d'air, sous une pression supérieure à celle des réceptacles moyens et à celle de l'air extérieur. Dans la seconde partie de l'inspiration, les poumons étant remplis presque totalement, la glotte se rétrécit progressivement jusqu'à se fermer, et la contraction, non encore terminée, des réceptacles extrêmes, achève de remplir les réceptacles moyens, *sous tension plus élevée que la tension ambiante.* C'est surtout par le canal inter-réceptaculaire direct, par la bronche primaire, et finalement par l'infundibulum interne du réceptacle moyen (cet infundibulum, qui joue ici le principal rôle, est situé en pleine pseudo-aponévrose diaphragmatique, et par suite demeure toujours béant), que l'air des réceptacles extrêmes arrive au réceptacle moyen-supérieur ; c'est donc de l'air soustrait, en grande partie, à l'action pulmonaire, et encore riche en oxygène. L'air sort du réceptacle supérieur-antérieur, sous l'influence de l'abaissement terminal des ailes. Il sort du réceptacle inférieur : 1° parce que l'extrémité inférieure du sternum se rapproche du rachis avant que la dilatation de la cage costale soit terminée, c'est-à-dire pendant le dernier tiers environ de la durée de cette dilatation ; 2° parce que la supériorité de tension, que les réceptacles moyens acquièrent sur la tension ambiante, devient une cause de compression des viscères abdominaux et, par suite, des réceptacles inférieurs. En expiration, la glotte s'ouvre d'abord très-faiblement, tandis que, le diaphragme étant en contraction, les orifices d'accès vers le poumon s'ouvrent largement. Peu d'air peut s'échapper au dehors, tandis que les poumons sont de nouveau insufflés sous pression plus élevée que la pression barométrique. Les réservoirs moyens, grâce à l'excès de tension acquis en inspiration, comme nous venons de le dire, peuvent remplir, distendre les réceptacles supérieurs et inférieurs avec de l'air en partie soustrait à l'action du poumon, et achever de se vider au dehors par la glotte modérément ouverte, à la fin de l'expiration. Les réceptacles moyens, sous même pression que les poumons, ont plus de deux fois leur capacité : ce qui suffit bien à rendre compte de l'excès de tension, par rapport à la tension extérieure, communiqué par eux aux poumons et aux réceptacles extrêmes.

On voit donc que *le parenchyme pulmonaire des oiseaux, et à un certain degré, l'appareil réceptaculaire lui-même, peuvent renfermer, pendant le vol hauturier, aussi bien en inspiration qu'en expiration, de l'air sous tension plus élevée que la tension barométrique* [1].

[1] Deux savants, les professeurs DUVERNOY et LONGET ont eu, pour une partie, la première intuition de la véritable physiologie de l'appareil réceptaculo-pulmonaire des oiseaux : c'est une justice que je tiens à leur rendre. Duvernoy a écrit que les oiseaux doivent à leur appareil respiratoire de « n'avoir, « dans leurs mouvements si rapides, si soutenus et quelquefois si élevés, ni essoufflement, ni hémor-« rhagies. Le vol bas et peu soutenu des chauves-souris ne peut pas être une objection à cette ma-« nière de voir. » N° 86, p 214. Il y a là une heureuse *hypothèse ;* et il se trouve qu'elle renferme une grande partie de la vérité. Longet, disposant, grâce à l'important mémoire de Sappey, de renseignements anatomiques bien autrement supérieurs à ceux connus de Duvernoy, relativement à l'organisation de l'appareil respiratoire des oiseaux, voulut ébaucher une démonstration de l'hypothèse faite par le collaborateur de Cuvier. J'avoue que la démonstration de Longet ne prouve rien. Mais comment aurait-il pu en être autrement, puisque ce physiologiste ne connaissait ni le synchronisme respiratoire-alaire, ni l'action des muscles alaires sur les réceptacles supérieurs et moyens, ni les mouvements respiratoires du sternum, ni les fonctions du diaphragme, des infundibula, du canal direct et des communications inter-réceptaculaires, ni les dimensions respectives des différentes sections de l'appareil respiratoire, etc., etc., ni rien, en un mot, de ce que ne savait pas Sappey ? Le mérite de Longet n'est donc pas d'avoir démontré quoi que ce soit : il semble qu'il l'ait reconnu lui-même, puisqu'il termine en disant : « ... Et l'on tendra peut-être à admettre qu'en effet le véritable but de « l'appareil qui nous occupe (l'appareil réceptaculaire) est de placer les surfaces respiratoires dans « une atmosphère propre au corps de l'oiseau et dont celui-ci puisse régler la pression selon ses be-« soins. — Cette idée prêterait à des développements qui ne sauraient trouver place ici ; disons « pourtant qu'elle offre encore cela de remarquable qu'elle peut également s'appliquer à l'organisme « des insectes. » N° 112, p. 48. Ce qu'il faut plutôt louer, dans ce chapitre de physiologie comparative par Longet, c'est qu'il y est fait assez bonne justice de la prétendue fonction aérostatique de l'appareil réceptaculaire, et qu'il y est montré une tendance réelle à chercher la vérité du côté où Duvernoy l'avait déjà très-heureusement supposée.

Je compléterai cette note historique en citant une observation des plus intéressantes, faites par un savant, J. VERREAUX, dont je déplore amèrement la mort. Cet ornithologiste incomparable, si facilement accessible à tout savant occupé de recherches sur les oiseaux, était un type accompli de libéralisme scientifique. A moi, comme à tant d'autres, il prodiguait son savoir, ses encouragements, son temps, mille bons procédés... Je devais cet hommage à sa mémoire. Voici maintenant la partie, importante pour nous, de son observation : « J'avais des pélicans en vie. Un jour sans le vouloir j'irritai l'un d'eux. Il accourut furieux sur moi, « tout en battant des ailes, comme il eût fait pour s'envoler. Pendant ces efforts, il augmenta de « volume d'une façon prodigieuse. Étonné de ce phénomène, je le mis à dessein plusieurs fois de « suite en colère ; et toujours dans ses préparatifs de vol, je le vis se gonfler énormément. » In : A.-E. FOLEY, *Du travail dans l'air comprimé,* gr. 8°, 1863, Paris, J.-B. Baillière, p. 72. Cette observation prouve, selon moi : 1° Que l'ampliation de l'appareil réceptaculaire est à la volonté de l'oiseau ; 2° et que pour la réaliser, il ne manque jamais de recourir au travail alaire. On ne pouvait donc ni mieux observer,

Comme conclusion générale de cette longue note physiologique, nous dirons que : *le vol proprement dit, celui qui appartient aux oiseaux seuls, et qui permet les grandes migrations et l'accès des hautes régions de l'atmosphère, sans provoquer le moindre désordre physiologique, le vol proprement dit exige une constitution anatomique spéciale, très-différente de celle du mammifère. C'est l'appareil respiratoire qui, parmi tous les autres appareils communs aux oiseaux et aux mammifères, présente la spécialité la plus marquée. C'est lui qui offre le plus de perfectionnement, de complication, et d'augmentation de puissance, comparativement aux mammifères*[1]. *Le système musculaire des oiseaux ne paraît pas très-supérieur à celui des mammifères; mais il est autrement réparti : c'est la principale différence. Les modifications constitutionnelles de l'appareil respiratoire n'ont aucunement pour but ou pour effet d'alléger le poids spécifique de l'oiseau, et de diminuer le travail mécanique de la locomotion aérienne. Si même cet allégement existe réellement, il est si faible, qu'on peut, sans le moindre doute possible, le considérer comme absolument négligeable au point de vue du vol. Mais c'est grâce à l'agencement de l'appareil respiratoire, c'est-à-dire à la structure si remarquable du parenchyme respirateur, à l'indépendance et à la grande capacité du système bronchique, à la subdivision de ce système en deux groupes d'agents actifs, qui réalisent, par la succession alternative de leurs mouvements, la continuité de l'insufflation pulmonaire et de l'hématose, que les oiseaux doivent, non-seulement l'activité de leur calorification et de leur motricité, mais encore l'activité de toutes leurs facultés physiologiques sans exception. Ce sont en effet des animaux qui produisent beaucoup de travail organique, et consomment par suite une grande quantité d'aliments et d'oxygène*[2]. *Le synchronisme des mou-*

ni mieux voir, que ne l'a fait J. Verreaux ; et ce qu'il a vu confirme notre doctrine. J'ai à peine besoin de dire, en effet, que, suivant toute apparence, l'air répandu sous la peau du pélican est en réalité contenu dans des prolongements réceptaculaires extrêmement développés.

[1] Le plumage peut également être compté au nombre des appareils les plus modifiés pour s'approprier à la locomotion aérienne.

[2] Les naturalistes qui ont le mieux observé les mœurs des animaux sont très-expressifs sur l'activité extérieure des oiseaux : « Chez les oiseaux, vivre et se mouvoir, c'est tout un... Le mouvement « est pour l'oiseau une nécessité; pour le mammifère, ce n'est qu'un moyen..... Tous les autres « animaux voltigent ou tourbillonnent dans l'air; seuls, les oiseaux volent..... La chauve-souris est la « caricature de l'oiseau. — On peut affirmer que les oiseaux absorbent proportionnellement plus de « nourriture que les autres animaux. Beaucoup mangent continuellement; les insectivores prennent « chaque jour une quantité d'aliments égale à deux ou trois fois le poids de leur corps. Les carni- « vores ne mangent guère que le sixième de leur poids, et ceux qui se nourrissent de substances « végétales, qu'une quantité égale à leur poids; mais ces rapports sont encore bien plus élevés que « ceux que nous observons chez les mammifères. » A.-E. BREHM, *La vie des animaux illustrée*, éd. Z. GERBE, t. IIIe, *Introduction*, p. VIII et XIII. De leur côté les physiologistes ont fourni des confir-

vements respirateurs-alaires, le concours très-efficace que les muscles alaires fournissent directement ou indirectement à l'ampliation graduée de la respiration, les communications inter-réceptaculaires plus ou moins indépendantes du parenchyme pulmonaire, l'action opposée qu'en fin d'inspiration le sternum exerce sur les réceptacles inférieurs et sur les réceptacles moyens, la perfection fonctionnelle de l'orifice glottique, distinct de l'instrument vocal, etc., réalisent, en outre, l'une des deux conditions fondamentales (subvention d'oxygène en quantité suffisante) qui permettent le vol sans fatigue, sans anhélation, pendant des journées entières. Ces mêmes dispositions anatomiques soustrayent jusqu'à un certain point l'appareil respiratoire à la dépression barométrique, et de la sorte rendent possible l'ascension dans les hautes régions de l'atmosphère, et, à fortiori, le vol plané au sein d'un air glacial et asphyxiant. Telle est, suivant moi, la formule de la physiologie spéciale de l'appareil respiratoire pneumo-pulmonaire des oiseaux, l'appareil

mations ou des explications précieuses, des observations plus ou moins exactes, des naturalistes observateurs. Nous pouvons citer, par exemple, le passage suivant au sujet de la température générale : « De tous les êtres organisés, les oiseaux sont ceux dont la température est la plus élevée. Ce fait, « universellement reconnu, a été mis hors de toute contestation par les travaux de Martine, de « J. Hunter, de J. Davy, de M. Despretz, de MM. Prévost et Dumas, etc., etc. Il résulte des recherches « de ces observateurs que, à l'âge adulte et sous l'influence d'une alimentation suffisante, la tempé- « rature des oiseaux ne s'abaisse par normalement au-dessous de 39°,44, et ne s'élève pas au-dessus « de 43°,90. Quoique placés à un degré supérieur de l'échelle animale, les mammifères ont une tem- « pérature sensiblement moins élevée que celle des oiseaux. Les résultats nombreux dont la science « s'est successivement enrichie nous permettent d'établir que la température des animaux apparte- « nant à cette première classe des vertébrés oscille entre 35°,50 et 40°,50... » J. Gavarret, *De la chaleur produite par les êtres vivants*, Paris, V. Masson, 1855, p. 91. Je crois pouvoir dire aussi, qu'en dehors même des oiseaux de haut vol, les palmipèdes présentent une résistance remarquable au refroidissement. Quant à la consommation d'oxygène, F.-A. Longet a résumé en ces mots les résultats obtenus par *Regnault* et *Reiset* : « A poids égal et pour une égale durée, la respiration des oiseaux est « de beaucoup la plus active comparativement à celle des autres espèces étudiées : en consultant les « moyennes partielles qui se rapportent à chaque classe, on voit, par exemple, que les quantités « d'oxygène absorbé, d'acide carbonique et d'azote exhalés, ont été environ sept fois plus grandes « chez les oiseaux que chez les mammifères :

	POIDS DE L'OXYGÈNE ABSORBÉ.	POIDS DE L'ACIDE CARBONIQUE EXHALÉ.	POIDS DE L'AZOTE EXHALÉ.	
Mammifères.	1.014	1.106	0.0071	Moyennes de toutes les expériences, réduites à une heure de durée et à 1 kilog. de chaque espèce animale.
Oiseaux.	6.963	7.468	0.0524	

N° 112, p. 556 et 557. On voit jusqu'à quel point la constitution anatomique de l'appareil respiratoire des oiseaux, telle que je l'ai fait connaître dans ce mémoire, est en harmonie avec les observations et les expériences ci-dessus relatées. Mais il faut avouer, qu'au sujet de la respiration des oiseaux, la physiologie était en avance sur l'anatomie.

pneumatique osseux n'étant qu'un appendice, par extension, de l'appareil réceptaculaire, ainsi que nous l'avons expliqué p. 294.

V. — *De quelques usages, non décrits, de l'appareil réceptaculaire.* — Aucune fonction n'est absolument indépendante; et pour en connaître une seule complétement, il faudrait, après l'avoir étudiée en elle-même, l'étudier encore dans ses connexions avec toutes les autres fonctions. C'est ainsi que nous avons recherché et reconnu, en détail, les relations qui existent entre la respiration et la locomotion, chez les oiseaux. Nous ne sommes pas en état d'épuiser tout le programme que nous indiquons par ces quelques mots; mais nous pouvons signaler quelques relations inter-fonctionnelles, qui n'avaient pas encore été reconnues, et qui n'ont d'ailleurs qu'une importance de second ordre.

Nous avons parlé de l'influence des mouvements des ailes et des jambes sur les réceptacles extrêmes ou sur leurs prolongements. Les mouvements du cou exercent une semblable influence sur les prolongements du réceptacle supérieur-postérieur, et il est facile de le démontrer. On désarticule le cou d'un gros oiseau (je me suis servi d'une dinde), puis on le suspend verticalement, la tête en bas. Au moyen d'un tube de verre, effilé à une de ses extrémités, on fait pénétrer un peu de mercure dans chacun des canaux aérifères *extra-rachidiens* (voy. p. 105 et 106; *fig.* 27 et 28). L'air contenu dans ces canaux se comprime, et oppose bientôt un obstacle invincible à l'entrée d'une plus grande quantité de mercure. Si alors on imprime au cou cette fluxion en S, qui lui est si habituelle pendant la vie, on voit immédiatement, sur la surface de désarticulation, la veine de Rathke se gonfler et émettre du sang, la moelle être un peu comprimée, et finalement des bulles d'air s'échapper à travers les orifices de section des deux canaux *intra-rachidiens*. Dès que ces phénomènes se sont produits, on laisse retomber le cou en extension, et immédiatement on peut faire pénétrer une nouvelle dose de mercure dans les canaux aérifères externes. Après avoir répété un certain nombre de fois cette manœuvre, les prolongements aérifères se trouvent entièrement purgés d'air, et parfaitement remplis de mercure. Qu'on presse maintenant, de dehors en dedans, les muscles inter-transversaires, et on verra jaillir le mercure avec force hors des canaux aérifères: reproduction évidente de l'effet que la contraction de ces muscles produit sur le vivant. Donc, *les mouvements du cou, par eux-mêmes ou par les muscles qui en sont les agents, influencent la tension du réceptacle supérieur-postérieur, et indirectement, la tension et la circulation veineuse intra-rachidiennes; la flexion augmente la tension de l'air réceptaculaire; l'extension, au contraire, la diminue.* Je n'insiste pas sur les conséquences.

Il existe certainement des relations intéressantes entre les fonctions des appareils digestif et réceptaculaire[1]. Il n'est guère possible de douter que l'augmentation de la tension des réceptacles supérieurs n'aide à la régurgitation des aliments contenus dans le jabot. Mais la tension intra-abdominale ne saurait être indépendante de la tension des réceptacles inférieurs, et doit être évidemment influencée par elle. Certains effets, assez curieux, se produisent avec une constance et une régularité parfaites, lorsque, dans une injection, les réceptacles inférieurs sont progressivement distendus. Dès que leur tension dépasse une certaine limite, l'anus s'entrouvre, le cloaque se renverse peu à peu au dehors, et les excréments uriques et intestinaux sont successivement expulsés, de la même manière que pendant la vie. Puis, suivant le sexe, on voit apparaître ou l'entrée de l'oviducte, ou les papilles génitales, et enfin, la ponte, ou l'émission spermatique, peuvent elles-mêmes s'accomplir ainsi *post mortem*. La bourse de Fabricius reçoit, cela va sans dire, sa part de l'action compressive des réceptacles inférieurs. En résumé, *la pression intra-abdominale ne saurait être indépendante de la tension des réceptacles inférieurs; elle est donc susceptible de varier avec elle, et sous l'influence de la volonté, en de certaines limites. De la sorte, elle concourt, plus ou moins, à l'accomplissement d'un certain nombre de fonctions, et en particulier, à l'accomplissement des fonctions génitale et excrémentitielle.*

Enfin, selon moi, *l'appareil réceptaculaire contribue directement à maintenir la constance de la température propre de l'oiseau, en augmentant ou en diminuant, selon les besoins, la déperdition de la chaleur produite par l'animal.* La déperdition de chaleur, en effet, peut être *augmentée* par l'ampliation et

[1] PERRAULT et MÉRY (1666 et 1672) avaient déjà admis l'existence de ces relations. Indubitablement, ce qu'ils en disent ne saurait être pris au pied de la lettre; mais néanmoins, il y faut voir un certain fond de vérité, que SAPPEY me paraît méconnaître, avec trop de sévérité, dans les lignes qui suivent : « Méry pense aussi, d'accord sur ce point avec Perrault, que ces dilatations et compressions alterna- « tives des vessies aériennes ont pour but de faciliter la digestion en mêlant les matières, et les fai- « sant circuler, etc.; cette opinion nous montre que ces deux anatomistes, en constatant la dilatation « des réservoirs diaphragmatiques au moment de l'inspiration, n'avaient pas compris que le but de « cette dilatation est d'attirer l'air vers les poumons (!) : ces réservoirs se dilatent uniquement « pour aspirer et pour favoriser l'hématose, et nullement (?) pour faciliter la digestion. » N° 49*, p. 66.

l'accélération des mouvements respiratoires ; ampliation et accélération qui peuvent se répartir principalement sur les réceptacles, grâce aux communications *broncho-réceptaculaires* et *inter-réceptaculaires* directes. Le fait en lui-même est facile à constater : les oiseaux, lorsqu'ils ont trop chaud, tiennent le bec largement ouvert, amplifient le jeu de la glotte, portent le larynx supérieur en haut et en avant, et respirent vite et fort, à peu près comme font les chiens en semblable occurrence. Le renouvellement plus énergique de l'air, sa moindre tension dans l'appareil respiratoire, une plus grande évaporation aqueuse, non-seulement par les poumons, mais encore et surtout par les *parois des réceptacles*, produisent le résultat de réfrigération voulu. Il est démontré, en effet, que la transpiration cutanée est sensiblement nulle chez les oiseaux[1], tandis que la quantité de vapeur d'eau, émise par la trachée, est à la fois abondante, et très-variable en même temps que la température extérieure[2]. Au contraire, la déperdition de chaleur est *diminuée* par l'inversion des phénomènes sus-indiqués ; par le renouvellement de l'air *réceptaculaire*, réduit au minimum exigé pour les besoins de l'hématose ; par un fonctionnement plus discret de la glotte et l'enfouissement de la tête et des narines sous les plumes ; et par la diminution considérable de la *transpiration réceptaculaire*. La diminution des mouvements réceptaculaires et du renouvellement de l'air ne doit pas d'ailleurs entraîner avec elle, et par voie de conséquence, la pensée d'une moindre réplétion, soit des réceptacles, soit surtout de leurs prolongements sous-cutanés, dans les espèces telles que :

[1] La peau, chez les oiseaux, est dépourvue de glandes sudoripares.

[2] Voici les quantités de vapeur d'eau qu'exhalent divers animaux, par heure et par kilogramme, à des températures variables :

Tourterelles.	10° à 11° 15° à 20° 30° à 42°	2gr,228 Ho 2gr,419 6gr,164	Boussingault. Letellier. Id.
Petits oiseaux.	15° à 20° 30° à 42°	10gr,443 27gr,782	Letellier. Id.
Cheval.	8° à 10°	0gr,800	Boussingault.
Mouton.	14° à 20°	1gr,205	Barral.

Voy., Letellier, *Ann. de chim. et de phys.*, 3e série, t. XIII, p. 478 ; Boussingault, *ibid.*, t. XI, p. 443, et 2e série, t. LXXI, p. 128 ; Barral, *Statique chim. des anim*, p. 308 ; et Gavarret, *De la chaleur produite par les êtres vivants*, p. 435 et suiv.

Pélican, *Albatros*, *Fou de Bassan*, *Kamichi*, *Marabout du Sénégal*, *Calao*, etc.[1]. L'accumulation par couches épaisses, d'un corps aussi mauvais conducteur de la chaleur que l'air *immobilisé*, est, en effet, très-favorable à la conservation du calorique produit par l'animal.

§ VII. — Des différentes parties et de l'arrangement de l'intestin.

Il m'a semblé que l'embryologie comparative pouvait fournir les moyens d'établir une *division naturelle* de l'intestin, chez les deux premières classes de vertébrés, qu'on pourrait aisément déduire de cette division les limites des parties intestinales réellement *homologues*, dans les oiseaux et les mammifères ; et qu'on se trouverait, par suite, en mesure de reconnaître les différences et les similitudes existant entre parties, rigoureusement comparables, d'un même organe, chez des animaux très-différents. Voici, en peu de mots, les résultats que j'ai obtenus, en suivant cette méthode de l'application de l'embryologie à l'anatomie comparative.

23° L'intestin comprend naturellement toute la partie du tube digestif qui fait suite à l'estomac ou au gésier. Dans la phase de la vie embryonnaire, qui correspond à l'apparition du renflement gastrique, l'intestin consiste en un tube rectiligne, uniforme de calibre, et dirigé comme la tige vertébrale. Chez les mammifères, chez l'homme en particulier, l'un des points moyens de ce tube conserve, toute la vie, sa position primitive, c'est-à-dire une position relativement stable, fixe, contre la colonne dorsale ; et ce point fournit un moyen sûr de distinguer les deux principales sections à l'intestin. Celles-ci, dans leur accroissement, forment chacune de son côté, une courbe ou une *anse*, dont le sommet s'éloigne plus ou moins de la colonne vertébrale, en sorte que l'on peut distinguer bientôt deux anses, situées l'une au-dessus de l'autre ; l'anse *duodénale* (*initiale*) et l'anse *ombilicale* (*terminale*). Le point fixe de l'intestin, ci-dessus défini, coïncide assez bien avec ce que l'on considère, à tort, comme la terminaison purement conventionnelle du duodénum, en anatomie humaine ; et il est situé immédiatement au delà des vaisseaux mésentériques supérieurs, dans le coude *iléo duodénal*. Si l'évolution de l'intestin se continue, et devient aussi complète, dans l'animal considéré,

[1] Voy. Alph. Milne Edwards, N° 130 *bis*.

que chez l'homme, l'anse ombilicale se subdivise, à son tour, en deux nouvelles anses, que séparent un ou plusieurs *cæcums;* et de ces deux anses *secondaires*, l'une est l'anse *moyenne* (*iléon*), et l'autre est l'anse *terminale* (*côlons*, *rectum*, ou plus généralement, *intestin anal*).

Il est facile de reconnaître, en embryologie, que le processus formateur de l'intestin, chez les oiseaux, autorise à le diviser également d'abord en deux anses primitives : *duodénale* et *ombilicale ;* puis, après l'apparition des *cæcums*, en trois anses : *initiale* (*duodénum*) *moyenne* (*iléon*) et *terminale* (intestin anal). Mais le développement de ces trois sections naturelles de l'intestin est d'une grande inégalité chez les mammifères d'un côté, et les oiseaux de l'autre ; ou, pour prendre des exemples, chez l'homme et chez le coq domestique. Il en est résulté que des erreurs très-considérables, suivant moi, ont été commises dans l'appréciation parallélique du nombre et des limites des parties intestinales des oiseaux, par rapport aux mammifères. Le développement de l'intestin est prépondérant à l'anse initiale (duodénum), rudimentaire à l'anse terminale, chez les oiseaux ; et l'inverse a précisément lieu chez les mammifères. Aussi, chez les oiseaux, l'anse duodénale est-elle bien plus longue, qu'on n'a l'habitude de l'indiquer, depuis et d'après Duvernoy [1]. Sa véritable terminaison n'est pas, chez le poulet, au deuxième, mais bien au quatrième coude de l'intestin ; d'ailleurs ce coude, que je nomme *iléo-duodénal*, est, d'une manière générale, le premier coude situé à gauche, ou au delà, de l'origine de la veine mésentérique commune, et répond au point immobile de l'intestin embryonnaire. Au contraire, l'anse terminale, vite arrêtée dans son développement chez les oiseaux, est d'une brièveté remarquable. Comme longueur, direction, rapports et structure, elle rappelle tout à fait la période embryonnaire, et il est absolument impossible de distinguer en elle les subdivisions nombreuses qui résultent, chez les mammifères, des progrès ultérieurs du développement, et qui sont connues sous le nom générique de *côlons* et de *rectum*. En résumé : chez *les oiseaux, comme chez les mammifères, l'embryologie démontre l'existence d'une division naturelle de l'intestin en trois anses rigoureusement homologues, qu'on avait mal reconnues jusqu'à présent. Ces trois anses peuvent être nommées* INITIALE (*duodénum*), MOYENNE (*iléon*), TERMINALE (*intestin anal*). *L'anse duodénale est primitive, permanente ; les deux autres secondaires, et résultant de la subdivision de l'anse* OMBILICALE. *Le*

[1] Voy. DUVERNOY, N° 78, t. IV, 2ᵉ p., p. 269-300 ; et H. MILNE EDWARDS, N° 110, t. VI, p. 381.

développement de l'intestin est prépondérant à l'anse initiale, et rudimentaire à l'anse terminale, chez l'oiseau, et l'inverse a lieu chez le mammifère. L'ignorance de cette relation embryologique, entre les deux premières classes de vertébrés, a fait assigner une fausse limite et une longueur trop faible au duodénum des oiseaux; la vraie limite du duodénum est pour eux, comme pour les mammifères, un point relativement fixe de l'intestin primitif, toujours en proche rapport avec la colonne vertébrale et la veine mésentérique supérieure. Par contre, on a reconnu à l'intestin des oiseaux, des parties COLIQUE *et* RECTALE *que l'anse terminale, qui conserve chez l'adulte l'aspect, la proportion, la situation et la plupart des caractères de la période embryonnaire, ne développe jamais.*

24° Les nombreuses circonvolutions de l'intestin, le groupement de ces circonvolutions en un petit nombre de paquets ou de pelotons plus ou moins distincts, etc., ont donné lieu à de nombreuses et habiles descriptions : descriptions, dont l'importance demeure, en somme, purement secondaire. En étudiant les séreuses péritonéales des oiseaux, j'ai reconnu, de mon côté, que si on étalait et redressait, aussi complétement que possible, tous les replis de l'intestin, en ayant soin de ne jamais léser aucune des membranes qui lui servent d'appareil d'enveloppement et de suspension, on se trouvait, au terme de la préparation, en présence d'un arrangement intestinal simple, typique, exactement le même, au fond, chez les oiseaux et chez les mammifères. Cet arrangement est explicable par l'organogénie, et je le regarde comme l'*arrangement fondamental de l'intestin, chez les vertébrés supérieurs.* Expliquons brièvement en quoi il consiste. L'anse *ombilicale* peut être considérée, dès les premiers temps de son apparition, comme formée de deux branches, angulairement unies au niveau de l'ombilic, au point d'intersection du conduit omphalo-mésentérique. En partant de ce point, la branche supérieure remonte vers le duodénum, et forme avec lui, en le rejoignant, le *coude iléo-duodénal;* la branche inférieure, au contraire, ne descend pas directement au cloaque ; elle se dirige d'abord, comme la branche supérieure, et au-dessous d'elle, vers la colonne vertébrale et le duodénum ; en sorte que pour descendre ensuite au cloaque, elle forme également un coude, qui est un coude *colique* chez les mammifères, et le *coude iléo-cæcal*, chez les oiseaux. Par suite du rapide accroissement des deux branches de l'anse ombilicale, la branche inférieure et son coude s'élèvent, tandis que la branche supérieure s'abaisse, à partir du coude iléo-duodénal qui, lui, reste immobile. Dans ce double mouvement, le coude iléo-cæcal s'élève au côté *gauche* du coude iléo-duodénal, et vient se mettre en croix avec lui ; il y a, par suite, entrecroisement des deux branches de l'anse ombilicale, au niveau de la terminaison même du duodénum. Ce phénomène a été assez mal décrit par les embryologistes, sous le titre fautif de *torsion de l'anse intestinale primitive*. Pour conclure, *l'arrangement fondamental de l'intestin est de même type chez les mammifères et chez les oiseaux. Ce type devient reconnaissable, lorsqu'on déplisse et rectifie, le plus complètement possible, la série des circonvolutions intestinales, sans jamais léser l'intégrité des membranes de contention qui leur sont fournies par le péritoine. On découvre alors un arrangement fondamental qui reproduit exactement la dernière phase embryonnaire du développement de l'intestin. Il consiste dans l'entrecroisement de deux coudes intestinaux, d'abord séparés et superposés. De ces deux coudes, l'inférieur (iléo-cæcal), formé par la partie moyenne de la branche inférieure de l'anse ombilicale primitive, s'élève à gauche et au-dessus de la branche supérieure, et se pose crucialement au côté gauche du coude supérieur (iléo-duodénal)* (voy. fig. 49, p. 179).

§ VIII. — Système péritonéal des oiseaux.

25° Il me semble, si j'en puis juger par ma propre expérience, qu'il est assez difficile de suivre exactement, des yeux et de la main, le trajet des membranes péritonéales, chez les oiseaux. Je veux dire que ce trajet a quelques parties singulièrement compliquées, bien que d'autres soient fort simples. Le contact intime, on pourrait presque dire la fusion, des membranes péritonéales et de celles des réceptacles pneumatiques, partout où elles se rencontrent, est déjà par elle-même une cause d'obscurité. Mais ce qui déroute le plus, c'est un préjugé, dont j'ai subi toute l'influence, au début de mes recherches, pour ainsi dire sans en avoir conscience : préjugé, d'après lequel le péritoine des oiseaux ne peut être constitué que par une seule et unique membrane close, attendu que tel est le cas chez les mammifères. Bien longtemps j'ai attribué à des replis, à des invaginations, à des coalescences qui se dérobaient, croyais-je, à mon examen, l'incapacité où j'étais de suivre sans interruption le trajet, continu et circulaire, du péritoine, chez les oiseaux. Tel est, dans la science, le mauvais résultat des généralisations hâtives, illégitimes : elles deviennent un obstacle au progrès. C'est surtout parce qu'on croyait savoir, en vertu d'un analogisme purement imaginaire et outré, que les oiseaux avaient un seul et unique péritoine, qu'on a été si longtemps empêché de reconnaître qu'ils en avaient quatre. Et de la sorte, beaucoup d'erreurs ont été commises, et beaucoup de fausses homologies indiquées, à propos d'un sujet d'anatomie que les procédés analytiques les plus vulgaires suffisent en somme à résoudre. Mais nous pensons désormais avoir nettement démontré que : *a) la cavité abdominale des oiseaux est occupée, non par une cellule ou loge péritonéale unique, suivant la disposition particulière aux mammifères, mais bien par* QUATRE LOGES PÉRITONÉALES, *parfaitement closes de toutes parts, distinctes, contiguës entre elles, et périphériquement adhérentes, partout où elles ne se touchent pas, soit aux viscères (portion viscérale), soit aux parois de la cavité du tronc (portion pariétale).*

Au point de vue de la situation réciproque, de la configuration, des dimensions relatives, nous pouvons dire que : *b) des* QUATRE PÉRITOINES, *deux sont* ANTÉRIEURS, *appliqués au sternum, en contact sur la ligne médiane, symétriques, occupant transversalement près de la demi-circonférence du tronc, et s'étendant longitudinalement de la base du péricarde jusqu'au voisinage de la dilatation terminale de l'intestin. Ils ont une disposition très-simple ; ils ne renferment aucun pli mésentériforme complet. Les deux autres péritoines, situés en arrière des précédents, sont* POSTÉRIEURS ; *ils sont asymétriques et très-inégaux, sous le rapport de l'étendue et de la complication. — Le* PÉRITOINE POSTÉRIEUR DROIT *est remarquable par l'exiguïté de ses dimensions, par son confinement entre le foie et le sommet du réceptacle pneumatique inférieur droit ; il a un seul repli mésentériforme pour la portion de la veine cave inférieure qui monte de la colonne vertébrale vers le cœur. — Le* PÉRITOINE POSTÉRIEUR GAUCHE, *au contraire, se distingue par sa grande étendue, et par la complication de son arrangement. C'est lui principalement qui répond au péritoine des mammifères. Il descend de la base du cœur au cloaque ; il occupe seul le fond de la cavité abdominale ; par sa région moyenne, il s'étend à toute la moitié postérieure ou dorsale de la cavité de l'abdomen, empiétant progressivement, de haut en bas, sur la moitié antérieure ; et sa partie supérieure occupe, presque par moitié, avec le péritoine postérieur droit (petit péritoine), l'espace compris entre le foie d'un côté, les réceptacles moyens-supérieurs et les sommets des réceptacles inférieurs de l'autre côté. Le* MÉSENTÈRE *est une dépendance du péritoine postérieur gauche, et il comprend une partie insertionnelle simple (mésentère initial) et* TROIS AILERONS (DUODÉNAL, ILÉAL *et* CÆCAL). *Enfin, le péritoine postérieur gauche comprend* DEUX ARRIÈRE-CAVITÉS, *situées en avant, de chaque côté du plan médian antéro-postérieur, très-rapprochées l'une de l'autre, digitiformes : les* ARRIÈRE-CAVITÉS DUODÉNO-PYLORIQUE *et* PNEUMATO-GASTRIQUE.

On sait que chez l'homme, tous les viscères abdominaux ne reçoivent pas du péritoine une enveloppe complète. Le rectum, les côlons ascendant et descendant, le cæcum, le duodénum surtout, le pancréas, la vésicule du fiel, font plus ou moins complétement et plus ou moins constamment partie de cette catégorie d'organes, incomplétement revêtus par le péritoine. Mais c), *chez les oiseaux, l'enveloppement, par les séreuses péritonéales, de toute la partie du tube digestif comprise dans la grande cavité splanchnique du tronc, est un enveloppement total, à partir du col œsophago-poventriculaire jusqu'au cloaque. Le grand développement de l'anse duodénale, sa position flottante que partage le pancréas, ont rendu nécessaire la formation d'une arrière-cavité, spéciale aux oiseaux, que j'ai décrite sous le nom d'*ARRIÈRE-CAVITÉ DUODÉNO-PYLORIQUE. *Une autre arrière-cavité, que j'ai nommée* ARRIÈRE-CAVITÉ PNEUMO-GASTRIQUE, *répond à l'arrière-cavité des épiploons, chez les mammifères. Seulement elle est bien moins considérable, ce qui tient à l'absence de côlons, chez les oiseaux. Ces derniers, pour la même raison, n'ont réellement, et quoi qu'on en ait dit, ni méso-côlons, ni épiploons. Ces deux arrière-cavités, dont les sommets s'élèvent, pour la gauche, jusqu'au ligament transverse supérieur gauche, c'est-à-dire jusqu'au dessus du foie, et pour la droite, jusqu'au sillon transverse hépatique, sont situées de chaque côté de la ligne médiane antérieure ; séparées, suivant cette même ligne, par un prolongement du réceptacle pneumatique abdominal gauche, nommé par moi* AVANCE INTERDUODÉNO-GASTRIQUE, *à laquelle elles adhèrent ; et adossées en avant à la grande cloison bilatérale des péritoines, dont elles représentent, en très-grande partie, le feuillet postérieur.*

Pour les mammifères, il y a deux modes suivant lesquels des viscères, ou des parties de viscères, obtiennent leur revêtement péritonéal. Ces deux modes consistent : 1° en la production de plis mésentériformes ; 2° en la production d'arrière-cavités, dont les membranes s'adossent aux membranes de la cavité principale, et produisent ainsi des interstices inter-membraneux, où peuvent se loger les viscères, qui doivent être pourvus d'un revêtement séreux. Outre ces deux modes, d) *les oiseaux possèdent un mode spécial d'enveloppement péritonéal des viscères ; mode qui suppose l'existence de plusieurs péritoines, pouvant former des* CLOISONS A DOUBLE FEUILLET *par l'adossement réciproque de leurs surfaces de contact. Les viscères, en ce cas, peuvent trouver et trouvent effectivement place dans l'interstice de ces cloisons.*

26° Il est commode, au point de vue descriptif, de nommer *ligaments péritonéaux* les portions extra-viscérales de ces cloisons qui s'étendent entre deux viscères, ou bien qui vont d'un viscère à la paroi d'un péritoine, d'un réceptacle pneumatique, ou de la cavité abdominale elle-même. Parfois la cloison résulte, pour une partie de son étendue, du contact de deux membranes péritonéales distinctes, et pour la partie restante, du contact d'une membrane péritonéale avec une membrane réceptaculaire; dans ce dernier cas, le ligament reçoit la qualification de *pneumo-péritonéal*. Si les péritoines étaient tous quatre de configuration semblable, et de dimensions égales, on conçoit qu'ils détermineraient par leur contact réciproque un *cloisonnement crucial* régulier de la grande cavité du tronc, suivant les deux grands plans verticaux antéro-postérieur et bilatéral. Ce cloisonnement se produit en effet, mais d'une manière assez irrégulière, à cause de l'asymétrie et, plus encore, de l'inégalité considérable des deux péritoines postérieurs. Des coupes horizontales du tronc ne laisseraient voir les quatre cavités péritonéales que si elles étaient supérieures au sillon transverse du foie (voy. *fig.* 48, p. 171). On n'apercevrait que trois de ces cavités, au-dessous du sillon transverse, hépatique, et une seulement, un peu au-dessous du niveau de l'ombilic. On peut dire néanmoins, que : *e) les quatre péritoines déterminent, par l'opposition de leurs faces de contact, la formation de deux cloisons, d'inégale étendue et d'intersection cruciale. La plus régulière, qui est aussi de beaucoup la plus importante, est la* GRANDE CLOISON LONGITUDINALE BILATÉRALE. *L'autre cloison, antéro-postérieure, est incomplète, en ce sens, du moins, qu'elle ne descend pas dans la portion postéro-inférieure de la cavité abdominale, dévolue à l'appareil mésentérique du grand péritoine. Elle occupe seulement la zone antéro-supérieure, et se compose de deux parties distinctes, savoir : en avant, le* LIGAMENT LONGITUDINAL MÉDIAN DES PÉRITOINES ANTÉRIEURS; *en arrière et en haut, le* LIGAMENT LONGITUDINAL MÉDIAN RÉTRO-HÉPATIQUE, *ou* DES PÉRITOINES POSTÉRIEURS.

α) La GRANDE CLOISON LONGITUDINALE BILATÉRALE, *isolément considérée, offre cette particularité remarquable : qu'elle sépare complétement la cavité du tronc en deux chambres superposées, l'une antéro-supérieure, l'autre postéro-inférieure. Sa face antéro-supérieure, convexe, regarde en avant et un peu en haut ; l'autre, concave, regarde en bas et en arrière. Chez le poulet, elle mesure, en longueur, 10 centimètres environ; elle se porte de la face postérieure des oreillettes, en haut et en arrière, à la paroi abdominale antérieure, en bas et en avant ;*

β) Par son pourtour, et suivant son diamètre moyen-transversal, ou, en d'au-

tres termes, par ses parties interorgano-pariétales et inter-organiques, la grande cloison longitudinale bilatérale ne forme pas moins de huit ligaments, dont quatre à droite, et quatre autres semblables à gauche. De ces quatre paires de ligaments, trois sont situés tranversalement (LIGAMENTS TRANSVERSES SUPÉRIEURS, MOYENS, INFÉRIEURS), *et une longitudinalement* (GRANDS LIGAMENTS LONGITUDINAUX DROIT ET GAUCHE) ;

γ) *Les* LIGAMENTS TRANSVERSES *de la grande cloison longitudinale bilatérale résultent de l'adossement des péritoines antérieurs,* EN HAUT : *à la membrane de l'arrière-cavité pneumato-gastrique du péritoine postérieur gauche, à gauche, et à la membrane du péritoine rétro-hépatique à droite;* EN BAS : *au feuillet pariétal antérieur du grand péritoine, à droite et à gauche;* AU MILIEU : *à la paroi antérieure de l'arrière-cavité duodéno-pylorique du grand péritoine, à droite, et semblablement, à la paroi antérieure de l'arrière-cavité pneumato-gastrique, à gauche. — Les deux* LIGAMENTS LONGITUDINAUX *résultent :* A DROITE, *1° de l'adossement du péritoine antérieur droit au péritoine rétro-hépatique, en haut ; 2° de l'adossement du péritoine antérieur-droit au grand péritoine, en dedans, au réceptacle abdominal droit, en dehors, et cela pour toute la partie située au-dessous du foie; en sorte que le ligament longitudinal droit est pneumato-péritonéal.* A GAUCHE, *de l'adossement du péritoine antérieur-gauche au feuillet antérieur de l'arrière-cavité pneumato-gastrique et à la paroi du réceptacle abdominal gauche, le ligament longitudinal gauche étant aussi pneumato-péritonéal.*

δ) *Des deux sections de la cloison séreuse médiane incomplète, antéro-postérieure, de la cavité abdominale, celle qui est située en avant est formée par l'accolement des faces internes des deux péritoines antérieurs* (LIGAMENT LONGITUDINAL MÉDIAN ANTÉRIEUR, *Septum loborum hepatis*) ; *celle qui est située en haut et en arrière, c'est-à-dire le* LIGAMENT MÉDIAN RÉTRO-HÉPATIQUE, *est constituée par l'adossement du péritoine postérieur droit à l'arrière-cavité pneumato-gastrique, en avant (portion proventriculo-hépatique) et à la face interne du réceptacle pneumatique inférieur gauche en arrière. Le ligament rétro-hépatique est donc, lui aussi, pneumato-péritonéal.*

27° Nous terminons cette rapide esquisse des principales dispositions péritonéales, telles que nous les avons vues, en particulier, chez le coq domestique, en décrivant la part qui revient à chacun des quatre péritoines dans la formation de la tunique séreuse des différents viscères, et en déterminant les interstices séreux parcourus par les vaisseaux les plus importants.

f) *Le* FOIE *doit son revêtement séreux à sa situation dans l'interstice des quatre péritoines* (*fig.* 48, *p.* 171). *Le ligament longitudinal médian antérieur prend insertion à toute la hauteur de la grande fissure longitudinale antérieure; et après avoir contourné le bord inférieur du viscère, la ligne insertionnelle se prolonge, de bas en haut, sur la face postérieure, jusqu'au sillon transverse. Les faces antéro-latérales des lobes hépatiques, jusqu'aux ligaments longitudinaux, et la face postérieure de ces lobes, pour la partie située sous le sillon transverse, sont revêtues par les faces internes des péritoines antérieurs. L'angle supérieur droit du foie, celui même que traverse la veine cave inférieure, lorsqu'elle abandonne la colonne vertébrale pour monter vers le cœur, emprunte sa tunique séreuse au péritoine rétro-hépatique, depuis le ligament longitudinal droit jusqu'au ligament proventriculo-hépatique, dans le sens transversal; et depuis le ligament tranverse supérieur droit jusqu'au sillon transverse hépatique, dans le sens vertical. L'angle supérieur gauche du foie reçoit, d'une manière analogue, son revêtement péritonéal de l'arrière-cavité pneumato-gastrique du grand péritoine. — La* VÉSICULE DU FIEL *et ses* CONDUITS BILIAIRES *sont situés dans l'interstice du ligament transverse moyen de droite, c'est-à-dire entre le péritoine antérieur droit et le feuillet antérieur de l'arrière-cavité duodéno-pylorique du grand péritoine. Le foie tout entier est cerné, sans interruption, par six ligaments : les deux longitudinaux et les quatre transverses, supérieurs et moyens.*

La première partie de la section abdominale du tube digestif, c'est-à-dire la section gastrique, formée du proventricule et du gésier, doit aussi à sa position interstitielle, entre les quatre péritoines et à la formation d'une arrière-cavité, qui répond à l'arrière-cavité épiploïque des mammifères, d'être pourvue d'une tunique péritonéale presque absolument complète. g) *Le* PROVENTRICULE, *à son origine, est contenu dans l'interstice du ligament médian rétro-hépatique, formé, comme on sait, par l'adossement du péritoine rétro-hépatique avec l'arrière-cavité pneumato-gastrique. Puis il fait saillie à gauche, contre la paroi de cette arrière-cavité, et y détermine la formation d'un pli mésentériforme à peu près complet. La presque totalité de la surface du* GÉSIER, *sauf une partie du bord droit et de la face postérieure voisine de ce bord, sauf encore la partie centrale de la face antérieure, est tapissée par la membrane de l'arrière-cavité gauche du grand péritoine. La face postérieure du péritoine antérieur gauche s'attache à la face antérieure du gésier, dont le bord droit pénètre légèrement entre les deux feuillets du ligament longitudinal médian des deux péritoines antérieurs. Une petite partie de la marge droite du gésier, entre les trois péritoines voisins, échappe seule au recouvrement péritonial : cette petite partie adhère au prolongement interduodéno-gastrique du réceptacle inférieur gauche* (p. 192) ; *et seule, dans toute la longueur de la section abdominale du tube digestif, elle échappe à l'adhérence des séreuses. L'arrière-cavité pneumato-gastrique du péritoine postérieur gauche, sur une coupe horizontale, aurait la configuration d'un S, dont la boucle postérieure serait limitée par la loge viscérale du réceptacle abdominal gauche, en arrière, et la face postérieure de l'appareil gastrique, en avant ; tandis que la boucle antérieure serait circonscrite par la face antérieure de ce même appareil en arrière, et la face postérieure du foie, en avant* (p. 188). — *La* RATE *est renfermée dans un pli mésentériforme du feuillet pneumatique ou postérieur de l'arrière-cavité pneumato-gastrique.*

Si nous voulions une confirmation anatomique de la donnée que nous avons empruntée à l'embryologie, relativement au peu de développement du duodénum chez l'homme comparativement aux oiseaux, nous la trouverions dans ce fait, que : chez les oiseaux, le duodénum et le pancréas se projettent et s'étendent en avant, loin de la colonne vertébrale, et exigent dès lors, pour un engaînement séreux devenu indispensable, des dispositions péritonéales tout à fait particulières, et dont la plus caractéristique est la formation de l'ARRIÈRE-CAVITÉ DUODÉNO-PYLORIQUE. En se reportant à la description que nous en avons donnée, p. 184, on verra que : h) *le* PYLORE, *la* BRANCHE DESCENDANTE DU DUODÉNUM *et la portion adjacente du* PANCRÉAS *ont nécessité, pour leur enveloppement péritonéal, la production d'une arrière-cavité spéciale, située à droite de la ligne médiane antérieure : l'arrière-cavité duodéno-pylorique du grand péritoine, dont la membrane forme effectivement un pli mésentériforme, ou canal, inséré aux vaisseaux pancréatico-duodénaux, destiné à la contention des dites parties pancréatique et duodénale.*

La manière dont la branche montante du duodénum et le lobe correspondant du pancréas, et, finalement, tout le surplus de l'intestin, se trouvent en connexion avec les péritoines, vient constamment à l'appui de notre thèse embryologique, relative au degré inverse de développement que présentent les parties extrêmes de l'intestin, chez les mammifères et chez les oiseaux. Chez les mammifères, la situation dorsale et rétro-péritonéale du duodénum et du pancréas tient au peu de développement de l'anse duodénale ; au contraire, la grande étendue de l'arrière-cavité épiploïque (qui permet la formation du grand épiploon, ou épiploon gastro-colique, et celle du méso-côlon transverse, qui n'est pour moi autre chose qu'un épiploon duodéno-colique), la forme circulaire ou spirale des mésentères (série des mésocôlons et du mésentère proprement dit), témoignent assez du grand développement de l'intestin terminal. Chez les oiseaux, la présence d'une arrière-cavité spéciale (l'arrière-cavité duodéno-pylorique), la formation d'un pli secondaire aux dépens du feuillet droit du mésentère, pli qui représente l'aileron duodénal, sont en harmonie avec l'importance acquise par la première anse, ou anse duodénale de l'intestin ; tandis que les dimensions réduites de l'arrière-cavité pneumato-gastrique, dont l'affinité avec la cavité épiphoïque de l'homme est évidente, l'insertion rectiligne d'un seul mésentère, l'absence absolue de mésocôlons (malgré l'assertion contraire de Duvernoy), traduisent bien le développement rudimentaire de l'intestin terminal, et l'absence d'un circuit colique. Rappelons en terminant que, chez les oiseaux : i) *le mésentère initial se subdivise en trois ailerons, vers le haut de la cavité abdominale, sous le foie. Le bord libre de ces ailerons, parcouru par l'intestin, est tourné en arrière, et non en avant, comme chez les mammifères. L'aileron duodénal, pli secondaire du feuillet droit du mésentère, contient la* BRANCHE MONTANTE, *le* LOBE PANCRÉATIQUE *correspondant, et la* PORTION TERMINALE DU DUODÉNUM. *L'aileron moyen est la continuation du mésentère initial; son bord libre porte la presque totalité de l'*ILÉON ; *mais la portion, dite intercæcale, de cet intestin, quitte le bord libre, et remonte dans l'interstice de l'aileron, pour former l'*ENTRECROISEMENT FONDAMENTAL DE L'INTESTIN. *Au delà, il s'engage dans l'aileron cæcal, pli secondaire peu élevé du feuillet gauche du mésentère, qui est spécialement destiné à l'engaînement des* CÆCUMS. *Enfin, l'*INTESTIN TERMINAL, *ordinairement assimilé, à tort, au* RECTUM, *suit le bord libre du mésentère initial* (*voy. fig.* 49, *p.* 179).

28° Je signale, comme fait intéressant d'anatomie comparative, qu'au sommet de la grande cavité centrale du tronc : j), *le* PÉRICARDE *est presque entièrement enveloppé par les séreuses péritonéales. Il occupe effectivement l'interstice des quatre péritoines, au bord supérieur de la grande cloison longitudinale bilatérale, entre les ligaments transverses supérieurs, droit et gauche. La région ventriculaire est tout entière logée dans l'interstice de la cloison des péritoines antérieurs* (*grande faux du foie, septum loborum hepatis*) ; *la région auriculaire postérieure est en rapport avec l'interstice de la cloison des péritoines postérieurs* (*ligament longitudinal médian rétro-hépatique*).

k) *Dans son trajet de la colonne vertébrale au foie, la* VEINE CAVE INFÉRIEURE *est reçue dans un pli mésentériforme produit par la paroi antérieure du péritoine postérieur droit* (*repli hépato-pneumatique, p.* 195). *En montant du foie à l'oreil-*

lette droite, le TRONC COMMUN DE LA VEINE CAVE INFÉRIEURE ET DES DEUX GRANDES VEINES HÉPATIQUES *est situé dans l'interstice et au sommet des quatre péritoines, entre les ligaments transverses supérieurs, droit et gauche. — La* VEINE OMBILICALE, *très-grêle chez l'adulte, traverse l'interstice du ligament longitudinal médian antérieur, pour aller se jeter dans la grande veine hépatique gauche, au point où elle émerge hors du foie. — On sait que le sillon transverse du foie, de la veine porte-gauche à la veine porte-droite, constitue une ligne de contact entre les quatre péritoines. La* VEINE PORTE-PRINCIPALE *joint le foie par l'extrémité droite du sillon transverse, et continue la direction de la* VEINE MÉSENTÉRIQUE COMMUNE*; toutes deux sont contenues dans la portion la plus élevée du mésentère initial, et marquent précisément la subdivision de cette portion mésentérique en ailerons iléal et duodénal. La* VEINE MÉSENTÉRIQUE INFÉRIEURE *ou* HYPOGASTRICO-MÉSENTÉRIQUE (*voy.* C, *fig.* 49, *p.* 179), *d'abord contenue dans l'interstice du mésentère initial, en gagne, plus haut, le bord antérieur, et suit la ligne d'origine de l'aileron cæcal. Les* VAISSEAUX MÉSENTÉRIQUES SUPÉRIEURS *se trouvent naturellement placés entre les deux feuillets de l'aileron iléal* (A, *fig.* 49). *L'insertion de l'aileron duodénal sur la paroi de l'arrière-cavité duodéno-pylorique est suivie par les vaisseaux pancréatico-duodénaux* (E, *fig.* 49). *Enfin, la cloison des péritoines postérieurs contient dans son interstice l'origine de la* VEINE PORTE GAUCHE, *la* VEINE PROVENTRICULO-LIÉNALE, *le* TRONC CÆLIAQUE, *et le* TRONC COMMUN DES ARTÈRES HÉPATIQUE GAUCHE *et* GASTRIQUE POSTÉRIEURE.

§ IX. — DE LA GRANDE CAVITÉ SPLANCHNIQUE DU TRONC, OU DES CAVITÉS INTER-RÉCEPTACULAIRE ET ABDOMINALE, ET DES PRÉTENDUS DIAPHRAGMES DES OISEAUX.

29° Je ne veux pas terminer ce premier mémoire sans faire connaître mon opinion sur un sujet d'importance majeure pour l'anatomie comparative, et qui se peut formuler ainsi : *y a-t-il pour les oiseaux, comme pour les mammifères, une cavité pectorale et une cavité abdominale, complètes, distinctes?* Bien que je n'aie pas encore acquis toutes les données d'anatomie et d'embryologie comparatives, qui me semblent désirables pour une parfaite solution de ce problème (dont l'intérêt philosophique ne saurait échapper à aucun anatomiste), je crois devoir anticiper sur l'époque sûrement éloignée, et conséquemment sujette à bien des hasards, où j'espère pouvoir le traiter à fond.

Je ferai en sorte, d'ailleurs, de me restreindre autant que possible, dans ce que je vais dire, aux notions absolument certaines, et de signaler spécialement celles qui sont contestables. Je vais résumer d'abord le résultat de mes recherches en ces trois propositions :

a) *Chez les oiseaux, le tronc ne renferme qu'une seule cavité splanchnique complète. Elle répond exclusivement à la cavité abdominale des mammifères ;*

b) *Chez les mammifères, l'appareil respiratoire est un appareil splanchnique-viscéral, au même titre que l'ensemble de l'appareil digestif et de ses principaux annexes ; chez les oiseaux, au contraire, l'appareil respiratoire est partie intégrante pariétale de la cavité splanchnique centrale du tronc ;*

c) *Il n'y a point de diaphragme chez les oiseaux et son absence devient même anatomiquement*[1] *évidente ; si, par diaphragme, l'on entend un organe pariétal inter-splanchnique, et inter-séreux, tel, par exemple, qu'est le diaphragme de l'homme.*

Voici maintenant les faits d'observation dont je dispose, à l'appui de ces trois propositions. Je crois qu'ils suffiront à les démontrer.

La figure 37, page 130, représente, d'une manière assez peu incomplète, les *poumons* des oiseaux, ou, plus exactement, leur *appareil respiratoire*. Nous avons démontré, en effet, que les réceptacles pneumatiques répondent surtout aux bronches, tandis que les organes, appelés improprement pou-

[1] Voici le jugement de J. Hunter à ce sujet, jugement dont il importe de tenir compte, au point de vue physiologique : « On a dit que les oiseaux n'ont pas de diaphragme ; mais cette opinion doit « avoir pour point de départ, ou un défaut d'observation, ou une idée trop étroite qu'on s'est faite « de ce qu'on doit entendre par diaphragme ; car il y a une membrane assez forte, mais mince et « transparente, qui recouvre la surface inférieure des poumons et y adhère, et qui donne insertion à « plusieurs muscles minces qui naissent de la surface interne des côtes. La fonction de cette mem- « brane paraît être de diminuer la concavité des poumons du côté de l'abdomen au moment de l'in- « spiration, et de concourir par là à la dilatation des cellules aériennes ; par conséquent, on doit la « considérer comme répondant à un des principaux usages propres à un diaphragme. » 48[b], p. 251. Je ne puis que louer la prudence avec laquelle l'illustre savant, malgré les besoins de sa démonstration, parle de la fonction du prétendu diaphragme des oiseaux, fonction qui *paraît être*, dit-il, *de diminuer la concavité des poumons du côté de l'abdomen au moment de l'inspiration*. J'ai commencé une série d'expériences, qui ont confirmé en moi la conviction que l'effacement de la concavité pulmonaire se produit normalement à chaque *expiration* trachéale. Il me devient donc impossible d'attribuer au prétendu diaphragme des oiseaux l'élévation des côtes, qui pourtant est, pour parler comme Hunter, un *des principaux usages propres à un diaphragme*. D'ailleurs le parenchyme pulmonaire des oiseaux n'attire pas l'air par aspiration comme le parenchyme des mammifères ; il le reçoit par *injection* : ce qui diminuerait beaucoup l'importance d'une véritable action diaphragmatique. S'il existait chez les oiseaux un diaphragme ayant la même fonction que chez les mammifères, ce seraient les réceptacles moyens qu'il dilaterait, en inspiration. Au contraire, le prétendu diaphragme aide à la compression de ces réceptacles, en *expiration*. Enfin, la fonction véritable, vraiment principale et importante, du diaphragme pulmonaire des oiseaux a trait aux orifices broncho-réceptaculaires, dont la manœuvre est très-importante, pendant le vol, et surtout pendant le vol hauturier.

mons, répondent surtout au parenchyme pulmonaire des mammifères. En présence de l'étendue, de la situation, de la configuration, et des rapports de l'appareil respiratoire des oiseaux, on incline déjà à penser que cet appareil est simplement *pariétal :* qu'il fait, en d'autres termes, partie des organes rangés périphériquement autour de la grande cavité centrale du tronc. L'addition à la figure 37 des divers appendices réceptaculaires (cervicaux, axillaires, et ostéo-pneumatiques), confirmerait énergiquement cette première impression. L'appareil respiratoire des oiseaux, on le voit, est aussi étendu que les parois du tronc ; il les double partout ; il en forme littéralement la couche la plus interne. Du côté ventral, l'appareil respiratoire, tel que nous le comprenons, circonscrit *immédiatement* la plus grande partie de la cavité centrale unique du tronc : seule cavité splanchnique vraie et complète, et destinée à contenir les viscères abdominaux. Du côté dorsal, au contraire, la surface de l'appareil respiratoire adhère étroitement, sans interposition de cavités séreuses, et au moyen de tissu cellulaire, aux parois ostéo-musculaires du tronc : argument qui serait décisif, s'il ne comportait une restriction, dont je parlerai dans un instant, en cherchant à la présenter dans toute sa force.

La cavité, largement ouverte en bas et en avant, délimitée par la superficie interne de l'appareil respiratoire des oiseaux, est indiquée, je pense, dans ce mémoire, pour la première fois. Je l'ai nommée *Grande cavité inter-réceptaculaire.* Elle forme les sections postéro-latérales et supérieure de la cavité abdominale. Le sommet, ou la voûte, de cette cavité est représenté par la face inférieure du réceptacle supérieur-antérieur : c'est la seule partie qui demeure en dehors de la cavité abdominale splanchnique, et elle est remplie par le cœur et le péricarde. Tout le surplus de la grande cavité inter-réceptaculaire est immédiatement revêtu, sans discontinuité, par les feuillets pariétaux des quatre péritoines. La présence, à la surface des réceptacles, de ce revêtement péritonéal, est l'une des deux principales raisons qui me permettent de soutenir la nature pariétale-splanchnique-abdominale des réceptacles pneumatiques des oiseaux, et de leur appareil respiratoire en général.

Je fais observer que, même chez les mammifères, le cœur, par rapport aux plèvres, n'est pas, comme les poumons, un organe splanchnique viscéral. Le péricarde, contenu dans le médiastin, est pariétal par rapport à la cavité pleurale, de même que, chez l'homme, le pancréas, par exemple, est pariétal, par rapport à la cavité péritonéale. Chez les oiseaux, au contraire, j'ai constaté ce fait, très-significatif, que le péricarde est pariétal par rapport à la cavité péritonéale, et qu'il est logé dans une sorte de médiastin péritonéal. Voilà une première et importante indication, il me semble, contre l'existence d'un véritable diaphragme, et aussi contre l'existence d'une cavité splanchnique pectorale complète. Le diaphragme, s'il existait réellement, ne devrait-il pas s'interposer entre le péricarde et le péritoine?

Perrault s'est malencontreusement servi de cette expression de *diaphragme*, à laquelle nous donnons justement aujourd'hui un sens, à la fois précis et complexe, qui échappait à l'anatomiste du dix-septième siècle. Perrault donnait le nom de *muscles du poumon* au prétendu diaphragme pulmonaire, et il réservait le nom de diaphragme proprement dit à une cloison toute différente, qu'il avait plus ou moins exactement reconnue dans la cavité centrale du tronc, chez les oiseaux. Cette doctrine a été acceptée, confirmée et complétée par Sappey, et a, de plus, reçu d'assez grands développements dans un travail spécial de Ch. Rouget[1]. Suivant Sappey, le diaphragme pulmonaire *préside à la dilatation des poumons: il a pour analogue, dans l'homme et les mammifères, toute la partie de ce muscle qui s'insère à la face interne des côtes*. Quant au diaphragme thoraco-abdominal (diaphragme proprement dit de Perrault), il *cloisonne la cavité du tronc* et il *représente les piliers du diaphragme* humain[2].

Pour moi, le diaphragme *thoraco-abdominal* n'existe absolument pas. Je me borne à dire que le petit appareil musculaire, qui est le principal argument en faveur de sa réalité, et que Sappey a représenté d'une manière incomplète[3], n'a d'autres éléments contractiles que des *fibres lisses*, comme il m'a été bien facile de m'en assurer chez le coq domestique; et cette raison me paraît suffire à elle seule pour le dépouiller de toute homologie positive avec les piliers du vrai diaphragme.

Le diaphragme pulmonaire, en tant qu'homologue du diaphragme des mammifères, n'existe pas davantage, selon moi. Je me suis assuré que la membrane elle-même des réceptacles moyens-supérieurs adhère par du tissu cellulaire commun à la face correspondante des poumons, chez le coq domestique. Il ne m'est pas possible, en conséquence, d'admettre l'existence de

[1] Voy. N° 99.
[2] Voy. N° 49[a], p. 22 à 25, et p. 64 et 65.
[3] N° 49[a], pl. II, fig. 3.

l'aponévrose du diaphragme pulmonaire, d'ailleurs défectueusement délimitée, par Sappey. Evidemment, il n'y a pas à contester la réalité des languettes musculaires striées qu'on regarde comme la partie contractile du diaphragme pulmonaire. Je les considèrè comme étant surtout les muscles des infundibula broncho-réceptaculaires ; mais l'insuffisance de mes recherches expérimentales, sur ce point spécial, m'empêche de m'étendre davantage sur ce sujet.

J'ai déjà donné (voy. la note de la p. 362) les raisons qui s'opposent à ce que je considère le prétendu diaphragme pulmonaire comme l'exact *analogue physiologique* du diaphragme des mammifères. Pour complément de preuve contre l'*homologie anatomique*, je puis ajouter que le vrai diaphragme, chez les mammifères, sépare l'une de l'autre, deux *cavités séreuses complètes;* qu'il est une *cloison intersplanchnique inter-séreuse sous-péricardiaque*, immédiatement adhérente aux plèvres et au péricarde d'un côté, et au péritoine de l'autre ; or, rien de tout cela ne serait applicable au diaphragme pulmonaire des oiseaux, supposé même qu'il existât, comme on l'a pensé, à l'état d'organe aponévrotique-musculaire distinct.

On comprend d'ailleurs que toutes ces questions sont connexes. Si l'appareil respiratoire est bien chez les oiseaux, *abdomino-pariétal*, il faut admettre l'indivision de la cavité *ventrale* (pour employer une qualification familière aux embryologistes), et l'absence de tout vrai diaphragme. Réciproquement, s'il est vrai qu'il n'y ait point de diaphragmes chez les oiseaux, la cavité du tronc est unique; et comme cette cavité, partout circonscrite par les péritoines, répond à l'abdomen, il faut conclure au pariétalisme abdominal de l'appareil respiratoire.

Or, le point controversable de cette doctrine, le point que je tiens à mettre en pleine lumière, dans l'intérêt même de la vérité scientifique, c'est que ce pariétalisme de l'appareil respiratoire n'est pas absolu. Et ce qui vient ainsi compliquer la simplicité des déductions logiques, c'est qu'il existe chez les oiseaux, à mon avis, non pas certes une cavité splanchnique bi-pleurale complète, mais ce que j'appellerai deux *bourses pleurales*, *rudimentaires*, et de type spécial. Je vais essayer de justifier cette nouvelle appellation, et d'expliquer le sens précis que j'y attache.

Natalis Guillot attribuait des cavités pleurales complètes aux oiseaux. Pour lui, pas la moindre différence constitutive entre les oiseaux et les mammifères, sous le rapport de la division de la cavité du tronc en ventre et poitrine. Non-seulement il admettait l'existence du diaphragme pulmonaire, mais il affirmait encore qu'il avait constaté, entre ce diaphragme et les poumons, les deux feuillets de la plèvre, et la cavité de la plèvre elle-même[1]..... L'exagération en sens contraire (je parle ainsi en me référant à mes propres constatations, dont la valeur devra nécessairement être contrôlée par autrui) s'est produite dans le mémoire de SAPPEY, où elle est appuyée de plusieurs bonnes observations de détail[2]. Sappey affirme, en effet,

[1] Voici les assertions, à mon avis, erronées de NATALIS GUILLOT, au sujet des plèvres des oiseaux : « La plèvre des oiseaux existe tout autour (!) de chacun des poumons... Pour voir ces plèvres et en « apprécier la disposition, on doit, après avoir ouvert les réservoirs aériens thoraciques, inciser la « membrane qui revêt l'intérieur des cellules aériennes (c'est, sans doute, la paroi réceptaculaire « même que veut dire Guillot), inciser également la couche musculaire que je nomme diaphragme, « depuis longtemps déjà désignée sous le même nom. On aperçoit alors la plèvre; on peut en ouvrir « la cavité, et, par le souffle, en séparer aussitôt les deux feuillets appliqués auparavant l'un contre « l'autre. L'un de ces feuillets recouvre toute la surface de chaque organe, l'autre s'étend à l'opposé sur toutes les parties voisines, c'est-à-dire sur les cellules aériennes, sur les os, sur le muscle « diaphragme ou l'aponévrose qui en dérive » (!) N° 89*, p. 34.

[2] La question des plèvres a été traitée avec de remarquables développements par le professeur SAPPEY. Il faudrait tout citer : je me résigne à ne donner que ces principaux extraits : « Le tissu cellulaire extra-pulmonaire unit le poumon aux divers organes qui l'entourent; en bas il unit cet or- « gane au diaphragme, en haut il l'unit aux vertèbres, aux côtes et aux muscles intercostaux..... De « l'adhésion celluleuse que la surface pulmonaire contracte avec les divers organes qui l'entourent, « il suit que cette surface perd en grande partie le caractère d'indépendance qu'elle présente dans « l'homme et les mammifères ; la réalité de cette adhérence, ou, en d'autres termes, l'absence d'une « membrane séreuse autour du poumon des oiseaux, est un fait tellement exceptionnel, que nous « avons dû ne l'accueillir qu'avec la plus grande réserve : aussi, avant d'émettre aucune assertion « sur ce point d'anatomie où nous devions nous trouver en opposition avec tous les observateurs « qui nous ont précédé, nous sommes-nous imposé le devoir de multiplier nos recherches et de va- « rier nos expériences ; nous allons en exposer les résultats. » Suit l'exposition de ces expériences, après laquelle l'auteur continue en disant : « De ces recherches, nous croyons pouvoir conclure que « le poumon adhère de toutes parts aux organes qui l'entourent, qu'il est par conséquent dépourvu « d'une membrane séreuse à sa surface, enfin que la plèvre n'existe pas dans les oiseaux. » Mais immédiatement après cette rigoureuse conclusion, voici un passage qui tend à la discréditer. Et néanmoins la vérité (ou ce que je crois être la vérité) y est côtoyée de si près, quelques détails y sont si exactement décrits, qu'il m'est impossible de ne pas le transcrire : « En terminant les considérations « que nous venons de présenter sur le tissu cellulaire qui recouvre la périphérie pulmonaire et qui « remplace la plèvre dans tous les vertébrés de la seconde classe, il importe d'ajouter que ce tissu « cellulaire varie un peu dans les différents ordres d'oiseaux, soit par sa quantité, soit par le mode « d'adhérence qu'il établit. Ce tissu, qui paraît composé de lamelles et de filaments, devient chez « quelques gallinacées, et particulièrement dans le coq, tout à fait filamenteux. Tous ces filaments « sont résistants, longs de 2 à 4 millimètres, distants les uns des autres d'un demi-centimètre, et « assez semblables à de petits tendons. Ils se portent perpendiculairement de la face costale du « poumon aux vertèbres du dos et aux parois thoraciques. Dans les intervalles de ces petits filaments tendineux, la surface pulmonaire est lisse, unie, nullement adhérente. Aussi, lorsqu'on introduit l'extrémité d'un tube à insufflation entre les muscles intercostaux et le poumon, ou bien « entre l'extrémité postérieure de cet organe et le diaphragme, on peut, par la projection d'une pe- « tite quantité d'air, soulever le poumon en masse. Ici le soulèvement n'est pas dû à l'accumulation « de l'air dans une cavité artificielle. L'air atmosphérique circule librement entre les petits tendons, « et se répand en nappe régulière sur toute la face dorsale du poumon ; mais cet air ne parvient

que les oiseaux n'ont pas de plèvres, et que leurs poumons adhèrent, par du tissu cellulaire commun, à tout ce qui les entoure. Je crois indubitablement qu'entre la surface antéro-supérieure des poumons, d'un côté, et les réceptacles supérieurs et moyens-supérieurs, de l'autre côté, il n'existe qu'une légère couche de tissu cellulaire unissant, sans trace d'aponévrose diaphragmatique (contrairement à l'opinion de Sappey), sans trace de membranes ou de cavité pleurales (contrairement au dire de Natalis Guillot). Mais j'ai constaté aussi, sans la moindre hésitation possible, l'existence de véritables bourses pleurales entre la surface costo-vertébrale du poumon et la paroi correspondante du tronc. Les plis de réflexion des deux feuillets, viscéral et pariétal, se distinguent très-nettement tout le long de la ligne de jonction de la portion dorsale-aréceptaculaire-libre avec la portion ventrale-réceptaculaire-adhérente du poumon ; le feuillet pariétal de ces bourses est une membrane épaisse, se décollant assez facilement de la paroi costo-musculaire, et dont la surface endothélique et le stroma à faisceaux onduleux ont les caractères histologiques ordinaires des séreuses. Les adhérences, quasi-tendineuses, chez le coq domestique, qui unissent de distance en distance les feuillets pleuraux, et que Sappey a très-fidèlement décrites, ne prouvent rien contre la nature séreuse de ces feuillets, qu'il m'est impossible de confondre un seul instant avec du tissu cellulaire commun.

On pensera peut-être qu'il serait possible d'assimiler ces bourses pleurales aux bourses muqueuses accidentelles qui, à la suite des frottements profes-

« jamais sous la face diaphragmatique, qui, chez le coq, comme chez tous les oiseaux, adhère con-« stamment au diaphragme par un tissu cellulaire fin, bien différent des liens tendineux qu'on « observe sur la face opposée. Les intervalles qui existent entre tous ces filaments pourraient être « considérés comme les rudiments d'une cavité pleurale. Dans le dindon ces filaments se manifes-« tent aussi sur la face dorsale du poumon ; mais ils sont plus fins, moins solidement constitués et « plus espacés, surtout au niveau des vertèbres dorsales, en sorte que dans cet oiseau on retrouve « également les rudiments d'une plèvre, mais seulement sur la moitié interne de la face dorsale. Les « légères modifications que présente le tissu cellulaire autour du poumon des gallinacés et les diffé-« rences qu'elles introduisent dans le mode d'adhésion, méritent d'autant plus d'être signalées, que « les oiseaux de cet ordre sont ceux qu'on se procure le plus facilement, et qu'un observateur qui « décrirait le tissu cellulaire extra-pulmonaire d'après la disposition exceptionnelle qu'il affecte dans « quelques individus de cet ordre, en donnerait une idée inexacte. Que ce tissu cellulaire soit fin, « comme celui qui unit la face inférieure du poumon au diaphragme dans tous les oiseaux ; qu'il soit « aréolaire, comme celui qui occupe la face opposée ; qu'il soit filamenteux, comme dans la plupart « des gallinacés ; qu'il se condense davantage encore et devienne cellulo-tendineux, comme dans le « coq, qu'importent ces variétés de formes ? Le fait capital est l'existence de ce tissu cellulaire au-« tour des poumons, et par conséquent l'absence de la plèvre ; car ces deux tissus sont incompati-« bles par leur destination, puisque l'un représente un moyen d'union et l'autre un moyen d'isole-« ment ou d'indépendance. » N° 49[a], p. 16-21.

sionnels, peuvent se développer, chez l'homme, entre la peau et une saillie osseuse quelconque. Mais pareille opinion n'est pas soutenable. J'ai pu, en effet, me convaincre que des embryons de poulet, dont les poumons n'avaient pas encore respiré, possédaient des bourses pleurales identiques à celles de l'âge adulte (l'âge d'incubation des sujets examinés par moi, a varié depuis seize jours jusqu'à l'éclosion).

Ainsi les oiseaux possèdent des plèvres. Mais ces plèvres ont des caractères qui les distinguent nettement de celles des mammifères. Parmi ces caractères, il en est qui nous intéressent particulièrement, au point de vue de la question qui nous occupe. Les plèvres des oiseaux ne circonscrivent pas une cavité splanchnique complète, par un trajet circonférentiel de leur double feuillet : le feuillet viscéral ne fait pas le tour du poumon ; le feuillet pariétal, et la paroi sur laquelle il est appliqué, ne le font pas davantage. En un mot, les plèvres des oiseaux occupent un simple *interstice* pariéto-viscéral ; et c'est pourquoi je leur refuse la qualité de vraies séreuses splanchniques complètes, pour les appeler *bourses pleurales*. De plus, ces bourses pleurales ne s'étendent pas à toute la surface dorsale de l'appareil respiratoire, mais seulement à ce que nous avons considéré comme la section parenchymateuse de cet appareil ; on peut donc les appeler *bourses pleurales incomplètes*. Et je persiste à penser que, malgré la restriction imposée par la présence de ces bourses à la doctrine de l'indivision absolue de la cavité ventrale, cette doctrine demeure cependant vraie, conformément aux trois propositions par lesquelles je l'ai tout d'abord formulée, p. 362.

INDEX BIBLIOGRAPHIQUE

Numéros d'ordre.	Année de la public.	
1a	12..(?)	**Les chasses de l'empereur Frédéric II** (Titre sous lequel on conserve à Paris, à la bibliothèque Mazarine, un manuscrit célèbre dont on connait deux éditions en caractères vulgaires, mentionnées ci-après. L'édition de Schneider, que j'ai pu consulter à la bibliothèque du Muséum de Paris, ne reproduit que d'une manière incomplète et fragmentaire l'ouvrage du souverain allemand) :
1b	......	FRIDERICI II, **Imperatoris, reliqua librorum de arte venandi cum avibus, cum Manfredi regis additionibus**, p. 8°, Augustæ-Vindelic., apud Joh. Prætorium, 1596 ;
1c	......	**Reliqua librorum Friderici II imperatoris de arte venandi cum avibus**, etc., etc., 2 vol. in-4°, Lipsiæ, 1788-89, auctor J.-G. Schneider.
2	12..(?)	SCOT, M., **Incipit liber phisionomiæ... — Michaelis Scoti de procreatione et hominis phisionomia opus feliciter finit.** In-4°, 1477, 77 ff. non chiffrés (Voy. la structure des os des oiseaux au chap. IX).
3	1555	BELON, P., **L'anatomie des ossements des oyseaux, conférée avec celle des animaux terrestres et de l'homme**, p. 58, ch. XII, in : *Histoire de la nature des Oyseaux*, in-f°, Paris, G. Corrozet, fig. S. B.
4	1573	COITER, V., **De avium aspera arteria, pulmonibus**, etc., etc., in : *Externarum et internarum principalium humani corporis partium tabulæ*, in-f°, Nüremberg.
5	1575	COITER, V., **Gabrielis Fallopie lectiones de partibus similaribus humani corporis... accedunt ejusdem Coiteri diversorum animalium sceletorum explicationes...** in-f°, Nüremberg.

6 1615 FABRICIUS (ab Aquapendente), **De respiratione et ejus instrumentis**, libri duo, in-4°, Padoue, et p. 161-186, in : *Op. omnia anatom. et physiol.*, in-f°, Lugd. Batav, 1738, J. Kerckhem.

7 ...... FABRICIUS (ab Aquapendente), **De Alarum actione, hoc est volatu ;** *ibid.*, p. 372-577.

8 1638 GALILEO GALILEI, **Discorsi e dimostrazioni matematiche intorno a due nuove scienze attenenti alla mecanica e i movimente locali**, 306 p., fig. interc., in-4°, Leida, appresso gli Elsevirii.

9 1651 HARVEY, G., **Exercitationes de generatione animalium**, Exercit. 5ª, p. 5, in-4°, Londini.

10 1663 BARTHOLINUS, Th., **De pulmonum substantia et motu diatribe; accedunt M. Malpighii de Pulmonibus observ. anatom.**, in-8°, Copenhague.

11 1665 COMELIN, **Observationes anatomicæ selectiores Collegii privati amstelodamensis.**

12 1667 NEEDHAM, G., **Disquis. anatom. de formato fœtu**, in-8°, Londini.

13 1672 MÉRY, J., p. 151, t. Ier, in : *Hist. Ac. R. Sc.*, depuis 1666 jusqu'à 1699, 11 t. en 14 v. in-4°, Paris, 1733.

14 1672 WILLIS, T., **De anima brutorum quæ hominis vitalis ac sensitiva est**, Exercitat. duo, in-4°, Londini.

15 1674 LAMZWERDE, J.-B., **Respirationis Swammerdammianæ expiratio**, in-8°, Amstelodami.

16 1675 JACOBÆUS, Oliger, **Anatome psittaci**, p. 314-318, vol. 2, in : *Bartholini acta hafn.*, 1673.

17 1676 BARTHOLINUS, Casp. Th. f., **Diaphragmatis structura nova; accessit modus novus præparandi viscera per injectiones liquidorum**, 138 p., 5 pl., p. 29-33; pt in-8°, Paris, Billaine; ou p. 814, t. Ier, in : *Biblioth. anat. Mangeti.*

18 1676 PERRAULT, Cl., **Description anatomique de huit Autruches**, p. 167-181, 2 pl., in : *Mémoires pour servir à l'histoire naturelle des animaux;* ou p. 110-154, 2 pl., t. III, p. 2, 1733, in : *Mém. Ac. R. d. Sc., de 1666 à 1699*, in-4°, Paris, 1729-34.

19 1677 MURALT, J., **Anatomia Aquilæ**, p. 160-165, in : *Vade mecum anatomicum, sive clavis medicinæ*, in-12, Tiguri.

20ª 1679 SWAMMERDAM, J., **Respiratio in Pennatis**, p. 83, cap. 4, S. 2, in : *Tractatus physico-anatomico-medicus de respiratione usuque pulmonum*, p. in-8°, Lugduni Batav.; et in :

20ᵇ ..... *Mangeti Bibl. anat.*, t. II, p. 161.

21 1680 BORELLI, J.-A., **De volatu**, cap. 22, in : *De motu animalium* (opus posthumum), in-4°, Rome.

22 1680 JACOBÆUS, Ol., **Anatome Ciconiæ**, p. 247-249, t. V, in : *Bartholini Acta hafn.*

23 1681 BLASII, Gerardi., **Anatome Animalium**, pars 2ª volatilia proponens, p. 149, in-4°, Amstelodami.

24 1682 BROWN, **An account of the dissection of an œstridge**, p. 147-152, Numb. 5, in : *Hook's Philosophical collections*, 1 vol. in-4°, avec pl. et fig. interc.; ou p. 548-554, t. II, in : *Collection Académique*, in-4°, Dijon, 1755.

25 1689 **Expériences sur la respiration**, p. 65, t. II, in : *Hist. de l'Ac. roy. d. Sc.*, de 1666 à 1699, in-4°, Paris, 1735, 11 tom. en 14 vol.

26 1693 MÉRY, J., **Observations sur la peau du pélican**. p. 433-438, t. X, in : *Mém. de l'Ac. roy. d. Sc.*, de 1666 à 1699, in-4°, Paris, 1729-1734.

27 1694 WALLER, R., **Observations on the dissections of a Parroquet**, p. 153-157, N° 211, vol. 18, in : *Philosoph. trans. R. Soc. London.*

28 1698 KÖNIG, Em., **De organis respiratoriis, pulmonibus**, p. 113, art. 20, in : *Regnum animale*, in-4°, Colon.

29 1700 BARTHOLIN, Casp., Th. f., **De respiratione animalium**, in-4°, Copenhague.

30 1716 WEPFER, Joh.-Jac., **Historia IX, Aquilæ mures capientis anatome**, p. 171, in : *Historia Cicutæ aquaticæ*, in-4°, Basileæ.

31 1726 WARREN, G., **Observations upon the dissection of an Ostrich**, p. 113-117, vol. 34, in : *Philosoph. transact. R. Soc. London.*

32 1741 BRÉMOND, **Expériences sur la respiration**, p. 333-337, in : *Hist. d. l'Acad. R. des Sc.*, a. 1739, in-4°, Paris.

33 1772 VICQ-d'AZYR, F., **Premier mémoire pour servir à l'anatomie des oiseaux**, p. 617-633, in : *Mém. Acad. Sc.*, Paris; et in :

34 ...... **Œuvres de V.-d'Az.**, Édit. Moreau (de la Sarthe), 6 vol. in-8°, 1805, Paris (voyez le t. V, p. 123-156, pour ce mémoire et les trois cités plus bas, du même auteur).

35 1773 CHERNAK, Lad., **De respiratione volatilium**, 20 p., in-4°, Gröningen.

36 1773 VICQ-d'AZYR, F., **Deuxième mémoire pour servir à l'anatomie des oiseaux**, p. 566-586, in : *Mém. Acad. Sc.*, Paris.

37 1774 CAMPER, P., **Verhandeling over het zamenstel der groote Beenderen in Vogelen, en derzelven verscheidenheid in bijzondere soorten**; et p. 235-244, in : *Verhandl. van het Genootsch.*, te Rotterdam, 1774; **Mémoire sur la structure des os dans les Oiseaux et de leurs diversités dans les différentes espèces**, p. 328-335, 2 pl., in : *Mém. de math. et de Phys. prés. à l'A. Sc.*, Paris, t. VII, 1776; et aussi in :

38 ...... *Œuvres de P. Camper*, trad. de Jansen, 3 vol. in-8°, Paris, p. 457, t. III.

39 1774 HUNTER, J., **An account of certain receptacles of air in birds which communicate with the lungs and are lodged both among the fleshy parts and in the hollow bone of those animals**, p. 205-213, vol. 64, in : *Philos. Transact. R. Soc. London.*

40 1774 VICQ-d'AZYR, F., **Troisième mémoire pour servir à l'anatomie des oiseaux**, p. 489-521, in : *Mém. Ac. Sc.*, Paris.

41 1778 BROUSSONNET, Aug., **Variæ positiones circa respirationem**, diss. inaug., 28 p. non numérotées, in-4°, Monspelii, Martel ; réimprimé in : Chr. Fr. LUDWIGII, **Delectus opusculorum ad scient. nat. spectantium**, p. 117-146, t. Ier, in-8, Lipsiæ, 1790.

42 1778 VICQ-d'AZYR, F., **Quatrième mémoire pour servir à l'anatomie des oiseaux**, p. 381-392, in : *Mém. Ac. Sc.*, Paris.

43[a] 1781 MERREM, Bl., **Vermischte Abhandlungen aus der Thiergeschichte**, 172 p., 6 pl., in-4°, Göttingen, Bossiegel.

43[b] ...... MERREM, Bl., **Ueber die Luftwerkzeuge der Vœgel**, p. 201-211, in : *Leipziger Magazin zur Naturkunde, Mathem., u. Œkon.*, herausg. v. v, Funk, Leske u. Hindenburg, 1781-4, in-8°, Leipzig, Müller ; et aussi in :

44 ...... *Schneider's verm. Abhandl. z. Aufklär. d. Zool.*, p. 323-331, 1 pl., in-8°, Berlin, 1784.

45 1784 BUFFON, **Histoire naturelle des oiseaux**, t. IX (en collab[n] av. Bexon), gr. in-4°, 10 vol., 1008 pl. enlum., 1771-1786, imp. roy.

46 1784 GIRARDI, M., **Saggio di osservazioni anatomiche intorno agli organi della respirazione degli uccelli**, p. 732-748, t. II, 2 p., in : *Memorie di mathemat. e fisica d. Soc. Italiana, d. Sc. (in Modena)*, in-4°, Verona.

47 1788 MALACARNE, V., **Conferma delle osservazioni anatomiche intorno agli organi della respirazione degli uccelli.** — *Ibid.*, t. IV, p. 18-36.

48[a] 1792 HUNTER, J., **An account of certain receptacles of air in Birds**, reproduit avec additions, p. 89-98, in : **Observations on certain parts of the animal œconomy**, in-4°, 2[e] éd., Londres (1re édit., 1786), et p. 251-261, t. IV, in :

48[b] ...... *Œuvres complètes de J. Hunter*, traduites par Richelot, 4 vol. in-8°, et atlas in-4°, 1843, Paris, Labé.

49 1798 FISCHER, G., **Mémoire pour servir d'introduction à un ouvrage sur la respiration des animaux, contenant la bibliographie**, 106 p., 1 pl., in-8°, Paris.

49bis 1801-2 WIEDEMANN, C.-R.-W., **Anatomie des zahmen Schwans; A, Von dem knochenbaue des Schwans**, t. II, 1re p., p. 110-136, 1801 ; B, **Von den Muskeln des Schwans**, t. II, 2e p., p. 68-106, 1802 ; in : *Archiv für zoologie und zootomie, herausgegeben von* C.-R.-W.

Wiedemann; 5 vol. à 2 p., in-8°, Berlin, Voss, 1800. — Braunschweig, Reichard, 1800-6.

50 1802 ALBERS, J.-A., **Versuche über das Athemhohlen der Vœgel**, p. 107-111, in : *Beitr. zur Anat. und Physiol. d. Thiere*, 118 p., 1 pl. in-4°, Bremen, Seyffert.

51 1802 RUDOLPHI, K.-A., **Versuche über das Athemholen**, IV, p. 109-124, in : *Anatomisch-Physiol. Abhandlungen*, 251 p., 8 pl., in-8°, Berlin.

52 1803 VROLIK, G., **De gedachten van Camper en Hunter over het Nut der holle Beenen**, in-8°, Amsterdam, et

53 ...... **Camper's und Hunter's Gedanken über den Nutzen der Rœhrenknochen, bei Vœgeln**, p. 469-490, in : *Reils Arch. f. Physiol.*, Bd. 6, 1805.

54 1805 BLUMENBACH, F., **Von der Respirations-Organen der Vœgel**, p. 248, in : *Handbuch d. vergleich Anat.*, in-8°, Göttingen.

55 1808 NITZSCH, C.-L., **Commentatio de respiratione animalium**, 56 p. in-4°, Vitebergæ, Zimmerman, et p. 355-379, in : *Reil's Arch. f. Phys.*, Bd. 8, 1808.

56 1810 TIEDEMANN, F., **Anatomie und Naturgeschichte der Vœgel**, Bd. 1, in-8°, Heidelberg, Mohr und Zimmer (forme le 2e volume de ses leçons de zoologie; **Zoologie, zu seinen Vorlesungen entworfen**, in-8°, 3 vol., 1808-1814, Landshut und Heidelberg).

57 1811 MONTAGU, G., **Observations on some peculiarities observable in the structure of the Gannet, Pelecanus Bassanus**, p. 175-193, in : *Memoirs of the Wernerian Nat. hist. Soc.*, vol. 1, f. t. y., 1808-1810.

58 1811 NITZSCH, C.-L., **Osteografische Beitræge zur Naturgeschichte der Vœgel**, 122 p., 2 pl. in-8°, Leipzig, Reclam.

59 1814 TIEDEMANN, F., **Anat. und Naturg. d. Vœgel**, Bd. 2 (3e vol. de sa zoologie).

60 1816 FULD, L., **De organis quibus aves spiritum ducunt**, diss. inaug., 31 p., 6. pl. in-4°, Wirceburgi, Nitribits.

61 1818 GEOFFROY-SAINT-HILAIRE, E., **Des organes respiratoires sous le rapport de la détermination et de l'identité de leurs pièces osseuses**, 517 p., atlas de 10 pl. in-4°, t. Ier de la *Philosophie anatomique*, 2 vol. in-8° et 17 pl. in-4°, 1818-1822, Paris, J.-B. Baillière et l'auteur.

62 1820 KUHL, H., **Beitræge zur Zergliederung der Vœgel**, p. 73-104, 1ste Abth., in : *Beiträge zur Zoologie und vergleichende Anatomie*, 2 abth., in-4, Frankfurt a/M.

63 1825 COLAS, **Essai sur l'organisation du poumon des Oiseaux**, p. 97-108 et 289-302, 1 pl., in : *Journal complémentaire du Dictionnaire de*

médecine, t. XXIII; ou p. 225-231, in : *Bull. Sc. Nat. de Férussac*, t. IX, 1826; ou p. 277-280, in : *Foriep's Not.*, Bd. 15, 1826.

64bis 1825 MECKEL, J.-F., **Skelet der Vœgel**, p. 1-219, Bd. 2, 2 abth., in : *System der vergleichenden Anatomie*, 7 tomes en 6 vol., in-8°, Halle, 1821-1833.

65 1826 NITZSCH, C.-L., **Ueber die Pneumaticitæt und einige andere Merkwürdigkeiten des skeletts der kalaos (Buceros)**, p. 618-628, in: *Meckel's Archiv.*, 1826; ou p. 356-357, in : *Bull. Sc. nat. de Férussac*, t. XIII, 1828.

66 1827 D'ALTON, E., **Die skelete der Straussartigen Vœgel** (13e fascicule de l'ostéologie comparée, Vergleich. Ostéol., de Sander et d'Alton, 1821-1838), in-f°, Bonn.

67 1827 LHERMINIER, F.-J., **Sur l'appareil sternal des oiseaux, considéré sous le double rapport de l'ostéologie et de la myologie; suivies d'un Essai sur la distribution de cette classe de vertébrés, basée sur la considération du sternum et de ses annexes**, p. 3-93, 4 pl., in : *Mémoires de la Soc. Linnéenne de Paris*, t. VI; ou p. 121-125, in : *Bull. Sc. nat. de Férussac*, t. XII, 1827.

68 1827 YARREL, W., **Some observations on the anatomy of the british birds of prey**, p. 181-189, 1 pl., in : *Zoological journal of London*, t. III, 1827-1828.

69 1828 RATHKE, H., **Ueber die Entwickelung der Athem werkzeuge bei den Vœgeln und Saügethieren**, p. 161-216, 2 pl., in : *Nova Acta Acad. Nat. curios.*, in-4°, t. XIV, Bonn; ou p. 269-272, in : *Bull. Sc. nat. de Férussac*, t. XVIII, 1829; ou p. 116-121, 1 pl., in : *Ann. d. Sc. d'observ.*, par Saigey et Raspail, in-8°, t. III, 1830.

70 1828 STEWART TRAIL, **Beobachtungen über die Lebensweise, die Gestalt und anatomische struktur des sogenannten Trompetervogels (Psophia crepitans, L; Agami, Cuv.)**, p. 1-8, in : *Foriep's Notizen*, 19e vol.

71 1829 ALLEN, W., and PEPYS, W.-H., **On the respiration of birds**, p. 279-286, in : *Philosophical transactions*, 1829; ou p. 429, in : *Ann. d. Sc. d'obs.*, par Saigey et Raspail, t. III, 1830.

72 1829 MECKEL, J.-F., **Von verdaungssystem**, Bd. 4, p. 1-713, in : *System der Vergl. Anat.*

73 1832 KOHLRAUSCH, R., **De avium saccorum aeriorum utilitate**, Göttingæ; ou **Ueber die Nutzlosigkeit der Luftsæcke der Vœgel zum Fliegen**, p. 280-282, in : *Froriep's Not.*, Bd. 36, 1833.

73bis 1833 PHILOMATHITSKY, Al., **De avium respiratione**, *Diss. inaug. anatomico-physiologica*, in-8°, 42 p., Dorpati Livonorum, Typis J.-C. Schünmanni.

74 1833 MECKEL, J.-F., **Respirationssystem**, Bd. 6, in : *System der Vergl. Anat.*

75 1833 RETZIUS, A., **Einige Worte über das Wahren Bau der Vœgel-lungen** (vorgelesen in d. Acad. d. Wiss. in Stockholm, am 18 april 1831), p. 1-9, 3 fig., in : *Foriep's Not.*, Bd. 35.

76 1834 **Descriptive and illustrated Catalogue of the physiological series of comparative anatomy contained in the museum of the R. college of Surgeons in London**, vol. 2; *Including the absorbent, circulating, respiratory, and urinary systems*, in-4°.

77a 1834 JACQUEMIN, E., **Extrait des recherches sur l'anatomie et la physiologie de la Corneille (Corvus corone), pris comme type de la classe des oiseaux**, présentés à l'Ac. d. Sc., le 6 octobre 1834, p. 277-303, 2 pl., in : *Ann. d. Sc. nat.*, 2e s., t. II, 1834.

77b ...... **Anatomie et physiologie de la Corneille (Corvus corone)**, 1re partie, Ostéologie, p. 565-648, 4 pl., in : *Isis*, 1837.

77c ...... *Recherches physiologiques et anatomiques sur la respiration et sur les phénomènes qui en sont les conséquences.* I. **Mémoire sur la pneumaticité des oiseaux**, p. 285-296. II. **Mémoire sur la pneumaticité du squelette des oiseaux**, p. 297-338, 3 pl., in : *Nova acta Acad. Leop. Carol. Nat. Cur.*, t. XIX, p. 2, 1842 (mémoires présentés à l'Acad. le 5 janvier 1836).

78 1835 CUVIER, G., **Leçons d'anatomie comparée**, rec. et publ. p. Duméril, t. Ier-IV de la 2e éd., 9 tomes en 8 vol., in-8°, 1835-1846, Paris, Crochard, Fortin et Masson. (La 1re éd., 1800-1805, contenait 5 vol. in-8°.)

79 1835 OWEN, R., **On the Anatomy of the red-backed Pelican, Pelecanus rufescens, Gmel**; Part. 3, p. 9-12, in : *Proceedings of the zoolog. Soc. of London.*

80 1835 OWEN, R., **On the anatomy of the concave Hornbill, Buceros cavatus, Lath**, p. 117-122, 1 pl., in : *Transact. of the Zoolog. Soc. of London.*

81 1835 OWEN, R., **On Anatomy of the Apteryx Australis, Shaw**, Part. 2, p. 277, in : *Trans. of the zool. Soc.*

82 1836 MARTIN, **Notes on the visceral and osteological anatomy of the Caryama, Dicholophus cristatus**, Illig., part. 4, p. 29-32, in : *Proceed. of the zoolog. Soc. of London.*

83 1836 OWEN, R., **Article Aves**, p. 265-358, in : *Todd's Cyclopœdia of Anatomy and Physiology*, vol. 1.

84 1838 LEREBOULLET, A., **Anatomie comparée de l'appareil respiratoire dans les animaux vertébrés**, Th. p. l. Doct. ès-sc., 156 p., 1 pl., in-4°, Strasbourg, Silbermann.

85 1840 BRANDT, **Beitræge zur Kenntniss der Naturgeschichte d. Vœgel, mit besonderer beziehung auf Skeletbau und vergleichende zoologie**, p. 81-237, 18 pl., *Mém. de l'Acad. de Saint-Pétersbourg*, 6e s., t. III.

86 1840 CUVIER, G., **Leç. d'Anat. comp.**, réd. et publ. p. Duvernoy; organes respiratoires, in : t. VII de la 2e éd.

87 1842 WEBER, E., **Amtliche Bericht der Naturforscher versaml-in Braunschweig**, 1841, **von Stroombeck u. Mansfeld**, in-4°, Brunswick.

88 1844 KESSLER, K., **Beitrage zur Naturgeschichte der Spechte**, p. 285-362, 1re p., in : *Bulletin d. t. Soc. d. Natural. d. Moscou.*

88bis 1845 NEUGEBAUER, L.-Ad., **Systema venosum Avium cum eo Mammalium et imprimis hominis collatum**, in-4°, 178 p., 15 pl., in : *Nova Acta Acad. Leop. Carol. Nat. Cur.*, t. XXI, P. II, p. 517-698.

89a 1846 GUILLOT, Natalis, **Mémoire sur l'appareil de la respiration dans les oiseaux** (présenté à l'Ac. d. Sc., le 2 février 1846), p. 25-87, 2 pl., in : *Ann. d. Sc. nat.*, 3e s., t. V;

89b ...... ou p. 275-276, in : *Foriep's N. Not.*, Bd. 37, N° 810.

89c ...... **Recherches sur l'appareil respiratoire des oiseaux**, p. 208-211, in : *C. R. Ac. Sc. P.*, t. XXII, 1846.

Observations de Serres, *ibid.*, p. 211-212.

Observations de Milne Edwards, *ibid.*, p. 231-232.

Réponse de Serres, *ibid.*, p. 233-235 ;

89d ...... et p. 40, 49, in : l'*Institut*, XIV, 1846.

90 1846 OWEN, R., **Lectures on the comparative anatomy and Physiology of the vertebrate animals**, deliv. at. t. R. Coll. of. Surg. of Engl., in 1844 and 1846, 2e vol. des *Hunterian Lectures*, in-8°, Londres.

91 1846 STANNIUS, H., **Handbuch der Anatomie der Wirbelthiere**, 1846-1856, in : *Siebold, C. Th. und Stannius, handbuch der zootomie*, in-8°, Berlin, 1845 ;

92 ...... ou dans la traduction de *Spring et Lacordaire*, le 2e tome comprenant les oiseaux, in-18, Paris, Roret.

93 1846 SIBSON, Fr., **On the mechanism of respiration**, p. 501-550, 7 pl. et dessins intercalés, in : *Philosoph. transact.*

94a 1847 SAPPEY, P.-C., **Recherches sur l'appareil respiratoire des oiseaux**, 92 p., 4 pl. in-4°, Paris, G. Baillière ;

94b ...... et p. 328-332, in : *C. R. Ac. Sc. P.*, t. XXII, 1846 ;

94c ...... et p. 49-50, in : l'*Institut*, XIV, 1846.

95 1848 CARUS, C.-G., d'ALTON, E., in : *Tabulæ anatomiam comparativam illustrantes*, Pars VIIa, continens : IX **Tabulas aeri incisas, organa**

respiratoria et secretoria variis animalium classibus propria illustrantes, 10 p. in-f°, Lipsiæ, Barth.

96 1849 GURLT, E.-F., **Anatomie der Hausvœgel**, 94 p., 5 pl. in-8°, Berlin, Hirschwald (besond. Abd. a. d. *Mag. f. d. Ges. Thierheilk*, Bd. 13 et 14).

97 1849 RAINEY, G., **On the minute anatomy of the lung of the bird, considered chiefly in relation to the structures with which the air is in contact whilst traversing the ultimate subdivisions of the air-passages**, p. 47-58, 1 pl., in : *Medico-chirurgical Transactions*, 32e vol. in-8.

98 1850(?) CUVIER, G., **Le Règne animal distribué d'après son organisation, pour servir de base à l'Hist. nat. d. Animaux et d'introduction à l'anat. comp.** Nouvelle éd. par une réunion de disciples de Cuvier, 11 vol. texte, 11 vol. atlas in-4°, 1836-1850, Paris, Fortin, Masson (la 1re éd. est de Paris, 1816, 4 vol. in-8° ; une nouvelle éd. en 5 vol. in-8°, les 2 derniers, de Latreille, avaient déjà paru en 1829-1830, Deterville, Paris).

98bis 1851 JOBARD (de Bruxelles), **Hypothèse sur l'explication du vol des oiseaux**, *Congrès scientifique de France*, Session XVII, t. Ier, p. 399, Nancy.

99 1852 ROUGET, Ch., **Le diaphragme chez les mammifères, les oiseaux et les reptiles**, p. 165-187, 2 pl., in : *C.-R. et Mém. d. l. Soc. de biologie*, t. III, 1851.

100 1854 WAGNER, R., **Icones physiologicæ durchgehend neu arbeitet u. herausg. v. Al. Ecker** (explication de la 10e pl.), in-f°, Leipzig, Voss, 1851-1859.

101 1855 BURMEISTER, H., **Systematische Uebersicht der Thiere Brasiliens**, 2 th., Vögel, in-8°, Berlin.

102 1856 BARKOW, H.-L., **Syndesmologie der Vœgel**, 1 Abth., p. 7-41, 3 pl. in-f°, Breslau, Hirt.

103 1857 CARPENTIER, W.-B., **Zoology**, New. éd., revised by Dallas, 2 vol. in-8°, Londres.

104 1857 CRISP, E., **On the presence or absence of air in the bones of birds**, p. 9-13 et 215-219, in : *Proceedings zool. Soc. London*, 25 vol.

105 1857 LEYDIG, Fr., **Lehrbuch der Histologie des Menschen u. der Thiere**, 1 vol., 207 fig., gr. in-8°, Hamm.

105bis 1857 FERNET, Em., **Du rôle des principaux éléments du sang dans l'absorption ou le dégagement des gaz de la respiration**, in : *Annales d. Sc. nat.*, 4e série, Zoologie, t. VIII, p. 125-220, 1 pl.

106 1857 NITZSCH, C.-L., **Zur Anatomie des Wiedehopfs (Upupa epops)**, mitgeth. v. C. Giebel, p. 236-244.

107 1857 NITZSCH, C.-L., **Zur anat. der Blauracke (Coracias garrula)**, mitgeth. v. C. Giebel, p. 318-326.

108 1857 NITZSCH, C.-L., **Zur anat. der Mauer Schwalbe (Cypselus apus)**, mitgeth. v. C. Giebel, 327-336, in : *Zeitschr. f. d. gesammten Naturw., herausg. v. d. Naturvereine f. Sachsen u. Thuringen in Halle*, redig. v. Giebel u. Heintz, 1856-1858.

110 1858 MILNE-EDWARDS, H., **Organes de la respiration**, t. II, in : *Leçons sur la physiologie et l'anatomie comparée de l'homme et des animaux*, t. I-X, 1857-1874, gr. in-8°, Paris, V. Masson.

110bis 1858 GIRAUD-TEULON, F., **Principes de mécanique animale ou étude de la locomotion chez l'homme et les animaux vertébrés**, in-8°, 484 p., 65 fig. interc., Paris, J.-B. Baillière.

111 1859 BLANCHARD, Em., **Recherches sur les caractères ostéologiques des oiseaux appliquées à la classification naturelle de ces animaux**, p. 11-145, 4 pl. 2bites, in : *Ann. d. Sc. nat.*, 4e s.

112 1859 LONGET, F.-A., **Respiration des oiseaux**, t. Ier, 2e p., p. 476-481, in : *Traité de physiologie*, 2e éd., 2 tomes in-8°, Paris, V. Masson.

113 1859 WILLIAMS, Th., **Organs of respiration**, p. 258-293, fig., vol. 5e, in : *Cyclopædia of Anatomy and Physiol. ed. by Rob. B. Todd*, gr. in-8°, 2 vol., fig. interc., t. I-V, 1835-59, Londres, Longman, etc., etc.

114 1860 FATIO, V.-P., **De avium corpore pneumatico**, diss. inaug., 57 p. in-8°, Berolini, Lange.

115 1860 SCHROEDER, v. d. KOLK, J.-L.-C., **Ueber die Struktur der Vœgellunge**, p. 92-95, in : *Arch. f. d. holländischen Beiträge zur Natur. u. Heilk.*, herausg. v. Donders u. Berlin, in-8°, Utrecht.

116 1861 GIEBEL, C., **Zur Osteologia der Gattung Monassa**, p. 121-128, in : *Zeitschr. f. d. ges. Naturwissensch.*, herausg. v. Giebel u. Heintz, 18e vol.

117 1861 MALHERBE, A., **Monographie des Picidées ou Hist. nat. des Picidés, Picumninés, Yuncinés ou Torcols**, vol. 1, in-f°, Metz.

118 1862 CRISP, E., **On some points relating to the anatomy of the humming-bird (Trochilus colubris)**, p. 208-210, in : *Proceed. Zool. Soc. London.*

119 1862 EBERTH, C.-J., **Ueber den feineren Bau der Lunge**, 30 p. 2 pl., abdr. aus : *Zeitschr. f. Wissensch. Zool.*, v. Siebold u. Kölliker, 12e vol., 4. h., 1862.

120 1863 EYTON, T.-C., **Osteologia avium**, 229 p., 114 pl. in-4°.

121 1864 NITZSCH, C.-L., **Zur anatomie von Vultur fulvus**; mitgeth. v. Giebel, p. 131-140, in : *Zeitsch. f. d. ges. Naturw*, 21e vol., redig. v. C. d. Siewert.

122 1864 CRISP, E., **On the visceral anatomy of the screamer (chauna chavaria)**, p. 14-16, in : *Proceed. Zool. Soc. Lond.*

122bis 1864 GRÉHANT, N., **Recherches physiques sur la respiration de l'homme**; 33 p., 1 pl.; in : *Journ. de l'anat. et d. l. physiol. de l'homme et des animaux*, publ. p. Ch. Robin, 1re année, p. 523, gr. in-8°, Paris, G. Baillière.

123 1865 CRISP, E., **On the anatomy and habits of the Water-ousel (cinclus aquaticus)**, p. 49-52, in : *Proceed. Zool. Soc. Lond.*

124 1865 MILNE-EDWARDS, A., **Observations sur l'appareil respiratoire de quelques oiseaux**, p. 137-142, in : *Ann. d. Sc. nat. Zool.*, 5e s., t. III.

124bis 1865 BERT, P., **Sur quelques points de l'anatomie du Fou de Bassan (Sula Bassana, Briss.)**, in : *Bull. d. l. Soc. philomathique*, t. II, p. 143.

125 1866 GIEBEL, C., **Die Wirbelzahlen am Vogelskelet**, p. 20-29, in : *Zeitschr. f. d. ges. Naturwiss.*, redig. v. Giebel u. Siewert, 28e vol.

126 1866 NITZSCH, C.-L., **Zur Anatomie der Spechte**, aus handschr. Nachlass zusammenges. v. Giebel, p. 477-485, in : *Zeitschr. f. d. ges. Naturwiss.*, red. v. Giebel u. Siewert, 27e vol.

127 1866 NITZSCH, C.-L., **Zur Anatomie des Læmmergeiers**, mitgeth. v. Giebel, p. 149-158, 2 pl., in : *Zeitschr. f. d. ges. Naturw.*, 28e vol.

128 1866 PARKER, W.-K., **On the osteology of gallinaceous birds a. Tinamous**, vol. 5, p. 149-241, 8 pl., in : *Transact. of the Zool. soc. London*, in-4°.

129 1866 OWEN, R., **Aves**, p. 1-259, vol. 2, in : *Anatomy of vertebrates*, 3 vol., fig. interc. in-8°, 1866-68, London, Longmans, etc.

130 1866 SELENKA, E., **Beitrag z. Entwickelungsgeschichte der Luftsæcke des Huhns**, p. 178-182, 1 pl., in : *Zeitschr. f. Wissensch. Zool.*, herausg. v. Siebold u. Kölliker, 16 Bd., 2. h.

130bis 1867 MILNE-EDWARDS, A., **Note additionnelle sur l'appareil respiratoire de quelques oiseaux**, in : *Ann. d. Sc. nat. Zool.*, 5e sér., t. VII, p. 12-14.

131 1867 SCHMIDT, Maxim., **Das skelet der Hausvœgel in geometrischen Zeichnungen auf 15. lithograph. Tafeln dargest**, in-fo, Frankfurt a/M.

131bis 1867 GOTTE, Al., **Beitræge zur Entwickelungsgeschichte des Darmkanals im Hünchen**, 82 p., 5 pl. in-8°, 1867, Tübingen, H. Laupp.

132 1868 DARWIN, Ch., **De la variation des animaux et des plantes sous l'action de la domestication**, traduction par Moulinié, in-8°, 2 vol., Paris, Reinwald.

133 1868 HUXLEY, T.-H., **On the classification and distribution of the alectoromorphæ and heteromorphæ**, p. 294-319, in : *Proceed. Zool. Soc. London.*

134 1869 SELENKA, E., **Vœgel (Aves)**, 1. Lief, p. 1-32, 4 pl., 6 Bd., 4 abth, in : *Bronn's klassen u. Ordnungen d. Thier-Reichs*, gr. in-8°, Leipzig u. Heidelberg, Winter.

135 1869 SICARD, H., **Des organes de la respiration dans la série animale** (Thèse de concours pour l'agrégation à la Fac. de Méd. de Montpellier), 85 p. in-8°, Paris, F. Savy.

135bis 1869 HARTING, P., **Observations sur l'étendue relative des ailes et le poids des muscles pectoraux chez les animaux vertébrés volants**, in-8°, 12 p., in : *Archives néerlandaises des sciences exactes et naturelles*, publiées par la *Soc. holl. des Sc. à Harlem*, t. IV, 1re livr., La Haye, Nijhoff.

136 1870 BERT, P., **Leçons sur la Physiologie comparée de la respiration professées au Muséum d'histoire naturelle**, 588 p., 150 fig. inter., in-8°, Paris, J.-B. Baillière.

137 1870 CAMPANA, J.-C., **De la texture et des caractères différentiels du poumon chez les oiseaux**, in : *C. R. Ac. d. Sc.*, t. LXX, p. 458-461, et 525-529.

138 1871 GEGENBAUR, C., **Beitræge zur Kenntniss des Beckens der Vœgel ; eine vergleichend anatomische Untersuchung**, p. 157-220, 3 pl., et 5 B. int., in : *Jenaische Zeitschrift f. Med. u. Naturwiss.*, 6e vol., 2e cah., Leipzig, W. Engelmann.

139 1873 MAREY, E.-J., **La machine animale ; locomotion terrestre et aérienne** (*Biblioth. scientif. internat.*), in-8°, 299 p., 117 fig. interc., Paris, G. Baillière.

140 1873 CAMPANA, J.-C., **Essai d'une détermination, par l'embryologie comparative, des parties analogues de l'intestin, chez les vertébrés supérieurs**, in : *C. R. Ac. d. Sc.*, t. LXXVII, p. 217-220.

141 1874 BERT, P., **Recherches expérimentales sur l'influence que les modifications dans la pression barométrique exercent sur les phénomènes de la vie**, in : *Annales des Sc. nat.* (*Zoolog.*), 46e année, 5e série, t. XX, p. 1-167, 6 pl.

142 1874 ALIX, Edm., **Essai sur l'appareil locomoteur des oiseaux**, gr. in-8°, 583 p., 3 pl. doubles, Paris, G. Masson.

TABLE DES MATIÈRES

RECHERCHES SUR L'ANATOMIE DE L'ESPÈCE GALLINE

CHAPITRE PREMIER

DES OS DU TRONC ET, PARTICULIÈREMENT, DE LEUR PNEUMATISME

CHAPITRE II

DES POUMONS

CHAPITRE III

DES RÉCEPTACLES PNEUMATIQUES SUPÉRIEURS ET DE LEURS PROLONGEMENTS

CHAPITRE IV

DES RÉCEPTACLES PNEUMATIQUES MOYENS

CHAPITRE V

DES RÉCEPTACLES PNEUMATIQUES INFÉRIEURS ET DE LEURS PROLONGEMENTS

CHAPITRE VI

DE L'INTESTIN ET DES PÉRITOINES

CHAPITRE VII

RÉSUMÉ ANATOMIQUE; HISTORIQUE; PHYSIOLOGIE ET CONCLUSIONS

PREMIÈRE NOTE PHYSIOLOGIQUE

PHYSIOLOGIE DE L'APPAREIL RESPIRATOIRE DES OISEAUX

DEUXIÈME NOTE PHYSIOLOGIQUE

PHYSIOLOGIE DU PNEUMATISME OSSÉO-RÉCEPTACULAIRE

ERRATA

Pages.				
P. 74	27e ligne	*au lieu de* fig. 15	*lisez*	fig. 16.
P. 91	5e l.	» concave	»	convexe.
P. 93	1re l.	» pectorale	»	humérale.
ibid.	*ibid.*	» fig. 22	»	fig. 23.
P. 107	23e l.	» bronches	»	branches.
P. 111	18e l.	» ou	»	outre
P. 112	5e l.	» moyen-inférieur	»	moyen-supérieur.
P. 113	31e l.	» p. 6	»	p. 18.
P. 134	5e l. de la légende	» plurale	»	pleurale.
P. 165	13e l.	» tuxe	»	tube.
P. 174	7e l.	» un	»	au.
P. 176	6e l.	» antérieure	»	antérieur.
P. 179	32e l. de la légende	» biduodénales	»	biduodénal.
P. 189	33e l.	» de droite à gauche	»	de gauche à droite.
P. 191	25e l.	» l'enveloppement	»	l'attouchement.
ibid.	26e l.	» au lieu	»	en guise.
P. 200	14e l. des notes	» saïd	»	said.
P. 211	17e l.	» réceptacles possède	»	réceptacles (les deux moyens-supérieurs comptant pour un) possède.
P. 215	1re l.	» subsistante	»	subsistant.
P. 225	27e l.	» aponévrotique	»	fibroïde.
P. 230	10e l. de la note	» pourant	»	pouvant.
P. 238	5e l.	» antesternum	»	entosternum.

PARIS. — IMP. SIMON RAÇON ET COMP., RUE D'ERFURTH, 1.

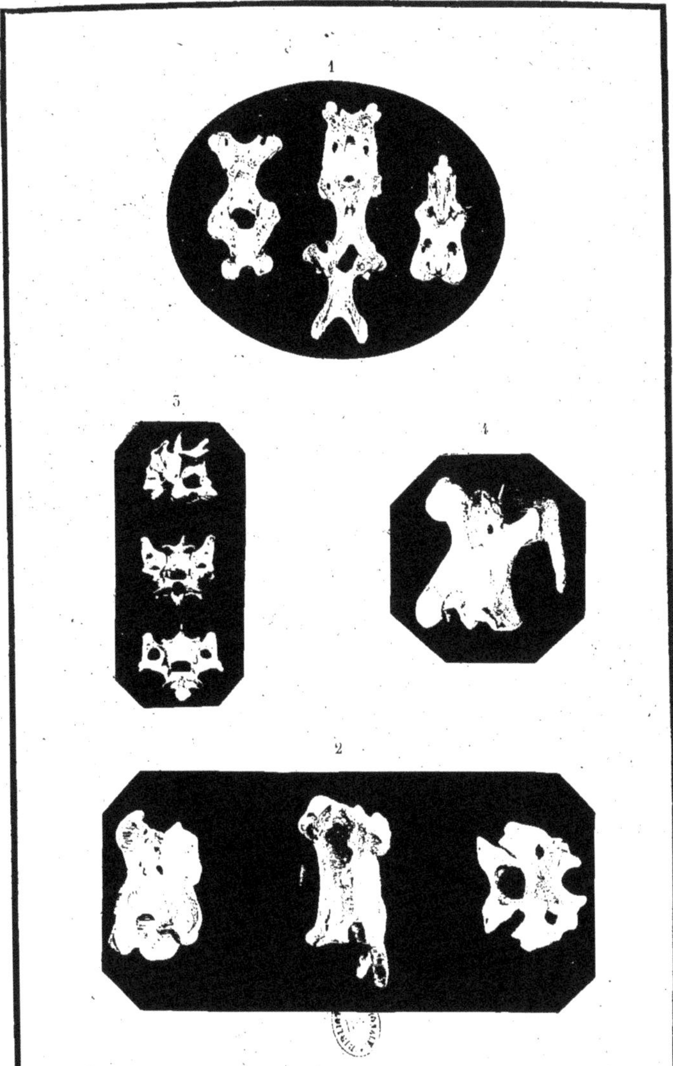

PNEUMATISME DES VERTÈBRES

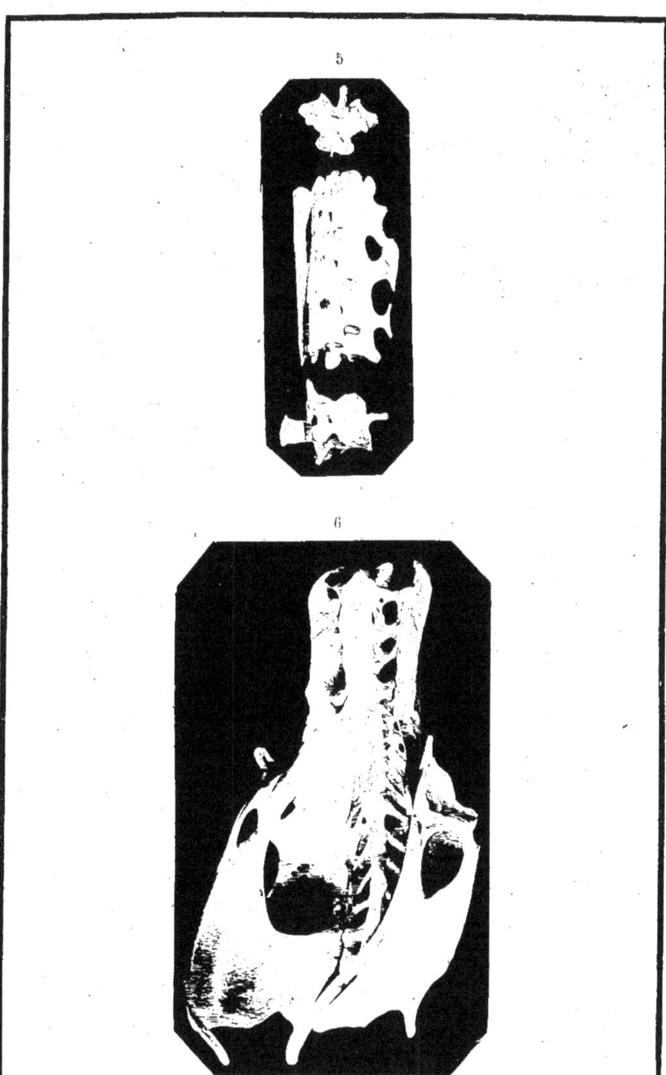

PNEUMATISME DES VERTÈBRES ET DU BASSIN

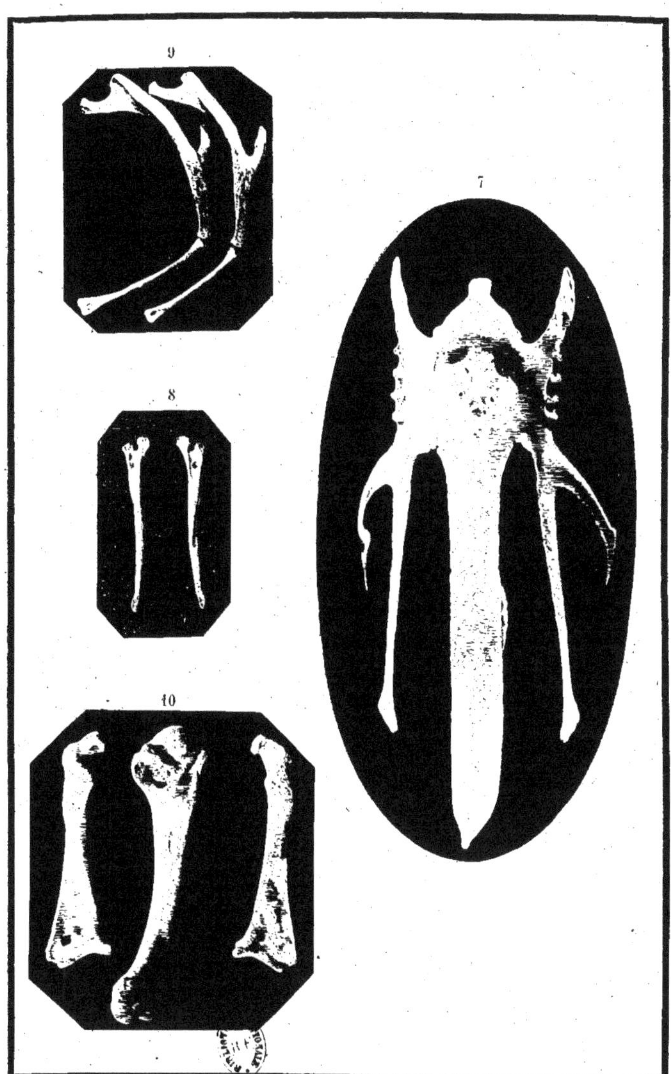

PNEUMATISME DU STERNUM, DES COTES, DE L'HUMÉRUS ET DES OS COROCOÏDES

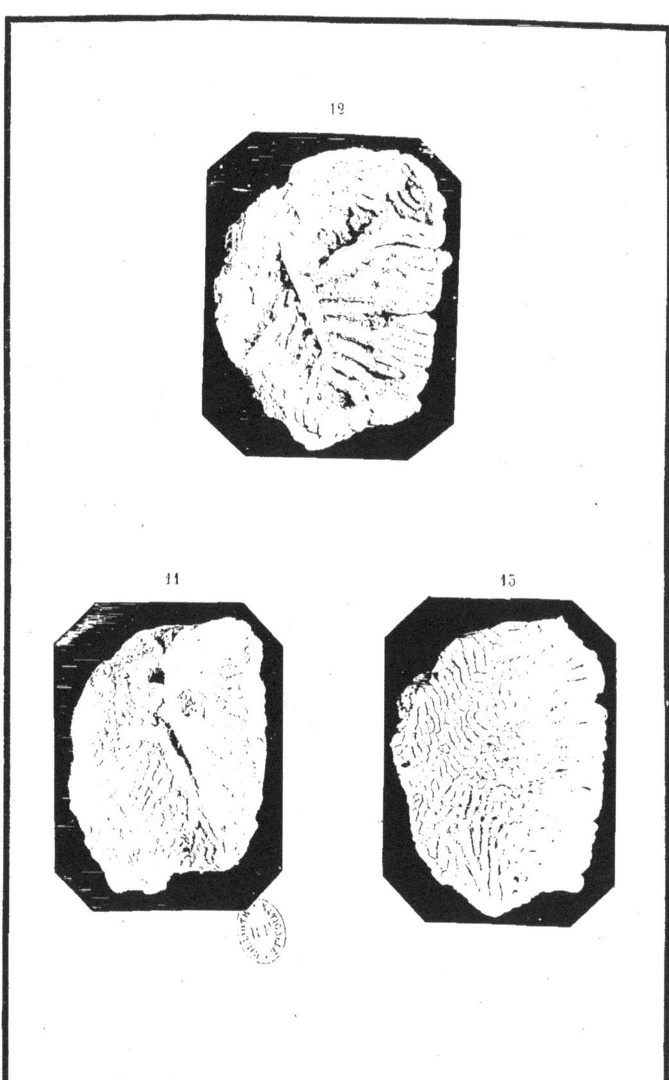

TRAJET DES BRONCHES

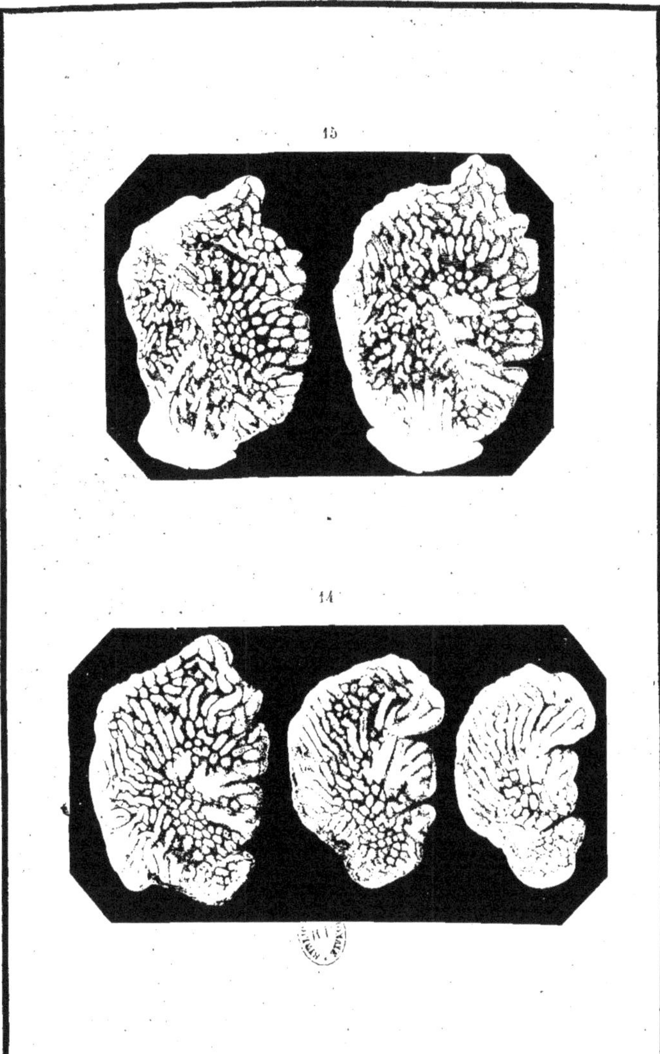

STRUCTURE DU POUMON

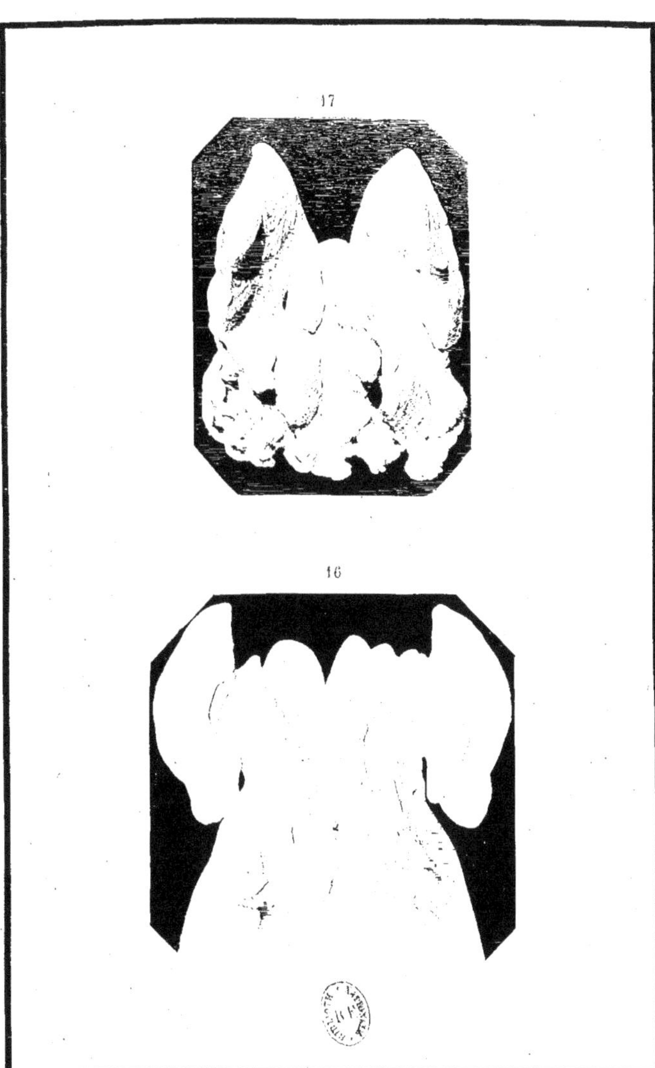

RÉCEPTACLE PNEUMATIQUE SUPÉRIEUR-ANTÉRIEUR

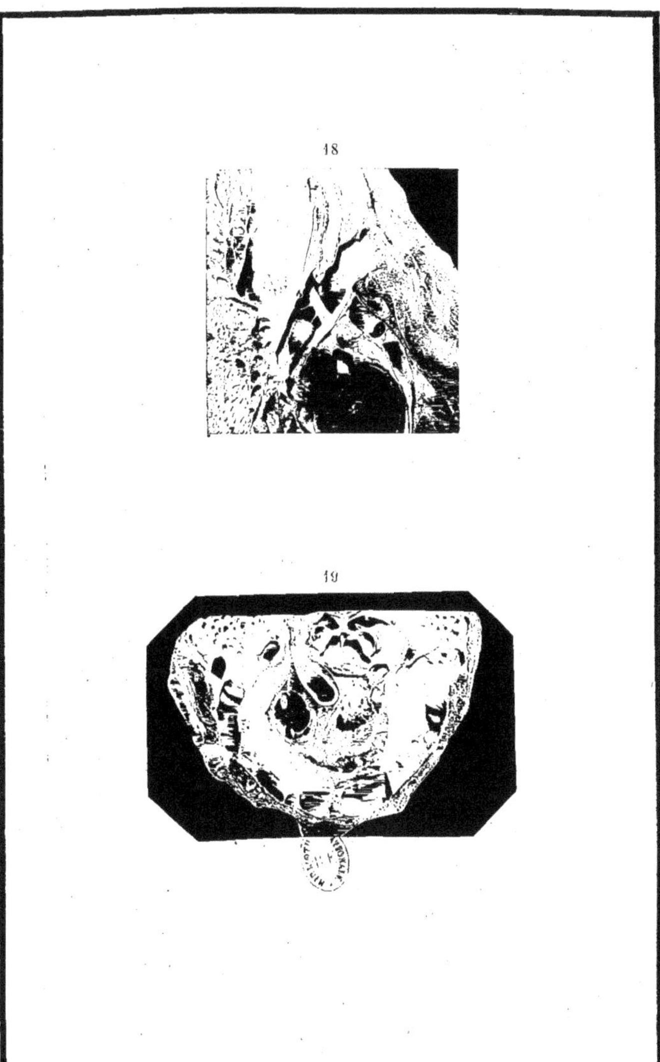

RÉCEPTACLE PNEUMATIQUE SUPÉRIEUR-ANTÉRIEUR

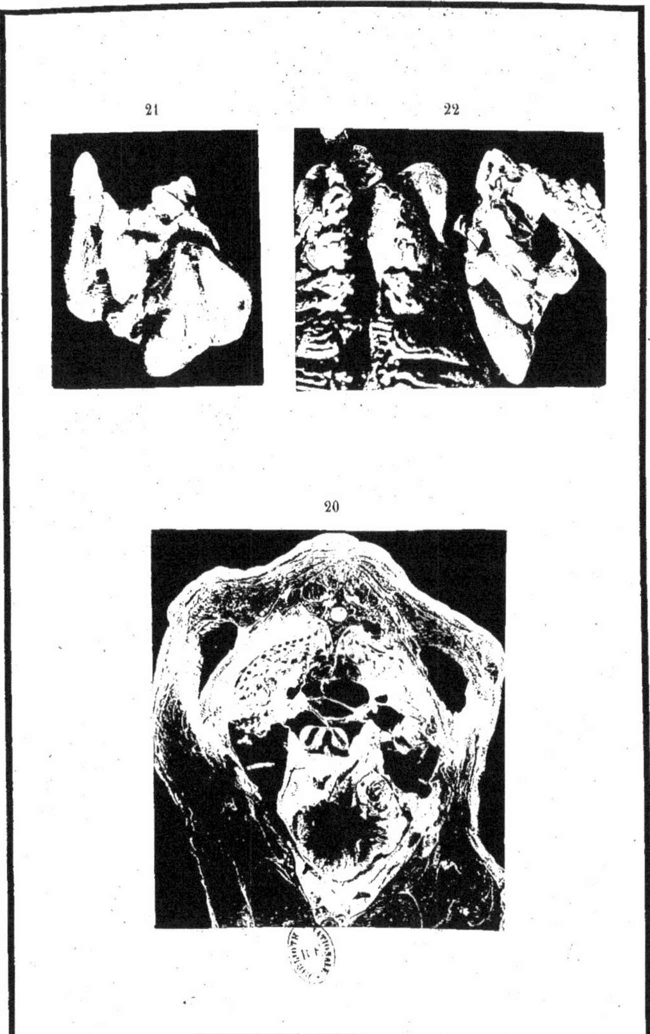

RÉCEPTACLES PNEUMATIQUES SUPÉRIEURS

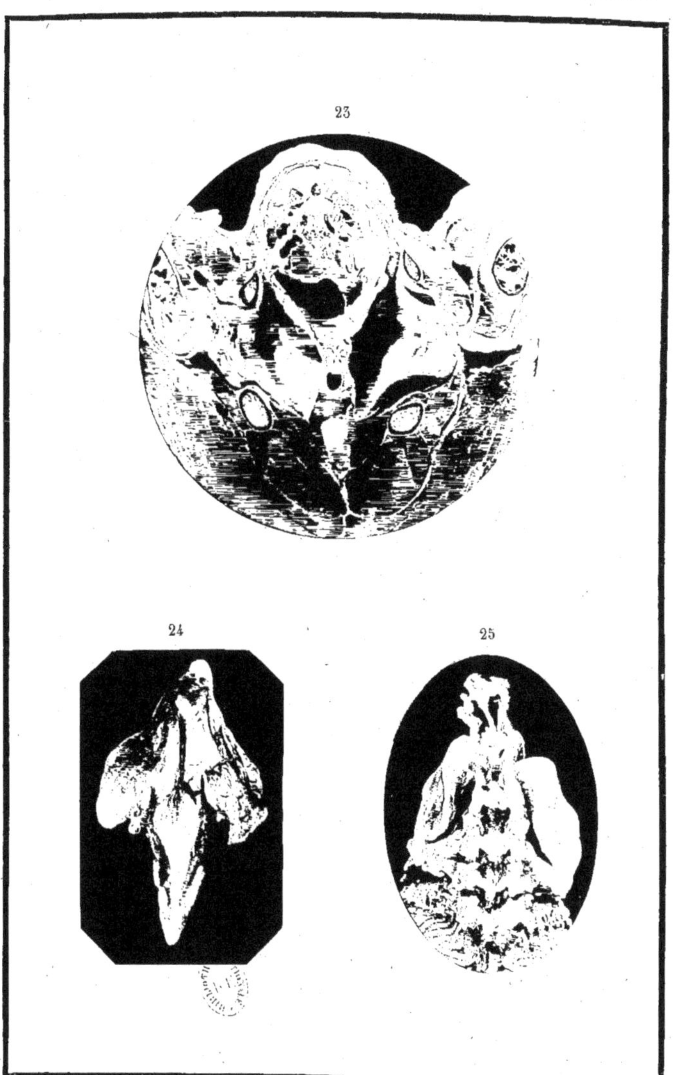

RÉCEPTACLE PNEUMATIQUE SUPÉRIEUR-POSTÉRIEUR

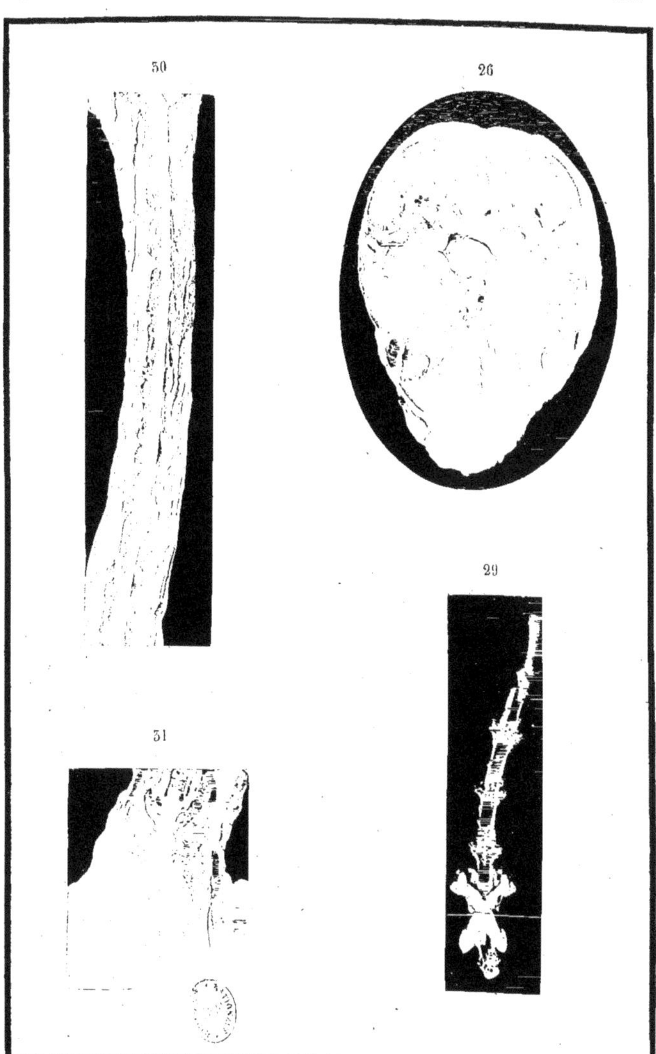

FIG. 26-31 — PROLONGEMENTS DU RÉCEPTACLE SUPÉRIEUR-POSTÉRIEUR
FIG. 29 — VEINE SPINALE DE RATHKE

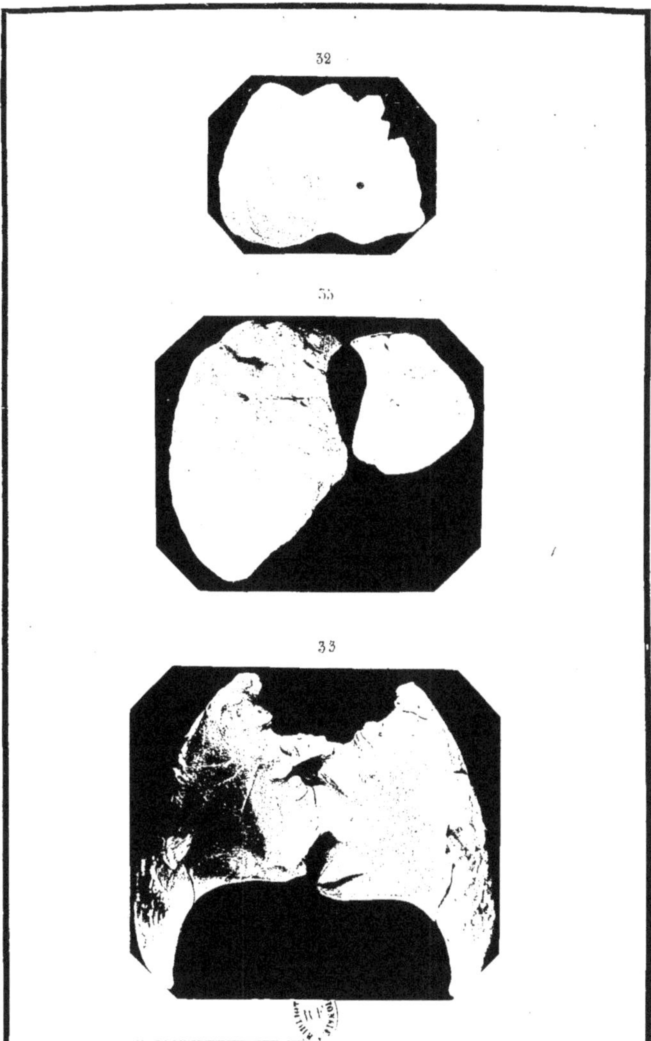

RÉCEPTACLES PNEUMATIQUES MOYENS

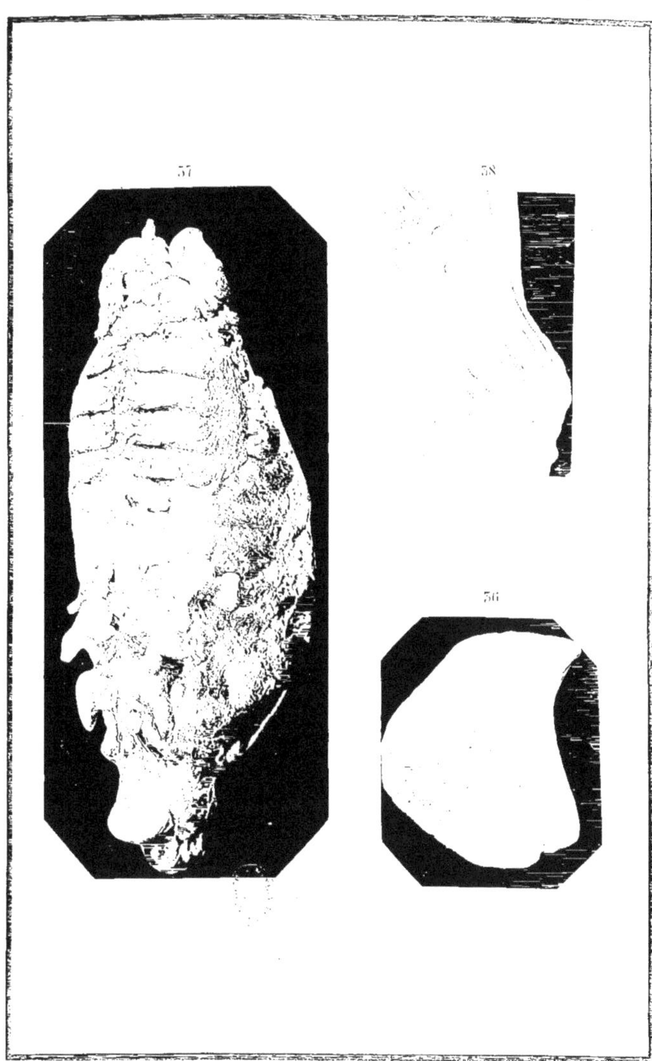

Fig. 36 et 38 — RÉCEPTACLES MOYEN-INFÉRIEUR ET INFÉRIEUR
Fig. 37 — VUE GÉNÉRALE DES RÉCEPTACLES PNEUMATIQUES

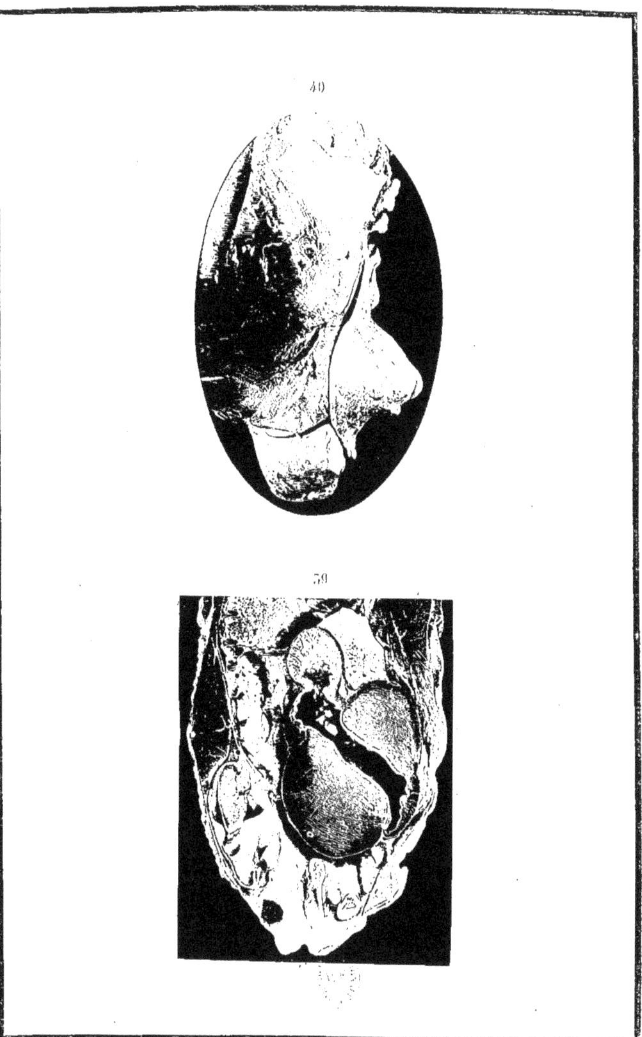

RÉCEPTACLE ABDOMINAL OU INFÉRIEUR

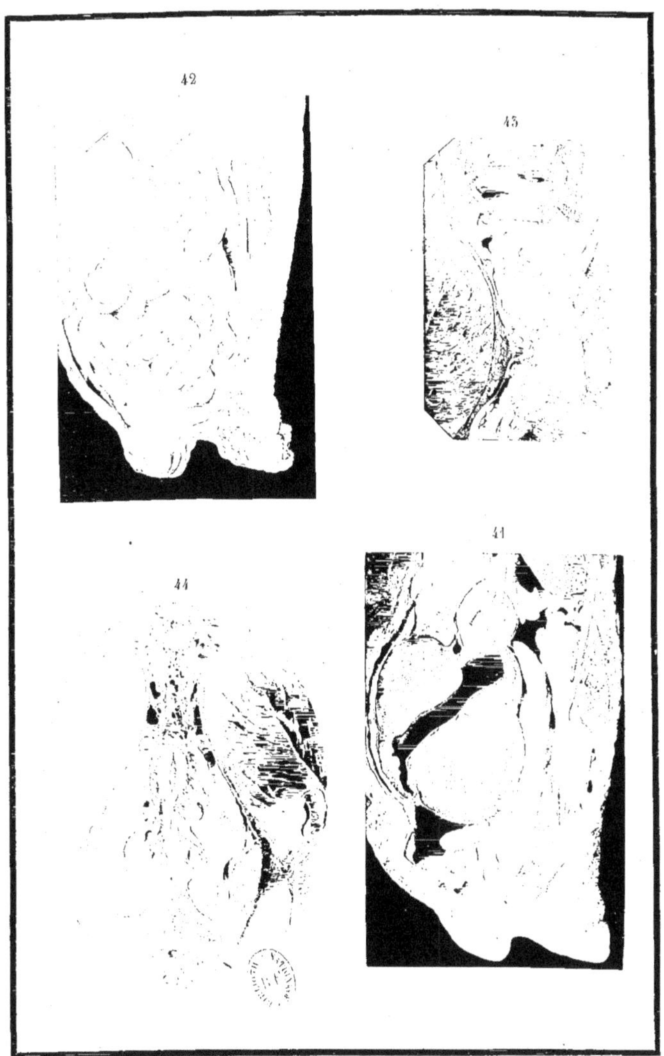

RAPPORTS ET PROLONGEMENTS DU RÉCEPTACLE INFÉRIEUR

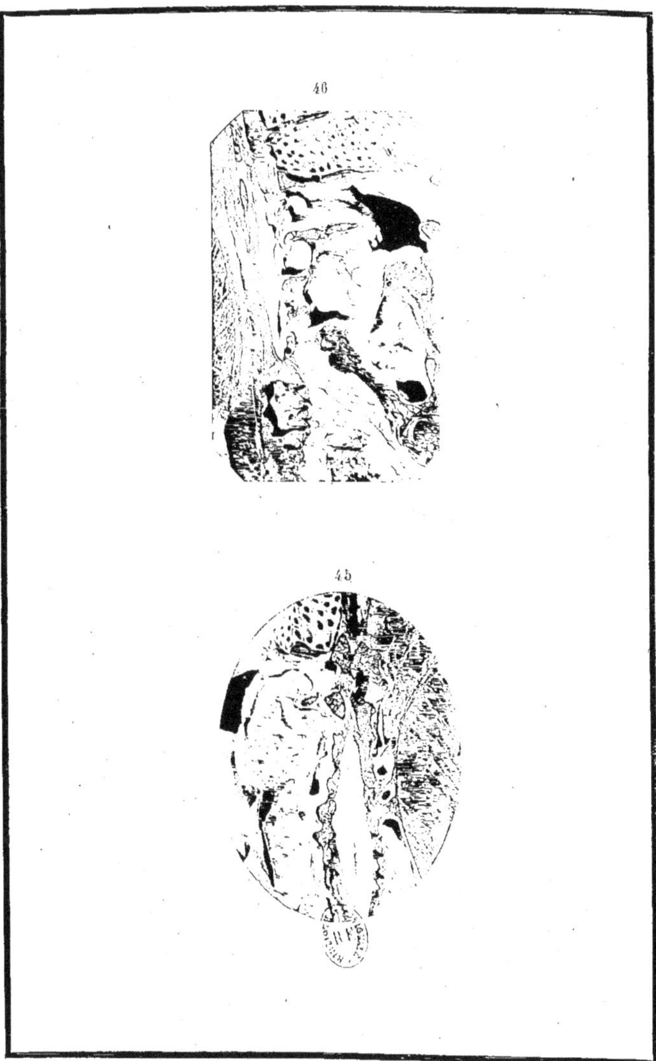

EXPANSIONS PÉRI-RÉNALES ET CANAL PNEUMATIQUE ILÉO-LOMBAIRE

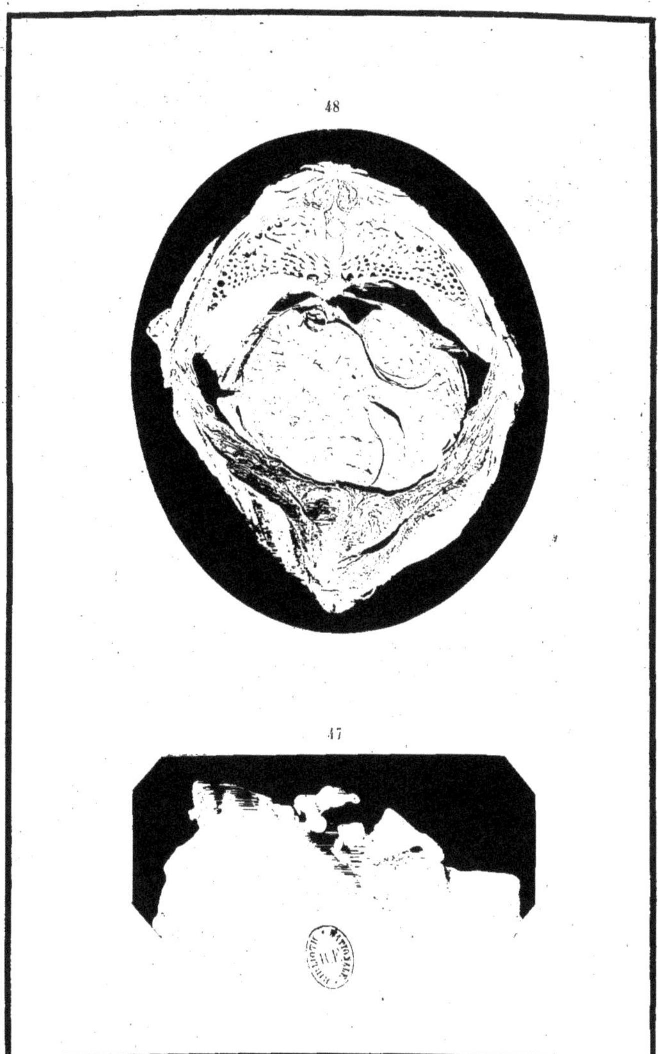

FIG. 47 — APPENDICE ILIAQUE ET PROLONGEMENTS PÉRI-FÉMORAUX
FIG. 48 — RAPPORTS DES SÉREUSES AVEC LES RÉCEPTACLES PNEUMATIQUES

www.ingramcontent.com/pod-product-compliance
Ingram Content Group UK Ltd.
Pitfield, Milton Keynes, MK11 3LW, UK
UKHW020314200726
13857UKWH00001B/174